实用医学影像技术规范与质控指南

程敬亮　韩东明　主编

河南科学技术出版社

·郑州·

图书在版编目（CIP）数据

实用医学影像技术规范与质控指南 / 程敬亮, 韩东明主编. –– 郑州 : 河南科学技术出版社, 2024. 9.

ISBN 978–7–5725–1624–5

Ⅰ. R445

中国国家版本馆CIP数据核字第2024J403F7号

出版发行：河南科学技术出版社

地址：郑州市郑东新区祥盛街27号　　邮编：450016

电话：（0371）65788613　　65788629

网址：www.hnstp.cn

责任编辑：李　林

责任校对：董静云

封面设计：李小健

责任印制：徐海东

印　　刷：洛阳和众印刷有限公司

经　　销：全国新华书店

开　　本：787mm×1 092 mm　1/16　印张：26.5　　字数：552 千字

版　　次：2024年9月第1版　　2024年9月第1次印刷

定　　价：138.00元

如发现印、装质量问题，影响阅读，请与出版社联系并调换。

编写委员会

主　　编　程敬亮　韩东明
副 主 编　王梅云　张　勇　张永高　葛英辉
编写人员（按姓氏笔画排序）

于　湛（郑州大学第一附属医院）

马　澜（河南省人民医院）

马千里（河南省人民医院）

王永亮（河南省人民医院）

王梅云（河南省人民医院）

王晨一（河南省人民医院）

王惠方（新乡医学院第一附属医院）

曲金荣（河南省肿瘤医院）

吕培杰（郑州大学第一附属医院）

朱绍成（河南省人民医院）

刘　杰（郑州大学第一附属医院）

刘文玲（新乡医学院第一附属医院）

刘红明（河南省人民医院）

闫瑞芳（新乡医学院第一附属医院）

孙明华（阜外华中心血管病医院）

孙梦恬（郑州大学第一附属医院）

芦运生（河南省人民医院）

李　童（阜外华中心血管病医院）

杨　瑞（河南省胸科医院）

杨瑞静（河南省人民医院）

肖新广（郑州市中心医院）

何　斌（阜外华中心血管病医院）

张　勇（郑州大学第一附属医院）

张小燕（河南省人民医院）

张云翔（河南省人民医院）

张永高（郑州大学第一附属医院）

陈学军（河南省肿瘤医院）

陈殿森（河南科技大学第一附属医院）

陈嘉琦（河南省人民医院）

林　青（阜外华中心血管病医院）

岳军艳（新乡医学院第一附属医院）

岳松伟（郑州大学第一附属医院）

周　倩（河南省人民医院）

周志刚（郑州大学第一附属医院）

赵　鑫（郑州大学第三附属医院）

胡菘麟（河南省人民医院）

秦丹丹（阜外华中心血管病医院）

黄雪岩（河南省人民医院）

葛英辉（阜外华中心血管病医院）

董嘉慧（河南省人民医院）

韩东明（新乡医学院第一附属医院）

程敬亮（郑州大学第一附属医院）

谢瑞刚（河南省人民医院）

楚晓晖（河南省人民医院）

主编介绍

程敬亮

一、基本情况

程敬亮，男，1964 年 8 月出生。郑州大学第一附属医院副院长、磁共振科主任、医学影像中心主任，二级教授（首批，2012 年）、主任医师、博士生导师，郑州大学特聘教授。河南省医学影像诊疗和研究中心主任、河南省医学影像远程网络会诊中心主任、河南省磁共振功能成像与分子影像重点实验室主任，河南省脑功能检测与应用工程技术研究中心主任，河南省医学影像智慧诊疗工程研究中心主任。河南省学位委员会委员，郑州大学医学部学位委员会副主席，郑州大学和郑州大学第一附属医院学位委员会委员。

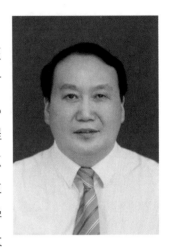

二、主要业绩

1985年于河南医科大学医疗系大学毕业以来，一直从事放射和磁共振诊断的医疗、教学和科研工作。迄今，已发表科研论文 1000 余篇，主编和参编影像学专著 30 部，先后获国家专利 8 项，获国家重点研发计划、国家自然科学基金、河南省杰出人才和杰出青年基金等科研项目研发基金 5000 余万元。主持完成的 8 项研究成果分别获得 1998 年度、1999 年度、2006 年度、2008 年度、2009 年度、2011 年度、2015 年度、2023 年度河南省科技进步奖二等奖，多项研究结果和结论填补了国内外空白。为此，多次受邀参加 RSNA（北美放射学会）年会、ECR（欧洲放射学大会）、ISMRM（国际医学磁共振学会）年会和 JRC（日本放射学年会）等国际放射学术会议进行交流。目前，已培养硕士和博士研究生 100 余名。

三、主要荣誉称号

国家重点研发计划项目（973）首席科学家，国家百千万人才工程有突出贡献中青年专家，享受国务院特殊津贴专家，中原学者，河南省"中原千人计划"中原名医（首届，2018），河南省杰出专业技术人才，河南省最美科技工作者，河南省优秀专家，国家卫健委大型医用设备管理咨询专家，国家食品与药品监督管理总局医疗器械技术审评咨询专家委员会专家，全国优秀科技工作者，中国医师奖和河南优秀医师奖获得者，河南省跨世纪学术学科带头人，河南省优秀中青年骨干教师，河南省文明教师，河南省科技领军人物，河南省卫生科技领军人才，河南省创新型科技团队带头人。

四、主要学术兼职

中国研究型医院学会磁共振专业委员会主任委员，中国卒中学会医学影像分会主任委员，中国医师协会放射医师分会副会长，中华医学会放射学分会第十五届副主任委员，中国研究型医院学会放射学专业委员会副主任委员，河南省医学会副会长，河南省医学会放射学分会主任委员，河南省医学会磁共振分会主任委员，黄河医学影像论坛理事会理事长，中国放射影像期刊联盟秘书长，中国医学装备协会磁共振应用专业委员会副主任委员，河南省数字图形图像学会副理事长兼秘书长，河南省数字图形图像学会放射学医工结合专科分会主任委员；《中华放射学杂志》副总编辑，《临床放射学杂志》等 20 余种放射影像学杂志的副主编或编委。

韩东明

一、基本情况

韩东明，男，1966年12月出生。新乡医学院医学影像学院副院长。主任医师、教授、硕士生导师，河南省医学重点学科——医学影像学学科带头人，河南省一流本科专业——医学影像学带头人，新乡市妇科肿瘤影像重点实验室主任、新乡市肝脏肿瘤影像重点实验室主任。新乡医学院第一附属医院学位委员会委员。曾任新乡医学院医学影像学院首任院长兼第一临床学院副院长，新乡医学院第一附属医院放射科主任、磁共振科主任、功能检查科主任、医学影像教研室主任、影像医技第二党支部书记。

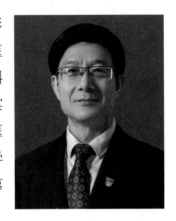

二、主要业绩

1989年于河南医科大学医疗系毕业以来，一直从事放射CT和磁共振诊断的医疗、教学和科研工作。迄今，已发表科研论文130余篇，主编和参编影像学专著10部，获批省级科研项目8项。多次参加全国放射学术年会、全国磁共振学术年会及RSNA年会、ECR、ISMRM年会等国际放射学术会议。目前，已培养硕士研究生40名。

三、主要荣誉称号

河南省优秀中青年骨干教师，河南省优秀硕士论文指导教师，新乡医学院"三育人"先进工作者、优秀党员，新乡医学院第一附属医院"十佳"医师、"十佳"服务标兵、优秀党员。

四、主要学术兼职

兼任中华医学会放射学分会医学影像教育工作组成员，中国医师协会放射医师分会质控学组委员，中国防痨协会影像专业分会副主任委员，中国研究型医院学会磁共振专委会常委，中国医学装备协会放射影像装备分会常委，中国妇幼保健协会母胎影像医学专委会委员，第三、四届黄河医学影像论坛理事，河南省普通高校临床医学类教学指导委员会委员，河南省医学会放射学分会副主任委员，河南省医师协会放射医师分会副会长，河南省卒中学会影像分会副主任委员，河南省医学会影像技术分会常委，河南省医学会磁共振分会常委，河南省抗癌协会肿瘤影像专业委员会常委，河南省放射影像质控中心专家委员会委员，新乡市医学会影像学分会主任委员，新乡市医学会磁共振分会、影像技术分会、放射与防护分会顾问；《实用放射学杂志》《磁共振成像》《新乡医学院学报》编委或审稿专家。

序　一

中华医学会放射学分会主任委员　刘士远教授

随着医学影像技术与计算机科学、数理医学等新兴学科的交叉融合及快速发展，医学影像学领域发生了巨大变化，并再次获得了重要快速发展机遇期，影像医学在疾病诊疗中也发挥着越来越重要的作用。目前，医学影像设备在我国各级医疗机构已广泛普及，各种影像检查新技术、新模态不断涌现，各医疗机构也对医学影像科寄予厚望，希望不仅在精准诊疗中发挥更大作用，而且能助力临床进行科研和教学的赋能，并能覆盖筛、防、诊、治、康全流程。

精准医疗，影像先行；精准影像，技术先行。医学影像技术的规范化发展与应用对临床工作的促进举足轻重。但在实际工作中，由于各地区经济发展和医疗、学术水平参差，影像检查方案不统一，技术使用不规范，图像质量异质性强，直接导致了诊断水平的不均衡。这不仅影响设备性能的充分挖掘，也影响医疗质量和水平。因此，规范影像检查技术，推进精准影像检查、质控和管理体系的同质化进程，建立以患者为中心、临床问题为导向的全过程影像质量管理与控制非常必要。即将由河南科学技术出版社出版，程敬亮和韩东明教授主编的《实用医学影像技术规范与质控指南》一书，致力于医学影像临床检查规范化的应用和推广，将对我国医学影像技术的规范应用发挥重要作用。

该书共分为七章，包含了医学影像相关法律法规、医学影像科规章制度、医学影像科人员行业要求、医学影像检查操作规范和图像质量控制等多方面内容，为临床影像检查管理与评估提供了重要的管理方案，可资借鉴。是进一步促进影像合理检查，挖掘设备功能潜力，提高影像检查质量，改善就医体验，促进影像学科能力建设和人才队伍培养的重要参考书。我很高兴将此书推荐给大家，希望能对全国同道形成帮助。

2024年5月26日

序 二

中华医学会影像技术分会主任委员 李真林教授

固本强技，规范创新！

随着精准医学与微创医学的发展，以及全民基础医疗需求的增长，医学影像检查技术逐渐成为现代医疗体系内的重要保障环节。同时，医学影像技术服务对医患的价值逐步突显，其在医学诊断和治疗中发挥着越来越重要的作用。迄今，与医学影像技术飞速发展相对应的是医学影像设备的广泛普及。从国内大型三甲医院至乡镇医疗机构乃至社区医院，不同医院的医学影像设备和技术水平存在较大差异；不同级别医院包括诊断、设备条件、操作人员、风险防控等在内的标准差别更大，即使同一家医院也可能使用不同档次的设备进行相同的影像检查。另外，如何实现不同区域医疗机构之间的影像同质化和检查结果互认是当前推进医疗高质量发展必须面对的难题。

程敬亮和韩东明两位教授编写的《实用医学影像技术规范与质控指南》一书是一本有利于影像检查同质化、规范化、标准化的力作，旨在进一步规范医学影像技术、夯实基层医疗服务基础。这本书将对我国医学影像技术发展起到积极的推动作用，我代表中华医学会影像技术分会对本书的出版表示祝贺！

该书从影像技术从业人员实际工作的角度出发，囊括了医学影像相关法律法规、影像科的基本配置与管理制度、人员岗位职责、药品管理规范、技术操作规范、图像质控方案等多方面内容。同时，医学影像质量控制既包含医疗也包括设备。

本书的编撰者在相对短的时间内将如此全面的影像质控指标分类、整理、设计并整理成册，其付出的劳动可想而知。相信本书的付梓出版，将对医学影像诊断技术的健康发展和规范化使用起到促进和推动作用，必将持续推进我国医学影像事业的高质量发展。

李真林

2024年5月28日

前　言

医学影像学是现代医学领域中至关重要的学科，是目前发展最为迅速的临床医学学科之一。随着科学技术的飞速发展和人们对医学需求的不断增长，医学影像设备在我国各级医疗机构中已广泛普及，各种影像检查新技术及高端影像设备不断涌现并快速增长，医学影像学在现代医疗中的地位日益突显。但在实际工作中，由于各级医疗机构影像设备配置及技术水平参差，影像检查方案不统一，技术使用不规范，图像质量差异颇大，严重影响了患者的医疗质量。因此，积极推动医学影像技术的规范化应用与质量控制对临床诊疗工作的开展实属必要，亦是编写本书之宗旨。

本书涵盖了医学影像相关法律法规，医学影像科基本配置与标准，医学影像科人员、设备和技术准入要求，医学影像科药品管理规范，医学影像科规章制度，医学影像检查操作规范和医学图像质量控制标准等七个章节。虽然既往也有类似书籍出版，但医学影像相关法律法规已多次修订、影像科相关规章制度在不断完善，影像新设备、新技术不断应用于临床。有鉴于此，本书编辑了最新修订的医学影像法律法规、较为完整的医学影像科规章制度以及医学影像科人员行业要求，为临床影像检查管理与评估提供了重要的管理方案和参考。此外，医学影像检查操作规范和图像质量控制标准章节的编者都是具有丰富临床实践经验的三甲医院知名放射影像专家，他们广泛参考各部位最新影像检查指南与专家共识，结合自身丰富的实践经验，还增添了目前进入临床使用的大量影像检查新技术方面的内容，不失为广大医学影像工作者尤其是影像技术人员、进修生、规培生和实习人员的重要参考书。

感谢本书所有编者，感谢你们为本书做出的重要贡献。正是你们的辛勤工作，丰富专业的知识储备和在编写中表现的热忱才使得本书可以顺利完稿。本书的出版得到了河南科学技术出版社的大力支持，在此深表谢意！中华医学会放射学分会主任委员刘士远教授和中华医学会影像技术分会主任委员李真林教授为本书作序，在此也一并表示感谢。

虽然编者极尽努力，多次勘误，但学识所限，若有不当之处，敬请广大读者批评指正，谢谢！

程敬亮　韩东明

2024年6月

目　录

第一章　医学影像相关法律法规 ···················· 001
　　一、放射卫生技术服务机构管理 ················ 002
　　二、放射诊疗管理 ····························· 002
　　三、X线诊断放射防护及影像质量保证 ·········· 003
　　四、大型医用设备配置与应用管理 ·············· 005
　　五、放射防护监督员管理 ······················ 007
　　六、放射工作人员职业健康管理 ················ 007
　　七、2021—2025年全国甲类、乙类大型医用设备配置规划 ····· 008
第二章　医学影像科基本配置与标准 ················ 009
　第一节　医学影像科基本布局 ···················· 009
　　一、医学影像诊疗部门基本布局要求 ············ 009
　　二、医学影像介入手术室基本布局要求 ·········· 012
　第二节　医学影像科人员要求与配置 ·············· 013
　　一、医学影像科人员要求 ······················ 013
　　二、医学影像科人员配置 ······················ 013
　第三节　医学影像科相关设备配置 ················ 014
　　一、辐射防护设备 ····························· 014
　　二、MRI安全保障装置 ························· 015
　　三、信息化设备和急救设备 ···················· 016
第三章　医学影像科人员、设备和技术准入要求 ······ 017
　第一节　医学影像科普通放射人员准入要求 ········ 017
　　一、医学影像诊断部门人员准入标准 ············ 017
　　二、医学影像科介入诊疗部门人员准入要求 ······ 018
　第二节　医学影像科设备准入要求 ················ 019
　　一、科学研究型CT、MRI、PET-CT、PET-MR等大型设备配置准入
　　　要求 ····································· 019
　　二、临床研究型CT、MRI、PET-CT、PET-MR等大型设备配置准入
　　　要求 ····································· 020

第三节 医学影像科技术准入要求 …………………………………………………………… 024

第四章 医学影像科药品管理规范 …………………………………………………… 025
第一节 对比剂管理与使用规范 ………………………………………………………… 025
一、碘对比剂 ……………………………………………………………………………… 025
二、钆对比剂 ……………………………………………………………………………… 028
第二节 辅助用药的管理制度 …………………………………………………………… 031
一、抗胆碱药物 …………………………………………………………………………… 031
二、铁制剂 ………………………………………………………………………………… 032
三、肠道清洁药物 ………………………………………………………………………… 032
四、利尿剂 ………………………………………………………………………………… 032
五、血管扩张剂 …………………………………………………………………………… 033
六、降心率药物 …………………………………………………………………………… 033
七、对比剂不良反应与过敏抢救类药物 ……………………………………………… 033
八、介入治疗类药物 ……………………………………………………………………… 034

第五章 医学影像科规章制度 …………………………………………………………… 036
第一节 医学影像科组织管理制度 ……………………………………………………… 036
第二节 医学影像科人员岗位职责 ……………………………………………………… 036
一、医学影像科岗位职责 ………………………………………………………………… 036
二、医学影像科各类人员职责 …………………………………………………………… 041
第三节 医学影像科质量控制与安全管理 ……………………………………………… 046
一、医学影像质量控制和评价制度 ……………………………………………………… 046
二、科室质量与安全管理制度 …………………………………………………………… 047
第四节 医学影像科持续改进制度 ……………………………………………………… 048
一、核对制度 ……………………………………………………………………………… 048
二、读片制度及病例随访制度 …………………………………………………………… 048
第五节 介入手术室制度 ………………………………………………………………… 049
一、医学影像介入诊疗管理制度 ………………………………………………………… 049
二、介入手术室管理制度 ………………………………………………………………… 050
三、介入手术室消毒隔离制度 …………………………………………………………… 051
第六节 医学影像科应急预案与抢救 …………………………………………………… 051
一、医学影像科患者紧急意外情况的预防和抢救预案 ……………………………… 051

　　二、医学影像科危急值报告制度 ··· 052

第七节　工程技术网络安全制度 ··· 054

　　一、PACS信息安全管理制度 ··· 054

　　二、医学影像科辐射安全管理制度 ··· 054

　　三、设备维修保养及管理制度 ·· 055

　　四、设备故障应急预案 ·· 055

　　五、网络故障应急预案 ·· 056

　　六、停电应急预案 ·· 056

第八节　患者隐私保护相关要求 ··· 057

　　一、受检者隐私权的定义 ··· 057

　　二、受检者在进行影像学检查时易发生隐私暴露 ······················ 057

　　三、保护受检者隐私权的手段 ·· 057

第六章　医学影像检查操作规范 ··· 058

第一节　X线检查操作规范 ·· 058

　　一、X线检查操作基本原则 ··· 058

　　二、头颅 ·· 061

　　三、胸部 ·· 071

　　四、乳腺 ·· 075

　　五、腹部 ·· 082

　　六、盆腔 ·· 083

　　七、脊柱 ·· 084

　　八、四肢及关节 ··· 087

　　九、消化道X线造影 ·· 094

　　十、其他X线造影 ··· 102

第二节　CT检查操作规范 ·· 111

　　一、CT检查操作基本原则 ··· 111

　　二、头颅 ·· 112

　　三、颈部 ·· 122

　　四、胸部 ·· 127

　　五、腹部 ·· 136

　　六、盆腔 ·· 140

　　七、脊柱 ·· 146

八、四肢及关节 ································· 149

九、CTA、CTV、CT淋巴管造影 ··················· 156

十、CT灌注成像 ································· 164

十一、能谱CT ··································· 165

第三节　MRI检查操作规范 ························· 165

一、MRI检查操作基本原则 ······················· 165

二、头颅 ······································· 167

三、颈部 ······································· 177

四、胸部 ······································· 181

五、腹部 ······································· 190

六、盆腔 ······································· 206

七、脊柱 ······································· 212

八、四肢及关节 ································· 217

九、MRI新技术 ································· 228

第七章　医学图像质量控制标准 ················· 238

第一节　概述 ··································· 238

一、医学图像质量的基本要求 ··················· 239

二、医学图像质量的评价指标 ··················· 240

三、X线图像质量的等级评价标准 ················· 241

四、医学影像科日常质量控制与评价 ············· 241

第二节　X线图像质量控制标准 ················· 243

一、头颅 ······································· 243

二、胸部 ······································· 252

三、乳腺 ······································· 257

四、腹部 ······································· 259

五、盆腔 ······································· 260

六、脊柱 ······································· 260

七、四肢及关节 ································· 265

八、消化道X线造影 ····························· 275

九、其他X线造影 ······························· 277

第三节　CT图像质量控制标准 ················· 281

一、概述 ······································· 281

二、头颅 ………………………………………………………… 282

三、颈部 ………………………………………………………… 292

四、胸部 ………………………………………………………… 297

五、腹部 ………………………………………………………… 310

六、盆腔 ………………………………………………………… 319

七、脊柱 ………………………………………………………… 324

八、四肢及关节 ………………………………………………… 328

九、CTA、CTV和CT淋巴管造影 ……………………………… 330

十、CT灌注成像 ………………………………………………… 337

十一、能谱CT …………………………………………………… 338

第四节　MRI图像质控标准 …………………………………… 338

一、头部 ………………………………………………………… 338

二、颈部 ………………………………………………………… 352

三、胸部 ………………………………………………………… 355

四、腹部 ………………………………………………………… 365

五、盆腔 ………………………………………………………… 378

六、脊柱 ………………………………………………………… 384

七、四肢及关节 ………………………………………………… 390

参考文献 ………………………………………………………… 405

第一章
医学影像相关法律法规

与医学影像相关的法律级别最高的为《中华人民共和国职业病防治法》，自2011年12月31日起施行；《医疗机构管理条例》自1994年9月1日起施行；《医疗器械监督管理条例》自2000年4月1日起施行；《医疗事故处理条例》自2002年9月1日起施行；《中华人民共和国药品管理法实施条例》自2002年9月15日起施行。

与医学影像相关的法规有《建设项目职业病危害分类管理办法》（卫生部令第49号）、《医疗技术临床应用管理办法》[中华人民共和国国家卫生健康委员会令（2018年）第1号]、《三级综合医院医疗质量管理与控制指标（2011年版）》（卫办医政函〔2011〕54号）、《卫生行业信息安全等级保护工作的指导意见》（卫办发〔2011〕85号）等。

与医学影像密切相关的法规有《放射卫生技术服务机构管理办法》《放射卫生技术评审专家库管理办法》《放射诊疗建设项目卫生审查管理规定》；1990年颁布的《放射防护监督员管理规定》，1993年颁布的《医用X射线诊断放射卫生防护及影像质量保证管理规定》，1996年颁布的《关于X-射线计算机体层摄影装置（CT）等大型医用设备配置与应用管理实施细则》，2002年颁布的《放射防护器材与含放射性产品卫生管理办法》，2004年颁布的《大型医用设备配置与使用管理办法》（卫规财发〔2004〕474号），2006年颁布的《放射诊疗管理规定》，2007年颁布的《放射工作人员职业健康管理办法》，2009年颁布的《2009年—2011年全国乙类大型医用设备配置规划指导意见》（卫办规财发〔2009〕67号），2012年颁布的《2011—2015年全国正电子发射型断层扫描仪配置规划》和《甲类大型医用设备集中采购工作规范（试行）》（卫办规财发〔2012〕96号），2018年颁布的《2018—2020年全国乙类大型医用设备配置规划》（国卫财务发〔2018〕41号），2023年颁布的《"十四五"大型医用设备配置规划》（国卫财务发〔2023〕18号）等。

一、放射卫生技术服务机构管理

《放射卫生技术服务机构管理办法》对人员资质进行了明确的规定，具体内容如下：

1. 申请放射诊疗建设项目职业病危害放射防护评价甲级资质的，放射卫生专业技术负责人应当具有高级专业技术职称，从事相关专业工作5年以上，是本单位职工且未在其他放射卫生服务机构中任职。放射卫生专业技术人员中，高级技术职称的人员不少于3人，中级以上技术职称的人数不少于总数的60%，技术人员总数不少于10人。

2. 申请放射防护器材和含放射性产品检测资质的，放射卫生专业技术负责人应当具有高级专业技术职称，从事相关专业工作5年以上，是本单位职工且未在其他放射卫生技术服务机构中任职。放射卫生专业技术人员中，高级技术职称人员不少于2人，中级以上技术职称的人数不少于总数的40%，技术人员总数不少于7人。

3. 申请放射诊疗建设项目职业病危害放射防护评价乙级资质的，放射卫生专业技术负责人应当具有高级专业技术职称，从事相关专业工作5年以上，是本单位职工且未在其他放射卫生技术服务机构中任职。放射卫生专业技术人员中，中级以上技术职称人数不少于3人，技术人员总数不少于5人。

4. 申请放射卫生防护检测资质的，放射卫生专业技术负责人应当具有中级以上专业技术职称，从事相关专业工作3年以上，是本单位职工且未在其他放射卫生技术服务机构中任职。放射卫生专业技术人员中，中级以上技术职称人数不少于2人，技术人员总数不少于5人。

5. 申请个人剂量监测资质的，放射卫生专业技术负责人应当具有中级以上专业技术职称，从事相关专业工作3年以上，是本单位职工且未在其他放射卫生技术服务机构中任职。放射卫生技术人员总数不少于3人。

二、放射诊疗管理

《放射诊疗管理规定》于2005年6月2日经卫生部（现国家卫生健康委员会）部务会议讨论通过，自2006年3月1日起施行，为卫生部令第46号，具体内容如下：

第七条 医疗机构开展不同类别放射诊疗工作，应当分别具有下列人员：

（一）开展放射治疗工作的，应当具有：

1. 中级以上专业技术职务任职资格的放射肿瘤医师；

2. 病理学、医学影像学专业技术人员；

3. 大学本科以上学历或中级以上专业技术职务任职资格的医学物理人员；

4. 放射技师和维修工程师。

（二）开展核医学工作的，应当具有：

1. 中级以上专业技术职务任职资格的核医学医师；

2. 病理学、医学影像学专业技术人员；

3. 大学本科以上学历或中级以上专业技术职务任职资格的技术人员或核医学技师。

（三）开展介入放射学工作的，应当具有：

1. 大学本科以上学历或中级以上专业技术职务任职资格的放射影像医师；

2. 放射影像技师；

3. 相关内、外科的专业技术人员。

第十条　医疗机构应当对下列设备和场所设置醒目的警示标志：

（一）装有放射性同位素和放射性废物的设备、容器，设有电离辐射标志；

（二）放射性同位素和放射性废物储存场所，设有电离辐射警告标志及必要的文字说明；

（三）放射诊疗工作场所的入口处，设有电离辐射警告标志；

（四）放射诊疗工作场所应当按照有关标准的要求分为控制区、监督区，在控制区进出口及其他适当位置，设有电离辐射警告标志和工作指示灯。

第三十二条　医疗机构发生下列放射事件情形之一的，应当及时进行调查处理，如实记录，并按照有关规定及时报告卫生行政部门和有关部门：

（一）诊断放射性药物实际用量偏离处方剂量50%以上的；

（二）放射治疗实际照射剂量偏离处方剂量25%以上的；

（三）人员误照或误用放射性药物的；

（四）放射性同位素丢失、被盗和污染的；

（五）设备故障或人为失误引起的其他放射事件。

三、X线诊断放射防护及影像质量保证

《医用X射线诊断放射卫生防护及影像质量保证管理规定》于1993年10月13日卫生部（现国家卫生健康委员会）令第34号发布，其目的就是：必须采取有效措施，提高影像质量；降低重拍率、误诊率及漏诊率；注意受检者的屏蔽防护，减少和控制受检者的照射剂量，做好放射卫生防护影像质量保证工作。具体内容如下：

第三章　受检者的防护

第十一条　临床医师和放射科医师，在获得相同诊断效果的前提下，避免采用放射性诊断技术，合理使用X射线检查，减少不必要的照射。

第十一条　从事X射线诊断工作的单位，必须建立和健全X射线检查资料的登记、保存、提取和借阅制度。不得因资料管理及病人转诊等原因使受检者接受不必要的照射。

第十三条　对婴、幼、儿童、青少年的体检，不应将X射线胸部检查列入常规检查项目；从业人员就业前或定期体检，X射线胸部检查的间隔时间一般不少于两年；接尘工人的X射线胸部检查间隔时间按有关规定执行。

第十四条　临床医师和放射科医师尽量以X射线摄影代替透视进行诊断。未经省级人民政府卫生行政部门允许，不得使用便携式X射线机进行群体透视检查。

第十五条　对育龄妇女的腹部及婴幼儿的X射线检查，应严格掌握适应证。对孕妇，特别是受孕后8~10周的，非特殊需要，不得进行下腹部X射线检查。

第十六条　放射科医技师必须注意采取适当的措施，减少受检者受照剂量；对受检者邻近照射野的敏感器官和组织进行屏蔽防护。

第十七条　候诊者和陪检者（病人必须被扶持才能进行检查的除外），不得在无屏蔽防护的情况下在X射线机房内停留。

第四章　X射线诊断的质量保证

第十八条　各医疗单位和X射线诊断科（室），必须按照医院分级管理标准要求，建立科室质量保证组织和制订本单位的X射线诊断质量保证方案（下称"质保方案"），质保方案的实施情况作为医院评审和放射科（室）临床科（室）考绩的重要依据。

第十九条　各医疗单位的X射线诊断科（室），应建立各X射线检查系统的评片标准和严格的评片制度；废片及重拍片要有记录，并作出原因分析；提出改进措施。

第二十条　X射线诊断报告书写的内容和格式由医疗单位制定出一定的规范，并有审定和签发制度。市（地）级以上医院放射科的诊断报告必须由主治医师以上的人员或主任授权的高年资住院医师签发。

第二十一条　X射线诊断科（室）应有质量保证工作的各种记录、质量控制检测胶片等资料。至少保存五年，并定期进行分析和评价。

第二十二条　各单位购置X射线诊断设备时，应根据拟开展的诊断项目，对X射线诊断设备提出明确的要求。在设备订购合同上，应对防护及影像质量性能指标，安装调试及验收检测提出要求。

第二十三条　各单位使用X射线诊断设备应由生产厂家或通过考核合格持有省级以上卫生行政部门签发的资格证书的专业技术人员安装。生产单位应提供产品合格证，安装者出具安装调试报告。

第二十四条　县级以上人民政府卫生行政部门对使用中的X射线诊断设备，应每年进行一次状态检测。设备进行重大维修或更换零部件后，必须进行验收检测，达到规定的指标方可继续使用。X射线诊断科（室）应对成像设备及器材定期地进行稳定性检测。

第二十五条 各级医疗单位应将X射线诊断设备的订购合同、产品说明书、各种检测和维修记录建立档案并长期保存。

四、大型医用设备配置与应用管理

《关于X-射线计算机体层摄影装置（CT）等大型医用设备配置与应用管理实施细则》由卫生部（现国家卫生健康委员会）于1996年颁布，具体内容如下：

第一章 配置管理

第三条 申请配置大型医用设备的医疗卫生机构必须是已列入地区性配置计划，符合以下条件，并根据医院等级情况配置相应的机型。

一、申请配置CT的医疗卫生机构，必须具备常规X线检查设备和相应人员、技术等条件。

二、申请配置MRI的医疗卫生机构，必须配置和使用CT两年以上。

三、申请配置X-刀的医疗卫生机构，必须配置和使用直线加速器一年以上。

四、申请配置γ-刀的医疗卫生机构，必须具备神经外科专业设备及技术条件。

五、CT、MRI机型分为三种：临床研究型、临床应用型、临床实用型。

六、已被评为三级甲等的医院可装备：CT、MRI三种机型之一；X-刀或γ-刀。

七、已被评为二级甲等的医院可装备：CT、MRI临床应用型或临床实用型。

第二章 应用管理

第十一条 卫生部制定和认定的大型医用设备应用安全、卫生防护、应用质量管理标准。

第十二条 卫生部设立"全国大型医用设备应用技术评审委员会"（以下简称"评委会"），负责大型医用设备应用安全、卫生防护、技术质量管理等日常评审工作。"评委会"下设办公室，组织协调大型医用设备专业组进行工作。

第十三条 省、自治区、直辖市人民政府卫生行政部门可以设立"全国大型医用设备应用技术评审委员会分会"（以下简称"评委分会"）负责本行政区域内的大型医用设备应用技术评审工作。"评委会"对"评委分会"的工作进行业务指导。

第十四条 大型医用设备投入使用之前，应由"评委分会"进行应用技术评审。评审工作应按以下程序进行：

一、评审前十五天，由使用机构向省、自治区、直辖市人民政府卫生行政部门提出评审申请，并出示《大型医用设备配置许可证》和《大型医用设备上岗人员技术合格证》；

二、省、自治区、直辖市人民政府卫生行政部门收到使用机构的评审申请，在查验上述两证无误后应及时委托"评委分会"派专人按期进行评审；

三、评审工作应严格按照"评委会"制定的项目、程序和方法进行；设备的性能必须达到订货合同中规定的技术参数；设备的配套必须包括用于质量控制的基本检测工具；

四、评审结果存入技术档案，做为进行设备复审的基础数据；并将此评审纳入医院评审，其评审结果作为医院评审的一项重点指标；

五、评审合格以后，发给《大型医用设备应用质量合格证》（附件四）。"评委分会"可以邀请"评委会"共同进行评审。

第十五条　使用机构应严格按照操作规程使用大型医用设备，认真进行维护保养，并应经常进行性能稳定性检测，其结果存入技术档案，以备复审。

第十六条　建立大型医用设备故障报告制度。使用机构对因生产设计等原因造成的设备重大故障和维修不及时造成的停机情况，及时报告"评委分会"办公室。"评委会"办公室于每年第一季度根据上报材料汇总上一年度故障情况，并定期予以公布。

第十七条　更新大型医用设备的程序是：

一、由使用机构向"评委分会"提出申请；

二、由"评委分会"组织评审；

三、"评委分会"向省、自治区、直辖市人民政府卫生行政部门上报评审材料；

四、省、自治区、直辖市人民政府卫生行政部门根据本细则第五条、第六条、第七条规定的申请程序和审批权限办理手续；

五、更新下来的设备如未达到报废标准者，应转让给具有《大型医用设备配置许可证》的医疗卫生机构，并按旧设备处理。

第十八条　购置旧的"二手"大型医用设备，收费标准应低于同一类型、同一档次新设备收费标准，卫生部会同国家物价管理局制定收费原则，各省、自治区、直辖市人民政府卫生行政部门会同物价管理部门制定具体收费标准，并报卫生部备案。

第三章　人员管理

第十九条　对大型医用设备的使用操作人员实行技术考核、上岗资格认证制度。使用操作人员应具备以下条件：

一、CT：诊断人员必须具备医师资格，并从事X射线诊断工作两年以上；技术人员必须具备中等专业以上学历，并从事X射线诊断工作两年以上。

二、MRI：医师和技术人员应具备上述条件，并从事CT工作两年以上。

三、X-刀、γ-刀：治疗人员必须具备医师资格、技术人员必须具备中等专业以上学历，并从事放射治疗工作二年以上。

第二十条　卫生部委托国家专业技术学（协）会确定培训教材，组织培训、统一考核。考试合格者应及时到所在地省、自治区、直辖市人民政府卫生行政部门登记注册，领取《大型医用设备上岗人员技术合格证》（附件五）。

　　第二十一条　大型医用设备每台至少配备取得《大型医用设备上岗人员技术合格证》的医师和技术人员各两名。

五、放射防护监督员管理

　　《放射防护监督员管理规定》（1990年4月3日卫生部令第3号发布施行）对放射防护监督员进行了明确的规定，具体内容如下。

　　第五条　放射防护监督员应具备：

　　（一）政治思想好，遵纪守法，作风正派，办事公道；

　　（二）工作认真，身体健康；

　　（三）熟悉国家放射卫生防护法规、标准和规范，热爱卫生监督工作；

　　第六条　市（地）以下放射防护监督员除具备第五条的资格要求外，还应具备：

　　（一）中专以上学历的医（技）师（士）以上或相当的专业技术职称；

　　（二）熟悉监督工作范围内的基本专业知识；

　　（三）从事放射防护工作3年以上，具有一定的组织能力和政策水平。

　　第七条　省级以上放射防护监督员除具备第五条的资格要求外，还应具备：

　　（一）大专以上学历的主管医（技）师、工程师以上或相当的专业技术职称；

　　（二）熟悉监督工作范围内的专业知识；

　　（三）从事放射防护工作5年以上，具有较强的组织能力和政策水平。

六、放射工作人员职业健康管理

　　《放射工作人员职业健康管理办法》于2007年3月23日经卫生部（现国家卫生健康委员会）部务会议讨论通过，自2007年11月1日起施行，节选内容如下。

　　第五条　放射工作人员应当具备下列基本条件：

　　（一）年满18周岁；

　　（二）经职业健康检查，符合放射工作人员的职业健康要求；

　　（三）放射防护和有关法律知识培训考核合格；

　　（四）遵守放射防护法规和规章制度，接受职业健康监护和个人剂量监测管理；

　　（五）持有《放射工作人员证》。

　　第八条　放射工作单位应当定期组织本单位的放射工作人员接受放射防护和有关法律知识培训。放射工作人员两次培训的时间间隔不超过2年，每次培训时间不少于2天。

　　第十一条　放射工作单位应当按照本办法和国家有关标准、规范的要求，安排本单位的放射工作人员接受个人剂量监测，并遵守下列规定：

（一）外照射个人剂量监测周期一般为30天，最长不应超过90天；内照射个人剂量监测周期按照有关标准执行；

（二）建立并终生保存个人剂量监测档案；

（三）允许放射工作人员查阅、复印本人的个人剂量监测档案。

第三十二条　在国家统一规定的休假外，放射工作人员每年可以享受保健休假2~4周。享受寒、暑假的放射工作人员不再享受保健休假。从事放射工作满20年的在岗放射工作人员，可以由所在单位利用休假时间安排健康疗养。

第三十七条　放射工作单位违反本办法，有下列行为之一的，按照《职业病防治法》第七十六条处第（七）项处罚：

（一）安排未经职业健康检查的劳动者从事放射工作的；

（二）安排未满18周岁的人员从事放射工作的；

（三）安排怀孕的妇女参加应急处理或者有可能造成内照射工作的，或者安排哺乳期的妇女接受职业性内照射的；

（四）安排不符合职业健康标准要求的人员从事放射工作的；

（五）对因职业健康原因调离放射工作岗位的放射工作人员，疑似职业性放射性疾病的病人来做安排的。

七、2021—2025 年全国甲类、乙类大型医用设备配置规划

2023年6月，国家卫生健康委员会发布了《关于发布"十四五"大型医用设备配置规划的通知》。"十四五"期间，全国规划配置大型医用设备3645台，其中甲类117台，乙类3528台。具体规划数量如下：

甲类：

重离子质子放射治疗系统：41台

高端放射治疗类设备：76台

乙类：

正电子发射型磁共振成像系统（PET/MR）：141台

X线正电子发射断层扫描仪（PET/CT）：860台

腹腔内窥镜手术系统：559台

常规放射治疗类设备：1968台，其中伽马射线立体定向放射治疗系统：95台

第二章
医学影像科基本配置与标准

医学影像科/放射科是提供X线、CT、MRI及与CT、MRI进行相关融合技术或介入影像诊疗的场所，楼层和位置应方便门诊、急诊和住院患者检查，以及大型设备的搬运、安装与维修。房屋和设施应符合国家环境保护标准、职业卫生标准、医院感染控制和放射防护要求。

第一节 医学影像科基本布局

一、医学影像诊疗部门基本布局要求

（一）二级医院

1. **候诊区** 包括受检者等候区、更衣室（处），条件受限的，可将更衣处设在检查室内，以做好受检者隐私保护。候诊区应宽敞舒适，配有候诊椅，检查通道通畅。候诊区内或毗邻诊区应有厕所，方便受检者尤其是肠道X线造影受检者使用。

2. **诊疗区** 主要包括登记室、X线摄影室、胃肠造影室、CT检查室、MRI检查室及其配套的辅助用房。

3. **机房选址**

（1）X线及CT机房：根据医院整体规划选择地址，然后上报环保部门和卫生监督部门到现场进行环境评价，经上述部门确认许可后方能确定所选地址，完成建设并进行射线防护装修。

（2）MRI机房：根据医院整体规划选择地址，距离磁体中心10 m内没有大型移动金属体，如机动车、电梯等，然后由设备厂家现场监测不同时间段的本地磁场强度，确认

该场地场强稳定，方能确定所选地址，进行电磁屏蔽装修。

4. 设备配置 应遵循当地和国家卫生行政管理部门的相应规定，具备相应设备配置许可证等。

（1）X线设备：500 mA以上（含500 mA）高频X线平板探测器2台以上，其中1台是专门检查站立位（即立位滤线器）的装置，另1台是球管悬吊位配标准电动平床的装置。移动式X线机1台以上。多功能X线机（数字胃肠机）1台以上。钼靶X线乳腺成像仪1台以上。激光胶片打印机或干式胶片打印机1台以上。

（2）CT设备：CT设备配置多少台、采用什么型号，应结合医院实际情况及其发展需要，以及受检人数和放射科人员学术水平等综合考虑。通常16层螺旋CT主要配备到二级及以下医院。

（3）MRI设备：配置1台MRI仪，建议选用1.5 T临床实用型MRI。

（4）数字减影血管造影设备：①具备1台大C形数字减影血管造影（digital subtraction angiography，DSA）机及高压注射器；影像检查室和操作室内具备氧气及吸引器、急救药品柜、输液架、气管插管、紫外线消毒灯等。②导管室内配备介入影像手术器械、监护仪、氧气及吸引器、介入器械柜、药品柜、输液架、除颤仪、气管插管、紫外线消毒灯、洗手池等。

5. 机房面积

（1）X线机房：单球管设备使用面积不得小于24 m^2；如果是双球管，使用面积不得小于36 m^2；机房高度、横梁底平面距地面大于2.8 m，一楼窗口下缘离地面大于2 m；机房墙壁、天花板、地面、门、观察窗要有3 mm Pb的铅当量，相当于双路红砖墙（抹灰后总厚度约30 cm）；原发射线朝向墙壁或地面（地面下有人）要有3 mm Pb的铅当量，相当于三路红砖墙（抹灰后总厚度约40 cm）。乳腺X线机机房最小有效使用面积10 m^2，机房内最小单边长度2.5 m；口腔科X线机机房最小有效使用面积5 m^2，机房内最小单边长度2 m。各机房应有合适的控制室和配套设备辅助用房。

（2）CT机房：CT机房使用面积原则不得小于36 m^2，机房高度、横梁底平面距地面大于3 m，不宜设置窗口，除非窗口外20 m内是无人区，机房四面墙壁、地面、天花板六面体的射线防护要达3 mm Pb的铅当量，包括门及铅玻璃观察窗，观察窗铅玻璃要大于1 m^2；操作控制室的使用面积要大于10 m^2；如果砖墙厚度不足或使用空心砖，应使用重金属砂抹灰3 cm厚度以上。各机房应有合适的控制室和配套设备辅助用房。

（3）超导MRI机房：①磁体间使用面积大于40 m^2，机房高度大于3.5 m；设备间大于18 m^2，安装水冷机、氮压机、空调机，以及MRI系统的电器控制柜，设置在磁体侧边；操作间大于12 m^2，设置在磁体前方。②电磁屏蔽装修使用冷轧镀锌钢板或紫铜板作为电磁屏蔽材料，墙壁四面、天花板及地面，此6个面均需要密封，以构成封闭的六面体屏蔽间。屏蔽间设1个门（130 cm × 210 cm），供受检者、操作人员出入及补充液氮时作为灌液氮的通道应用；为了使操作人员更方便地进出磁体室，操作室与磁体室间可以再开1个门，大小为80 cm × 210 cm，屏蔽门要求为不锈钢板，门框要与屏蔽体完好地焊接，门扇四周装上弹性磷铜片，使门框和门扇紧密贴合。进出磁体室的电磁线、信号线均要通过滤波板，以有效地抑制射频干扰。所有进出磁体门的空调进风口、回风口和失超管口等穿过射频屏蔽时都应制作相应的波导管。磁体吊装进入扫描室后，把屏蔽体缺口密封，在励磁之前进行电磁屏蔽工程——屏蔽室屏蔽效能的检测，必须由具有检测资质的部门进行。屏蔽室特定测试点包括门及观察窗四周、各方位墙面、各通风管道、传导板、电源滤波器等。各测试点屏蔽效能合格，电磁屏蔽工程才算验收合格，此后方可进行下一步励磁等工作。

由于MRI室安全管理要求更加严格，所有的临床和科研MRI，包括诊断、科研和（或）介入手术中使用的MR设备，不论其磁体类型或者磁场强度如何，都应该遵循MRI室安全管理的相关规定。

MRI场地从概念上可以划分为四个不同区域。①区域Ⅰ（安全区）：是指所有普通人员都可自由出入的区域。该区域一般处于MRI环境以外，是受检者、医务人员和其他MRI相关工作人员进出MRI环境的通道。②区域Ⅱ（过渡区）：是公众可自由进出的区域Ⅰ与被严格控制进出的区域Ⅲ和Ⅳ之间的过渡区域。受检者通常在该区域更换衣物，由MRI专职人员进行监管，不得随意走动。在区域Ⅱ中，MRI工作人员要负责对受检者进行MRI检查前的筛查，并询问其病史及其他检查结果等情况。③区域Ⅲ（工作区）：未经筛查的非MRI人员或者铁磁性设备禁止入内。应当用门禁或其他物理方法将区域Ⅲ中的MRI工作人员与外部的非MRI工作人员隔离开来。只有MRI工作人员才有权限自由进出区域Ⅲ。区域Ⅲ内部的所有门都应由MRI工作人员进行全面监管。非MRI工作人员只有经过适当的教育和培训，成为MRI工作人员后才能独立进出区域Ⅲ。④区域Ⅳ（磁场区）：通常指MRI扫描仪所在的物理空间，是MRI扫描仪与它的附属配件产生的磁场构成的区域；区域Ⅳ应当设有醒目的红色警示灯以表示"磁场开启"。除了一些限制系统外，该信号灯应当一直点亮，并配备备用电池以保证在停电时仍能正常使用。在区域Ⅳ中，至少要标示出5 GS（非法定计量单位。1 GS=1 mT）线区域。完成筛查的受检者只有在MRI工作人员的陪伴下方能进入区域Ⅳ进行检查，MRI工作人员应该能够实时监控区域Ⅳ所有入口的情况。

（4）DSA机房：①使用面积不得小于36 m²，机房高度、横梁底平面距地面大于3 m，一楼窗口下缘距离地面大于2 m。机房墙壁、地面、天花板的射线防护要有3 mm Pb的铅当量，门、观察窗要有2 mm Pb的铅当量，观察窗铅玻璃要大于1 m²。操作控制室的使用面积要大于10 m²。如果砖墙厚度不足或使用空心砖，需要使用重金属砂抹灰3 cm厚度以上。②由于DSA除了完成血管造影检查外，其最主要的功能还有介入治疗，因此DSA机房室内无菌要求比较高。室内设计一般要求有工作人员出入通道、患者出入通道、污物出入通道。机房层流室内空气洁净度最好达到10万级。同时，需要设置手术洗手间、污物间、更衣室、导管室。进出要更换拖鞋，戴口罩。应具备紫外线消毒灯等。

6. 其他

（1）医学影像科/放射科应有独立的诊断报告室、独立的读片室或兼用读片室。

（2）医学影像科/放射科应有合适的值班、办公、更衣和盥洗用房。

（3）建议在CT室、MRI室附近设医学影像科/放射科专用注射室和观察室，为CT或MRI增强预留留置针及检查完成后观察处置用。

（二）三级医院

（1）CT通常配备64层螺旋CT及以上装备。

（2）MRI通常配备3.0 T科学研究型设备。

（3）有独立的读片室，医师、技师、护师、工程师办公室，学习室和值班室，更衣和盥洗用房等，其人员数量依据医院实际开展床位数量制定。

（4）其他要求同二级医院。

（5）放射科设有候诊区和自动排号系统，有条件的医院可设受检者通道和放射科工作人员通道。

二、医学影像介入手术室基本布局要求

（一）位置

介入手术室设在医学影像科/放射科、介入科或超声科内。一些医院心内科也设有血管介入手术室，专供心内科使用。

（二）布局

介入手术室在建筑布局上应成为独立的单元系统，其内应严格区分为三区，即一般工作区、清洁区、无菌区，或称为非限制区、半限制区、限制区，三区应以门隔开。

（1）一般工作区：包括患者休息室/候诊区、换鞋更衣室、淋浴室、办公室、值班室、储藏室。候诊区应宽敞舒适，配有候诊椅，检查通道通畅。

（2）清洁区：包括器械室、敷料室、器械洗涤室、消毒灭菌室、麻醉复苏室。

（3）无菌区：包括介入手术间（DSA/CT机房）、DSA遥控操作间、X线观片间、洗手间、无菌器械、敷料间。介入手术间（DSA/CT机房）要符合放射防护要求。

在平面布置时，无菌区（限制区）放在内侧；清洁区（半限制区）放在中间；一般

工作区（非限制区）放在外侧。

（4）介入手术间：分血管性与非血管性介入手术间。有条件者应设隔离间。

第二节 医学影像科人员要求与配置

医学影像科/放射科工作人员包括医师、技师、工程师、护士和工勤人员，人员配备应满足医院临床医学影像检查、设备维修和诊断需要，以及承担教学、科研、夜间值班、节假日值班和工作人员的休假等需要。

一、医学影像科人员要求

（1）三级综合性医院的医学影像科/放射科负责人应当具有主任医师专业技术任职资格，从事医学影像诊断工作10年以上。二级综合性医院的医学影像科/放射科负责人应当具有副主任医师以上专业技术任职资格，从事医学影像诊断工作10年以上。其他医疗机构医学影像科/放射科负责人应当具有中级专业技术职务以上的任职资格。

（2）独立从事医学影像诊断工作必须具有执业医师资格，二级以上医院放射科诊断报告应该由主治医师或主治医师以上职称的专业技术人员签发。CT或MRI诊断医师应具有CT医师上岗证或MRI医师上岗证（现为全国医用设备使用人员业务能力考评）。从事介入影像诊疗的医师要取得介入诊疗技术准入资格，从事介入诊疗执业的医师中至少有1名具有医学影像副高级及以上专业技术职务的任职资格。

（3）医学影像科/放射科技术及工程维修人员必须具有大专学历或已经取得放射科技士资格，独立操作CT、MRI或DSA等乙类大型放射科设备者必须具有相应技术上岗证（现为全国医用设备使用人员业务能力考评）。有条件的医院可配置计算机工程师和MRI物理师。

（4）放射科护士必须具有执业护士资格。

（5）登记人员应通过培训，熟悉医学影像科/放射科工作流程和各种医学影像科/放射科检查的要求，熟悉各种检查注意事项，熟悉电脑操作。

二、医学影像科人员配置

医学影像科/放射科人员配备可依据以下原则进行计算。

1. 设备定员法 根据设备数量和使用班次、每台设备所需要的技术人员数量和员工出勤率确定人员编制。该方法主要适用于医学影像科/放射科技术人员、护士的人员确定。每台DR每班次至少有1名技术人员，每台CT每班次至少有2名技术人员，每台MRI每班次至少有2名技术人员。其公式为：

医学影像科/放射科技术人员（护士）人数=设备台数×人员班次×每台设备每班次所需要的人员数目/出勤率

例如：医学影像科/放射科有MRI设备1台，技师分为2个班次，每台设备每个班次需要技师2名，其出勤率为90%，则医学影像科/放射科技术人员人数为（1×2×2）/90%≈4.4，即4~5人；医学影像科/放射科有MRI设备1台，护士分为1个班次，每台设备每个班次需要护士1名，其出勤率为90%，则放射科护士人数为（1×1×1）/90%≈1.1，即1~2人。

2. 工作量定员法　根据检查人次、单次检查耗时等要素确定人员数目。该方法主要适用于医学影像科/放射科医师、工勤人员的数量确定。其公式为：

医学影像科/放射科医师人数=检查人次×每人次检查份数×撰写并审核每份检查报告时间（min）/［诊断医师每人每日工作时间（min）×出勤率］

医学影像科/放射科工勤人员人数=检查人次×每人次检查份数×单次服务时间（min）/［工勤人员每人每日工作时间（min）×出勤率］

例如：医学影像科/放射科检查人次为100人次，每人检查份数为2份，撰写并审核每份检查报告时间为30 min，医学影像科/放射科医师每人每日工作时间480 min，出勤率为90%，则放射科医师人数为（100×2×30）/（480×90%）≈13.9，即医学影像科/放射科撰写报告医师人数为13~14人；医学影像科/放射科检查人次为100人次，每人检查份数为2份，医学影像科/放射科工勤人员单次所需服务时间为5 min，医学影像科/放射科工勤人员每人每日工作时间480 min，出勤率为90%，则医学影像科/放射科工勤人员人数为（100×2×5）/（480×90%）≈2.3，即医学影像科/放射科工勤人员人数为2~3人。

当然，各地医疗机构可依据医院床位规模及门急诊量、手术量及放射科设备分布区域不同等指标，统筹考虑该院放射科人员的编制。

第三节　医学影像科相关设备配置

一、辐射防护设备

（一）分类

医用诊断X线辐射防护用品分为防护装置及防护用具两大类。防护装置包括医用诊断X线辐射防护屏、防护室、防护椅、防护门；防护用具包括医用诊断X线辐射防护帽、防护面罩、防护眼镜、防护围脖、防护服、防护手套、防护帘等。随着技术的发展，防护屏、防护椅已经不是必备防护用品，防护用具也以铅橡胶防护用品为主。

（二）要求

1. 防护屏　防护屏总宽度应不小于900 mm，有效高度应不小于1800 mm。防护屏的铅当量（包括观察窗）应不低于0.5 mm Pb。防护屏应装有便于移动的脚轮，观察窗有效面积不得小于100 mm×150 mm，底边应与地面贴合。

2. 防护室　防护室为带有门的闭合结构，分为透视防护室和摄影防护室两种。防护室的铅当量应满足下述要求：①透视室的正面、两侧面的铅当量不得低于0.5 mm Pb；②摄影室的正面（包括观察窗）的铅当量不得低于1.0 mm Pb，两侧面的铅当量不得低于0.5 mm Pb；③其他面的铅当量不得低于0.25 mm Pb（底边与地面贴合除外）。

3. 防护椅　防护椅为移动可拆式，正面、两侧面屏蔽部分的铅当量应不低于0.5 mm Pb。

4. 防护门

（1）防护门分为平开式和推拉式两种，开启方式又可分为手动式和电动式两种形式。

（2）防护门的铅当量：①100 kV、500 mA以下容量机房中门的铅当量不得低于1.5 mm Pb。②100~125 kV、500 mA以下容量机房中门的铅当量不得低于2.0 mm Pb。③125 kV、500 mA以上容量机房中门的铅当量不得低于3.0 mm Pb。④CT机房中门的铅当量不应低于3.0 mm Pb。

（3）供受检者出入的门，宜安装在副防护墙上。如果门必须安装在主防护墙上，其铅当量应在原基础上增加1 mm Pb。

（4）门不但应具有足够的铅当量，还应有一定的强度和抗碰撞能力，使其运行自如。平开式门的轴应经久耐用，门框与门体具有同等防护能力。推拉式门的主体应大于门洞，门的左右侧及上方应大于门洞100 mm以上，门的下方低于地面50 mm以上。推拉式门应尽量靠近墙体。防护门与墙体间隙控制在10 mm之内。

5. 防护用具

防护眼镜、防护面罩镜片的铅当量应不低于0.25mm Pb。铅橡胶防护用品包括防护帽、防护围脖、防护服、防护手套、防护帘。铅橡胶防护用品的铅当量应不低于0.25 mm Pb，材料及外衬应柔软，对人体无刺激。放射防护用品应妥善置放，并定期检测。

二、MRI 安全保障装置

建议在MRI磁体间门口配备操作简便、敏感性高的铁磁物体探测系统，对受检者进行铁磁性和非铁磁性材料安全筛查。行动不便患者使用的一般性轮椅、担架和移动病床绝对禁止进入磁体间；有条件的话，尽可能为行动不便的患者提供MRI安全兼容的助步器、

MRI安全轮椅或MRI安全转运床（担架）。MRI环境中使用的防噪声耳机、输液架、血压计、监护仪等均应为MRI安全的无磁性装置。

三、信息化设备和急救设备

（1）二级及以上医院建立放射科信息系统（radiology information system， RIS）和图像存储与传输系统（picture archiving and communication systems， PACS），并与医院信息系统（hospital information systems，HIS）联网，争取实现全院PACS。目前，随着科学技术的飞速发展和计算机技术的广泛应用，放射科采用PACS/RIS系统实现影像的数字化存储和管理后，又出现了方便患者拿取的自助打印胶片和诊断报告，以及医学影像云胶片。自助式打印胶片和诊断报告的使用，可以显著提高放射科工作效率、节省人力资源、降低错发胶片概率，从而尽量避免医疗纠纷；医学影像云胶片是基于移动互联网和云储存支撑的一种新的医学影像服务，患者可以用短信链接或扫描二维码在验证身份后浏览和下载。云胶片通常包含电子胶片、检查报告和全部DICOM原始影像。影像云平台的建设与云胶片的广泛使用，方便了广大患者异地就医、影像咨询、远程会诊，可以真正实现互联互通、资源共享。

（2）CT室、MRI室、胃肠造影室和介入手术室应备有抢救车（急救药品）、血压计、输液架、氧气、吸引器、气管插管和简易呼吸气囊。导管室还需备置介入影像手术器械、心电监护仪、氧气、吸引器、介入器械柜、药品柜、输液架、除颤器、气管插管，以及手和空气消毒设备。应与医院相关科室（如急救科、麻醉科）建立急救保障机制。

第三章
医学影像科人员、设备和技术准入要求

第一节　医学影像科普通放射人员准入要求

一、医学影像诊断部门人员准入标准

（一）放射诊断医师准入要求

（1）通过辐射安全防护培训，取得《放射人员工作许可证》。定期进行放射科工作人员职业健康体检。辐射剂量检测结果在正常范围内。

（2）在二级及二级以上医院独立从事医学影像诊断的人员应具有大专以上学历，取得执业医师资格，审核报告需具备中级以上技术职称。

（3）二级以下医院，取得助理执业医师资格的人员可独立从事普通放射诊断工作。

（4）正常工作时间外（如夜班）或二级以下医院，根据实际情况，可由放射科主任或医院授权的高年资住院医师签发诊断报告。

（5）从事CT、MRI诊断的人员，需具备CT医师上岗证和MRI医师上岗证（现为全国医用设备使用人员业务能力考评）。

（二）放射技术人员准入要求

（1）通过辐射安全防护培训，取得《放射人员工作许可证》。定期进行放射科工作人员职业健康体检，辐射剂量检测结果在正常范围内。

（2）从事普通放射的技术人员应具有中专以上学历，并已取得医学影像技士或技师以上技术职称。

（3）从事CT、MRI、DSA和乳腺X线摄影的技师需分别具有CT技师上岗证、MRI技

师上岗证、DSA 技师上岗证和乳腺技师上岗证（现为全国医用设备使用人员业务能力考评）。

（三）医学影像科／放射科护士准入要求

（1）通过辐射安全防护培训，取得《放射人员工作许可证》。定期进行放射科工作人员职业健康体检，辐射剂量检测结果在正常范围内。

（2）具有中专以上学历，取得执业护士资格。

二、医学影像科介入诊疗部门人员准入要求

对于开展放射性粒子植入有关核素介入治疗的医院，应有核医学科及《放射诊疗许可证》《放射性药品使用许可证》《辐射安全许可证》等相关资质证明文件。

（一）综合介入诊疗医师

（1）通过辐射安全防护培训，取得《放射人员工作许可证》。定期进行放射工作人员职业健康体检，辐射剂量检测结果在正常范围内。

（2）取得医师执业证书，执业范围为医学影像或与开展的综合介入诊疗相适应的临床专业。

（3）有3年以上综合介入临床诊疗工作经验。

（4）经过省级卫生行政部门认定的综合介入诊疗培训基地系统培训并考核合格。

（5）开展三级以上综合介入诊疗手术的医师还应当符合以下要求：

1）有5年以上综合介入临床诊疗工作经验，具有中级以上专业技术职务的任职资格。

2）经国家卫生健康委员会综合介入诊疗培训基地系统培训并考核合格。

（二）外周血管介入诊疗医师

（1）通过辐射安全防护培训，取得《放射人员工作许可证》。定期进行放射工作人员职业健康体检，接受辐射剂量检测。

（2）取得医师执业证书，执业范围为外科或医学影像与放射治疗专业。

（3）有3年以上内科、外科或医学影像介入诊疗工作经验，具有中级以上专业技术职务任职资格。

（4）经过省级卫生行政部门认定的外周血管介入诊疗培训基地系统培训并考核合格。

（5）开展三级以上外周血管介入诊疗手术的医师还应当符合以下要求：

1）有5年以上内科、外科或者医学影像介入诊疗工作经验，具有中级以上专业技术

职务任职资格。

2）经卫生行政部门外周血管介入诊疗培训基地系统培训并考核合格。

（6）对于国家限制类技术，如放射性粒子植入、消融技术等，应参加国家及省级限制类医疗技术培训基地培训，并获得结业证书。

（三）神经血管介入诊疗医师

（1）通过辐射安全防护培训，取得《放射人员工作许可证》。定期进行放射工作人员职业健康体检，辐射剂量检测结果在正常范围内。

（2）取得医师执业证书，执业范围为外科、内科或医学影像与放射治疗专业。

（3）有3年以上神经内科、神经外科或医学影像介入临床诊疗工作经验，具有中级以上专业技术职务任职资格。

（4）神经外科医师至少需要接受神经内科、放射科各9个月的培训。神经内科医师至少需要接受神经外科、放射科各9个月的培训。医学影像医师至少需要接受神经外科和神经内科各9个月的培训。

（5）经过卫生行政部门认定的神经血管介入诊疗手术培训基地系统培训并考核合格。

（四）专业技士及其他技术人员

（1）通过辐射安全防护培训，取得《放射人员工作许可证》。定期进行放射工作人员职业健康体检，辐射剂量检测结果在正常范围内。

（2）技师需具备DSA技师上岗证（现为全国医用设备使用人员业务能力考评）。

（3）护士具有中专以上学历，取得执业护士资格。

（4）经过相关综合介入诊疗技术相关专业系统培训并考核合格。

第二节 医学影像科设备准入要求

一、科学研究型 CT、MRI、PET-CT、PET-MR 等大型设备配置准入要求

（一）配置设备的对象

三级甲等综合性医院、中医医院（中西医结合医院）、三级甲等肿瘤医院、心血管病医院、儿童医院、妇产科医院、五官科医院等专科医院。

（二）申请配置设备条件

（1）承担的科研课题、获得的科研奖项、重点实验室和学科建设达到科学研究型乙类大型医用设备申请配置技术评估标准要求。

（2）有卫生行政部门核准登记的相应诊疗科目。

（3）具备完善的医疗质量控制和保障体系。

（4）依法申请配置使用大型医用设备，近3年没有发生违规配置使用大型医用设备的记录。

（5）工作量评价：开放床位、年门/急诊人次、年出院患者和年手术量达到科学研究型乙类大型医用设备申请配置技术评估标准要求。

（6）具备设备应用能力，包括具有相应职称的放射科医师、技师、工程师，设备使用人员具有CT、MRI上岗证（现为全国医用设备使用人员业务能力考评）。

（7）有符合要求的场地，包括面积、环境影响评估（EIA）、防护及水电等。

（8）普通外科、心内科、神经内科、脑外科、骨科、胸外科、消化科和呼吸科等主干学科专业水平达到三级甲等综合性医院的临床技术水平要求。专科医院相关的学科专业水平达到三级甲等专科医院学科技术水平要求。

二、临床研究型 CT、MRI、PET-CT、PET-MR 等大型设备配置准入要求

（一）配置设备的对象

二级甲等以上综合性医院、中医医院（中西医结合医院）、专科医院或相关学科临床和科研水平达到同等水平的医疗机构。

（二）申请配置设备条件

（1）有卫生行政部门核准登记的相应诊疗科目。

（2）具备完善的医疗质量控制和保障体系。

（3）依法申请配置使用大型医用设备，近3年没有发生违规配置使用大型医用设备的记录。

（4）工作量评价：开放床位、年门/急诊人次、年出院患者和年手术量达到临床研究型乙类大型医用设备申请配置技术评估标准要求。

（5）具备设备应用能力，包括具有相应职称的放射科医师、技师、工程师，设备使用人员具有CT、MRI上岗证（现为全国医用设备使用人员业务能力考评）。

（6）有符合要求的场地，包括面积、环境影响评估、防护及水电等。

（7）科学研究与学科（专科）建设达到临床研究型乙类大型医用设备申请配置技术评估标准要求。

（8）至少有4个相关学科专业水平达到三级甲等综合性医院的临床技术水平要求。专科医院至少有2个相关学科专业水平达到三级甲等专科医院学科技术水平要求。

附:

一、128 排及以上 CT 的配置准入标准

（1）配置128 排及以上CT的医疗机构应当具有提供高水平专科疑难病症、急危重症诊疗服务的能力，具有较强人才培养、承担重大项目和课题研究、开发新技术应用和临床转化能力等。

（2）具有相应诊疗科目，具有3年以上的 X 线检查和诊断经验。

（3）配套设施完善。具备符合环保部门要求和临床需求的场地和基础设施；具备完善的辐射防护设施等。

（4）具有相应资质和能力的放射影像医师、技师等卫生专业技术人员。各专业技术人员数量应当与设备数量相匹配。

（5）质量保障措施健全。具有处置相关安全事件的应急机制、能力；具有健全的质量控制和保障体系等。

二、3.0T 及以上 MRI 的配置准入标准

（1）配置3.0T及以上MRI的医疗机构应当具有提供高水平专科疑难病症、急危重症诊疗服务的能力，具有较强人才培养、承担重大项目和课题研究、开发新技术应用和临床转化能力等。

（2）具有相应诊疗科目，具有 3 年以上的 X 线、CT检查和诊断经验。

（3）配套设施完善。具备符合国家相关要求的专用机房；具有满足电磁防护需要的基本设施和设备；具有符合国家相关要求的质量检测、控制设备及应急抢救设备等。

（4）具有相应资质和能力的放射影像医师、技师等卫生专业技术人员。各专业技术人员数量应当与设备数量相匹配。

（5）质量保障措施健全，具有处置相关安全事件的应急机制、能力；具有健全的质量控制和保障体系等。

三、X 线正电子发射断层扫描仪（PET-CT，含 PET）的配置准入标准

（1）配置128排及以上CT的PET-CT机构的核医学专科应为全国领先学科，能对全国或区域在肿瘤、心血管、神经系统等疑难病症诊疗方面发挥较强指导作用，具有较强高层次人才培养、承担国家级重大项目和课题研究、开发新技术应用和临床转化能力等。

（2）具备较强核医学专业工作基础。具有单光子发射型断层扫描仪（SPECT）临床应用的丰富经验。

（3）配套设施完备。相关科室有完善的医疗设备质控体系；具备符合环保部门要求和临床需求的场地和基础设施、完善的辐射防护设施、合格的放射性药品供应条件和渠道，以及完善的信息化管理体系等。

（4）具备符合资质和能力条件的专业技术人员。具有3年以上SPECT显像工作经验的专业技术高级职称医师。配置配装128排及以上CT的PET-CT的，具有取得核医学影像执业资质的卫生专业技术人员不少于7名，其中具有10年以上核医学影像工作经验的高级专业技术职务人员不少于3名，并经过不少于1年的核医学培训。

（5）质量保障措施健全。具有完善的质量控制和质量保障体系；具有放射性药物的风险管控机制；管理制度健全，具有全面的医疗质量管理方案，科室执行记录完整。

四、正电子发射型磁共振成像系统（PET-MRI）的配置准入标准

1.配置设备的对象 集医疗、科研、教学于一体的大型综合性或专科医疗机构，开展相关疑难病症的诊断、治疗及评估，开展相关疾病诊疗标准、临床指南制定，承担医学影像和核医学专业人才培养，承担国家重大科研项目、新技术等研发任务。

2.临床服务需求

（1）应用于肿瘤的诊断、分期、疗效评价和随访，心血管和神经系统疾病的定性、定位、定量检测。

（2）医学影像科和核医学科为国内领先学科，具有开发新技术应用和临床转化能力，并有其他学科的技术和科研支撑条件。

（3）在肿瘤、心血管、神经系统等方面疑难病症诊疗发挥引领和指导作用。

3.技术条件

（1）具有卫生健康行政部门或中医药主管部门核准登记的肿瘤、心血管、神经

专业及医学影像等相关诊疗科目，且学科实力强。

（2）具有国家级医学影像、肿瘤、心血管、神经专业临床重点专科建设项目。

（3）具有独立的医学影像科或核医学专科且成立时间不低于20年，开展 PET-CT 临床应用时间不低于5年，年检查量不低于1500例。

（4）具有国家药品监督管理局颁发的第三类《放射性药品使用许可证》。

4. 配套设施

（1）具备 MRI（3.0 T）不少于 3 台，PET-CT 不少于 1 台。

（2）具备符合各级卫生健康和环保部门要求的场地和基础设施。

（3）具备当地相关部门认可的放射性药物制备装置。

（4）具备完善的电磁和辐射防护设施。

（5）具备完善的医疗设备质控体系、硬软件设备和信息化管理系统。

（6）具备2年内完成采购和安装的条件。

5. 专业技术人员资质和能力

（1）取得《执业医师证书》的医学影像和放射治疗专业医师（核医学影像医师）不少于5名，其中从事影像专业5年以上并取得高级专业职称者不少于2名。

（2）经过培训的MRI医师和技师各不少于6名。

（3）经过培训的核医学医师和技师各不少于3名，化学师、物理人员不少于2名，其中高级职称的物理人员不少于1名。

（4）具有10年以上肿瘤、心血管、神经等专业的高级专业技术职称医师均不少于5名。

（5）具有开展 PET-MRI 技术能力和资质的相关专业技术人员。

（6）具有设备维护、维修的医学工程保障人员2名。

6. 质量保障

（1）具有健全的质量控制和质量保障体系。

（2）具有健全的管理制度及全面的医疗质量管理方案。

（3）具有处置相关安全事件的应急机制、能力，具备放射性药物的风险管控机制。

（4）具有健全的设备使用前培训及临床实践机制。

五、800 mA 以上 DSA 配置准入要求

1. 配置设备的对象　三级乙等以上综合性医院、中医医院（中西医结合医院）；具备相应诊疗三级科目资质的三级乙等以上专科医院；二级甲等以上相关学科临床和

科研水平达到三级乙等医疗机构同等水平的医疗机构。

2. 申请配置设备条件

（1）有卫生行政部门核准登记的相应诊疗科目和卫生行政管理部门批准的相应技术准入资质。

（2）具备完善的医疗质量控制和保障体系。

（3）近3年无违规配置使用大型医用设备的记录。

（4）工作量评价：开放床位、年门/急诊人次、年出院患者和年手术量达到临床研究型乙类大型医用设备申请配置技术评估标准要求。近3年使用该设备诊疗的年病例数达到标准要求。

（5）具备设备应用能力，包括具有相应职称的放射科医师、技师、工程师，设备使用人员具有DSA上岗证（现为全国医用设备使用人员业务能力考评）。

（6）有符合要求的场地，包括面积、环境影响评估、防护及水电等。

（7）科学研究与学科（专科）建设达到临床研究型乙类大型医用设备申请配置技术评估标准要求。

（8）心内科、神经内科、介入诊疗的学科技术水平达到三级甲等综合性医院的临床技术水平要求。专科医院有2个相关学科专业水平达到三级甲等专科医院学科技术水平要求。

第三节　医学影像科技术准入要求

医学影像科/放射科开展影像诊疗工作基本要求如下。

（1）具有经核准登记的医学影像科诊疗科目。

（2）具有符合国家相关标准和规定的放射诊疗场所和配套设施。

（3）具有质量控制与安全防护专（兼）职管理人员和管理制度，并配备必要的防护用品。

（4）具有放射事件应急处理预案。

（5）取得放射诊疗许可证。

（6）取得辐射安全许可证。

（7）配备与开展医学影像诊疗工作相适应的医学影像科诊断医师、技师、工程师和护师。

第四章
医学影像科药品管理规范

第一节　对比剂管理与使用规范

将某些特定物质引入人体内以改变机体局部组织的影像对比，这种特定物质称为对比剂。目前，对比剂已成为医学影像检查和介入放射学操作中最常用的药物之一，主要用于血管、体腔的显示。根据成分不同，常用对比剂可分为碘对比剂、钆对比剂、肝胆细胞特异性对比剂等几类。2014年，欧洲泌尿生殖放射协会（European Society of Urogenital Radiology，ESUR）发布了 *ESUR Guidelines on Contrast Media*（*Version* 8.1）；同年11月，中华医学会放射学分会对比剂安全使用工作组颁布了《碘对比剂使用指南》（第2版）；2016年，美国放射学会（ACR）发布了 *ACR Manual on Contrast Media*（*Version* 10.2）。本规范主要参考以上文件制定相关内容。

一、碘对比剂

（一）碘对比剂使用方法

1. 绝对禁忌证　确诊有严重甲状腺功能亢进的患者。

2. 慎用碘对比剂

（1）肺动脉高压、支气管哮喘、心力衰竭患者等，与此同时要避免短期内重复使用，对比剂应选用次高渗或等渗的。

（2）疑为嗜铬细胞瘤的患者，在注射碘对比剂前需口服肾上腺素受体阻滞剂。

（3）妊娠期妇女和哺乳期妇女可使用含碘对比剂，但不宜行X线、CT检查。碘对比剂极少分泌到乳汁中，因此使用碘对比剂不影响哺乳。

（4）骨髓瘤和副球蛋白血症患者易发生肾功能不全，应在充分水化的基础上用碘对比剂。

（5）重症肌无力患者：碘对比剂可能使重症肌无力患者的症状加重。

（6）高胱氨酸尿患者：碘对比剂可引发高胱氨酸尿患者血栓形成和栓塞。

3. 碘对比剂血管外使用　由于碘对比剂血管外应用可能被吸收，产生与血管内相同的不良反应和过敏反应，故应予以注意。

（1）使用方法：窦道或瘘管造影、关节腔造影、子宫输卵管造影、胆道T管造影、逆行胰胆管造影。

（2）禁忌证：既往使用碘对比剂出现严重不良反应者，严重的甲状腺功能亢进、严重的局部感染或全身感染可能形成菌血症及急性胰腺炎患者，禁止使用碘对比剂。

4. 准备工作

（1）碘过敏试验：一般无须进行碘过敏试验，除非产品说明书注明特别要求。

（2）签署知情同意书：①告知适应证、禁忌证和可能发生的不良反应。②询问是否有使用碘对比剂后出现不良反应的历史，以及哮喘、糖尿病、肾脏疾病、蛋白尿等病史，如病情需要，应和相关医师联系。

5. 肾功能正常受检者血管内使用碘对比剂的一般原则

（1）使用剂量和适应证，按说明书中确定的剂量和适应范围。

（2）建议使用前将对比剂加温，有助于降低不良反应出现的概率。

6. 具有对比剂肾病高危因素患者的注意事项

（1）对比剂肾病：在排除其他原因的情况下，应用对比剂后3天内，血清肌酐升高至少44 mmol/L或超过基础值的25%。

（2）对比剂肾病高危因素：慢性肾病史、糖尿病肾病、血容量不足、心力衰竭、使用肾毒性药物、低蛋白症、低血红蛋白症、高龄（大于70岁）、低钾血症、副球蛋白血症等。

7. 具有高危因素患者碘对比剂肾病的预防

（1）尽量选择其他不使用碘对比剂的影像检查，确实需要则使用能达到诊断的最小剂量，避免重复使用，2次间隔至少14天。

（2）不使用高渗或离子型对比剂。

（3）使用碘对比剂后给患者进行充分水化，但有心力衰竭的患者应根据临床病情决定。

（4）停用肾毒性药物至少24 h，才能使用碘对比剂。

（5）应择期检查，检查前7天内检查血清肌酐，若为急诊，可不进行血清肌酐检查。

（6）对于糖尿病患者，可参考中国《二甲双胍临床应用专家共识（2016年版）》：

肾功能正常的糖尿病患者，造影前不必停用二甲双胍，但使用对比剂后应在医生的指导下停用48~72 h，复查肾功能正常后可继续用药；而肾功能异常的患者，使用造影剂及全身麻醉术前48 h应当暂时停用二甲双胍，之后还需停药48~72 h，复查肾功能结果正常后可继续用药。

（二）碘对比剂不良反应及处理

1. 对比剂血管外渗

（1）原因：①高压注射器压力和流率过高。②化疗患者、老年患者、糖尿病患者血管硬化或脆性增加。③远端小静脉或血管引流受阻。

（2）处理：①首先是预防，要选择合适且与靶静脉匹配的高压注射速率，针头恰当固定，和受检者沟通，取得配合。②轻度外渗，无须处理，若外渗加重、疼痛明显，局部可普通冷湿敷。③中、重度外渗，表现为局部组织肿胀，皮肤溃破，软组织坏死和间隔水肿等。可让患者抬高患肢，促进血液回流，早期可使用50%硫酸镁保湿冷敷，24 h后改为保湿热敷或用0.05%地塞米松局部湿敷。④外渗严重者，在外用药物的基础上口服地塞米松，每次5 mg，连用3天。

2. 碘对比剂全身不良反应

（1）机制和相关因素：

1）剂量依赖性反应：物理化学反应和渗透性、亲水性、电荷性、黏滞度和化学毒性等。

2）非剂量依赖性反应：过敏类免疫反应，如介质释放、抗原–抗体反应、补体系统的激活和精神因素。

（2）临床表现：

1）过敏反应型：荨麻疹、支气管痉挛、黏膜水肿，甚至呼吸困难、窒息。

2）神经系统障碍型：表现为抽搐、癫痫。

3）心血管系统：血压下降、心动过速（为过敏反应）、心动过缓（迷走神经反应）、休克或心搏骤停。

3. 预防和处理

（1）使用非离子型对比剂，特别是动脉内使用必须是次高渗和等渗对比剂。

（2）注意高危因素和药物过敏史、哮喘病史、糖尿病肾功能不良等，询问病史并有知情同意书签字备案。

（3）注意迟发过敏反应，检查结束后保留静脉通路，观察15~30 min，如无异常再拔除患者的静脉针，并嘱患者大量饮水。

（4）科室需有相应的应急预案，并定期演练；必须备有抢救设备和药物，如氧气瓶

（有条件的单位可安装管道氧气）、吸引器、肾上腺素、地塞米松、甲泼尼龙、氨茶碱等，详见《碘对比剂使用指南（第2版）》。必须和急诊科、麻醉科等相关科室建立绿色通道，以确保患者得到及时的救治。

（5）现场急救措施：可遵循ABCD原则。

A：airway，保持呼吸道通畅、拉舌、头低、清除黏液。

B：breathing，给氧。

C：circulation，测心率、血压，保持静脉通路开放。

D：definitive drug，配备关键性药物，如地塞米松、肾上腺素等。

二、钆对比剂

（一）钆对比剂简介

钆（gadolinium，Gd）对比剂用于MRI临床检查起源于20世纪80年代后期，至今已有30余年。它本身并不产生信号，而是缩短组织质子的T1和T2弛豫时间，从而间接引起组织中质子信号变化。钆对比剂对组织信号强度的影响与其剂量密切相关：较低剂量时，以缩短T1弛豫时间为主，强化组织表现为高信号；随剂量增加，T2缩短效应渐趋明显；当对比剂的剂量显著高于临床规定（0.1~0.2 mmol/kg体重）时，T2缩短显著，呈负性增强，强化组织表现为低信号。

钆对比剂是小分子的细胞外间隙对比剂，根据其螯合物结构的不同，可分为大环状和线性两类；根据其在水溶液中的解离程度，可分为离子型和非离子型。大环状对比剂的稳定性强于线性，离子型的稳定性高于非离子型。

（二）钆对比剂使用方法

1. 适应证

（1）中枢神经系统、胸部、腹部、盆腔、四肢等人体脏器和组织增强扫描。

（2）增强MRI血管成像。

（3）灌注成像。

2. 禁忌证

（1）对钆对比剂过敏者。

（2）重度肾脏损害患者［肾小球滤过率（GFR）范围<30 mL/（min·1.73m^2）］，已接受或即将接受肝移植术的肾功能不全患者。

3. 特殊人群用药

（1）严重肾功能障碍患者，由于钆对比剂排出延迟，需慎用。

（2）哮喘及其他变态反应性呼吸系统疾病及有过敏倾向者，慎用。

（3）孕妇及哺乳期妇女，慎用。

（4）儿童用药：2岁以上，按体重一次0.2 mL/kg给药。

4. 检查前准备

（1）心理护理：了解受检者担心的问题，及时实施耐心细致的心理疏导。消除受检者的恐惧和焦虑等心理，使受检者以积极心态配合检查，减少不良反应，获得满意检查结果。

（2）询问过敏史：对有碘及其他药物（如磺胺类、青霉素）过敏史，严重肾功能不全、癫痫、低血压等患者均应慎用。

（3）对比剂加温：将对比剂用医用恒温箱或水浴加热后使用，可显著降低不良反应发生率；为了达到2 mL/s以上的快速注射要求，在使用前将对比剂加温到体温水平，有利于降低对比剂的黏稠度，降低注射阻力和受检者的不适感。

（4）其他检查前准备：受检者检查前6 h禁食，签署MRI对比剂使用知情同意书，请家属陪同检查。MRI室备好急救药品及相关设备。

5. 检查过程中的护理

（1）在检查过程中严密观察受检者情况，注药时注意询问受检者的感觉，发现异常立即采取相应措施及时处理。

（2）检查后护理：嘱受检者观察15~30 min，无不适后方可离去。对门诊患者告知其如有不适随时到医院就诊，以防发生迟发性不良反应，并嘱患者多饮水，加速药物从肾脏排泄。

6. 注意事项

（1）注射时确定针头在血管内再推注，避免药液外渗，引起疼痛。

（2）部分受检者用后血清铁及胆红素值略有升高，但无症状，可在24 h内恢复正常。

（3）一次检查后，同瓶所剩对比剂应不再使用。

（三）钆对比剂不良反应及处理

钆对比剂耐受性好，通常不良反应发生率低，明显低于碘对比剂。采用0.1 mmol/kg或0.2 mmol/kg剂量，发生不良反应的比例为0.07%~2.4%，多数为轻度或轻微反应，但仍需引起注意，尤其是以下几个方面。

1. 非变态反应　如头痛、头晕、呕吐等。若症状不加重，多可在短时间内自行缓解。还可通过大量饮水，促进对比剂排出，无须其他特殊处理。

2. 轻度变态反应　表现为皮肤潮红、皮疹、口干、流涎等。出现变态反应如头痛、头晕、呕吐等，应立即停止使用对比剂，观察患者的生命体征，同时嘱患者大量饮水。

建立静脉通路,给予地塞米松10 mg静脉注射,必要时吸氧;观察30 min,症状缓解后离开。如无缓解则呼叫上级医师或医院急救小组。

3. 中度变态反应 表现为胸闷、气促、血压下降、喉头水肿等,应立即停止使用对比剂,观察患者的生命体征,就地抢救,迅速建立静脉通路,同时呼叫医院急救小组。抗变态反应处理:给予地塞米松10 mg静脉注射,盐酸异丙嗪(非那根)注射液25 mg肌内注射;密切观察患者瞳孔反应、血压、脉搏、呼吸及喉头水肿变化。对症处理:保温,给氧,取休克位,保持呼吸道通畅,减轻喉头水肿。做好气管切开准备;立即通知急诊科及有关临床科室进行紧急合作处理,待病情稳定后,尽快送往有关科室继续观察。

4. 重度变态反应 表现为呼吸抑制、心搏骤停,应立即停止使用对比剂,就地心肺复苏,同时呼叫医院急救小组,配合医师就地抢救,予以肾上腺素0.1~0.2 mg皮下注射,地塞米松或甲泼尼龙静脉注射,同时人工呼吸、心脏按压,做好气管切开及呼吸机应用准备。在紧急处理的同时,要立即请急诊室或有关科室医师会诊抢救。

5. 钆对比剂外渗 轻度渗漏:多数损伤轻微,无须处理。需要嘱咐患者注意观察,如果有加重,及时就诊;对个别疼痛较为敏感者,局部给予普通冷湿敷。中、重度渗漏:可能引起局部组织肿胀、皮肤溃疡、软组织坏死和筋膜间隔综合征。

建议处理措施:抬高患肢,促进血液回流;早期使用50%硫酸镁保湿冷敷,24 h后改为硫酸镁保湿热敷,或者黏多糖软膏等外敷;也可以用0.05%地塞米松局部湿敷;还可用厚3 mm的鲜马铃薯片外敷注射处,每隔1 h更换1次。外敷3 h后局部肿痛就可完全消失。对比剂外渗严重者,在外用药物基础上口服地塞米松,每次5 mg,一天3次,连续服用3天;必要时,咨询临床医师用药。

6. 静脉炎 首先可表现为穿刺点局部不适或有轻微疼痛,进而局部组织发红、疼痛、肿胀、灼热,并出现沿静脉走向的条索状红线,可触及条索状硬结,严重者穿刺处有脓液,伴有畏寒、发热等全身症状。

建议处理措施:为减少局部反应及静脉炎的发生,临床一般用20 mL生理盐水冲洗注射局部,可降低残留对比剂的浓度;严重者在外用药物基础上口服地塞米松,每次5 mg,一天3次,连续服用3天;其他治疗方法还有很多,如冷、热敷,理疗及硫酸镁湿敷等,也可用厚3 mm的鲜马铃薯片外敷。

7. 肾源性系统性纤维化 肾源性系统性纤维化(nephrogenic systemic fibrosis,NSF)是一种罕见但严重的疾病,特征是全身皮肤和结缔组织纤维化,并可导致死亡。NSF只在肾功能不全患者中发生,正常肾功能患者中未见此报告。

目前NSF的确切病理学机制尚不清楚,可能是多种因素联合作用的结果,但仅见于严重肾功能不全患者。最近病例报道和动物实验的数据表明,NSF与钆对比剂的暴露量相关。NSF/NFD(肾源性纤维化皮肤病,nephrogenic fibrosing dermopathy)可通过在显微镜下观察皮肤样本来确诊。

重度肾脏损害患者GFR范围<30 mL/（min·1.73 m²），已接受或即将接受肝移植术的肾功能不全患者禁用钆对比剂。中度肾脏损害患者GFR范围30~59 mL/（min·1.73 m²），新生儿及1岁以内的婴幼儿，仅在经过慎重考虑后，方可使用钆对比剂。老年患者应该询问病史，慎重使用。

总之，对比剂应严格按照适应证和正常剂量使用，使用前应严格检查患者肾功能，重复使用者需待体内对比剂清除后方可进行。尽管目前没有证据表明对患者进行透析可以预防或治疗NSF，但严重肾功能不全的患者使用含钆对比剂后，应及时进行血液透析，以帮助其尽快排出体内的钆。

第二节　辅助用药的管理制度

医学影像科/放射科辅助用药是相对于对比剂而言的，主要应用于医学影像检查前准备，包括抗胆碱药物、铁制剂、肠道清洁药物、利尿剂、血管扩张及降心率药物等，旨在增强对比、减少干扰，以及降低胃肠道蠕动、心率过快等对检查图像质量的影响，提高医学影像检查的成功率和病灶检出率。

目前，国家卫生健康委员会及各级卫生部门关于医学影像科/放射科辅助用药无明确原则及规范，参照国家卫生健康委员会关于临床辅助用药应用管理规范，结合医学影像科/放射科辅助用药实际，现拟定放射科辅助用药统一规范，从而进一步加强放射科辅助用药应用管理，促进放射科室合理用药，防止辅助药品的过度使用，保障医疗质量和医疗安全。

放射科辅助用药的基本原则：应遵循安全、有效、经济、适当的基本原则，医师必须按照说明书的要求使用辅助药物，不得随意扩大药物说明书规定的适应证、延长疗程、增加剂量，医师在用药中应考虑成本与疗效，降低药品费用，用最少的药物达到预期的目的。

一、抗胆碱药物

（1）常用抗胆碱药物为山莨菪碱、阿托品。

（2）医学影像科/放射科常用于低张双对比造影检查、消化道CT及MRI检查等，以抑制肠道疼挛、降低管壁张力，充分扩张肠管，减少因肠蠕动而造成的伪影。

（3）山莨菪碱常用量为10~20 mg，检查前30 min肌内注射。

（4）禁忌证包括青光眼、前列腺肥大、尿潴留、严重心脏病、脑出血急性期、器质性幽门狭窄或麻痹性肠梗阻等；孕妇、婴幼儿、小儿慎用。

（5）中毒反应主要行对症处理，用小剂量的苯巴比妥镇静，并做人工呼吸和给氧。必要时，外周症状可用新斯的明对抗。

二、铁制剂

1. **常用铁制剂**　柠檬酸铁、枸橼酸铁。

2. **医学影像科/放射科检查应用**　磁共振胰胆管成像（MRCP）检查，目的在于抑制肠道内水的信号，消除背景高信号的影像，凸显胰胆管的信号。

3. **常用量**　检查前15 min左右饮温开水300 mL加枸橼酸铁泡腾颗粒3 g口服。

4. **禁忌证**　临床要求禁食、禁水的患者或不能配合的患者。

三、肠道清洁药物

（1）常用肠道清洁药物：甘露醇、蓖麻油、番泻叶等。

（2）医学影像科/放射科用于胃肠道、腹部造影检查及CT、MRI胃肠道检查前肠道准备。

（3）甘露醇常用量：检查前4~8 h，10%溶液1000 mL于30 min内口服完毕。

（4）禁忌证：临床要求禁食、禁水的患者或不能配合的患者。

四、利尿剂

（1）常用药物：呋塞米（速尿）。

（2）医学影像科/放射科用于静脉尿路造影检查、CT尿路造影（CTU）及磁共振尿路造影（MRU）检查，可缩短受检者憋尿时间，减轻受检者的痛苦。

（3）常用量：肌内注射20 mg，儿童酌减。

（4）禁忌证：

1）对磺胺类药和噻嗪类利尿药过敏者，对本药可能亦过敏。

2）可通过胎盘屏障，孕妇尤其是妊娠前3个月应尽量避免应用；哺乳期妇女应慎用。

3）老年人应用时发生低血压、电解质紊乱、血栓形成和肾功能损害的概率增加，应慎用。

4）无尿或严重肾功能损害者。

5）糖尿病患者。

6）高尿酸血症或有痛风病史者。

7）严重肝功能损害者。

8）急性心肌梗死者。

9）胰腺炎或有此病史者。

10）有低钾血症倾向者，尤其是应用洋地黄类药物或有室性心律失常者。

11）红斑狼疮者。

12）前列腺肥大者。

13）低钾血症、超量服用洋地黄、肝性脑病患者禁用，晚期肝硬化慎用。

（5）中毒处理：主要针对不同患者出现的异常状况进行对症处理。

五、血管扩张剂

1. **常用血管扩张药物**　硝酸甘油。

2. **医学影像科/放射科检查应用**　冠状动脉CTA（计算机体层血管成像）及MRA（磁共振血管成像）检查。

3. **常用量**　成人1次用0.25~0.5 mg（0.5~1片）舌下含服，受检者应尽可能取坐位，以免因头晕而摔倒。

4. **禁忌证**

（1）心肌梗死早期（有严重低血压及心动过速时）、严重贫血、梗阻性肥厚型心肌病、青光眼、颅内压增高和已知对硝酸甘油过敏的患者。

（2）禁用于使用枸橼酸西地那非（万艾可）的患者，万艾可增强硝酸甘油的降压作用。

5. **中毒处理**　主要针对不同患者出现的异常状况进行对症处理。

六、降心率药物

1. **常用降心率药物**　β受体拮抗剂。

2. **医学影像科/放射科检查应用**　冠状动脉CTA及MRA检查。

3. **常用量**　美托洛尔（倍他乐克），用量不超过1 mg/kg。

4. **禁忌证**　失代偿性心功能不全、心源性休克、病态窦房结综合征、Ⅱ度或Ⅲ度房室传导阻滞、有临床意义的心动过缓等。

5. **中毒处理**　主要针对不同患者出现的异常状况进行对症处理。

七、对比剂不良反应与过敏抢救类药物

1. **首选抗过敏药物**　一线抗过敏药物：肾上腺素。α_1肾上腺素能受体兴奋，机体大多数器官（骨骼肌除外）产生缩血管效应，预防和缓解黏膜水肿导致的气道阻塞，预防

和缓解低血压休克；β_1肾上腺素能受体兴奋，产生正性肌力和正性变时作用，缓解低血压；β_2肾上腺素能受体兴奋，减少过敏介质释放，舒张支气管。二线抗过敏药物：抗组胺药如异丙嗪、苯海拉明用于治疗荨麻疹；β_2受体激动剂（沙丁胺醇）和糖皮质激素（地塞米松）用于治疗急性哮喘；静脉注射阿托品治疗迷走神经反应（低血压和心动过缓）；抗惊厥药地西泮等。

2. **常用剂量**　对于过敏患者立即于大腿中段前外侧肌内注射肾上腺素0.01 mg/kg（浓度1∶1000，即1 mg/mL），成人最大剂量 0.5 mg，儿童0.3 mg。如反应不佳，每隔5~15 min可重复注射，直至症状缓解或出现肾上腺机能亢进症状（苍白、震颤、焦虑、心悸、头晕、头痛等）。大多数只需肌内注射1~2次，少数需要2次以上。H_1抗组胺药：非那根12.5~25 mg肌内注射/苯海拉明25~50 mg静脉给药，能有效缓解瘙痒、充血、荨麻疹、血管性水肿、鼻涕和结膜充血等皮肤黏膜的过敏反应症状。静脉注射阿托品0.6~1.0 mg，必要时于3~5 min后重复给药，成人总剂量可达3 mg（0.04 mg / kg）；儿童患者静脉注射0.02 mg / kg（每次最大剂量0.6 mg），必要时重复给药，总量可达2 mg，可以治疗低血压和心动过缓。

八、介入治疗类药物

（一）导管室日常应配备药品

（1）局麻药：利多卡因、普鲁卡因。

（2）对比剂：离子型和（或）非离子型。

（3）抗血小板、抗凝或溶栓剂：替罗非班、肝素钠、比伐卢定、链激酶、尿激酶。

（4）止吐剂：甲氧氯普胺、昂丹司琼或格拉司琼等。

（5）肾上腺皮质激素类药：地塞米松、氢化可的松等。

（6）镇静剂：安定、右美托咪定、苯巴比妥。

（7）镇痛剂：哌替啶（杜冷丁）或吗啡。

（8）抗过敏药：非那根等。

（9）中枢兴奋剂：尼可刹米、洛贝林、回苏灵（盐酸二甲弗林）。

（10）抗休克血管活性药：肾上腺素、阿托品、多巴胺、间羟胺（阿拉明）。

（11）强心药、升压药、利尿药：西地兰、肾上腺素、间羟胺、多巴胺、呋塞米。

（12）抗心律失常药：利多卡因、胺碘酮、艾司洛尔、普萘洛尔（心得安）、维拉帕米、阿托品、异丙肾上腺素。

（13）抗血管痉挛药：硝酸甘油、地尔硫䓬、尼莫地平、罂粟碱。

（14）平喘药：氨茶碱。

（15）降压药：利血平、乌拉地尔、尼卡地平。

（16）改善微循环：硝普钠、维拉帕米、ATP、尼可地尔、地尔硫䓬。

（17）生理盐水、5%葡萄糖、10%葡萄糖、50%葡萄糖、低分子右旋糖酐。

（18）肝素钠中和药：鱼精蛋白。

（二）临时配制药品

可备制或根据治疗需要临时配制化疗药物、抗生素、栓塞材料等。

（三）介入治疗室内药品管理要求

（1）药品分类存放，标志明显。

（2）麻醉药品的存放符合麻醉药品管理要求。

（3）高危药品专柜分类放置，醒目标识。

（4）贵重物品加锁保存。

（5）抢救药品须固定存放于醒目位置或专用抢救车中，抢救车定点放置、定人管理，保证安全，易于取用。

（6）定期检查药品有无过期失效、变质，缺少时应及时补齐。

第五章
医学影像科规章制度

第一节　医学影像科组织管理制度

（1）在医院领导下，实行影像科/放射科主任负责制。影像科主任对科室医疗质量、医疗安全、医德医风建设和教学科研负责。提倡影像科主任对科室各个部门（包括普通X线、CT、MRI、介入室等）的统一领导和管理。科主任一般应当由学科带头人或高年资医师担任，三级甲等综合医院应由主任医师担任。

（2）可分设副主任、助理或组长协助科主任工作。根据医院功能定位和放射科设备配置状况，设若干专业组，由副高以上专业职称技术人员负责。鼓励三级医院影像科按人体解剖系统划分亚专业。

（3）低年资医师应实行不同影像学方法的轮转学习，全面掌握普通X线诊断、CT和MRI等各种诊断技术及介入放射诊疗，发挥影像科/放射科综合诊断的优势。

（4）技术人员要掌握影像科/放射科各种设备的技术操作。高年资技术人员岗位相对固定，应定期轮转，实现一专多能。

（5）科主任要全面抓好科室的各项质量管理和优质服务，管理好各岗位人员的工作落实情况，有计划地安排好各级人员的专业培养，以提高全科人员的技术水平。

第二节　医学影像科人员岗位职责

一、医学影像科岗位职责

（一）登记室岗位职责

（1）在科主任领导下工作，负责门诊、急诊和住院患者的各项放射影像检查及特殊检查的登记预约、划价、编号、登录和记账工作。

（2）热情和耐心地接待前来检查的患者，有问必答，树立影像科/放射科良好的窗口形象。负责向患者说明检查前的准备要求和注意事项，对不明之处应及时与检查技师或医师联系。

（3）仔细核对患者姓名、性别、年龄、科室、床号、病历号及检查项目，认真做好登记，或将所有资料输入电脑。

（4）审查检查申请单的填写是否符合要求，不符合者应与临床医师或本科室医师联系。

（5）根据患者年龄和检查要求，正确划价，核实收费情况。

（6）根据病情轻重缓急，合理安排检查，急诊患者应优先安排检查。

（7）对做特殊检查的患者，要详细交代检查前的准备事项，填写预约通知单和预约检查时间。

（8）告知患者领取检查报告时间和流程。

（9）尚未实施信息化管理的影像科/放射科，要保存好X线片、CT片、MRI片、检查申请单和检查报告单，检查资料要在专门储藏场地存储，由专人负责，要保证资料完整，不得遗失和破损。资料保存时间至少为15年。

（10）负责影像胶片和检查报告的打印并正确发放检查报告。

（二）X线摄影室岗位职责

（1）在科主任或技师长领导下工作。

（2）每日上班后先检查X线设备运行是否正常，室内湿度、温度等环境要素是否符合检查要求。严禁设备带故障运行。保持机房内安静整洁，不得在机房内喧哗。

（3）严格遵守设备操作规程，不得擅自更改设备的性能及参数。非放射科技术人员，未经同意不得使用设备。进修和实习人员必须在带教老师指导下工作。

（4）热情、耐心地接待前来检查的患者，仔细核对患者姓名、性别、年龄、科室、床号、住院号、摄片部位和检查号码，严防错号、重号。

（5）审核申请单上的检查要求，对不明之处及时请示本科室医师或上级技师，也可与临床医师取得联系。

（6）检查前除去患者身上金属物、膏药等物品，必要时更换衣物。

（7）摄影操作时注意周围有无障碍物，设备附件有无固定。危重患者或怀疑脊柱骨折患者应有临床医师陪同，并协助移动患者和摆好摄影体位，以免因摄影操作而加重病情，甚至发生意外。

（8）加强辐射防护意识，摄影前做好患者的辐射防护，特别注意对患者敏感部位的屏蔽防护，尽量使用最小照射野进行摄影。检查过程中无关人员不得在检查室内逗留，如必须有家属或医务人员陪同的，应告知防护辐射的知识和采取辐射防护措施。

（9）根据临床要求，完成各种常规摄影和特殊摄影。各种检查结束后，应核对图像质量是否符合临床检查要求和影像诊断要求。使用碘对比剂的患者，在检查结束后应继续观察 30 min，如发现不良反应，应及时处理。

（10）患者检查结束后，应填写检查日期，特殊摄影应记录摄影体位，最后签名。检查设备及附属用品使用完毕后必须复位。工作结束后要及时整理机房，擦除设备上的污物，保持设备清洁。操作人员必须爱护影像设备，经常对设备进行保养。

（11）设备出现故障时，应及时停机并记录故障情况，同时通知维修人员并向科主任报告。

（12）下班前要及时关机、关灯及关闭空调，最后关闭机房房门。

（三）CT 室岗位职责

（1）CT机房内所有设备和各种附属设施由专人负责，在工程技术人员的指导下共同做好设备的维护、保养和检修工作，定期校正各种参数，严禁设备带故障运行。每天填写工作日志和设备运转情况登记表。

（2）技师每日上班后先检查CT设备及高压注射器运行是否正常，扫描室、控制室和计算机室的温度及湿度应符合规定要求，一般控制室和扫描室温度控制在22℃±4℃，相对湿度控制在65%以下。保持机房内整洁，不得在机房内喧哗，以维护良好的工作环境。

（3）严格遵守操作规程，不得擅自更改设备的性能及参数。非放射科技术人员，未经同意不得擅自使用设备。进修和实习人员必须在带教老师指导下工作。临床医师利用CT设备作为引导并进行定位、穿刺和治疗等操作时，必须有本科室技师在场。

（4）热情、耐心地接待前来检查的患者，仔细核对患者姓名、性别、年龄、科室、床号、住院号、扫描部位和检查号码，严防错号、重号。

（5）审核申请单上的检查要求，了解检查前的准备工作是否完成，有关增强扫描的知情同意书有无签署。对临床医师提出的检查项目有不明之处应及时请示本科室医师和上级技师，或与临床医师取得联系。

（6）检查前除去患者身上金属物和膏药等物品，必要时更换衣物。

（7）扫描前做好患者的辐射防护工作，无关人员不得在检查室内逗留，如必须有家属或医务人员陪同的，要做好相应的辐射防护。

（8）CT增强扫描前必须确认患者有无禁忌证，注入对比剂后应密切观察其有无不良反应，扫描结束后患者仍应在候诊室处继续观察30 min，一旦发生不良反应须及时处理。

（9）检查结束后要核对图像质量是否符合临床检查要求和影像诊断要求，患者所有资料应及时保存，防止丢失。

（10）工作结束后要及时整理机房，擦除设备上的污物，保持设备清洁。操作人员必须爱护影像设备，经常对设备进行保养，托架等CT室一切附属设备应放在固定位置，以保持机房整洁有序。

（11）设备出现故障时，应及时停机并记录故障情况，同时通知维修人员并向科主任报告。

（12）下班前要及时关机、关灯及关闭空调，最后关闭机房房门。

（四）MRI 岗位职责

（1）MRI机房内所有设备和各种附属设施由专人负责，在工程技术人员的指导下共同做好维护、保养和检修工作，定期校正各种参数，定期检测液氦水平。严禁设备带故障运行，保证设备正常运转。每天填写工作日志和设备运转情况登记表。

（2）技师每日上班后先检查MRI设备及高压注射器运行是否正常，扫描室、控制室和计算机室的温度与湿度是否符合要求。机房温度保持在16~22℃，相对湿度保持在40%~60%，对超导MRI机应每天检查液氦储存量，低于50%时应立即停止使用。每天检查冷水机运行情况和水压状况，并做好详细记录。

（3）严格遵守操作规程，不得擅自更改设备的性能及参数。非放射科技术人员，未经同意不得擅自使用设备。进修和实习人员必须在带教老师指导下工作。保持机房内整洁，不得在机房内喧哗，维护良好的工作环境。

（4）热情、耐心地接待前来检查的患者，仔细核对患者姓名、性别、年龄、科室、床号、住院号、检查部位和检查号码，严防错号、重号。

（5）审核申请单上的检查要求，了解检查前的准备工作是否完成，有关增强扫描的知情同意书有无签署。对临床医师提出的检查项目有不明之处应及时请示本科室医师和上级技师，或与临床医师取得联系。

（6）在患者进入机房前要询问有无MRI检查禁忌情况，如有无起搏器和体内金属植入物，身上有无佩戴金属物品等，必要时更换衣物。如起搏器、体内金属植入物等与MRI检查兼容，需要有相应的说明书证明或申请检查的医师签字确认。除无磁推车和轮椅等MRI检查相容物品外，禁止其他轮椅、推车及抢救物品等进入机房（参考MRI安全注意事项）。

（7）检查结束后，应核对图像质量是否符合临床检查要求和影像诊断要求，患者所有资料应及时保存，防止丢失。

（8）工作结束后要及时整理机房，擦除设备上的污物，保持设备清洁。操作人员必须爱护影像设备，经常对设备进行保养，线圈、水模等附属设备应放在固定位置，保持机房整洁有序。

（9）设备出现故障时，应及时停机并记录故障情况，同时通知维修人员并向科室负责人报告。

（10）下班前要及时关机、关灯及关闭空调，最后关闭机房房门。

（五）导管室岗位职责

（1）在科主任领导下，导管室内设备和器械等分别由技师和医师专人负责，做好设备和器械的维护、保养和维修工作，以保证导管室的正常运行。

（2）严格遵守操作规程，不得擅自更改设备的性能及参数。非放射科技术人员，未经同意不得使用设备。进修和实习人员必须在带教老师指导下操作。要保持机房内整洁，不得在机房内喧哗，维护良好的工作环境。

（3）导管室的三套人员（医师、技师和护师）均应相对固定，定期轮转，确保工作的稳定性和连续性。

（4）导管室医师在介入诊疗前应了解患者病情，严格掌握适应证和禁忌证，操作时必须符合医疗规范。护师必须严格执行"三查七对"制度。接诊时护师、医师和技师均要核对患者的姓名、年龄、床号、手术名称、病理资料、影像资料、术前准备、术中用药及有关用药的试验结果。技师在造影前必须确保设备正常运行。

（5）严格执行无菌技术操作规程，禁止无关人员入内。

（6）工作结束后，医师应密切观察患者术后情况并及时开好医嘱；技师应将设备复位和整理机房；护师及时清理和消毒器械。

（7）每天对导管室进行空气消毒，机房内空气每月培养一次。

（8）设备出现故障时，应及时停机并记录故障情况，同时通知维修人员并向科主任报告。

（9）下班前要及时关机、关灯及关闭空调，最后关闭机房房门。

（六）工程技术岗位职责

（1）在科主任领导下负责影像设备的维护和保养工作，确保影像设备符合质量控制要求。

（2）制订设备安全操作规程并监督各类人员严格执行。督促设备日常运行情况。

（3）建立影像设备使用档案，及时记录故障及维护情况。

（4）及时处理工作中出现的各种突发设备异常问题，并将发现的设备异常情况向科室负责人报告。

（5）了解和掌握国际影像设备最新发展动态，做好学科设备采购的参谋。

二、医学影像科各类人员职责

（一）科主任职责

（1）在院长领导下负责本科室的医疗、教学、科研、预防、廉政建设及行政管理工作，及时完成上级有关部门及医院的指令性任务。

（2）制订本科室工作计划，对常规X线摄影、CT、MRI、DSA和介入诊疗实行统一领导和管理，经常督促检查，按期总结汇报。

（3）根据本科室任务和人员情况进行科学分工，保证对患者进行及时检查、诊断和治疗。

（4）实施科主任领导下的常规X线摄影、CT、MRI和介入治疗综合读片制度，科主任定期主持集体读片，审签重要的诊断报告，参加临床会诊。经常检查放射诊断、介入治疗和影像技术质量。

（5）经常和临床科室联系，征求意见，改进工作。

（6）学习和引进国内外先进医疗技术，开展科学研究。担任教学工作，对进修、规培、实习人员做好培训工作。

（7）督促本科室人员认真执行各项规章制度和技术操作规程，检查辐射防护情况、设备使用和保养情况。严防差错事故，及时处理医疗纠纷和医疗事故，保障医疗安全。

（8）确定本科室人员的轮班、值班、休假、参加学术活动和外出进修学习。

（9）组织本科室人员的医德医风教育、业务培训和技术考核，提出升、调、奖、惩意见。

（10）审签本科室药品器材的领用与报销单。

（二）科副主任职责

协助科主任负责相应工作，科主任外出或休假时应全面负责本科室工作。

（三）住院总医师（科秘书）职责

（1）在科主任领导下，协助科主任做好科内各项业务和日常医疗行政管理工作。

（2）带头执行并检查督促各项规章制度和技术操作规程，严防差错事故的发生。

（3）协助主任加强对住院医师、规培医师、进修、实习人员的培训和日常管理工作。

（4）负责医师排班及节假日排班。

（5）科室指定的其他工作。

（6）科室正、副主任外出时负责本科室的行政工作。

（四）主任医师职责

（1）在科主任领导下负责和指导科室医疗、教学、科研和预防工作。

（2）承担疑难病例的诊断工作，参加院内会诊和死亡病例的讨论工作。

（3）定期主持集体读片，书写和审签诊断报告单。

（4）主持开展新技术、新项目和科学研究，指导下级医师开展科研工作和论文撰写工作。

（5）做好下级医师、规培医师，以及进修、实习人员的培训和教学工作。

（6）督促下级医师认真执行各项规章制度和技术操作规程。

（7）指导本科室各级医师做好综合影像诊断工作，有计划地开展基本功训练。

（8）对各级医师的理论水平、业务能力和工作实绩做出评定。

（9）完成医院和科室指定的其他工作。

（五）副主任医师职责

副主任医师职责参照主任医师职责。

（六）主治医师职责

（1）在科主任领导和主任医师指导下，负责科室一定范围内的医疗、教学、科研和预防工作。

（2）主持集体读片，书写和审签诊断报告单。

（3）认真执行各项规章制度和技术操作规程，经常检查医疗质量，严防差错事故。

（4）学习和运用国内外先进的医疗技术，开展新技术、新项目，参与科研工作。做好资料积累，及时总结经验。

（5）完成科室指定的其他工作。

（6）其他职责同住院医师。

（七）住院医师职责

（1）在科主任领导和主任医师指导下进行工作。定期在各个部门轮训，参加常规X线、CT、MRI诊断和介入治疗等各项工作。

（2）负责X线诊断工作，按时完成诊断报告，遇有疑难问题应及时请示上级医师。

（3）掌握X线机的一般原理、性能、使用及投照技术，遵守操作规程，做好辐射防护工作，严防差错事故。

（4）加强与临床科室的联系，不断提高诊断符合率。

（5）认真执行各项规章制度和技术操作规程。

（6）认真学习和积极开展新技术和新项目，并及时总结经验。

（7）协助科主任做好进修、实习人员的带教工作。

（八）主任技师职责

（1）在科主任领导下，负责科室影像技术、教学、科研和辐射防护工作。处理疑难技术问题。

（2）主持开展新技术、新项目和科学研究，指导下级技师开展科研工作。

（3）定期主持技术读片，讲评投照/扫描质量。

（4）指导下级技师对各种技术参数的制订工作，做好影像技术质控工作，提高放射工作质量。指导设备的安装、调试、保养、检修和大修工作。

（5）做好下级技师和进修、规培、实习人员的培训、教学和指导工作。

（6）督促下级技师认真执行各项规章制度和技术操作规程。

（7）加强与临床科室的联系，不断提高影像技术质量。

（8）完成医院和科室指定的其他工作。

（九）副主任技师职责

副主任技师职责参照主任技师职责。

（十）主管技师职责

（1）在科主任领导、主任医师和主任技师指导下，负责科室一定范围内的技术、教学、科研和辐射防护工作。

（2）定期主持影像技术读片，讲评医学检查质量。

（3）学习和运用国内外先进医疗技术，开展新技术和新项目，参与科研工作。做好资料积累，及时总结经验。

（4）认真执行各项规章制度和技术操作规程，经常检查技术质量，严防差错事故。

（5）做好下级技师和进修、规培、实习人员的培训、教学和指导工作。

（6）负责本科室机器的检查、维护和管理工作。

（7）参加制订各种技术参数，做好技术质控工作。

（8）完成科室指定的其他工作。

（9）其他职责同技师。

（十一）技师职责

（1）在科主任领导下、主治医师和主管技师指导下进行工作。

（2）负责放射科常规X线投照、CT、MRI和DSA等放射技术操作工作，并帮助和指导技士、进修实习人员开展工作。

（3）负责科室指定的影像设备检查、维护和管理工作。

（4）认真执行各项规章制度和技术操作规程，严防差错事故。

（5）做好进修、实习人员的带教工作。

（6）开展技术革新和科学研究，担任一定的教学工作。

（7）主持及参加集体读片，讲评投照/扫描质量。

（8）完成科室指定的其他工作。

（十二）技士职责

技士职责参照技师职责。

（十三）工程技术人员职责

（1）在科主任领导下负责科室设备管理工作。

（2）负责全科机器的安装、调试、保养、检修、大修工作，并及时记录在册。

（3）参与制订各种技术参数，做好质控工作。

（4）定期进行大型设备的调试和校正。

（5）负责设备常用零配件的保管。

（6）协助科主任督促设备维修保养制度的落实。

（7）完成科室指定的其他工作。

（十四）护士长职责

（1）在科主任和护理部主任领导下，负责科室护理、药品管理、注射、介入手术室管理及护理、教学、科研和辐射防护工作。

（2）主持开展护理相关新技术、新项目和科学研究，指导下级护士开展护理创新和科研工作。

（3）定期主持护理业务学习、技术检查和竞赛，讲评护理质量，指导各种护理制度及科室内部卫生制度的制定，做好护理质量控制工作，提高护理工作质量。

（4）做好下级护士和进修实习人员的培训、教学和指导工作。

（5）督促下级护士认真贯彻执行各项规章制度和技术操作规程。

（6）加强与护理部和临床科室的联系，不断提高护理质量和科内环境卫生水平。

（7）完成医院和科室指定的其他工作。

（十五）CT、MRI 室护士职责

（1）在科主任及护士长（或技师长）领导下进行工作。

（2）认真执行各项护理制度和技术操作规程，正确执行医嘱，及时完成各项护理工作，严格执行"三查八对"制度，防止差错事故的产生。

（3）热情接待被检者，维持好候诊秩序，做好CT、MRI检查前后有关事项的介绍，以及CT、MRI检查受检者的心理护理工作。

（4）熟练掌握CT、MRI检查前后的注意事项，做好检查前受检者准备工作，尤其要了解有无MRI检查禁忌证和对比剂使用禁忌证，确认增强扫描知情同意书已经签署。

（5）负责增强扫描中和扫描后受检者的观察，遇不良反应及时处理，并报告当班医师。准备各种急救用品，在抢救过程中协助医师工作。

（6）注意受检者和陪检人员在科室内的医疗安全，协助技师设计受检者的扫描体位和监测检查过程中受检者的安全。

（7）负责CT、MRI室抢救药品和抢救物品的管理，定期清点、更换并记录。

（8）当天工作结束后及时整理CT、MRI室内物品，清洁高压注射器，指导工勤人员处理医疗垃圾。

（9）护士作为处理对比剂过敏反应第一责任人，应熟悉急救流程和方案，熟练掌握各种急救技术，负责或协调各种不良反应的处置。

（10）对各类不良事件做好登记、上报工作，并完成科室指定的其他工作。

（十六）导管室护士职责

（1）在护理部主任（门诊护士长）和科主任领导下工作。负责导管室的日常管理。

（2）认真执行各项护理制度和技术操作规程。及时完成各项护理工作。严格执行"三查七对"制度，严防差错、事故的发生。

（3）接待介入诊疗患者，核对患者姓名、性别、年龄、床号、手术名称、各种药物试验结果和手术区皮肤准备情况。重危患者和行特殊治疗者要测好其心率、呼吸和血压，并做好心电监护。

（4）术前引导患者卧于检查床，术后协助搬送患者。

（5）严格执行无菌操作，遵守导管室消毒隔离制度，督促手术人员无菌操作，并做好记录。

（6）做好患者心理护理，术中巡视和观察患者血压，有异常情况及时报告医师，积极配合医师做好抢救工作。

（7）介入诊疗前铺好床单和枕头，准备好手术包和手术器械。术后及时清理机房内物品，做好室内消毒。

（8）每日清点各种药品，发现药品缺少须及时补足。

（9）负责导管室抢救药品和抢救物品的管理工作，定期检查并记录。

（10）指导工人做好导管室清洁卫生，做好垃圾分类处理。

（11）完成科室指定的其他工作。

第三节　医学影像科质量控制与安全管理

一、医学影像质量控制和评价制度

（1）各级医院影像科应设立影像质量管理工作小组，组长由科主任或分管副主任担任，小组成员应包括高年资影像诊断医师、医学影像技师、设备工程师和护师等相关专业人员。设立影像质量评价小组，定期开展影像质量评价。

（2）影像科常规X线、CT、MRI和DSA实行统一管理，影像科主任全面负责影像质量管理和控制，根据影像质量评价标准，组织影像质量管理工作小组定期和不定期对影像科影像质量进行评价，发现存在的问题，提出改进意见（有评价结果分析与持续改进措施），不断提高影像科影像的质量。

（3）每月开展1次医学影像技术质量控制活动。根据影像科技术质量标准和评价方法，评价X线摄影条件是否合适，体位是否标准，胶片尺寸和图像放大比例应统一，不同时期检查的图像放大比例前后应一致。评价CT和MRI影像质量，统计影像质量优良率，分析不合格片和差片原因，根据影像质量缺陷，对每一个成像环节进行核查，找到导致影像质量缺陷的原因，分析评价结果，提出持续改进的措施。

（4）根据诊断报告书写规范要求，每月抽查诊断报告书写质量1次，统计诊断报告优良率，发现诊断报告书存在的缺陷，提出改进意见，不断提高影像诊断水平和诊断正确率。

（5）重视影像检查过程各个环节的质量控制：

1）影像科登记人员：核对受检者姓名、性别、年龄、科室、床号、病历号、检查目的和要求，核实收费，正确登记编号，或将所有资料输入电脑。发放诊断报告时要再次核对。

2）检查技术人员：严格执行按操作程序开机，检查设备是否完好。仔细核对申请单、检查目的和要求，当目的和检查要求不清晰时主动与临床开单医师联系。核对受检者信息准确无误后进行检查。完成检查后要观察影像质量是否良好，是否符合临床申请要求和影像诊断要求。

3）诊断医师：核对检查目的和要求，核对申请单、影像资料和报告单资料是否统一，观察影像质量是否符合诊断要求，诊断报告书写完成后应再次检查相关信息。

（6）技师或医师日常工作中发现质量问题应及时逐级报告，上级技师或医师要及时处理。如质量问题较多，或出现严重质量问题，及时由影像质量管理工作小组研究解决。

（7）定期进行医学影像诊断与手术、病理或出院诊断随访对比，统计影像诊断与临床诊断的符合率，分析误诊漏诊原因，不断总结经验，提高诊断正确性。随访工作每年一般不少于6次。

二、科室质量与安全管理制度

医疗质量和医疗安全是影像科工作的核心，影像科工作量大、检查设备多，容易忽视检查环节和诊断细节，造成不同程度的技术和诊断缺陷，甚至误诊或漏诊。影像科医疗安全涉及多个方面，为保障受检者的医疗安全，要落实以下各个工作环节的管理。

（1）科主任、医疗技术骨干和护理人员组成科室医疗质量和医疗安全管理小组。设立科室质量管理员，负责科室医疗质量和医疗安全管理的具体工作。

（2）制订科室医疗质量与医疗安全工作方案、教育与培训计划和质量与安全目标。医学影像诊断与手术病理诊断符合率：三级甲等医院＞94%，三级乙等医院＞92%，二级甲等医院＞90%。

（3）制订不良事件报告制度、医疗差错事故防范及其报告和处置流程。

（4）放射科工作人员的资质必须符合准入要求，独立从事医学影像诊断操作者必须具有执业医师资格，二级以上医院签发放射科诊断报告的至少为主治医师。技师、工程师必须具有大专学历或已经取得放射科技士资格，护士必须具备执业护士资格，独立操作CT、MRI或DSA等乙类大型放射科设备者必须具备相应上岗证。

（5）设备准入和安全保证：依法取得放射诊疗许可证和大型医用设备配置许可证，影像科各种设备性能通过技术监督部门的检查，应为合格。X线设备检查辐射剂量在允许范围。检查机械装置安全性能是否良好，检查环境是否安全。

（6）落实影像科核对制度，抓好各环节管理，避免差错。控制影像成像质量和诊断质量，减少误诊，避免漏诊。

（7）建立危急值管理制度，制订危急值处理预案和发生对比剂不良反应时的处理流程。影像科配备必要的抢救药品、抢救设备和抢救物品。

（8）影像科工作人员要熟悉危急值处理和对比剂不良反应处理流程，具有应急处理能力，并定期进行应急处理能力培训和演练。

（9）严格掌握医学影像检查适应证和注意事项，熟悉各种放射科设备特性对受检者的风险，尤其要加强MRI检查前的安全评估。

（10）制订辐射应急预案和停电停水应急处理预案，防止意外伤害。

（11）制订网络信息故障应急预案，保证医疗信息资料完整性及网络信息故障修复过程中的正常工作。

（12）对影像科的医疗质量、医疗安全管理做到经常检查督导，随时发现医疗安全隐患并及时整改。

第四节　医学影像科持续改进制度

一、核对制度

影像科核对制度是减少差错、保证医疗安全的重要措施，应把握各个检查环节的核对工作，确保受检者、图像和诊断报告正确无误。受检者应有唯一性的标识，如腕带、条码或预约凭条等。影像科核对工作包括以下环节和内容。

1. **受检者身份的核对**　影像科登记人员、检查技师和医师均要核对受检者身份，包括姓名、性别、年龄、科室、床号和病历号。

2. **检查目的和要求的核对**　检查目的和要求不清楚时应主动与临床开单医师联系。

3. **医学影像检查前相关准备工作的核对**　如有无空腹、肠道清洁等情况。

4. **检查禁忌证的核对**　核对做DSA、CT、MRI增强扫描或X线造影检查的受检者有无禁忌证。

5. **收费核对**　确保收费无误。

6. **检查完成后技师对图像与检查目的和要求进行核对**　明确是否符合临床要求和影像诊断要求。

7. **诊断医师书写诊断报告前信息核对**　确保申请单、图像与受检者信息一致。诊断报告书写完成后应再次检查。

8. **报告发放核对**　报告发放窗口要对片袋、胶片和诊断报告再次核对。

二、读片制度及病例随访制度

（一）综合读片和疑难病例读片讨论制度

（1）设立专用的读片室或兼用读片室，最好配有投影设备或大屏幕显示器。

（2）影像科医师在日常诊断工作中遇疑难病例应提交科室进行疑难病例讨论，博采众长，体现科室综合诊断水平。

（3）科主任或高年资医师每天组织全科医师、进修医师和实习医师进行读片。

（4）读片医师应提前收集病史，准备读片内容。

（5）读片医师应汇报病史，分析影像，得出初步结论，并提出需解决或存在的疑问。

（6）参会医师进一步分析病例，综合各种影像信息，结合临床资料，做出统一的诊断结论。如诊断有较大分歧，由科主任或高年资医师做归纳，提出科室讨论后的诊断意见。

（7）记录读片讨论结果，诊断报告要体现科室综合读片意见。疑难病例应进行随访，随访结果可以在下一轮读片时公布。

（8）对疑难介入手术病例应术前全科讨论，必要时邀请相关科室共同会诊，以便制订最佳手术方案，保障介入诊疗患者的安全。

（9）推荐定期或不定期与相关科室联合读片，积极参与不同学科、不同病种的多学科会诊，以提高诊断水平。

（二）病例随访制度

（1）对影像科诊断报告应进行随访对照，统计影像诊断的正确率。

（2）由相关医师分工负责进行手术病例追查并做记录，或每周安排人员负责手术病例追查。

（3）有手术病理结果的应及时记录；无手术病理结果的，可以对照出院记录或通过电话、信访收集患者疾病转归情况。

（4）定期进行手术随访结果讨论，尤其是诊断不符合的病例，通过分析讨论，不断提高诊断水平。

第五节　介入手术室制度

一、医学影像介入诊疗管理制度

为确保介入诊疗的医疗质量，保障医疗安全，对其他临床科室的患者由放射科介入诊疗医师实施的做如下管理规定。

（1）医学影像介入诊疗由影像科统一管理，影像科主任为管理责任者。

（2）从事医学影像介入诊疗者必须取得执业医师资格，独立实施介入诊疗医师准入资格符合卫生行政部门介入诊疗技术管理规范的要求。

（3）放射科介入诊疗医师和主管医师共同决定诊疗方案，介入诊疗手术由介入诊疗医师负责。疑难病例的介入诊疗应由副主任医师以上人员决定治疗方案。三级以上介入诊疗手术由具有副主任医师以上专业技术职务任职资格的本院介入医师决定，术者由具有副主任医师以上专业技术职务任职资格的本院介入医师担任。

（4）临床医师开具介入诊疗会诊单，放射科主治医师以上人员进行会诊。

（5）严格把握介入诊疗适应证，恶性肿瘤的介入治疗必须以病理诊断或典型影像诊断结合典型临床诊断为诊疗依据。

（6）介入诊疗医师在患者术前要和患者的家属谈话，记录谈话内容，说明可供选择的诊疗方案，介入手术目的、手术经过、预后、术后注意事项、不良反应及预防和处理方法。谈话医师和患者或家属签署知情同意书。

（7）介入手术室必须建立严格的管理制度和消毒灭菌制度，介入诊疗的器械消毒灭菌必须遵照医院内感染管理的要求，使用经药品监督管理部门审批的外周血管介入诊疗器材，不得违规重复使用一次性介入诊疗器材。

（8）建立介入诊疗器材登记制度，保证器材来源可追溯。在介入诊疗患者住院病历的手术记录部分中留存介入诊疗器材条形码或其他合格证明文件。严格执行国家物价、财务政策，按照规定收费。

（9）介入诊疗中必须注意术者和患者的X线防护，避免不必要的照射。实施血管内介入诊疗必须有造影记录。介入诊疗过程中变更诊疗方案应及时与经管医师协商，并取得患者或家属的知情同意。

（10）危重患者的急诊介入诊疗应有经管医师陪同。

（11）介入诊疗结束后及时做好介入手术记录，包括介入诊疗过程、术中所用药物及有无不良反应等。术后告知患者注意事项。

（12）介入诊疗术后医嘱由介入诊疗医师与经管医师共同协商决定。

（13）如有留置导管，应由介入诊疗医师拔除或经协商由经管医师拔除。

（14）做好介入诊疗病例的术后随访、疗效追踪及统计资料的保存，以不断地提高介入治疗的工作质量。

二、介入手术室管理制度

（1）严格执行各项规章制度和操作规程。

（2）DSA设备须由具备资质的专业技术人员按操作程序进行操作。

（3）做好患者的辐射防护，无关人员不得在检查室内逗留，如必须有家属或医务人员陪同，要做好辐射防护工作。

（4）技术操作参数，如造影程序、对比剂的总量及高压注射器注射的流量等须在医师的指导下设置。

（5）DSA设备未经介入手术室技师许可，其他人员不得随意操作。

（6）DSA设备每周保养1次，做到干净、清洁和卫生。

（7）介入手术室工作人员须严格遵守无菌操作原则，保持室内肃静和整洁。

（8）进入介入手术室见习或参观须经有关部门批准，未经同意，见习者和参观人员不得在介入手术室内随意游走和出入。

（9）进入介入手术室人员均需戴口罩、帽子，更换参观衣或洗手衣，更换室内鞋。

三、介入手术室消毒隔离制度

（1）严格执行无菌操作规程。

（2）设专人负责管理，术前必须穿洗手衣、戴口罩及帽子，建议戴防护眼罩及防护铅帽，并洗手消毒（按外科手术洗手消毒规程）。

（3）凡规定一次性使用的无菌医疗用品不可回收再用，一次性使用导管不得重复使用。

（4）国家药品监督管理部门审批的医用产品，其说明书未规定一次性使用的物品，如要重复使用，应按去污、清洗和灭菌的程序进行处理。

（5）每天用含氯消毒液擦拭物体表面。

（6）每台介入手术结束后，做好室内消毒，及时处理医疗废物，医疗污染垃圾扔入专用污物袋，按规定统一处理。传染病患者所用用品必须与普通患者所用用品分开放置、使用和处理。

（7）设专门的无菌物品存放室，无菌物品存放符合医院感染规定。

（8）常规每天空气消毒1次，必要时随时消毒，并记录在册。每月空气培养1次，不合格时，应立即查明原因并进行消毒处理。

（9）每月监测手纸、空气、消毒液、操作台和医用器材。

（10）机房定期通风，保持室内空气清洁。

第六节　医学影像科应急预案与抢救

一、医学影像科患者紧急意外情况的预防和抢救预案

危重病患者到影像科检查及使用对比剂的受检者均有可能发生意外，为保证影像科受检者医疗安全和医学影像诊断质量，增强影像科工作人员的医疗安全意识，防患于未然，制订放射科危重病患者抢救预案。

（1）影像科主任或指定专人负责应急预案的管理，组织科内人员学习和演练，也可请临床医师进行演练指导。

（2）影像科各级人员要熟悉危重病患者抢救预案的内容，掌握危重病患者的一般处理，熟悉对比剂不良反应的临床表现，掌握对比剂过敏反应的应急处理，中度以上对比剂过敏反应须及时报告。

（3）危重病患者到影像科检查，应有相关临床科室医师陪同，以保证患者安全。

（4）在影像科检查和诊断性操作过程中，注意观察患者的生命体征。对于脊柱外伤的患者，摄片检查过程中，应正确搬动，保持正确体位，避免脊髓损伤。颅底骨折禁止摄颏顶位片。

（5）受检者在检查过程中，发生意外或病情突然加重，应立即停止检查，同时实施现场急救。在MRI检查室内发生意外，应先将患者抬到MRI检查室外再实施抢救。

（6）危重病患者抢救（心肺复苏）的基本流程：在与相关临床科室医师联系（有预定的联系电话）的同时，进行以下操作。

1）评估意识：通过呼唤患者，轻拍肩膀，给予疼痛刺激，了解患者的生命体征（意识、呼吸、脉搏、血压），判断患者的意识是否清醒，并向陪同人员询问病史。

2）开放呼吸道：保持患者的呼吸道畅通，使患者头向后仰，防止呕吐物误吸。

3）在心肺复苏全过程中始终要保持患者的头呈后仰位。

4）呼吸检查：通过观察、听和感觉判断患者是否有呼吸。

5）检查脉搏：检查颈动脉有无搏动。

6）如10 s内不能确定有无脉搏，应立即进行心外按压。心外按压的具体位置为两乳头间胸部的中央，每分钟按压心脏100次，每按压心脏30次，给予人工呼吸2次。

（7）使用对比剂后发生意外，按照对比剂意外抢救流程进行。

（8）护士定期检查急救药品和急救用品，始终保持药品齐备、在有效期内，抢救物品及设备能随时可用。

（9）为使患者得到及时的心肺复苏，CT室和X线造影室应配备急救用品和急救药品，急救用品和药品具有可及性和质量保证。基本配置包括：氧气瓶及其附件或管道氧气接口、吸引器或管道负压吸引装置、除颤仪、血压计、简易呼吸器、护士操作台、输液架、药品柜，各种注射器、输液器和消毒棉球纱布等。急救药品包括：地塞米松、肾上腺素、多巴胺、地西泮、异丙嗪、阿托品、生理盐水、10%葡萄糖注射液和50%葡萄糖注射液等。

二、医学影像科危急值报告制度

本文所指的危急值是指在影像科影像检查中意外发现（临床已经诊断的除外）或超出预估的危急情况，如不给予患者迅速有效的处理，可能危及患者生命或引起严重不良后果的疾病。

（一）影像科需要报告的危急值

1. 中枢神经系统

（1）严重的脑内血肿、挫裂伤、蛛网膜下腔出血急性期。

（2）硬膜下/外血肿急性期。

（3）脑疝、急性脑积水。

（4）颅内大面积脑梗死（范围达到一个脑叶或全脑干范围以上）。

（5）脑出血或脑梗死复查，出血或梗死程度加重，与近期检查对比超过15%以上。

2. 脊柱、脊髓疾病及骨关节

（1）脊柱骨折、脊柱长轴成角畸形、椎体粉碎性骨折压迫硬膜囊。

（2）多发肋骨骨折伴肺挫裂伤或液气胸。

（3）骨盆环骨折。

3. 呼吸系统

（1）气管、支气管异物。

（2）液气胸，尤其是张力性气胸（复查患者除外）。

（3）肺栓塞、肺梗死。

4. 循环系统

（1）心包填塞、纵隔摆动。

（2）急性主动脉夹层、动脉瘤。

5. 消化系统

（1）食管异物。

（2）消化道穿孔、急性肠梗阻。

（3）急性胆道梗阻。

（4）急性出血坏死型胰腺炎。

（5）肝、胰、脾、肾等腹腔脏器出血。

6. 颌面五官

（1）眼眶内异物。

（2）眼眶及内容物破裂、骨折。

（3）颌面部、颅底骨折。

（二）危急值报告流程和要求

（1）电话通知：按照顺序，确保1人接到通知。顺序：开单医师、值班医师和护士（工作时间：主班护士；非工作时间：值班护士）。

（2）网络通知：有条件时开启网络短信通知，并要求被通知人回复。

（3）危急值报告记录：包括检查日期、患者姓名、住院号、床号、检查结果、通知方法、通知时间、报告人和接收人。

（4）技师在检查过程中发现受检者不适，经诊断医师诊断后根据患者病情的轻重缓急采取相应措施。

第七节　工程技术网络安全制度

一、PACS 信息安全管理制度

影像科PACS/RIS是保证影像科正常工作的重要系统，同时也关系到医院信息网络的安全。为确保影像科网络与信息安全，特制定影像科PACS/RIS信息安全管理制度。

（1）在影像科主任领导下，由专职或兼职工程技术人员维护和管理放射科PACS/RIS系统。定期与医院信息部门联系，发现问题及时协助信息部门处理。

（2）PACS/RIS信息运行要设置防火墙，安装防病毒软件，限制输出端口，拒绝外来的恶意攻击和病毒感染。

（3）对操作人员的权限严格按照岗位职责设定，设置不同的访问权限、相应的密码及口令。严禁操作人员泄露自己的口令。系统管理员定期检查操作人员权限。

（4）保护受检者个人隐私，不得随意公布和复制与受检者有关的资料，无关人员不得随意浏览工作电脑。完成工作或暂时离开时要及时关闭工作电脑，或设定延时自动关闭功能，防止信息外露和被盗。

（5）PACS机房建设要符合相关规定，应配备独立不间断电源、烟雾探测系统和消防系统。机房内保持合适的温度、湿度和环境整洁。无关人员不得进入机房，机房内严禁吸烟。定期进行电力、防火、防潮、防磁和防鼠检查。

（6）增强网络安全意识，自觉遵守信息安全管理有关法律、法规，不泄密、不制作和传播有害信息。

二、医学影像科辐射安全管理制度

为加强影像科辐射防护安全管理，根据《放射诊疗管理规定》和《放射科X线辐射防护管理规定》，遵守医疗照射正当化和放射防护最优化的原则，制定影像科辐射安全管理制度。

（1）在分管院长和相关职能部门指导下，影像科主任负责影像科辐射防护管理，并设兼职放射防护管理人员，以协助科主任对影像科辐射防护的管理。

（2）影像科X线机房、CT机房和DSA机房房门上有电离辐射警示标志，并有醒目的工作指示灯和X线辐射的告示。

（3）对受检者进行检查应当按照操作规程严格控制照射剂量。对邻近照射野的敏感器官和组织应当进行屏蔽防护。对育龄妇女的腹部或骨盆进行X线或CT检查前，应询问是否妊娠。对孕妇的X线或CT检查应向受检者说明可能的危害，在受检者本人知情同意并在本人或直系亲属签字后方可实施此类检查。非特殊需要，对受孕后8~15周的育龄妇女，不得进行下腹部放射影像检查。

（4）技师要严格执行各种医学影像设备操作规程，以确保影像质量，避免重复照射。在不影响诊断的前提下，摄片、透视或介入诊疗等尽可能采用高电压、低电流和小照射野。

（5）各X线机房内配备必要的辐射防护用品，X线检查过程中无关人员不得进入机房，确需陪同者，应采取辐射防护措施，并嘱陪同人员应尽量远离X线球管。

（6）X线机房、CT和DSA机房应符合辐射防护要求。X线诊断装置的防护性能和与照射质量有关的各项技术指标，应当符合有关标准要求，定期检测。

（7）新参加影像科工作的人员应进行健康检查，符合健康要求才能从事影像科工作，同时要接受辐射防护知识培训，取得放射工作人员资格证。

（8）X线、CT、DSA工作人员在工作时间应佩戴个人剂量仪，接受个人剂量监测，并建立个人剂量档案。在岗期间每2年接受放射工作人员健康检查，并建立个人健康档案。

（9）影像科工作人员要加强辐射防护意识，定期接受辐射防护知识培训。

三、设备维修保养及管理制度

（1）由设备使用人员进行维护和保养。专职人员负责对设备进行定期校正与维护，每台设备的维护与保养落实到人。要求设备的运行完好率>95%。

（2）每日开机前确保机房环境条件（温度、湿度等）符合设备要求。开机后先检查设备是否正常，有无提示错误等，如有异常或报错必须先排除。

（3）严格遵守设备操作规程，使用中遇到异常情况应立即切断电源，请机修人员检查和维修。

（4）在使用CT前应预热球管后才能工作。在使用MRI前应先查看液氮存储情况。

（5）每日工作完后，及时清洗设备上的污物和血迹等。

（6）每日记录设备运行状况。

（7）待维修的设备应放置警示告知，以避免误操作。

（8）设备要定期维护并记录，设备供应商对设备的检修维护有留底。

四、设备故障应急预案

（1）影像科发生检查设备故障时，立即告知正在接受检查的受检者；MRI检查中发生故障应立即将受检者移出检查室，以保证受检者安全，同时做好解释工作。介入诊疗过程中发生设备故障时，应立即停止治疗。有多台设备者，可移至另一台设备继续进行介入诊疗。

（2）通知维修人员，同时向科主任汇报。如果短时间内无法修复设备，科主任要向医院报告。根据排除故障所需时间长短，合理安排检查。

（3）设备修复后，按操作规程恢复设备正常运转并做好相关记录。

（4）通知受检者来科室检查，优先安排原已预约待检的受检者做检查。

五、网络故障应急预案

目前医院和影像科信息化发展很快，一旦发生故障，将影响正常工作，必须做好应急预案。

（1）影像科PACS最好有系统双机热备份机制，一旦主系统遇到故障或受到攻击，保证备用系统能及时替换主系统提供服务。

（2）影像科PACS/RIS必须配有不间断电源（UPS），以防停电引起数据丢失。

（3）当PACS/RIS故障时，要采取措施，能够采用电脑单机登记并及时检查和出具诊断报告。也可采用手工登记和记账，及时检查和出具诊断报告。不能因为PACS、RIS发生故障而停止受检者的检查，尤其要优先保证急诊患者的检查。PACS、RIS故障排除后，将手工记录的信息完整准确地输入计算机。

六、停电应急预案

（1）发生各种意外停电，首先要保证正在检查的受检者的安全，如CT、MRI检查中停电，要协助受检者离开检查床。

（2）立即电话咨询医院当班电工，了解何时恢复供电。

（3）根据发生停电时间长短，妥善做好等待检查的受检者的安置工作。

（4）确认供电恢复正常后，按操作规程恢复所有应正常运转设备的电源。

（5）发现因突然停电引起设备故障，通知维修人员，同时向科主任汇报。短时间内设备无法修复，科主任应向医院报告。

（6）有预告的停电，医院管理部门应提前告知放射科。放射科接到通知后做好相应准备，以保证受检者和设备的安全。

第八节　患者隐私保护相关要求

一、受检者隐私权的定义

受检者隐私权属于医学伦理学的范畴，是指在不妨碍他人与社会利益的前提下，受检者个人内心与身体中存在的不愿让别人知晓的秘密，包括身体秘密、私人空间、个人事实、私人生活等多个方面的内容。保护受检者的隐私是医师的责任。

二、受检者在进行影像学检查时易发生隐私暴露

与其他检查手段相比，影像学检查具有一定的特殊性，使其在临床应用中更容易侵犯患者的隐私权。

（1）做医学影像检查时，受检者不能穿戴金属饰品或高原子序数配件的衣物，否则会影响图像质量，有条件时受检者检查前需要更衣。

（2）对于一些特殊部位的检查，为了获得高质量的图像，可能会用到特殊的检查方法，如输卵管造影，需要受检者暴露身体的隐私部位，会对受检者的心理造成一定的压力和影响。

（3）医务人员掌握着受检者的个人信息，通常需要记录受检者的姓名、年龄、联系方式、家庭住址及病史等个人信息。

三、保护受检者隐私权的手段

（1）应当明确保护隐私权的重要性，保护受检者隐私不仅是对受检者人格的尊重，也是法律的要求。《中华人民共和国医师法》《护士条例》《传染病防治法》及《中华人民共和国民法典》都明文规定了侵犯受检者隐私应当承担相应的责任，这些法律为保护受检者隐私提供了法律依据，医务人员应当了解相关规定，从思想上重视对受检者隐私权的保护。

（2）医院应当建立完善的制度，加强对受检者信息的管理。例如，设置计算机及数据库的使用权限，定期汇总备份相关数据，避免信息的泄露。

（3）医院设施的设计应当更加人性化，检查室应当配置相应的更衣室，并且注意保持更衣室的私密性。

（4）在进行具有一定侵入性的操作或需暴露特殊检查部位时尤其要注意增加遮挡。

（5）应当以保护受检者的利益为前提。当会议交流、发表论文需要使用受检者信息时，要注意采用技术手段，对图像进行匿名化处理。

第六章
医学影像检查操作规范

第一节　X线检查操作规范

一、X线检查操作基本原则

（一）X线机的使用原则

（1）X线机的操作人员，必须是经过培训、具有专业知识的技术人员。

（2）操作前必须了解设备的性能、规格、特点和各部件的使用注意事项，熟悉设备的最大负载及使用说明，保证设备在安全状态下运行。

（3）根据所使用X线机的结构特性，操作者必须严格遵守操作规程，认真、熟练、正确地操作机器。

（4）在曝光过程中，不可临时调节参数，以免损坏设备。

（5）在使用过程中，注意控制台各仪表指示数值，探测器温度、设备声音，如有异常，及时撤离患者，关机并报告维修人员。

（6）在使用过程中，严防机件强烈震动，在移动部件时，注意是否有障碍物。移动式X线机移动前应将球管及各种旋钮固定好。

（7）X线机停机时间较长，需将球管预热后方可投入使用。

（8）注意曝光间隙，禁止超容量使用，并应尽量避免不必要的曝光。

（9）做好对X线机的管理，及时记录X线机的运行情况，严格执行岗位责任制和交接班制度，定期保养、检查，确保正常运行。

（二）X线机的一般操作步骤

（1）接通设备电源，调节电源调节器，使电源电压指示针在标准位置上。

（2）检查球管、床中心及X线IP（影像板）中心是否在一条直线上。

（3）根据检查需要进行技术参数与曝光条件选择。

（4）以上各部件调节完毕后，摆放患者投照体位，并对患者和陪护人员进行必要防护。

（5）确保机房防护门处于关闭状态。

（6）确认各步骤完成后，再次检查操作台的曝光条件，一切准备就绪，即可曝光。

（7）工作结束后，关闭电源，使设备恢复到开机前状态。

（三）X线机的一般摄影原则

1. 大、小焦点选择原则 在X线容量规格允许负荷的前提下，应尽量选用小焦点，减小几何模糊，以提高照片影像的锐利度。一般对较薄肢体（如四肢）和不易活动且照射野比较小的部位（如乳突）摄影时，应选择小焦点摄影；对较厚肢体（如头颅、腹部、脊柱）和呼吸不易控制的部位（如胸部）进行X线摄影时，则应选用大焦点摄影。若采用高千伏摄影技术，也可选用小焦点进行摄影。

2. 滤线设备应用原则 滤线器是为吸收散射线、降低图像灰雾度、提高影像对比度而设置的。原则上被检肢体厚度超过15 cm或使用60 kV以上管电压摄影时，应使用滤线器。使用滤线器摄影时，必须熟悉所用滤线器的特性及使用注意事项。

3. 摄影距离（焦-片距离，SID）选择原则 为了减小影像失真及模糊度，在X线摄影时摄影距离选择原则为：①在X线管负荷量允许的情况下，尽量增大焦点至影像板（IP）之间的距离。一般四肢摄影时摄影距离常规取100 cm；成人胸部摄影为180 cm；婴幼儿胸部较薄，摄影距离可减少至100 cm。②应尽量使被检者肢体靠近并平行IP，尽量减小肢-片距。

4. X线中心线和斜射线应用原则 X线中心线经过被检部位的中心，垂直于被检部位和IP。但有时为了避免影像重叠，可在不改变被检者体位的情况下，将X线中心线倾斜一定的角度（如胸骨后前位）进行摄影；有时为了观察局部结构与其他组织的关系，可让中心线通过被检部位的局部组织（并非被检部位的中心）垂直射入IP（如头颅切线摄影）。斜射线是X线束的重要组成部分，摄影时除了利用好X线中心线之外，还要充分利用斜射线。

5. 曝光条件选择原则 曝光条件的选择包括管电压、管电流、曝光时间的选择，摄影距离的选择，IP的选择和滤线设备的选择等。对于检查部位薄、密度低、易固定的组织宜采用小电流、长时间摄影；部位厚、密度高宜采用高电压摄影技术，以获得较多的影像信息；同时，为了提高影像对比度，必须采用滤除散射线的装置；对于不易固定的部位检查，如外伤患者、危重患者及婴幼儿，应尽量缩短曝光时间。一般来说，曝光条件应根据患者的年龄、病情、被检肢体的解剖结构及临床对照片影像的要求等进行选择。

6. X线球管、肢体、胶片的固定　X线球管对准摄影部位后，固定各个旋钮，防止X线球管移动。为避免肢体移动，在使肢体处于较舒适的姿势后给予固定。同时向患者解释，取得密切配合，保持肢体不动。IP应放置稳妥，位置摆好后迅速曝光。

7. 呼吸方式运用原则　呼吸运动会使某些部位在曝光中发生移动，图像产生运动模糊，因此为显示最佳影像效果，对不同部位的摄影应采用不同的呼吸方式。

（1）平静呼吸状态方式：一般应用于前臂、下肢各部位摄影，这些部位受呼吸运动影响很小。

（2）平静呼吸下屏气方式：一般应用于上臂、颈部、头部和心脏等部位摄影，因呼吸运动会导致这些部位产生运动模糊。

（3）深吸气后屏气方式：一般应用于肺部、胸骨侧位及膈上肋骨摄影，因深吸气后屏气，肺内含气量增加，使影像对比度增加，同时膈肌下降，显示更多的膈上肺野及肋骨。

（4）深呼气后屏气方式：一般应用于腹部及膈下肋骨摄影，因深呼气后屏气，可使肺内含气量减少，膈肌上升，更有利于显示膈下脏器，同时腹部厚度变薄，可在一定程度上降低曝光条件。

（5）均匀连续浅呼吸方式：一般应用于胸骨正位摄影，因此种呼吸运动可使近影像接收器的胸骨不动或活动度很小，而与之重叠的远胶片侧组织因呼吸运动使其影像模糊，从而衬托胸骨的影像。

8. 照射野的校准　摄影时，尽量缩小照射野，照射面积不应超过胶片面积，在不影响获得诊断信息的前提下，有已知的病变摄影时，摄影野应适当加大，应包括病变的全部区域及邻近正常组织。

9. 其他　四肢摄影时，至少包括病变邻近一端的关节或上下两个关节，在同一张胶片上同时摄取两个位置时，肢体同一端应置于胶片同一侧，以便比较。儿童的骨关节摄影应根据需要行两侧同时摄影，以便对照和鉴别诊断。

（四）X线机的摄影步骤

1. 阅读接诊单　认真核对患者姓名、年龄、性别、检查号，了解病史，明确摄影部位和检查目的。

2. 摄影位置的确定　一般部位采用常规位置进行摄影，如遇特殊病例可根据患者的具体情况加照其他位置，如切线位、轴位等。

3. 摄影前的准备　摄影腹部、下部脊柱、骨盆和尿路等部位平片时，必要时应进行肠道准备。

4. 胶片尺寸的选择与放置 根据患者检查部位的大小选择胶片的尺寸。胶片的放置应依据临床的要求和摄影方式适当调整。

5. 照片标记的安放 照片标记要清晰、准确、位置合理。

6. 衣着的处理 摄影前除去衣物或身体部位上可能影响影像质量的任何异物，如发卡、纽扣、胸罩、饰物、膏药等。

7. 训练呼吸动作 摄胸部、头部、腹部等易受呼吸运动影响的部位，在摆体位前，做好呼气、吸气和屏气动作的训练，要求患者配合。

8. 摆位置、对中心线 根据摄片部位和检查目的摆好相应的体位，尽量使患者能完全配合。急危重患者应尽量避免患者移动的痛苦，中心线对准摄影部位的中心。

9. 防护 做好患者及陪护合理、有效的防护，特别是腺体的防护。

10. 选择焦-片距（SID） 按部位要求选好X线球管与IP的距离，如胸部为180 cm，心脏为200 cm。

11. 曝光 根据摄片部位、体厚、病理情况和机器条件，选择最佳的焦点、管电压（kV）、管电流（mA）、时间（s）、距离等，以上步骤完成后，进行曝光。

12. 曝光结束后 操作者须签名，对行特殊体位检查的患者做好体位记录，确认患者图像已上传或归档。

二、头颅

（一）头颅正位

1. 适应证

（1）头颅先天性疾病。

（2）颅骨疾病：炎症、肿瘤及肿瘤样病变。

（3）外伤。

（4）颅内疾病：钙化性颅内占位，如脑膜瘤、海绵状血管瘤、松果体瘤、结核、寄生虫感染等。

（5）颅内压增高症。

2. 禁忌证 一般无禁忌证。

3. 注意事项 患者俯卧有困难时，也可采用仰卧位摄影。使用滤线栅，摄影距离为100 cm。

4. 操作方法

（1）被检者俯卧位于摄影床上，正中矢状面垂直于床面，并重合IP中线。

（2）下颌内收，额部及鼻尖紧贴床面，听眦线垂直于IP，两侧耳垂根部与IP两侧等距。

5. **中心线**　中心线自枕外隆凸经眉间垂直射入IP。

（二）头颅侧位

1. 适应证

（1）头颅先天性疾病。

（2）颅骨疾病：炎症、肿瘤及肿瘤样病变。

（3）外伤。

（4）颅内疾病：钙化性颅内占位，如脑膜瘤、海绵状血管瘤、松果体瘤、结核、寄生虫感染等。

（5）颅内压增高症。

2. 禁忌证　一般无禁忌证。

3. 注意事项　患者俯卧有困难时，也可以采用仰卧位摄影。使用滤线栅，摄影距离为100 cm。

4. 操作方法

（1）被检者俯卧于摄影床上，头部侧转。被检侧靠近床面，正中矢状面与IP平行，瞳间线与IP垂直。

（2）下颌略收，头呈标准侧位，IP上缘包括颅顶、下缘包括下颌骨。

5. 中心线　中心线对准外耳孔前、上各2.5 cm处垂直射入IP。

（三）汤氏位

1. 适应证

（1）观察枕骨、顶骨后部外伤（骨折、人字缝分离）、肿瘤及炎性骨质破坏。

（2）肿瘤（听神经瘤、三叉神经瘤）等疾病诊断。

2. 禁忌证　一般无禁忌证。

3. 注意事项

（1）因外伤不宜使下颌骨内收时，可利用X线倾斜达到投照要求，因枕部外伤有血肿不能仰卧时，可用中空的泡沫垫在枕后，或采用俯卧位。

（2）必须采用俯卧位投照的患者，可行反汤氏位投照，但所显示的枕骨等结构有一定程度的放大。

（3）中心线倾斜角度不能大于35°，否则影像模糊度增加，枕部线性骨折显示不清。

4.操作方法

（1）受检者仰卧于检查床上，两臂置于身旁。

（2）头正中矢状面与IP垂直并与IP中线重合。

（3）下颌内收，听眦线与床面垂直。

（4）IP上缘与头顶平齐，下缘抵下颌骨。

5.中心线 中心线向足侧倾斜30°，对准眉间上方约10 cm处射入IP，从枕外隆凸下方射出至IP。

（四）颅底颏顶位

1.适应证

（1）颅底先天性疾病。

（2）观察颅底诸骨形态和骨质、各孔大小、颧弓等。

（3）外伤。

（4）颅内疾病所致颅底病变。

（5）眼、耳、鼻、鼻窦和鼻咽等部位疾病所致的颅底病变。

2.禁忌证

（1）颅底骨折患者不宜行此检查，易造成生命危险。

（2）外伤患者需排除颈椎骨折或半脱位后才能进行此检查。

3.注意事项 检查前要了解患者有无颅底、颈部骨折。

4.操作方法

（1）仰卧位：

1）患者取仰卧位，背部垫高，屈髋屈膝，足踏摄影台上以支撑身体。

2）头尽量后仰，头顶部触及IP，听眦线尽可能平行于IP，正中矢状面垂直并与IP中线重合，避免偏斜或旋转。前额用棉垫和沙袋固定。

3）照射野上缘超出额部，下缘包括枕外隆凸。

4）平静呼吸时屏气曝光。

（2）坐位：

1）患者坐在椅子上，取前后位。

2）抬起下巴，使颈部过伸，直至听眦线平行于IP。

3）头顶部紧贴IP。

4）使正中矢状面垂直并重合于IP中线，避免偏斜或旋转。

5）平静呼吸时屏气曝光。

5. **中心线** 与听眦线垂直，经两下颌角连线中点射入照射野中心。如听眦线没有平行于IP，中心线可向头侧倾斜使入射方向与听眦线垂直。

（五）颅底顶颏位

1. 适应证

（1）颅底先天性疾病。

（2）观察颅底诸骨形态和骨质、各孔大小、颧弓等。

（3）外伤。

（4）颅内疾病所致颅底病变。

（5）眼、耳、鼻、鼻窦和鼻咽等部位疾病所致的颅底病变。

2. 禁忌证

（1）颅底骨折患者不宜行此检查，否则易造成生命危险。

（2）外伤患者需排除颈椎骨折或半脱位后才能行此检查。

3. 注意事项 检查前要了解患者有无颅底、颈部骨折。

4. 操作方法

（1）患者取俯卧位，两上肢放于身旁，踝部下方垫一沙袋。

（2）下颌尽量前伸，头后仰。听眦线尽可能平行于IP，正中矢状面垂直并与IP中线重合，避免偏斜或旋转。

（3）照射野上缘超出前额部，下缘包括枕外隆凸。

（4）平静呼吸时屏气曝光。

5. **中心线** 向足侧倾斜，使与听眦线垂直，对准外耳孔前方约3 cm的颅骨正中面，通过蝶鞍射入IP中心。

（六）斯氏位

1. 适应证

（1）诊断耳硬化症、听神经瘤、胆脂瘤。

（2）观察颞骨岩部骨折。

（3）观察其他肿瘤或炎症导致的颞骨岩部骨质破坏。

2. 禁忌证 一般无禁忌证。

3. 注意事项

（1）该位置要求患者俯卧位，如患者情况不允许，可仰卧位行反斯氏位投照。

（2）小焦点、小视野，双侧摄影对比。

（3）该位置以观察内耳结构为主，不适合中耳的观察。

4. 操作方法

（1）患者俯卧于摄影台上，肘关节屈曲，双手置于头部两侧，以稳定头部。

（2）头部向患侧偏转，正中矢状面与IP呈45°角。

（3）患侧外耳孔前2 cm处置于照射野中心。

（4）被检侧的额、颧、鼻三点紧贴台面，听眶线垂直台面边缘。

5. **中心线** 中心线向头侧倾斜12°，经被检侧外耳孔前2 cm处射入IP。

（七）乳突许氏位

1. **适应证** 用于诊断中耳病变，如炎症、胆脂瘤、肿瘤等。

2. **禁忌证** 一般无禁忌证。

3. **注意事项**

（1）由于中耳结构复杂重叠，所以采用此位置显示岩乳部斜侧位投影像。拍摄时注意使头颅正中面与IP平行，瞳间线与IP垂直，矢状面与IP平行。

（2）中心线倾斜25°，显示颞骨侧斜位。

（3）双侧对比摄影，使用小焦点和小照射野，保证图像良好的清晰度和对比度。

4. **操作方法**

（1）患者俯卧位，身体长轴平行于IP中线。

（2）头颅呈标准侧位，被检侧贴近IP，外耳孔置于IP中线。

（3）耳郭放置时向前折叠并用胶布固定。

（4）瞳间线与IP中线垂直。

5. **中心线** 中心线向足侧倾斜25°，经被检侧外耳孔射入IP中心。

（八）颞骨岩部梅式位

1. **适应证** 用以诊断胆脂瘤、颞骨病变、内耳病变、听神经瘤等。

2. **禁忌证** 一般无禁忌证。

3. **注意事项**

（1）此位置能较全面显示颞骨岩部内结构和乳突。因颞骨岩部解剖特点务必保持中心线向足侧倾斜45°。

（2）使用小焦点和小照射野拍照可提高影像的清晰度与对比度。

（3）可双侧摄影并进行对比。

4. **操作方法**

（1）患者仰卧于摄影床，两臂垂于身旁，被检侧耳郭向前折叠用胶布固定。

（2）头颅正中矢状面与IP呈正中线重合，下颌内收使听眦线与台面垂直。

（3）面部向患侧旋转，头颅矢状面与台面呈45°角。

（4）将患侧外耳孔置于IP中心上方1/3处（患侧外耳孔置于台面中心）。

5. 中心线 中心线向足侧倾斜45°，从健侧眼眶上方额部经患侧外耳孔射入IP中心。

（九）颅骨切线位

1. 适应证

（1）观察颅骨局部凹陷骨折情况。

（2）观察颅骨凸出的包块与颅骨骨板的关系。

（3）观察颅骨肿瘤的骨皮质异常改变等。

2. 禁忌证 一般无禁忌证。

3. 注意事项 在被摄部位的外部或顶部应放一金属标志（类圆形为佳）。

4. 操作方法

（1）无固定体位，根据病变部位和患者体位安置头颅方向；转动被检者头部，使病变区域与头颅边缘呈切线关系。

（2）病变颅骨边缘应置于照射野中心。

（3）平静呼吸中屏气曝光。

5. 中心线 中心线应垂直于IP，与病变处颅骨边缘相切。

（十）蝶鞍侧位

1. 适应证

（1）观察蝶鞍、蝶窦侧位影像。

（2）观察垂体病变侵及蝶鞍骨质或改变形态，常用于垂体病变的检查，同时也可以诊断蝶窦病变。

2. 禁忌证 一般无禁忌证。

3. 注意事项

（1）摄影时需保证头颅为标准侧位。才能使前床突、后床突完全重叠。鞍底呈单线状显示。

（2）中心线摄入点必须准确、无偏斜，以免蝶鞍失真变形，影响诊断。

（3）使用小焦点、小照射野才能清晰显示蝶鞍的各部分结构。

4. 操作方法

（1）患者俯卧于摄影台上，头转成侧位，被检侧耳部紧贴摄影台面，上肢自然放于身旁，对侧上肢屈肘，手半握拳支撑颏部，下肢屈膝支撑身体。

（2）头颅矢状面与IP平行，瞳间线与IP垂直，使头颅保持侧位不动。

（3）屏气情况：平静呼吸中屏气曝光。

5. 中心线 对准外耳孔前上各2.5 cm处垂直射入IP。

（十一）鼻窦柯氏位

1.适应证

（1）外伤。

（2）先天性发育畸形。

（3）鼻腔内异物。

（4）急、慢性鼻窦炎及特异性鼻窦炎。

（5）鼻旁窦的良性、恶性肿瘤或转移性肿瘤。

2.禁忌证 外伤患者需排除颈椎骨折或者半脱位后才能进行此项检查。

3.注意事项 一般无特殊注意事项。

4.操作方法

（1）卧位摄影方式：

1）受检者俯卧于摄影床上，取后前位，两手平放于头部两侧，支撑固定。

2）头颅正中矢状面与床面IP垂直，并与IP中线重合。前额与鼻尖贴在IP上，下颌内收，听眦线与IP垂直，鼻根置于照射野中心。

3）使用滤线器，焦-片距离为100 cm。

4）中心线向足侧倾斜23°，经鼻根射入IP。

（2）立位摄影方式：

1）被检者取站立位，将头部正中矢状面置于IP中线并与IP垂直，前额抬起。

2）头后仰23°（听眦线与IP呈67°角），鼻根置于IP中心，双上肢自然下垂。

3）中心线对准枕外隆凸的上方经鼻根部垂直射入。

（十二）鼻窦瓦氏位

1.适应证

（1）外伤。

（2）先天性发育畸形。

（3）鼻腔内异物。

（4）急、慢性鼻窦炎及特异性鼻窦炎。

（5）鼻窦的良性、恶性肿瘤或转移性肿瘤。

2.禁忌证 外伤患者需排除颈椎骨折或者半脱位后才能进行此项检查。

3.注意事项 当观察窦腔内积液时，应取坐位或立位。

4.操作方法

（1）卧位摄影方式：

1）受检者俯卧于摄影床上，取后前位，两手平放于头部两侧支撑固定，下颌颏部紧贴IP。

2）头颅正中矢状面与IP垂直并与IP中线重合。头部后仰，听眦线与IP呈37°角。

3）使用滤线器，焦-片距为100 cm。

4）经鼻尖垂直射入IP。

（2）立位摄影方式：

1）被检者取站立位，将头部正中矢状面置于IP中线并与IP垂直，下颌颏部贴在IP上，头后仰。

2）使被检者听眦线与IP呈37°角（鼻尖离开IP 0.5~1.5 cm），鼻尖置于IP中心。

3）中心线通过被检者颅后正中过鼻尖，水平射入。

（十三）鼻骨侧位

1. 适应证 各种鼻部外伤，了解是否存有骨折及骨折移位情况。

2. 禁忌证 一般无禁忌证。

3. 注意事项

（1）鼻骨为两块，必要时可以左右两侧方向投照，有利于对比观察。

（2）怀疑有塌陷骨折，向一侧偏移，可加拍斜位、轴位，必要时放大摄影。

（3）鼻骨薄而密度较低，注意照射野及摄影条件的选择。

4. 操作方法

（1）患者俯卧，头部成标准侧位，正中矢状面平行于台面，瞳间线垂直于台面。

（2）下颌稍内收，对侧肩部、前胸抬起，肘部弯曲，下肢屈膝共同支撑身体并保持稳定。

5. 中心线 垂直射入鼻根下方1 cm处或内眦。

（十四）下颌骨正位

1. 适应证

（1）外伤。

（2）肿瘤与囊肿。

（3）下颌骨炎症性病变，包括下颌骨化脓性骨髓炎、物理（放射线）与化学因素引起的下颌骨坏死及继发感染的骨髓炎。

（4）下颌骨发育畸形。

2. 禁忌证 一般无禁忌证。

3. 注意事项 由于下颌骨与颈椎重叠，需要近距离投照使颈椎放大。

4. 操作方法

（1）患者俯卧，头部正中矢状面垂直台面并与台面中线重合。

（2）鼻尖及额部紧贴台面，听眦线垂直台面，上唇与下颌联合下缘连线中点对准IP中心。

（3）IP上缘平外耳孔上1 cm，下缘包括颏部。

（4）焦–片距离为100 cm，使用滤线器。

5. **中心线**　对准两下颌角连线中点，垂直射入IP。

（十五）下颌骨侧位

1. **适应证**

（1）外伤。

（2）肿瘤与囊肿。

（3）下颌骨炎症性病变，包括下颌骨化脓性骨髓炎、下颌骨坏死。

（4）下颌骨发育畸形。

2. **禁忌证**　一般无禁忌证。

3. **注意事项**　一般无特殊注意事项。

4. **操作方法**

（1）患者仰卧于检查台上，头面转向患侧并贴近台面，两肩下垂。

（2）IP置于颏高头低（倾斜15°）的木质角度板上，头部后仰，下颌前伸，下颌骨体部下缘与IP下缘平行。

（3）头部正中矢状面与IP平行，前缘包括颏部，后缘包括外耳孔。

5. **中心线**　向头侧倾斜15°，经对侧下颌角后下约1 cm处，通过被检侧第三磨牙处射入。

（十六）颞下颌关节侧位

1. **适应证**

（1）外伤。

（2）颞下颌关节功能紊乱、颞下颌关节脱位和颞下颌关节强直。

（3）肿瘤性病变累及颞下颌关节。

2. **禁忌证**　一般无禁忌证。

3. **注意事项**

（1）为简化操作，可采用许氏位而不采用双倾斜的劳氏位。

（2）强调是自然状态。闭口是自然闭合唇齿，不应过分紧咬或牙齿错位咬合，以免髁突滑出关节凹造成假象，张口位是患者所能达到的或是病情允许的最大能力，不可强迫打开口腔。

（3）张口不能坚持的，可用清洁的软木或纱布卷进行固定，缩短检查操作时间。

（4）必须同时摄取双侧颞下颌关节影像，每侧摄取张口、闭口影像各一次，以对比。

（5）张口、闭口之间保持头部位置不动，只是下颌运动完成口腔的张开、闭合动作。

4. 操作方法

（1）患者俯卧于检查床上，头部转成侧位，被检侧紧靠IP。正中矢状面平行于IP，瞳间线垂直于IP。

（2）患侧外耳孔前下各2 cm处至IP中心。

（3）闭口位，牙齿呈自然闭合状态；张口位，口腔呈最大限度张口状。

5. 中心线 向足侧倾斜25°~30°，经对侧外耳孔上方5~7 cm处射入，通过被检侧颞下颌关节至IP。

注：也可使用数字化口腔全景机进行采集，具体操作按设备指南。

（十七）眼眶正位

1. 适应证

（1）观察眼眶外伤、异物、肿瘤病变等。

（2）异物定位的情况。

2. 禁忌证 一般无禁忌证。

3. 注意事项 如观察异物，必要时加摄眼眶侧位片。

4. 操作方法

（1）取俯卧位，前额和鼻尖贴在IP上。

（2）下颌稍内收、听眦线垂直于IP，双手辅助体位稳定。

（3）正中矢状面与IP垂直，两侧外耳孔与IP之间等距。

（4）平静呼吸中屏气曝光。

5. 中心线 中心线向足侧倾斜20°，经鼻根部射入IP。

（十八）眼眶侧位

1. 适应证

（1）观察骨折、骨折移位、骨质破坏。

（2）异物定位的情况。

2. 禁忌证 一般无禁忌证。

3. 注意事项 如观察异物，必要时加摄眼眶正位片。

4. 操作方法

（1）取俯卧位，头部侧转，患侧贴于IP上，正中矢状面平行于IP，瞳间线垂直于IP。

（2）下颌内收，听眦线平行于IP，眼眶外侧缘位于照射中心。

（3）平静呼吸中屏气曝光。

5. **中心线**　中心线经过外眦垂直射入IP。

三、胸部

（一）胸部正侧位

【一般要求】

1. 适应证

（1）肺部炎症、肺实变、肺不张。

（2）胸膜腔积液、积气。

（3）锁骨、肋骨、胸骨、肩胛骨、脊柱骨折。

（4）气管、心脏及大血管形态及结构病变。

2. 禁忌证

（1）备孕或妊娠期女性。

（2）休克患者。

3. 检查前准备

（1）核对检查申请单及受检者基本信息，了解病情，明确摄影部位和检查目的（基本信息包括受检者姓名、性别、年龄、检查号等）。

（2）去除受检者检查部位可能产生图像伪影的衣物和饰品等。

（3）对受检者进行屏气训练。

（4）用铅防护用品对受检者照射视野以外的部位进行防护（特别是腺体的防护，如性腺及甲状腺等）。

4. 注意事项

（1）训练受检者吸气、屏气以减小图像呼吸伪影。

（2）去除受检者检查部位可能产生图像伪影的衣物及饰品等。

（3）严格筛除备孕期和妊娠期女性。

（4）躁动者需给予药物控制。

（5）对受检者状态进行评估，必要时家属陪同并做好辐射防护。

（6）对于婴幼儿受检者胸部检查摄影距离可减小至100 cm，应特别注意性腺、晶状体的防护。

5. 图像后处理

（1）调节亮度和对比度。

（2）适当裁剪，确定左右及体位标记。

【胸部正位】

1.摄影体位

（1）受检者面向立式摄影架站立。

（2）头部摆正，下颌略上抬，前胸贴紧探测器。

（3）受检者肩部自然下垂，双手背置于髋部，双肘内旋。

（4）探测器照射野应包括整个胸部，上缘超出锁骨6 cm，下缘包括第12胸椎。

2.中心线　通过第6胸椎垂直射入探测器。

3.摄影参数

（1）焦-片距离：180 cm。

（2）管电压：75~85 kV。

（3）管电流量：5~8 mAs。

（4）大焦点摄影，使用滤线栅，根据受检者体形进行调整。

【胸部侧位】

1.摄影体位

（1）受检者侧身站立于探测器前，左侧胸壁贴近探测器，腋中线对准探测器中线，矢状面与探测器平行。

（2）双上肢上举，交叉抱头。

（3）下颌略上抬，离开受检者前胸部。

（4）探测器包括第7颈椎至第12胸椎高度，前、后胸壁与探测器边缘等距。

2.中心线　高度与第6胸椎平面平齐，经侧胸壁中点垂直射入探测器。

3.摄影参数

（1）焦-片距离：180 cm。

（2）管电压：95~105 kV。

（3）管电流量：6~10 mAs。

（4）大焦点摄影，使用滤线栅，根据受检者体形进行调整。

（二）心脏三位片

【一般要求】

1.适应证

（1）心脏及先天性、后天性大血管疾病。

（2）瓣膜病、高血压病。

（3）肺心病。

（4）原发性或继发性心肌病。

（5）真性或假性主动脉瘤、主动脉夹层。

2.禁忌证 休克患者禁止立位摄影。

3.摄影前准备

（1）认真核对 X 线摄影检查申请单，了解病情，明确检查目的和摄影部位。对检查目的、摄影部位不清的申请单，应与临床医师核准确认。

（2）开机预热，拟定并调整摄影条件。

（3）清除患者胸部可造成图像伪影的衣服和饰物。

（4）对患者进行屏气训练。

（5）调制适量的医用硫酸钡剂。

【心脏正位】

1.摄影体位 被检者面向摄影架直立，双足分开，胸部紧靠摄影架，双手内旋放于两侧髂骨上，双肩、双臂、双肘贴紧摄影架，两肩放平，头稍后仰，下颌置于摄影架上缘，两腋中线与摄影架等距。

2.中心线 对准第7胸椎椎体垂直射入，平静呼吸下屏气曝光。曝光前可吞钡，能显示双房影。

3.摄影参数

（1）焦–片距离：200 cm。

（2）管电压：75~85 kV。

（3）管电流量：5~8 mAs。

（4）大焦点摄影，使用滤线栅，根据受检者体形进行调整。

【心脏右前斜位（第1斜位）】

1.摄影体位 受检者面向摄影架站立，左臂抱头，右臂内旋置于腰侧，身体向左侧旋转，使冠状面与摄影架呈45°~55°角。摄影时需吞服钡剂，以便确定左心房增大时对食管的压迹。

2.中心线 对准第7胸椎水平线，经左侧肩胛骨下缘垂直射入，平静呼吸下屏气曝光。

3.摄影参数

（1）焦–片距离：200 cm。

（2）管电压：75~85 kV。

（3）管电流量：6~10 mAs。

（4）大焦点摄影，使用滤线栅，根据受检者体形进行调整。

【心脏左前斜位（第2斜位）】

1.**摄影体位**　受检者面向摄影架站立，右臂抱头，左臂内旋置于腰侧，身体向右侧旋转，使冠状面与探测器呈55°~65°角。

2.**中心线**　对准第7胸椎水平线，经右侧肩胛骨下缘垂直射入，平静呼吸下屏气曝光。

3.**摄影参数**

（1）焦-片距离：200 cm。

（2）管电压：75~85 kV。

（3）管电流量：6~10 mAs。

（4）大焦点摄影，使用滤线栅，根据受检者体形进行调整。

（三）肋骨

【膈上肋骨前后位】

1.**摄影体位**

（1）受检者站立于摄影架前，身体正中矢状面垂直于探测器并对准探测器中线，上臂上举抱头，肩部内收，后背紧贴探测器。

（2）探测器上缘包括第7颈椎，下缘超出剑突。

2.**中心线**　通过第7胸椎平面射入探测器中心，深吸气后屏气曝光。

3.**摄影参数**

（1）焦-片距离：100 cm。

（2）管电压：80~90 kV。

（3）管电流量：5~15 mAs。

（4）大焦点摄影，使用滤线栅，根据受检者体形个性化调整。

【膈下肋骨前后位】

1.**摄影体位**

（1）受检者站立于摄影架前，身体正中矢状面与摄影架正中线一致并垂直，双上肢置于身体两侧，稍外展。

（2）上照射野和探测器上缘包括第5胸椎，下缘包括第3腰椎，两侧包括腹侧壁外缘。

2.**中心线**　中心线通过脐孔上方，向头侧倾斜10°~15°垂直射入探测器中心，深呼气后屏气曝光。

3.**摄影参数**

（1）焦-片距离：100 cm。

（2）管电压：80~90 kV。

（3）管电流量：5~15 mAs。

（4）大焦点摄影，使用滤线栅，根据受检者体形个性化调整。

（四）胸骨

【摄影前准备】

（1）去除受检者衣物及身体上可能影响图像质量的异物（如颈胸部的饰物、内衣、膏药及其他金属物品等）。

（2）训练受检者深吸气后屏气。

【胸骨后前斜位】

1.**摄影体位**　受检者取立位后前位，俯身使胸骨置于探测器中心并贴近探测器，身体冠状面与探测器平行，矢状面与探测器长轴垂直，两臂内旋置于身旁。

2.**中心线**　中心线从右侧肩胛骨下角向左侧倾斜（角度与人体前后径有关，一般15°~20°），对准右侧肩胛骨内缘，于第4胸椎水平射入探测器中心。

3.**摄影参数**　建议近距离（焦–片距离≤100 cm）、低电压（42 kV±2 kV）、低电流（≤100 mA），长时间（约1 s）、平静呼吸下曝光。

【胸骨侧位】

1.**摄影体位**　受检者取侧立体位或坐位，患侧胸壁贴近探测器，两前臂在背后交叉，两手相握，将两肩拉向后方。受检者颏部略抬起，胸部前挺，身体矢状面与探测器平行。

2.**中心线**　中心线于胸骨中部、距前胸壁后4 cm处垂直射入。

3.**摄影条件**　同胸骨后前位。

四、乳腺

（一）乳腺 X 线摄影检查

1.**适应证**　适用于筛查性人群和诊断性患者的乳腺检查。

（1）有乳腺癌家族史。

（2）有乳腺疾病（尤其是乳腺癌）病史。

（3）有乳腺肿块、局部增厚、异常乳头溢液、皮肤异常、局部疼痛或肿胀症状。

（4）乳腺超声或其他相关检查发现乳腺异常。

（5）40岁以上女性（尤其未生育及高龄生育）每1~2年例行体检，月经初潮年龄在12岁前、绝经年龄超过55岁及其他乳腺癌高危人群筛查起始年龄可适当提前。

2. 禁忌证

（1）乳腺炎急性期、乳腺术后或外伤后伤口未愈。

（2）妊娠期（尤其是孕早期）。

（3）青春期。

（4）经前期。

（5）巨大肿瘤难以压迫、恶性肿瘤皮肤破溃面积大的患者应根据临床权衡决定。

3. 检查前准备

（1）患者准备：

1）检查前除去上衣（包括佩饰），充分暴露乳腺及腋窝，尤其需要清除乳腺或腋窝区域外敷的药物和黏附于皮肤上的污渍。

2）了解乳腺X线检查的过程及注意事项。

3）在病情允许的情况下，检查最佳时间是月经来潮后7~10天。

（2）设备准备：

1）了解乳腺X线摄影机的性能、规格、特点和各部件的使用注意事项。

2）确保机房环境条件（温度、湿度等）符合设备要求。

3）严格遵守操作规则，正确熟练地操作，以保证人机安全。

4）机房内（尤其是摄影台和乳腺压迫板）保持清洁。

5）在曝光过程中，禁止临时调节各种技术按钮，以免损坏设备。

6）每日检查结束后关闭设备，机架复位，确保安全无误。

7）定期对机器进行校准和保养，使用体模摄影观测图像质量是否达标。

4. 操作步骤

（1）开机，根据机器类型选择不同的预热操作方式。

（2）调节机房的温度及湿度。

（3）选择成像技术参数，启动曝光按钮时要注意先预曝光再最终曝光。

（4）调节压迫装置对受检乳腺加压，根据具体情况设定压迫力，常规约120 N，当达到一定压力和厚度时，停止加压。

（5）标识被检乳腺左、右位置及摄影体位。

5. 体位

（1）常规体位：

1）乳腺头尾位（cranio-caudal，CC）：

A. 摄影体位：受检者面向乳腺机，面部转向非检侧，受检侧手臂下垂、外旋，乳腺置于摄影平台中央且乳头位于中心处切线位，乳腺内外侧留空尽量相等。

B. 摄影范围：包括双侧（或单侧）全乳腺内外侧皮肤。

C.摄影中心线：X线自头端向尾端投射。

D.曝光条件：25~35 kV，自动曝光控制或自动参数选择（包括阳极靶面和滤过材料选择）。

2）乳腺内外斜位（mediolateral oblique，MLO）：

A.摄影体位：受检者面对乳腺X线摄影机，两足自然分开。摄影平台与水平面呈30°~60°角，压迫固定被检乳腺和同侧腋前皱襞（包括胸大肌外上部分）。摄影平台与胸大肌平行，高度达到患者腋窝的上缘。摄影台外上转角顶点正对受检者被检侧腋窝尖。

B.摄影范围：包括受检侧腋下软组织及乳腺下皮肤。

C.摄影中心线：X线自内上向外下投射。

D.摄影条件：25~35 kV，自动曝光控制或自动参数选择（包括阳极靶面和滤过材料选择）。

（2）附加体位：对于头尾位与内外斜位摄影显示不良或未包全的乳腺实质，可以根据病灶的位置选择以下补充体位。

1）乳腺侧位摄影（包括外内侧位和内外侧位）：

A.摄影体位：以外内侧位为例，X线管臂旋转90°，摄影平台的顶部在胸骨上切迹水平，受检者胸骨紧贴摄影平台边缘，颈部前伸，向摄影平台方向旋转受检者使压迫板经过前部肌肉。受检者手臂高举超过摄影平台，肘部弯曲以松弛胸肌。继续旋转受检者直至乳腺成真正侧位，且位于摄影平台中央。

B.摄影范围：包括受检侧乳腺。

C.摄影中心线：对准受检侧乳腺中心。

D.摄影条件：25~35 kV，自动曝光控制或自动参数选择（包括阳极靶面和滤过材料选择）。

2）乳沟位摄影：

A.摄影体位：受检者面对乳腺X线摄影机，头转向一侧，双侧乳腺放置在摄影平台上，向前拉伸双侧乳腺的所有内侧组织，以便于乳沟成像。

B.摄影范围：双侧乳腺所有内侧及后侧组织。

C.摄影中心线：X线从头侧射向尾侧，中心为双乳腺内侧乳沟区。

D.摄影条件：25~35 kV，手动或自动曝光控制或自动参数选择（包括阳极靶面和滤过材料选择）。

3）乳腺扩展头尾位：当常规头尾位不能充分显示乳腺内侧或外侧深部病变，或有假体者推移假体向后，分段显示假体前方的乳腺组织。

4）乳腺尾头位：当怀疑有乳腺上方病变，为避免常规头尾位压迫板移动距离过长致乳腺上方病变滑脱、漏摄时采用。

5）乳腺腋尾位：乳腺实质组织可延伸至腋前下区域，为更好地显示腋前下区域情况（副乳或腋前组淋巴结），可使用专用小压迫板拍摄腋尾位，机架角度与内外斜位相同。

6）乳腺切线位：部分乳腺皮肤或皮下组织的钙化、肿块等可投影于乳腺内，造成误诊，可采用切线位鉴别。假体植入后的乳腺X线摄影，除常规头尾位和内外斜位外，可采用Eklund法摄影，目的是避免假体与乳腺组织重叠遮掩病灶。具体方法为将假体尽量向胸壁方向挤推，同时向外牵拉乳腺，使乳腺实质组织尽量充分显示于曝光野内，有利于显示其中的病灶。

6. 乳腺点压放大摄影 为评价常规乳腺X线摄影中显示的局灶性微小改变，可进一步行特殊摄影检查，包括点压摄影、放大摄影或两者结合的点压放大摄影。

摄影要点：

（1）摄影体位：按照所选已摄乳腺影像的体位要求放置。

（2）摄影范围：包括按标准体位乳腺影像确定的病变位置和范围。

（3）摄影中心线：测量从乳头至病变的垂直距离，在上、下或内、外方向上测量乳头至病变距离及从病变到皮肤表面的距离；用手模拟加压，将3个测量值转换成标记来确定病变的具体位置，然后将中心的定点压迫装置放在病变上方。

（4）摄影条件：25~35 kV，手动或自动参数选择（包括阳极靶面和滤过材料选择、使用0.1 mm小焦点和小压迫板）。

（二）数字化乳腺断层摄影（digital breast tomosynthesis，DBT）检查技术

1. 适应证 适用于筛查性人群和诊断性患者，其和乳腺X线摄影的适应证相同。注意：

（1）对于无症状、年龄≥40岁的一般风险人群，每年进行X线筛查时，可考虑DBT筛查。

（2）对于高风险人群（乳腺癌病史、一生患乳腺癌风险≥20%、10~30岁行胸部放疗病史），每年进行X线筛查时，可考虑DBT筛查。

2. 禁忌证 DBT与数字化乳腺X线摄影（digital mammograms，DM）的禁忌证相同。

3. 检查前准备

（1）患者准备：

1）检查前除去上衣（包括佩饰），充分暴露乳房及腋窝，尤其需要清除乳房或腋窝区域外敷的药物和黏附于皮肤上的污渍。

2）了解乳腺X线检查的过程及注意事项。

3）DBT摆位与DM一致。

（2）设备准备：

1）了解乳腺X线摄影机的性能、规格、特点和各部件的使用注意事项。

2）确保机房环境条件（温度、湿度等）符合设备要求。

3）严格遵守操作规则，正确熟练地操作，以保证人机安全。

4）机房内（尤其是摄影台和乳腺压迫板）保持清洁。

5）在曝光过程中，禁止临时调节各种技术按钮，以免损坏设备；不同设备，由于旋转角度及曝光次数不同，曝光时间不同。

6）每日检查结束后关闭设备，机架复位，确保安全无误。

7）定期对机器进行校准和保养，使用体模摄影检查图像质量是否达标。与DM相比，DBT检测图像质量增加了部分额外的指标，包括DBT图像 Z 轴分辨率、空间分辨率及容积覆盖等。

4. 操作步骤

（1）开机，根据机器类型选择不同的预热操作方式。

（2）调节机房的温度及湿度。

（3）选择成像技术参数，启动曝光按钮时要注意先预曝光再最终曝光。

（4）调节压迫装置对受检乳腺加压，根据具体情况设定压迫力，常规约120 N，当达到一定压力和厚度时，停止加压。

（5）标识被检乳腺左右位置及摄影体位。

5. 摄影体位　　DBT体位与DM体位一致，可以包括以下体位：

（1）常规体位：乳腺头尾位、乳腺内外斜位。

（2）附加体位：乳腺侧位，乳腺点压、乳腺放大、乳腺扩展头尾位、尾头位、乳沟位、腋尾位、切线位。

上述体位具体要求参考《乳腺影像检查技术专家共识》及美国放射学院（American College of Radiology，ACR）的数字乳腺摄影质量控制手册资源（Digital Mammography QC Manual Resources）。研究发现，利用常规体位（头尾位和内外斜位）的DBT，其诊断的准确性等同于附加体位的数字化乳腺X线检查，当进行DBT检查时，一般情况下，仅需要常规体位即可（是指DBT与常规投照增加额外摄影时效能一致），但不排除必要时，如微钙化，则可能需要增加DBT点压、放大摄影。

（三）对比增强能谱乳腺摄影检查

1. 适应证

（1）凡乳腺检查有明确病变或可疑病变不能确诊者。

（2）致密型乳腺患者。

（3）确定乳腺病变的范围和乳腺癌术前T分期。

（4）乳腺癌新辅助化疗观察疗效者。

（5）隐匿性乳腺癌寻找原发病灶。

（6）乳腺癌高危人群筛查。

（7）欲行对比增强能谱乳腺X线摄影（contrast-enhanced spectral mammography，CESM）引导下穿刺者。

（8）可疑多灶性乳腺癌。

（9）乳腺外科切检及保乳术后术区评估。

2. 禁忌证

（1）有假体植入。

（2）妊娠期或哺乳期女性。

（3）急性乳腺炎。

（4）乳腺术后或乳腺外伤后伤口未愈。

（5）肿物相应皮肤破溃且面积较大时，须密切结合临床意见。

（6）严重心脏病（射血分数小于50%）、高血压（收缩压＞180 mmHg）、严重肺部疾病、呼吸困难。

（7）肾病为CESM检查相对禁忌证。慢性肾病5期患者，行CESM检查后，需要透析。

（8）糖尿病患者，应从碘对比剂注射时开始停用二甲双胍，注射后48 h计算肾小球滤过率（GFR），如果肾功能无显著变化，可继续服用二甲双胍。

（9）甲状腺功能亢进未控制者。

（10）高胱氨酸尿患者。

（11）嗜铬细胞瘤患者血管内使用对比剂可发生高血压危象，建议术前预防性使用α受体阻滞剂。

（12）有药物过敏史者，特别是对多种药物过敏的患者，风险较大，应在充分准备好各种抢救措施、密切观察病情变化下进行。近期有碘对比剂过敏者，为绝对禁忌。

（13）不建议在3日内重复注射对比剂进行CESM检查。

3. 检查流程 临床医师在充分评估患者的体能状态及适应证、禁忌证后，提出申请，签署知情同意书，预约检查时间。一般情况下，检查时间可以不考虑月经周期的影响，但最佳检查时间为月经来潮后7~14天。告知患者检查方法及注意事项，陪护家属1人。嘱检查前禁食6 h。检查前，放射科医师、护士及影像技师进行CESM检查前高危因素调查及安全核查等各项准备工作。

4. 对比剂应用及注意事项 推荐使用非离子型对比剂，选用浓度为300~400 mgI/mL。检查前应放置于温度为37℃的恒温箱中保存。对比剂在37℃时，不良反应和外渗的发生率明显降低。使用剂量按1.5 mL/kg体重计算（按浓度为300 mgI/mL换算），体重80 kg以下剂量限于100 mL，减影图像也可以满足临床要求。注射速率根据年龄、心功能及血管情况，选择2.5~4 mL/s，推荐3 mL/s。压力150~200 PSI（非法定计量单位，1PSI≈6.895 kPa）。

5. 检查前准备

（1）设备准备：影像技师确保机房环境条件（温度、湿度等）符合要求，定期紫外线或空气消毒机消毒；机房内（尤其是摄影台和乳腺压迫板）保持清洁，并做好手卫生；术前应检查高压注射器是否正常。

（2）影像技师准备：嘱受检者除去上衣、佩饰，充分暴露双侧乳腺及双侧腋窝，与医师讨论选择能够充分显示病变的最佳摄影体位。调节压迫装置对受检乳腺加压，常规体位，头尾位压力6~15 daN（非法定计量单位，1 daN=10 N），内外斜位压力10~25 daN；标识被检乳腺左、右位置及摄影体位、摄影延迟时间。在对比剂注射完毕后，延迟2 min开始摄影。每个体位有高能、低能两次曝光。低能图像峰值电压一般为28~32 kV，高能图像一般为45~49 kV。

检查过程中，应注意受检者的放射防护。受检者穿戴放射防护物品，注意保护甲状腺。

（3）护理人员准备：检查抢救车内药品及器械是否齐备、正常，氧气、负压吸引是否正常，恒温箱内对比剂温度是否为37 ℃。检查完毕后，护士消毒，用20~22 G留置针经肘静脉穿刺，观察回血良好，试验注射顺利后，与高压注射器压力延长管连接。留置针在检查结束后30 min拔出。操作中应严格遵守无菌操作原则，做好手卫生。CESM检查后，嘱咐患者多饮水并观察患者30 min以上，以防患者出现含碘对比剂的过敏反应，进行及时抢救。

6. 摄影方案 注射完成后开始计时，2 min后开始曝光，摄影顺序为右侧头尾位、左侧头尾位、右侧内外斜位、左侧内外斜位，5 min之内完成4个体位曝光。如果在检查过程中发现可疑病变，可以选择追加延时摄影。

（1）摄影体位的选择：CESM摄影，不同于普通二维摄影，时效性较强，技师操作要熟练，要求在限定的时间内完成指定的摄影次数。检查前，应首先阅读二维图像，必要时触诊，明确病灶部位。首先选择能够完全清晰显示病灶最佳的体位。如果常规头尾位、内外斜位能够完全清晰显示病灶，选择常规摄影即可。追加延时摄影时，应选择能充分显示病灶，与前面摄影体位尽量完全相同的体位进行摄影，以便进行强化程度及形态变化的对比。

（2）摄影体位：CESM摄影体位与DM摄影体位一致，可以包括以下体位：

1）常规体位：乳腺头尾位、乳腺内外斜位。

2）附加体位：为了充分显示病灶，可根据病灶的位置，采用侧位、反向内外斜位、乳沟位、腋窝位等，对于怀疑有乳腺癌的患者，应在9 min内加照腋窝位。

摄影次序和延时时间：根据乳腺癌对比剂动态增强过程，其峰值在2 min左右，建议患侧头尾位在2 min摄影。摄影顺序同临床患者诊断的摄影体位方案（4+延时摄影方案）。一般延时至对比剂注射完成后7~9 min即可。

五、腹部

（一）腹部立位

（1）成人腹部摄片应使用滤线设备。

（2）受检者站立于摄影架前，背部紧贴摄影架，双上肢自然下垂或上举抱头。

（3）人体正中矢状面与摄影架面垂直，并与探测器中线重合。

（4）摄取范围包括全腹部，探测器上缘包括剑突上3 cm，探测器下缘包括耻骨联合。

（5）焦点到探测器距离为90~100 cm。

（6）中心线对准探测器中心垂直射入。

（7）深呼气后屏气。

（二）腹部卧位

（1）受检者仰卧于检查床上，两膝屈曲。

（2）常规泌尿系摄片上界为剑突上3 cm，下界包括耻骨联合，应包括两侧肾脏、输尿管、膀胱及尿道。

（3）焦点到探测器距离为90~100 cm。

（4）中心线对准探测器中心垂直射入。

（5）于呼气末屏气进行曝光。

（三）腹部水平侧位

（1）受检者仰卧于床上，身体冠状面与床面平行，矢状面垂直于床面，身体长轴与床面长轴同向。两臂上举，下肢屈曲以保持身体平衡。

（2）探测器放于躯体一侧，与床面垂直。球管于另一侧，垂直探测器照射。

（3）照射野上缘包括膈肌，下缘平耻骨联合以下。

（4）焦点到探测器距离为90~100 cm。

（5）中心线对准脐平面的腋中线。

（6）深呼气后屏气曝光。

（四）腹部倒立正侧位（婴幼儿）

（1）肛门位置粘贴点状或"O"形金属标记。

（2）家属站在患儿一侧，一手抓住患儿踝部，另一手托住患儿肩部，使患儿呈倒立位置，最好倒立1~2 min再摄片。

（3）腹部倒立前后位，臀背部紧贴探测器，冠状面与探测器平行，身体正中线与探测器正中纵向轴线重合。

（4）腹部倒立侧位，将患儿一侧身体贴近探测器，正中矢状面与探测器平行，体正中线与探测器正中纵向轴线重合。

（5）照射野上缘高于肛门，下缘包括膈肌。

（6）焦点到探测器距离为90~100 cm。

（7）中心线对准脐部垂直探测器射入。

（8）出生后20 h左右为最适宜的摄影时间。

六、盆腔

（一）骨盆前后位

（1）受检者仰卧，身体正中矢状面与床面垂直并与床面中线重合，双下肢伸直。

（2）双足内旋10°~15°，脚尖靠拢，两侧髂前上棘与床面等距。

（3）照射野上缘包括髂嵴，下缘至耻骨联合下3 cm处。

（4）焦点到探测器距离为90~100 cm。

（5）中心线对准两侧髂前上棘连线中点至耻骨联合上缘连线的中点垂直射入探测器。

（二）骶髂关节前后位

（1）受检者仰卧于检查床上，背部紧贴检查床，身体正中矢状面与检查床中线垂直并重合。

（2）双下肢伸直，必要时膝关节下加软垫使患者腰椎放平。

（3）照射野上缘超过髂嵴，下缘包括耻骨联合。

（4）焦点到探测器距离为90~100 cm。

（5）中心线向头侧倾斜10°~25°，对准两髂前上棘连线中点射入探测器。

（三）骶髂关节斜位

（1）受检者侧卧于检查床上，被检侧腰及臀部抬高，冠状面与床面呈25°~30°角，双臂上抬侧伸。下肢屈膝屈髋或伸直，身体垫支持物以保持身体稳定。

（2）照射野上缘超过髂嵴，下缘包括耻骨联合。

（3）焦点到探测器距离为90~100 cm。

（4）中心线对准髂前上棘内2.5 cm处垂直射入探测器。

七、脊柱

（一）颈椎第1、2颈椎张口位

（1）受检者仰卧于摄影台上，双上肢放置于身旁，头颅正中矢状面垂直于台面并与台面中线重合。

（2）头后仰，使上颌切牙咬面至乳突尖的连线垂直于台面。

（3）照射野和探测器包括第1、2颈椎上下缘。

（4）摄影距离：100 cm。

（5）通过两嘴角连线中点，垂直射入探测器中心。

（二）颈椎前后位

（1）受检者站立，颈背部靠近摄影架探测器，人体正中矢状面垂直摄影架的探测器。

（2）头稍后仰，使上颌切牙咬面至乳突尖的连线垂直于台面。

（3）照射野和探测器包括整个颈椎的上下缘。

（4）摄影距离：100 cm。

（5）向头侧倾斜10°~15°，对准甲状腺软骨下方射入探测器。

（三）颈椎侧位

（1）受检者侧立于摄影架前，外耳孔与肩峰连线位于探测器中心。

（2）头部后仰，下颌前伸，头颈部正中矢状面平行于摄影架面板，上颌切牙咬合面同乳突尖端连线与水平面平行。

（3）双肩尽量下垂，必要时辅以外力向下牵引。

（4）照射野和探测器上缘包括外耳孔，下缘包括肩峰。

（5）摄影距离：100 cm。

（6）中心线经甲状软骨平面中部的中点，水平方向垂直射入探测器中心。

（四）颈椎斜位

（1）受检者取站立位，身体旋转使冠状面与探测器平面呈45°~50°角，下颌稍向前伸，上肢尽量下垂。

（2）颈椎长轴置于探测器长轴中线。

（3）照射野和探测器包括整个颈椎。

（4）摄影距离：100 cm。

（5）中心线经甲状软骨平面颈部的中点，水平方向垂直射入探测器中心。

注：后前斜位观察同侧椎间孔，前后斜位观察对侧椎间孔，左、右标记应清楚。

（五）颈椎过伸过屈位

（1）受检者侧立于摄影架前，肩部一侧紧贴摄影架，外耳孔与肩峰连线位于探测器中心。

（2）头颅正中矢状面与探测器平行，过伸过屈位分别使头尽量前屈及后仰。

（3）双肩尽量下垂，必要时辅以外力向下牵引。

（4）照射野和探测器上缘包括外耳孔，下缘包括肩峰。

（5）摄影距离：100 cm。

（6）中心线经甲状软骨平面中部的中点，水平方向垂直射入探测器中心。

（六）胸椎正位

（1）受检者仰卧于摄影床上，两臂放置于身旁。

（2）身体正中矢状面垂直于检查台面并与探测器中心线重合，下肢屈膝，使双足平踏检查台面。

（3）照射野和探测器上缘包括第7颈椎，下缘包括第1腰椎。

（4）摄影距离：100 cm。

（5）中心线对准胸骨角与剑突连线中点射入。

（七）胸椎侧位

（1）受检者侧卧于摄影床上，脊柱长轴与床面长轴平行。

（2）两臂上举屈曲，头枕于近床面侧的上臂上，双髋双膝屈曲以支撑身体。

（3）身体正中冠状面垂直于床面，脊柱置于探测器中心。

（4）照射野和探测器上缘包括第7颈椎，下缘包括第1腰椎。

（5）摄影距离：100 cm。

（6）中心线对准第6或第7胸椎椎体垂直射入。

（八）腰椎前后位

（1）受检者仰卧于摄影台上，双上肢放置于身体两侧或上举抱头，人体正中矢状面垂直于台面，并与台面中线重合。

（2）双髋及双膝弯曲，使腰部紧贴台面，以矫正腰椎生理弯曲度，减少图像失真。

（3）照射野和探测器上缘包括第12胸椎，下缘包括第1骶椎。

（4）摄影距离：100 cm。

（5）中心线对准脐上3 cm处，垂直第3腰椎射入探测器。

（九）腰椎侧位

（1）受检者侧卧于摄影台上，双上肢自然上举抱头，双下肢屈曲，膝部上移，以支撑身体。

（2）腰部靠近摄影台一侧用垫子垫平，使腰椎序列与台面平行，并置于台面中线。

（3）照射野和探测器上缘包括第11胸椎，下缘包括骶椎上部。

（4）摄影距离：100 cm。

（5）中心线对准第3腰椎，与探测器垂直射入。

（十）腰椎斜位

（1）受检者侧卧于摄影台上，近台面侧髋部及膝部弯曲，对侧下肢伸直。

（2）身体后倾，使冠状面与台面约呈45°角。腰椎长轴对准台面中线。

（3）照射野和探测器上缘包括第11胸椎，下缘包括骶椎上部。

（4）摄影距离：100 cm。

（5）中心线对准第3腰椎，与探测器垂直射入。

注：腰椎斜位常规拍摄左右两侧后斜位，以便两侧对比观察。

（十一）腰椎过伸过屈位

（1）受检者侧卧于摄影台上，双上肢自然上举抱头，双下肢屈曲，膝部上移，以支撑身体。

（2）腰部靠近摄影台一侧用垫子垫平，使腰椎序列与台面平行，并置于台面中线。

（3）分别嘱咐患者腰部尽量向前弯曲及向后伸展，构成过伸过屈位。

（4）照射野和探测器上缘包括第11胸椎，下缘包括骶椎上部。

（5）摄影距离：100 cm。

（6）中心线对准第3腰椎，与探测器垂直射入。

（十二）骶椎正位

（1）受检者仰卧于摄影台上，人体正中矢状面垂直于台面，并与台面中线重合。

（2）双下肢伸直，双脚并拢。

（3）照射野和探测器上缘包括第4腰椎，下缘包括尾椎。

（4）摄影距离：100 cm。

（5）中心线向头侧倾斜15°~20°，对准耻骨联合上缘3 cm处射入探测器。

（十三）尾椎正位

（1）受检者仰卧于摄影台上，人体正中矢状面垂直于台面，并与台面中线重合。

（2）双下肢伸直，双脚并拢。

（3）照射野和探测器上缘包括髂嵴，下缘包括耻骨联合。

（4）摄影距离：100 cm。

（5）中心线向足侧倾斜10°，对准两侧髂前上棘连线中点射入探测器。

（十四）骶尾椎侧位

（1）受检者侧卧于摄影台上，双下肢屈曲，膝部上移，以支撑身体。

（2）骶尾部后缘平面垂直于台面，腰部近台面侧垫高，使骶、尾骨正中矢状面与台面平行，并置于探测器范围内。

（3）照射野和探测器上缘包括第5腰椎，下缘包括全部骶椎。

（4）摄影距离：100 cm。

（5）中心线对准髂后下棘前方8 cm处，垂直射入探测器中心。

八、四肢及关节

（一）手掌后前位

（1）受检者坐于摄影台一侧，屈肘约90°。

（2）五指自然分开，掌心向下紧贴摄影台面，第3掌骨头置于探测器中心。

（3）照射野和探测器包括整个手掌。

（4）摄影距离：100 cm。

（5）中心线对准第3掌骨头，垂直射入探测器中心。

（二）手掌斜位

（1）受检者坐于摄影台一侧，屈肘约90°。

（2）五指均匀分开，稍弯曲，指尖触及摄影台面，手指内旋，使掌心面与探测器呈45°角。

（3）照射野和探测器包括整个手掌。

（4）摄影距离：100 cm。

（5）中心线对准第5掌骨头，垂直射入探测器中心。

（三）拇指正位

（1）受检者坐于摄影台一侧，手背内旋使掌心向上，拇指背侧紧贴摄影台面。

（2）受检者用健侧手将其余四指抓住并背屈。

（3）照射野和探测器包括拇指。

（4）摄影距离：100 cm。

（5）中心线对准拇指的掌指关节，垂直射入探测器中心。

（四）拇指侧位

（1）受检者坐于摄影台一侧，屈肘约90°，拇指外侧缘紧贴台面，使拇指背面与摄影台面垂直。

（2）其余手指握拳，用以支撑手掌，防止抖动。

（3）照射野和探测器包括拇指。

（4）摄影距离：100 cm。

（5）中心线对准拇指的掌指关节，垂直射入探测器中心。

（五）腕关节后前位

（1）受检者坐于摄影台一侧，屈肘约90°。

（2）手半握拳，腕部掌面紧贴台面，腕关节置于探测器中心。

（3）照射野和探测器包括尺、桡骨远端及掌骨近端。

（4）摄影距离：100 cm。

（5）中心线对准尺骨和桡骨茎突连线的中点，垂直射入探测器中心。

（六）腕关节侧位

（1）受检者坐于摄影台一侧，屈肘约90°。

（2）手指和前臂侧放，将第5掌骨和前臂尺侧紧贴摄影台面，尺骨茎突置于探测器中心。

（3）照射野和探测器包括尺、桡骨远端及掌骨近端。

（4）摄影距离：100 cm。

（5）中心线对准桡骨茎突，垂直射入探测器中心。

（七）腕关节外展位

（1）受检者坐于摄影台一侧，自然屈肘，掌心向下。

（2）腕部平放于摄影台上，手掌尽量向尺侧偏移。

（3）照射野和探测器包括尺、桡骨远端及掌骨近端。

（4）摄影距离：100 cm。

（5）中心线对准尺骨和桡骨茎突连线中点，垂直射入探测器中心。

（八）尺桡骨正位

（1）受检者坐于摄影台一侧，前臂伸直，掌心向上，掌背面紧贴摄影台面，前臂长轴与探测器长轴平行。

（2）照射野和探测器上缘包括肘关节，下缘包括腕关节，至少应包括一个关节。

（3）摄影距离：100 cm。

（4）中心线对准前臂中点，垂直射入探测器。

（九）尺桡骨侧位

（1）受检者坐于摄影台一侧，屈肘约90°。

（2）前臂侧放，尺侧紧贴摄影台面，肩部下移，尽量接近肘部高度。

（3）照射野和探测器上缘包括肘关节，下缘包括腕关节，至少应包括一个关节。

（4）摄影距离：100 cm。

（5）中心线对准前臂中点，垂直射入探测器中心。

（十）肘关节前后位

（1）受检者坐于摄影台一侧，前臂伸直，掌心向上，尺骨鹰嘴置于探测器中心。

（2）照射野和探测器上缘包括肱骨下段，下缘包括尺桡骨上段。

（3）摄影距离：100 cm。

（4）中心线对准肱骨内、外上髁连线中点，垂直射入探测器中心。

（十一）肘关节侧位

（1）受检者坐于摄影台一侧，屈肘约90°，肘关节内侧紧贴摄影台面。

（2）掌心面对受检者，拇指在上，尺侧在下，呈侧位姿势，肩部下移，尽量接近肘部高度。

（3）照射野和探测器上缘包括肱骨下段，下缘包括尺桡骨上段。

（4）摄影距离：100 cm。

（5）中心线对准肘肱骨外上髁，垂直射入探测器中心。

（十二）肱骨前后位

（1）受检者仰卧于摄影台上，手臂伸直稍外展，掌心朝上，被检侧上臂尽量贴近摄影台。

（2）照射野和探测器上缘包括肩关节，下缘包括肘关节，至少应包括一个关节。

（3）摄影距离：100 cm。

（4）中心线对准肱骨中线，垂直射入探测器中心。

（十三）肱骨侧位

（1）受检者仰卧于摄影台上，手臂伸直稍外展，掌心朝上，被检侧上臂尽量贴近摄影台。

（2）被检侧上臂与躯干稍分开，肘关节弯曲90°，呈侧位姿势放置于胸前，肱骨长轴与探测器长轴平行。

（3）照射野和探测器上缘包括肩关节，下缘包括肘关节，至少应包括一个关节。

（4）摄影距离：100 cm。

（5）中心线对准肱骨中点，垂直射入探测器。

（十四）肩关节前后位

（1）受检者仰卧于摄影台上，被检侧肩胛骨喙突置于探测器中心。

（2）被检侧上肢自然伸直，掌心向前。

（3）照射野和探测器外缘包括肩部软组织。

（4）摄影距离：100 cm。

（5）中心线对准肩胛骨喙突，垂直射入探测器中心。

（十五）肩关节穿胸侧位

（1）受检者侧立于摄影架前，被检侧上臂外缘紧贴探测器。

（2）被检侧上肢及肩部尽量下垂，掌心向前，对侧上肢高举抱头，被检侧肱骨外科颈对准探测器中心。

（3）照射野和探测器上缘超出肩部，下缘包括肱骨上中段。

（4）摄影距离：100 cm。

（5）中心线水平方向穿过对侧腋下，经被检侧上臂的1/3处垂直射入探测器。

（十六）锁骨后前正位

（1）受检者仰卧于摄影台上或站立于摄影架前。

（2）头部转向对侧，被检侧锁骨紧贴摄影台或探测器，上肢自然伸直，掌心向前，锁骨中点置于探测器中心。

（3）照射野和探测器外缘包括肩部软组织。

（4）摄影距离：100 cm。

（5）中心线对准锁骨中点，垂直射入探测器中心。

（十七）髋关节前后位

（1）受检者仰卧于摄影台上，被检侧髋关节放置于摄影台中线。

（2）下肢伸直，双足跟分开，两侧踇趾内旋接触，股骨头放置于探测器中心，股骨长轴与探测器长轴平行。

（3）照射野和探测器上缘包括髂骨，下缘包括股骨上端。

（4）摄影距离：100 cm。

（5）中心线对准股骨头（髂前上棘与耻骨联合上缘连线的中点垂线下方2.5 cm处），垂直射入探测器中心。

（十八）股骨前后位

（1）受检者仰卧于摄影台上，下肢伸直，足稍内旋，使两踇趾内旋接触。股骨长轴与探测器长轴平行。

（2）照射野和探测器上缘包括髋关节，下缘包括膝关节，至少应包括一个关节。

（3）摄影距离：100 cm。

（4）中心线对准股骨中点，垂直射入探测器中心。

（十九）股骨侧位

（1）受检者侧卧于摄影台上，被检侧紧贴台面。

（2）被检侧下肢伸直，膝关节稍弯曲，探测器置于股骨外侧缘下方，股骨长轴与探测器长轴平行。

（3）照射野和探测器上缘包括髋关节，下缘包括膝关节，至少应包括一个关节。

（4）摄影距离：100 cm。

（5）中心线对准股骨中点，垂直射入探测器中心。

（二十）膝关节前后位

（1）受检者仰卧或坐于摄影台上，下肢伸直，髌骨下缘对准探测器中心。小腿长轴与探测器长轴平行。

（2）照射野和探测器上缘包括股骨下端，下缘包括胫腓骨上端。

（3）摄影距离：100 cm。

（4）中心线对准髌骨下缘，垂直射入探测器中心。

（二十一）膝关节侧位

（1）受检者侧卧于摄影台上，被检侧膝部外侧紧贴台面，被检侧膝关节弯曲120°~135°。

（2）髌骨下缘置于探测器中心，髌骨前面与探测器垂直。

（3）照射野和探测器上缘包括股骨下端，下缘包括胫腓骨上端。

（4）摄影距离：100 cm。

（5）中心线对准髌骨下后缘，垂直射入探测器中心。

（二十二）髌骨轴位

（1）受检者俯卧于检查台上，被检侧下肢膝关节尽量贴近台面。

（2）膝关节极度屈曲，患者双手拉住踝关节（使用牵引带牵引），保持膝关节屈曲状态，髌骨位于探测器中心。

（3）照射野和探测器上缘包括股骨下端。

（4）摄影距离：100 cm。

（5）中心线向头侧倾斜15°~20°，对准髌骨下缘切线射入探测器中心。

（二十三）胫腓骨前后位

（1）受检者仰卧或坐于摄影台上，被检侧下肢伸直，足稍内旋，小腿长轴与探测器长轴一致。

（2）照射野和探测器上缘包括膝关节，下缘包括踝关节，至少应包括一个关节。

（3）摄影距离：100 cm。

（4）中心线对准小腿中点，垂直射入探测器中心。

（二十四）胫腓骨侧位

（1）受检者侧卧于摄影台上，被检侧靠近台面。

（2）被检侧下肢膝关节稍屈曲，小腿外缘紧贴摄影台面，小腿长轴与探测器长轴平行。

（3）照射野和探测器上缘包括膝关节，下缘包括踝关节，至少应包括一个关节。

（4）摄影距离：100 cm。

（5）中心线对准小腿中点，垂直射入探测器中心。

（二十五）足前后位

（1）受检者仰卧或坐于摄影台上，被检侧膝关节弯曲，足底部紧贴摄影台面。

（2）第3跖骨基底部放置于探测器中心，足部长轴与探测器长轴平行。

（3）照射野和探测器上缘包括足趾，下缘包括足跟。

（4）摄影距离：100 cm。

（5）中心线通过第3跖骨基底部，垂直射入探测器中心。

（二十六）足内斜位

（1）受检者仰卧或坐于摄影台上，被检侧膝关节弯曲，足底部紧贴摄影台面。

（2）第3跖骨基底部放置于探测器中心，将躯干和被检侧下肢向内倾斜，使足底与摄影台面呈30°~50°角。

（3）照射野和探测器上缘包括足趾，下缘包括足跟。

（4）摄影距离：100 cm。

（5）中心线通过第3跖骨基底部，垂直射入探测器中心。

（二十七）跟骨侧位

（1）受检者侧卧于摄影台上，被检侧下肢外侧缘紧贴摄影台面，膝部弯曲。

（2）被检侧足部外侧紧贴摄影台面，足底平面垂直于摄影台面。跟骨置于探测器中心。

（3）照射野和探测器包括整个跟骨。

（4）摄影距离：100 cm。

（5）中心线对准跟距关节，垂直射入探测器中心。

（二十八）跟骨轴位

（1）受检者侧卧于摄影台上，被检侧下肢伸直。

（2）小腿长轴与摄影台长轴平行，足背极度背屈（可使用牵引带牵引），踝关节置于探测器中心。

（3）照射野和探测器包括整个跟骨。

（4）摄影距离：100 cm。

（5）中心线向头侧倾斜35°~45°，通过第3跖骨基底部对准跟距关节射入探测器中心。

（二十九）踝关节前后位

（1）患者仰卧或坐于摄影台上，被检侧下肢伸直，将踝关节置于探测器中心。

（2）小腿长轴与探测器长轴平行，足稍内旋，足尖下倾。

（3）照射野和探测器上缘包括整个踝关节。

（4）摄影距离：100 cm。

（5）中心线通过内、外踝连线中点上方1 cm处垂直射入探测器中心。

（三十）踝关节侧位

（1）受检者侧卧于摄影台上，被检侧靠近台面。

（2）被检侧膝关节稍屈曲，外踝紧贴摄影台面，足跟摆平，使踝关节成侧位。

（3）小腿长轴与暗盒长轴平行，将内踝上方1 cm处置于探测器中心。

（4）照射野和探测器上缘包括整个踝关节。

（5）摄影距离：100 cm。

（6）中心线对准内踝上方1 cm处垂直射入探测器中心。

九、消化道 X 线造影

（一）上消化道钡餐造影

检查范围包括食管、胃和十二指肠。

1. 检查前准备

（1）检查前认真核对检查申请单，了解病情，明确检查目的与要求，对检查目的与要求不清楚的申请单，需要与申请医师核准确认。

（2）询问受检者，确认无X线检查禁忌证。

（3）去除受检者身上携带的金属物品等影响检查或观察的物品。

（4）告知受检者检查所需时间、检查过程中需要配合注意的事项，让其平静呼吸、配合吞咽、不随意运动，如有不适，患者可示意或通过话筒告诉工作人员。

（5）婴幼儿、烦躁不安和危重患者必须做检查时，应有临床医师陪同，并备好急救器械和药物。

2. 检查的禁忌证

（1）昏迷或神志不清、不能自主吞咽者。

（2）严重食管瘘伴有纵隔炎症或脓肿者。

（3）急性肠梗阻（尤其是梗阻程度严重或低位梗阻者）。

（4）急性胃肠道穿孔。

（5）上消化道大出血者。

3. 药物准备

（1）产气剂（粉剂）。

（2）低张药（山莨菪碱20 mg），低张双对比造影时使用。

（3）硫酸钡制剂：

1）浸钡剂的棉絮片：检查食管异物和鱼刺等时使用。

2）钡剂：观察心脏和纵隔肿块时使用。

3）1.4~1.8 g/mL双对比造影用细颗粒型硫酸钡混悬液或2.5 g/mL双对比造影用颗粒不均匀型硫酸钡混悬液，食管双对比造影时用。

4）普通硫酸钡配制成0.3~0.5 g/mL浓度的溶液400 mL；双对比造影用颗粒不均匀型硫酸钡300 g加水配制成2.5 g/mL浓度的双对比硫酸钡混悬液。

（4）疑有食管瘘者，选用碘剂作为对比剂。

4. 患者准备和注意事项

（1）食管下段病变伴有食管梗阻临床表现时，以空腹检查为好，检查前应禁食。

（2）如无食管梗阻情况，食管检查一般无须做准备（禁食），但不宜于进食后立即检查，以免食物残渣附着在食管黏膜上造成假象而误诊。

（3）临床提示为食管、胃连接区病变，如反流性食管炎、食管贲门癌、食管裂孔疝和食管下段先天性异常时须做包括胃底贲门区在内的上消化道造影检查，而不应单做食管造影检查，以免漏诊。

（4）根据不同临床表现（有无梗阻及梗阻程度）及不同的检查目的（诊断食管自身病变，或诊断食管外病变）来选用合适的对比剂和剂型，以及采用不同的检查方法。

（5）已经确诊为晚期食管癌或重度贲门失弛缓症者，且伴有严重的食管梗阻症状时，不应重复检查。

（6）胃十二指肠检查前禁止饮食6 h（检查前一日晚餐后不再进食）。

（7）严重便秘者，在检查前服泻剂以清除肠内过多的粪渣及气体。

（8）胃内滞留液过多，不但会影响钡涂布，还易产生钡絮凝，需先进行如下处理：检查前，先服温水（可加入碳酸钠）100 mL；于卧位下，躯体向左360°翻滚5圈，后每隔5 min翻滚1次，共4~5次。翻滚间歇，躯体保持右侧卧位，以引流胃内液体排出至十二指肠，也可用清胃酶或糜蛋白酶20 mg代替碳酸钠，效果更佳。

（9）除去体外金属饰物。

5. 检查方法和技术

（1）食管造影前常规胸透，特别要注意纵隔形态及其邻近器官（心脏和胸主动脉）情况。对于食管异物，检查前更应做颈部和胸部透视，观察有无穿孔及不透光异物存在。

1）食管单对比造影检查：患者口含对比剂（钡剂、浸钡棉絮或碘剂），站立右前斜位（将食管置于脊柱前和心影后），透视下嘱其咽下口中对比剂，自上而下进行跟踪，观察食管逐段被充盈扩张、收缩排空（黏膜相）及静止弛张状态的情况，直至对比剂经贲门口入胃为止。再于左前斜位（必要时加正位）进行观察。

2）食管双对比造影检查（低张法）：肌内注射山莨菪碱20 mg，10 min后，先吞服产气剂（粉剂）。患者取右前斜位站立于检查床前，连续大口吞服高浓度钡混悬液，即刻摄取点片（连续曝光更好）。此法可使食管满意扩张，食管黏膜涂钡均匀，对食管黏膜浅表病变显示有利。如不用低张或产气剂时，也可采用捏鼻吞钡（吞钡同时以手捏住鼻孔）或使用带侧孔的吸管吸钡（受检者吸钡时可同时从侧孔吸入空气），但效果均不如低张法理想。

（2）胃十二指肠检查前常规透视，明确有无肠梗阻及异物。

1）肌内注射山莨菪碱20 mg，10 min后检查。山莨菪碱，可抑制胃肠道蠕动，减少胃分泌，有利于钡液的涂布；减低胃肠张力可使胃及十二指肠能在充气后充分舒张；展平胃肠黏膜面有利于黏膜面微细结构（胃小区）及病变的显示。

2）右前斜立位：让患者边服2.5 g/mL的硫酸钡液边进行食管检查，此时即可获得满意的食管充盈相、双对比相及贲门口开放相。一旦发现异常可及时摄下点片。待钡剂服完后，再让患者做空咽动作，随着食管的蠕动，显示屏上即可呈现食管的收缩相，显示食管各段及贲门口的关闭相。

3）仰卧位：患者仰卧，躯体向左（或向右）360°旋转2~3周后，取右前斜位，使胃内钡液尽量流向胃底内，构成胃幽门前区及胃窦部双对比相。然后向右转动躯体直至左前斜位，胃底内胃液逐渐流向胃窦则构成胃角切迹部及胃体上部双对比相。

4）半立左前斜向右侧卧位旋转：躯体向右侧旋转，同时将检查床头侧升高10°~30°，使胃泡内钡液流出，构成胃底双对比相，显示胃贲门正面形态。正常时，胃泡内钡液应全部流向胃窦，但如有食管、胃连接区功能不全，则此时可见部分钡液自胃泡内逆流进入食管，显示食管下段。这对食管、胃连接区病变的诊断极为重要。

5）俯卧右后斜位（必要时可适度抬高足侧检查床台面）：此位置钡液流向胃体上部，从而构成胃窦部及十二指肠的双对比相。

6）俯卧左后斜位：为使胃腔充盈饱满，可再加服0.3~0.5 g/ mL的普通型硫酸钡混悬液 100~400 mL，此时胃体、胃角切迹、胃窦部及十二指肠均被钡液充盈，有利于对胃及十二指肠的位置、形态、轮廓及柔软度的观察，同时可显示胃底前壁的双对比相。

7）立位：将检查床由卧式改为立式，观察钡充盈状态下的胃切迹形态，适度右前斜以观察十二指肠各组及胃泡充气相。

在上述各体位检查中，根据需要都应配以适当强度的加压检查，尤其是在充盈相时。

6. 摄片要求

（1）一般情况下，钡剂造影检查在显示屏上显示清晰，如发现异常或观察不满意时必须摄取局部点片。

（2）多相点片（充盈和半充盈相及黏膜相）：无论是单对比还是双对比食管造影检查都要求摄取食管扩张时的充盈相及食管收缩时的黏膜相，有利于发现管壁的轻度舒张受限、轮廓改变和确定管腔的充盈缺损，以及食管黏膜的细微变化。

（3）多体位观察摄片：为正确反映食管病变的全貌，食管造影检查还必须摄取多体位点片。

（4）立位和卧位点片：食管造影通常在立位下进行及摄片，但有时钡液通过较快，则可改取卧位或头低位，使钡液通过减慢，有利于病变（如曲张的静脉充盈缺损）的显示及摄片。

（5）一个完整的胃肠道双对比（低张）造影检查，必须包括充盈、黏膜、加压及双对比相片。根据需要点片，充分显示病变。包括胃体和胃窦部双对比相、胃窦幽门区双对比相、胃体上部双对比相、胃贲门区正面相、胃窦前壁双对比相、胃底双对比相、胃窦和胃体充盈相、十二指肠充盈相、十二指肠双对比相、胃窦及球部加压相、全胃立式充盈相（显示胃角及十二指肠曲）。

（6）满意的双对比相片应是腔壁线连续、无气泡、无絮凝、胃黏膜面结构（黏膜皱襞或胃小区）显示良好和对比度满意。

（7）全胃及十二指肠各部被分区和分段所摄取。

（8）检查医师必须熟悉双对比成像原理及不同病变在双对比相中的征象与特征性表现（如认识胃前壁病变在仰卧位片中的表现），否则极易遗漏病变。

7. 检查后注意事项

（1）如有较多钡剂进入呼吸道，应嘱患者尽量将钡剂咳出。必要时加用抗生素。

（2）注意低张药物的副作用（视物模糊、心率加速和排尿困难等），患者休息片刻后即可消除。

（二）全肠造影

1. 患者准备和注意事项

（1）检查前2天进少渣饮食。

（2）检查前晚用开塞露通便1次。

（3）不要口服泻剂（硫酸镁、番泻叶）及阿托品类止痛药物，以免影响肠道动力改变。

（4）检查日早晨空腹。

2. 检查禁忌证 急性肠梗阻，尤其是结肠梗阻。

3. 药物准备 硫酸钡粉剂150 g加水300 mL配制成0.3~0.5 g/mL钡混悬液（可适量加入调味剂，如糖、牛奶等）。

4. 检查技术 口服钡餐追踪造影检查是运用传统的单对比技术，通过钡剂在胃肠道（自食管至升结肠中段）内的运行、分布及充盈状态下的形态改变，显示小肠和回盲部（末端回肠、回盲瓣、盲肠、近段升结肠及阑尾）结构及器质性与功能性改变。对跨越回盲瓣，同时累及大、小肠疾病的诊断与鉴别诊断特别有帮助。该法在临床上不常单独运用，可作为小肠和回盲部病变的初选检查手段。如疑有小肠器质性病变，需再次做小肠灌肠检查。也可在结肠双对比检查或小肠灌肠检查后进行，作为二者的补充。

（1）食管、胃和十二指肠观察：空腹时，一次服下0.3~0.5 g/mL普通硫酸钡混悬液300 mL后，在透视下于立位观察食管，俯卧位观察胃和十二指肠各段单对比充盈相。

（2）追踪观察：

1）钡剂进入小肠后，每隔10~30 min进行透视检查，追踪钡剂在肠道内通过及分布情况，直至钡剂前端抵达结肠肝曲、充盈升结肠和盆腔小肠（第五组、第六组小肠）内同时亦有较多钡剂充盈时。

2）在卧位透视下转动患者，配合压迫技术分离重叠的肠曲，观察小肠各组与回盲部各部分（末端回肠、阑尾、回盲瓣和盲肠）位置、形态及肠腔充盈情况，有无激惹刺激等功能异常。

3）如钡剂在小肠内通过缓慢，而病变主要位于回盲区，则可在做胃钡餐检查后，给予甲氧氯普胺20 mg，可使前端钡剂在30~60 min内到达回盲部。

5. 摄片要求

（1）在对食管、胃和十二指肠检查中发现充盈异常时，应及时摄下不同投照角度及加压相的照片。

（2）在对小肠进行追踪检查时，需配合适度压力的加压相点片，压力不当易出现假象。

（3）回盲部检查以摄取充盈相和加压相点片为主，摄片必须掌握在回盲部全部充盈时间，时间不宜过早（大部分钡剂尚在盆腔小肠内，盲肠和升结肠内仅有小量钡剂）或过迟（大部分钡剂已进入结肠，而末端回肠甚至盆腔内小肠仅有少量或零星钡剂残存）。

6. 检查后注意事项　对大便不通畅者，可给予轻泻药。

（三）口服钡餐小肠造影

小肠包括十二指肠、空肠和回肠，十二指肠属于上消化道检查范围，口服钡餐小肠造影主要检查范围为空肠和回肠。

口服钡餐追踪造影检查是运用传统的单对比技术，通过钡剂在胃肠道（自食管至升结肠中段）内的运行、分布及充盈状态下的形态改变显示小肠和回盲部（末端回肠、回盲瓣、盲肠、近侧半升结肠及阑尾）结构、器质性与功能性改变。对跨越回盲瓣，同时累及大、小肠疾病的诊断与鉴别诊断特别有帮助。该法在临床上不常单独运用，可作为小肠和回盲部病变的初选检查手段，如疑有小肠器质性病变，需再次做小肠灌肠检查。

1. 适应证　对于胃肠道出血怀疑来自小肠，不明原因的腹痛、腹胀、腹泻及怀疑有小肠炎症或肿瘤患者，须进行口服钡餐小肠造影检查。

2. 禁忌证

（1）绝对禁忌证：肠梗阻患者、消化道穿孔患者。

（2）相对禁忌证：消化道有急性出血、急性炎症或刚刚做过手术，或有其他损伤。

3. 操作步骤

（1）常规行腹部透视，观察有无胆结石、肾结石、钙化，了解肠道内积气和积液情况，有无气腹。

（2）观察食管、胃和十二指肠空腹时，一次服下0.3~0.5 g/mL普通硫酸钡混悬液300 mL后，透视下于立位观察食管，俯卧位观察胃和十二指肠各段单对比充盈相。

（3）追踪观察：

1）钡剂进入小肠后，每隔10~30 min做透视检查，追踪钡剂在肠道内通过及分布情况，直至钡剂前端抵达结肠肝曲、充盈升结肠和盆腔小肠（第五组、第六组）小肠内同时亦有较多钡剂充盈时。

2）在卧位透视下转动受检者，配合压迫技术分离重叠的肠曲，观察小肠各组与回盲部各部分（末端回肠、阑尾、回盲瓣和盲肠）位置、形态及肠腔充盈情况，有无激惹刺激等功能异常。

3）当钡剂在小肠内通过缓慢，而病变主要位于回盲部时，则可在做胃钡餐检查后，给予甲氧氯普胺20 mg，可使钡剂前端在30~60 min内到达回盲部。

4. 摄片要求

（1）对食管、胃和十二指肠检查时发现充盈异常，应及时摄下不同摄影角度的照片，以及加压相。

（2）对小肠进行追踪检查时，需配合适度重力的加压相点片，压力不当易出现假象。

（3）回盲部检查以摄取充盈相和加压相点片为主，摄片必须掌握在回盲部全部充盈时间，时间不宜过早（大部分钡剂尚在盆腔小肠内，盲肠和升结肠内仅有小量钡剂）或过迟（大部分钡剂已进入结肠而末端回肠甚至盆腔内小肠仅有少量或零星钡剂残存）。

（四）双对比结肠钡剂灌肠造影

双对比结肠钡剂灌肠造影是应用低张药后向结肠内灌入钡剂并注入足量的气体，使肠腔充气扩张形成双重对比的检查方法。

1. 适应证 怀疑有结肠肿瘤或息肉患者，慢性溃疡性结肠炎、肉芽肿性结肠炎患者，鉴别肠管局限性狭窄的性质、结肠高度过敏或肛门失禁的患者。

2. 禁忌证 结肠穿孔或坏死、急性溃疡性结肠炎、危重患者或虚弱患者忌用抗胆碱药物时可改用胰高血糖素。

3. 术前准备 检查前3天内进无渣、无纤维、无脂肪食物。检查前1天下午2、4、6、10点各饮温开水500 mL。检查前晚8点服用50%硫酸镁80 mL，若患者多次腹泻可不再做清洁灌肠；若腹泻不多，应清洁灌肠。

对比剂：双重对比造影用硫酸钡混悬液，浓度60%~120%，用量取决于乙状结肠的长度，成人一般100~250 mL。

4. 操作步骤

（1）造影前5 min给予肌内注射低张药物山莨菪碱共10~20 mg。

（2）受检者俯卧位，经肛门插入注气注钡两用肛管，检查床头低10°~20°。

（3）在透视下经肛管注入0.70~0.80 g/mL钡混悬液，当钡剂前端经结肠脾曲达横结肠中部或远端时即停止注入。

（4）于肛管内用加压气球缓慢注入空气，由气体将钡剂推向右半结肠，气体的注入量为700~1000 mL，透视见右侧升结肠横径扩张至5 cm左右时停止注气。

（5）拔除肛管，让受检者于卧位状态做俯卧–仰卧–俯卧翻转2次，见钡剂在结肠表面已形成良好涂布时即可分段依次摄片。

（6）摄片要求：

1）一般先摄取直肠、乙状结肠和降结肠下部的双对比相（包括仰位和俯卧位），以及直肠、乙状结肠段侧位片。摄片时应适当变动体位，使重叠肠曲展开，再转动体位，于半立位或头低位下分段依次摄取结肠脾曲、横结肠、结肠肝曲及盲肠、升结肠的双对比相。

2）分段摄片时应注意肠段的连接，勿遗漏部位。摄片过程中，发现病变时应进行局部多角度和多相（双对比、充盈相或半充盈相及加压相等）摄片，分段摄完肠曲点片后，让受检者再做360°翻转，摄取全结肠的仰卧位、俯卧位及立位片，点片满意后，终止检查。

3）整个检查过程不应超过15 min，否则因为水的吸收，钡剂易在肠壁上形成"龟裂纹"，妨碍诊断。

（五）直肠排便钡剂造影

1. 适应证

（1）功能性便秘：直肠前突、直肠内套叠、直肠黏膜脱垂、盆底下降等。

（2）器质性（瘢痕）便秘：如肛瘘、骶尾部及会阴部外伤或手术后所致。

（3）直肠癌根治术加臀大肌或括约肌成形术后的控便及排便功能判定。

2. 禁忌证

（1）极度衰弱者。

（2）急性肠梗阻。

3. **检查前准备**

（1）器械准备：

1）排粪造影专用坐桶和专用测量尺。

2）快速连续点片或录像装置。

（2）药物准备：

1）0.75~1.0 g/mL硫酸钡混悬液400 mL，灌肠使用。

2）0.5 g/mL普通硫酸钡混悬液200 mL，口服用以显示小肠。

（3）患者准备和注意事项：

1）检查前1天口服泻药清洁肠道。

2）检查前2 h口服钡液200 mL，使小肠充盈，有利于盆底小肠疝的检出。

4. **检查方法**　嘱患者左侧卧位，自肛管内注入灌肠用钡剂至降结肠（一般用量约300 mL），待直肠充盈良好后退出注射器。嘱患者取左侧位侧坐于排粪造影机上，调整舒适坐姿，将双膝并拢，将坐桶调整到适合的高度，让患者的左右股骨重叠并与躯干呈钝角，进行摄片；然后嘱患者转身取正位，两腿分开，进行摄片。

5. **摄片要求**　侧位片拍摄范围包括骶尾骨尖、肛门及耻骨联合，以便测量。

（1）侧位片：静坐像、提肛像（肛门紧闭上提）、力排黏膜像（用力排粪，肛门开大）及力排后的黏膜像。

（2）正位片：力排黏膜像。

6. **检查后注意事项**　留意肠道内钡剂的排出情况，必要时给予通便药物。

（六）经引流管（T管）造影

1. **适应证**

（1）术后胆管内结石残留。

（2）胆道蛔虫症。

（3）胆管狭窄情况。

（4）肝胰管壶腹部括约肌情况。

（5）胰胆管汇合异常。

2. **并发症**　压力过高，可能引起感染扩散或者诱发胆管壁溃疡出血，亦可引起肝胰壶腹括约肌痉挛，使对比剂逆行入胰管，诱发急性胰腺炎。

3. **检查前准备**

（1）器械准备：配有影像监视器的X线机、50 mL针筒。

（2）药物准备：60%泛影葡胺20~40 mL或非离子型碘对比剂50 mL。

（3）患者准备：术前行肠道准备及碘过敏试验，并空腹4~6 h。

4. 检查方法

（1）造影前先抽出引流管内胆汁，或先用温生理盐水冲洗胆管，抽出冲洗液。

（2）患者仰卧于X线检查床上，低头30°，取右侧抬高或侧位，缓缓注入T管内10 mL对比剂，使左侧肝管分支充盈良好，然后转至仰卧位，透视观察胆总管及肝管充盈情况，在胆总管及多级肝管充盈良好后，进行摄影。如部分胆管充盈不良，可旋转体位，再次注药，重复摄影。注药总量不超过40 mL。

5. 摄片要求

（1）摄影条件略高于腰椎，摄影范围应包括肝、胆总管及十二指肠。

（2）在影屏监视下仰卧位右侧抬高20°，必要时加摄侧位片。

（3）摄片时要屏气，保持不动。

6. 检查后注意事项　若有梗阻存在，造影完毕后将注入的对比剂尽量吸出，或开放T管引流并观察患者的反应。

十、其他 X 线造影

（一）泌尿系造影

1. 检查前准备

（1）做碘过敏试验，并对患者进行屏气训练。

（2）造影前2~3天不吃易产气和多渣的食物，并禁服钡剂或碘剂，以及含钙或重金属的药物。

（3）造影前1天下午服缓泻剂。老年、长期卧床、习惯性便秘者，可提前2~3天每晚服缓泻剂，检查前1~2 h清洁灌肠。

（4）检查前12 h禁食、禁水。

（5）摄腹部（肾、膀胱）平片像，确定是否符合造影条件。

（6）造影前排尿，使膀胱空虚。

2. 适应证

（1）尿路结石、结核、囊肿、肿瘤、慢性炎症和先天性畸形。

（2）原因不明的血尿和脓尿。

（3）尿路损伤。

（4）腹膜后肿瘤的鉴别诊断。

（5）肾性高血压的筛选检查。

（6）了解腹膜后包块与泌尿系的关系。

3. 禁忌证

（1）碘过敏及甲状腺功能亢进者。

（2）严重肾功能不良者。

（3）急性尿路感染。

（4）严重心血管疾患及肝功能不良。

（5）妊娠或疑有早期妊娠者。

4. 检查方法

被检者仰卧在摄影床上，将2个圆柱状棉垫呈倒"八"字形压迫在两髂前上棘连线水平上。在棉垫之上放血压表气袋，用多头腹带将棉垫、气袋同腹部一起束紧，然后由静脉注入对比剂。当注入对比剂1~2 mL后减慢速度，观察2~3 min，如被检者无不良反应即将对比剂在2~3 min内注完，必要时可缩短注药时间，注药中若有反应，立即停止注药。如反应轻微，待症状缓解后仍可继续造影。对比剂注射完毕，给血压表气袋注气，压力为80~100 mmHg压迫输尿管，以阻止对比剂进入膀胱，有利于肾盂充盈显示。

5. 摄片要求

常规法静脉尿路造影摄取肾区前后位及全腹部位片曝光时，被检者先深吸气再呼气后然后屏气。常规于对比剂注射完后7 min、15 min及30 min各摄肾区片1张。然后观察肾盂、肾盏内对比剂的充盈情况，若肾盂、肾盏显影良好，可解除腹带摄全尿路片。若30 min肾盂、肾盏仍然充盈不好、显影较淡或不显影，可根据情况延长到60 min再摄取肾区片，然后解除腹带摄全尿路片。若观察全尿路影像输尿管及膀胱内无对比剂，应解除腹带，时间延长至1~2 h重摄尿路片。

除摄取卧位片外，也可摄取立位片，如观察肾下垂，用于了解肾脏的位置、活动度、腹部肿块或钙化灶与肾脏的关系等；根据病变所在的位置有时需拍摄左右斜位。

对于疑有肾血管性高血压者，应采用每分钟连续摄片法尿路造影。其原理是：一侧肾动脉狭窄严重引起高血压时，该侧肾血流量减少，肾小球滤过率也随之下降，对比剂在该侧肾盂、肾盏内的出现时间要慢于血流量正常的对侧肾脏。连续摄片对照分析两侧肾脏的这种功能参数，若发现一侧延迟显影，在排除尿路梗阻和肾实质疾病之后，强烈提示肾动脉狭窄。

对于5岁以下的婴幼儿，一般在注入对比剂后3~10 min内摄完所有照片，必要时可摄延迟照片。

6. 注意事项

（1）腹部有巨大肿块、肥胖及腹水的受检者压迫输尿管有困难时，可采用倾斜摄影床面的方法，使被检者取头低足高30°位，以减缓对比剂及尿液流入膀胱。

（2）若因腹带压力过大，出现迷走神经反应或下肢血供不足时，应减轻腹带压力或暂时松解，待症状缓解后重新加压或采用头低足高位继续造影，症状严重者应立即解除腹带，进行对症治疗。

（3）对于年老体弱、5岁以下的儿童或腹主动脉瘤及腹部手术后不久的受检者，也可采用将双倍量的对比剂3 min内注射完毕，不加压迫带，取头低足高15°~25°位，被检者无压迫之苦，且能达到诊断要求。

（4）静脉尿路造影，尤其是注入对比剂后头5 min的照片，更能清晰地显示肾脏的大小、形态和轮廓。肾盂、肾盏充盈后，也利于测量肾实质厚度和侧位观察肾脏位置。

（二）泌尿系逆行造影

1. 检查前准备 造影前2~3天禁用不透射X线药物，造影前1天进少渣饮食。造影前6 h禁食，造影前清洁肠道，排空尿液。

2. 适应证

（1）不适于做静脉肾盂造影者，如心、肝、肾功能差及碘过敏者。

（2）静脉法不显影的肾、输尿管疾患，如严重肾结核、肾积水及先天性多囊肾等。

（3）多次静脉肾盂造影无法将肾盂、肾盏显影满意者。

（4）证实平片所示阴影是否位于输尿管内，并能够肯定两者的关系。

（5）了解肾、输尿管与邻近器官的关系，观察有无受累情况。

3. 禁忌证

（1）严重血尿和肾绞痛发作期间。

（2）泌尿系统感染。

（3）尿路狭窄。

（4）碘对比剂过敏。

（5）严重的心、肝、肾功能不全及其他严重的全身性疾患。

4. 检查方法 由泌尿科医师在膀胱镜的观察下，将导管插入输尿管，透视下观察导管的位置，显示满意后医师边退导管边注入对比剂并适时摄片。在造影过程中应尽量充分显示欲观察尿路（尿道、膀胱、输尿管、肾盂）的造影像，满足诊断要求后，拔出导管，结束检查。

5. 摄片要求 患者仰卧于摄影床上，脊柱对准台面中线，待肾盂、肾盏充盈满意立即摄片，必要时可加摄侧位和斜位片。

6. 注意事项

（1）膀胱镜、输尿管导管插入及对比剂的注射，均由泌尿科医生准备并操作。

（2）造影过程中出现碘过敏症状时，听从临床医生指挥，终止检查，配合治疗。

（3）防止并发症的发生。

（三）子宫输卵管造影

1. 检查前准备　月经干净后7~10天。常用非离子型对比剂，也可用碘化油。

2. 适应证

（1）不孕症：寻找不孕症的原因（炎症、结核和肿瘤等）。

（2）确定输卵管有无阻塞。

（3）绝育后观察输卵管情况。

3. 禁忌证

（1）急性炎症。

（2）子宫出血。

（3）碘过敏者。

（4）子宫恶性肿瘤。

4. 检查方法

（1）受检者仰卧于检查床上，先拍摄平片，导管插入子宫颈后在电视透视下注射对比剂5~10 mL，等子宫、输卵管显影后即摄片。

（2）造影过程中可根据需要旋转不同体位观察、摄片（充盈相）。

（3）对受检者复查（不同对比剂复查时间不同），观察对比剂在盆腔内的涂布情况，并拍摄其弥散像。

（4）用碘化油造影者于24 h后再拍摄图像，观察对比剂是否进入腹腔。用碘水作为对比剂者，因对比剂吸收快，无须延迟复查。

5. 摄片要求　成像板上缘包括髂前上棘，下缘包括耻骨联合。中心线对准双侧髂前上棘连线中点与耻骨联合中点连线的中点垂直射入。

6. 注意事项　注射对比剂的速度宜缓慢，压力勿过大；注意受检者有无不良反应。

（四）经内镜逆行胆胰管造影（ERCP）

1. 检查前准备

（1）检查前禁食、禁水6~8 h。

（2）检查前3~7天，应停止使用抗凝血类药物，行心电图、血常规、凝血功能等检查。

（3）使用阿托品、山莨菪碱等药物进行解痉治疗。

2. 适应证

（1）胆道梗阻引起的黄疸。

（2）临床、实验室或影像学检查支持胰腺或胆道疾患（如结石、肿瘤、硬化性胆管炎等）。

（3）胰腺疾病：胰腺肿瘤、慢性胰腺炎、胰腺囊肿等。

（4）原因不明的胰腺炎。

（5）奥迪括约肌测压。

（6）胰管或胆管的组织活检。

3. 禁忌证

（1）严重的心肺疾病或食管、胃狭窄梗阻患者。

（2）凝血功能异常。

（3）严重的胰腺炎。

（4）对对比剂过敏。

（5）孕妇及不能配合的患者。

4. 检查方法　患者左侧卧位，将内窥镜插入食管，并缓慢经胃送入十二指肠降段，在导管尾端连接20 mL注射器，在透视下缓慢注入经加温的对比剂。要注意控制注射速度、压力和剂量，速度以每分钟1 mL为宜，胆管造影可稍快。通常先做胰管造影，后做胆管造影，两者可同时显影，或仅见其中之一。胆管充盈后取头低足高位，使上段胆管及左右肝管充盈。观察胆总管下段可取仰卧位或立位。充盈胰管可先取左侧卧位，然后改俯卧。透视下认为充盈满意，即摄充盈像。

5. 摄片要求　胰管和（或）胆管充盈后，先取左侧卧位，后改俯卧位拍充盈相，胆管充盈后取头低足高位摄片，观察胆总管下段，需取仰卧位或立位，充盈后摄片。

6. 注意事项　术后4~6 h检查血清淀粉酶，如超过200单位，并伴有腹痛及发热，应按急性胰腺炎处理。若仅有淀粉酶升高，应每天复查直至正常。半流质饮食2~3天。造影后给予抗生素3天，预防感染，术后避免进行剧烈运动，以免引起胰腺炎。

（五）经皮经肝胆道造影术（PTC）

1. 适应证

（1）各种原因所致胆道梗阻。

（2）曾做过多次胆道手术，有胆管梗阻、肝内胆管狭窄或扩张、原发性肝内胆管结石伴有黄疸者。

（3）疑为胆管癌、壶腹周围癌情况者，需进行鉴别诊断及确定肿瘤的部位和阻塞情况者。

（4）胆管损伤、胆管狭窄者。

（5）行逆行性胰胆管造影不能充分到达或满意显示者、幽门狭窄和毕Ⅱ式胃切除后胆肠吻合难以行逆行胰胆管造影者。

（6）为各种原因所致胆道梗阻和胆管炎需行胆汁引流者做术前准备。

2. 禁忌证

（1）麻醉药物或碘过敏者。

（2）有出血倾向。

（3）穿刺部位感染。

（4）近期有胆道感染病史。

（5）全身衰竭不能承受手术。

（6）有腹水。

（7）重度黄疸［除检查后立即行经皮肝穿刺胆管引流术（PTCD）外］。

（8）穿刺路径有占位性病变和无法屏气配合检查。

3. 检查前准备

（1）认真核对检查申请单，了解病情，明确检查目的和要求。

（2）确认患者无上述禁忌证，并嘱患者认真阅读检查注意事项、按要求准备。

（3）造影前一天晚清洁灌肠，并给予镇静剂。

（4）造影前1 h给予镇静剂，但禁用吗啡，以免引起奥迪括约肌痉挛而混淆诊断。

（5）造影前腹部透视，观察肝下有无充气肠管，以免穿刺时误伤。

（6）做碘过敏试验。

（7）测定凝血酶原时间，如延长应给予维生素K以纠正。

4. 器物准备 穿刺针、手套、注射器、利多卡因注射液。

5. 检查方法

（1）使用带塑料管外鞘的穿刺针或Chiba细穿刺针，自右腋中线或前侧径路，一般采用右腋中线第8~9肋或第9~10肋间隙，在X线电视监视引导下，调整穿刺点的高低、方向及进针深度，直接观察肝脏的变异。

（2）消毒、覆巾、穿刺点局麻。

（3）按上述选定的穿刺点进针，水平方向，针尖指向剑突尖。

（4）一般进针8~13 cm，穿及的胆管较粗。当穿刺针刺入胆管时，可有突破感。此时，拔出针芯，换上注射器，一边徐徐退针，一边抽吸，若抽得胆汁即停止外退，表明针尖已在胆管内。如退针至1/2的针道时，仍未抽出胆汁，为穿刺失败；应退针至皮下，稍改变方向再行穿刺。继续4~5次，仍未抽得胆汁者应停止操作，以免损伤过多肝组织。

（5）进针至适当深度时，先注入少量对比剂，在X线荧光屏显示下判断针头的位置。如针头误入血管内，对比剂将被稀释而迅速流走；如针头在肝实质内，对比剂将停留不动；如对比剂进入肝胆管内，则可见对比剂缓慢流向肝门。

（6）穿刺成功后，固定针头，接带有塑料管的注射器，抽出部分胆汁，送细菌培养；再徐徐注入温热的碘对比剂20 mL。患者感觉肝区微胀时，即应停止注射，进行摄片。如胆管高度扩张，可适当增加对比剂剂量。

6. **摄片要求**　患者仰卧于检查床上，注入对比剂后，即可显示胆管树。各个方向转动，摄取不同方位照片。

7. **注意事项**

（1）术前禁食并肌内注射维生素K₁ 10 mg及哌替啶50 mg。

（2）穿刺时嘱患者浅呼吸，缓慢进入肝实质。取右侧腋中线法时，注意穿刺针与操作台面保持水平，针尖抵脊柱右侧，不要越过脊柱中线。穿刺的针道可事先加以导向标记。

（3）造影结束时，若显示胆管阻塞、扩张明显，拔针前应尽量抽吸胆汁和对比剂。

（4）术后禁食1天。测血压、脉搏，卧床24 h，观察有无发热、畏寒、脉搏增快。

（5）观察有无腹部压痛、反跳痛、腹肌紧张等腹膜炎体征。

（6）注意对比剂在胆汁中的浓度及均匀度；对比剂浓度过高，可能掩盖小结石；过低，易显示不清，皆可能误诊或漏诊。

（7）若要置管，先置入导引钢丝达胆管内，退出粗针，换置引流管，拔除导丝后妥善固定导管，防止脱出、折断，末端接消毒引流瓶。

（六）窦道造影

1. **适应证**　适用于各种先天性窦道如颈部窦道等行手术治疗者，造影检查可帮助了解其行程和分支情况；观察感染性窦道的行程、起源部位及其与体内感染灶的关系；了解创伤或手术后并发的窦道与邻近组织或器官的关系。

2. **禁忌证**

（1）碘过敏者。

（2）窦道有急性炎症者。

3. **检查前准备**

（1）认真核对检查申请单，了解病情，明确检查目的和要求。

（2）确认患者无上述禁忌证，并嘱患者认真阅读检查注意事项、按要求准备。

（3）造影前应先摄患部X线平片，了解有无其他异常，如骨髓炎、骨结核等。

（4）做碘过敏试验。

（5）造影之前应进行体位的引流和患处局部的挤压，使得窦道内分泌物充分排出，以利于对比剂的进入。

（6）根据窦道的大小和部位，配制合适浓度的对比剂。

（7）提前训练被检查者摆出各种适合造影的体位。

4. **器械准备**　橡皮导管、50 mL注射器、碘伏、棉签。

5. **检查方法**

（1）插管患者取窦口朝上位置。窦口及其周围皮肤常规消毒后，经窦口插入橡皮导管或利用原有的引流管。若窦口过小，导管插入困难，也可用平头注射针代替。导管插妥后，应以纱布和胶布将其裹紧并固定好，以免脱落或对比剂漏出。

（2）将装好对比剂的注射器与导管连接好，先试抽其内有无气体或液体，然后以适当的压力注入对比剂，注入量以稍有外溢为佳。

（3）摄片造影通常在透视下进行，掌握对比剂的引入途径和分布情况，了解窦道与邻近结构的关系。

6. **摄片要求**　患者取卧位，窦口朝上；摄片造影通常在透视下进行，转动体位行多方位观察。透视下选择适当的位置与角度进行摄片，一般应至少摄取互相垂直的2张照片。

7. **注意事项**

（1）摄片前应将溢于皮肤、衣服、床单及诊断床上的对比剂全部清除、擦净，以免混淆诊断，必要时应于窦口做金属标记。

（2）注意选择适宜的对比剂浓度及用量。

（3）患者需配合医生要求。

（4）推注对比剂时注意速度，不宜过快。

（5）选择适当的位置与角度进行摄片。

（七）乳腺导管造影

1. **检查前准备**

（1）乳腺导管造影前，至少要有一个近期的乳腺X线摄影，以判断同侧乳腺导管内是否存在微钙化，防止因为被对比剂掩盖而忽略。

（2）通常采用仰卧位，采用合适口径的特殊钝头穿刺针。

（3）在穿刺针插入导管之前，必须用对比剂冲洗穿刺针系统，以免产生气泡，对增生性病变造成误诊。

2. **适应证**　除分泌性溢液外，所有病理性乳头溢液患者，包括血性、浆液性、黄色和清水样溢液等均为适应证。

3. **禁忌证**　急性炎症、哺乳期和对碘对比剂过敏者。

4. **检查方法**

（1）取少量溢液行溢液细胞学检查。

（2）患部消毒2次，可采用坐位或仰卧位，以乳头为中心，逐渐向外扩展，消毒半径为5 cm左右。

（3）戴无菌手套，轻轻挤压乳头，确认溢液乳孔后开始进针，将针头抬起缓缓捻入乳孔1~2 cm即可，切勿用力过猛而造成人为的假道或穿破导管使对比剂进入乳管外间质。

（4）吸净导管内残留液体可留做溢液细胞学检查。

（5）换上装好对比剂的针管，抬高后用力回抽乳孔内气体，不再有气泡吸出即可注射对比剂。注射对比剂压力不宜过大，以防对比剂溢出导管而致造影失败。一旦患者感觉疼痛应停止注射，有剧痛则提示对比剂进入间质造成刺激所致。

（6）拔出针头后，用棉球和胶布包裹乳头，立即进行钼靶摄片。

5. 摄片要求

（1）常规摄片位置，通常采用斜位和轴位（上下位）。

（2）为了外科手术定位，可在导管内同时注射亚甲蓝或用特别的定位器，拍1张相应部位的定位片。

6. 注意事项

（1）动作轻柔，粗暴的穿刺或压力过大会导致乳头表面损伤或对比剂外漏，并注意避免气泡的影响。

（2）在摄影之前，擦拭皮肤表面溢出的对比剂。

（3）在移动到乳腺X线检查床时，手托乳房底部，避免挤压对比剂。

（4）对乳腺的压迫压力不能太大，避免对比剂被挤出。

（5）图像采集完成后，挤出对比剂并擦拭。

（八）淋巴管造影

1. 检查前准备

（1）碘过敏试验。

（2）术前3天应该停止服用重金属药物。

（3）术前1天清淡饮食、术前清洁手脚。

（4）术前晚至手术时禁食、禁饮。

2. 适应证

（1）淋巴管系统有梗阻、扩张、水肿、破裂、先天性畸形、肿瘤转移及淋巴结病变等。

（2）上肢造影多用于乳腺癌，有局部腋窝淋巴结转移或手术后复发者。

（3）下肢造影多用于子宫颈癌、淋巴瘤、外阴癌、阴道癌、睾丸恶性肿瘤、盆腔腹膜后淋巴结转移等。

（4）原因不明的肢体水肿。

（5）丝虫病者检查有关淋巴管病变情况。

（6）对乳糜胸、乳糜腹、乳糜尿患者检查胸导管情况。

3. **禁忌证**　局部或全身感染者暂缓检查。

4. **检查方法**

（1）腹部、胸部及下肢淋巴管造影，常在足趾间皮内注射淋巴染色剂。腋窝、锁骨下及上肢淋巴管造影，常在手指间皮内注射淋巴染色剂。颈部淋巴管造影可在乳突部注射淋巴染色剂。

（2）按常规消毒，局麻后，沿显示出蓝色的淋巴管切开皮肤，找出较粗大的淋巴管后，穿刺淋巴管，向淋巴管内注入对比剂。一般用微量注射泵注射0.1 mL/min。

（3）上肢及颈部3~5 mL，下肢6~10 mL，精索3~6 mL。注射完毕后拔针，结扎淋巴管。以生理盐水冲洗创口，缝合切口在透视下选择摄片，观察淋巴管显影情况。

（4）淋巴结显影一般在注射碘对比剂后12~24 h选择摄片，可以显示盆腔深部、髂部、腹主动脉旁、腋窝和锁骨上下等处淋巴结影。24 h后淋巴管多已不显影。注射水对比剂因流动较快应跟踪检查。

5. **摄片要求**　患者仰卧于摄影台上，在电视透视下，对准位置，摄点片即可。

6. **注意事项**

（1）切口感染。

（2）注射染料时局部肿、胀、痛，数日后可自行消失。

（3）极个别病例有发热，多于24 h后恢复正常。

（4）注射2 mL时，最好进行肢体透视或摄片，以确定针尖是否确在淋巴管内，有无对比剂外溢或流入静脉；注射半量时透视或摄片观察淋巴管有无阻塞，有时须停止注射，因淋巴管阻塞时对比剂会很快流入静脉。

第二节　CT检查操作规范

一、CT 检查操作基本原则

（一）检查前的常规准备

（1）去除扫描范围内的金属异物（如眼镜、发卡、义齿、项链、耳环等）。

（2）检查前告知受检者检查所需时间及扫描过程中机器发出的声响，消除受检者的紧张情绪，使其配合检查。

（3）扫描过程中受检者需保持不动，对不配合的患者或婴幼儿推荐采用药物镇静后进行检查。

（4）对受检者非被检敏感部位和陪护人员用铅屏蔽物或铅衣防护。

（5）受检者在增强检查前需签署知情同意书。

（二）检查前的特殊准备

（1）胸部CT检查前训练受检者做到深吸气后屏住呼吸，无法配合呼吸者，可增加X射线电流、加大转速或增加螺距等方式缩短扫描时间，同时嘱受检者平静呼吸，以减轻运动伪影。

（2）消化道常规CT于检查前1周内禁行消化道钡餐造影，并需空腹12 h，次日清晨禁食、禁水；还要根据情况，于检查前不同时间即刻口服总量为1000~2000 mL的温开水或稀释2%的阳性对比剂。

（3）结肠CT造影检查时嘱受检者低脂、低纤维、流质饮食2天，检查前8~12 h口服泻剂进行肠道清洁；检查前即刻经肛管注入空气1000 mL左右。

（4）增强及血管造影检查需严格执行"碘对比剂使用方法"，检查前8 h禁食、禁水，若行胃肠道增强扫描，需于增强检查前口服阴性对比剂（水或等渗甘露醇）1000~2000 mL，使胃腔充盈；若行冠状动脉CTA检查，根据CT性能做好符合设备要求的心率准备；检查结束后需留观30 min，若受检者无特殊不适，取出留置针后方可离开。

（三）检查时的注意事项

（1）关于扫描参数除按照以下各项检查设定的具体参数外，还应视CT机型而定，在不影响图像质量的情况下，尽量采用低剂量扫描原则。

（2）对比剂用量除按照以下各项检查建议的用量外，还应视CT机扫描速度的快慢、受检者身高体重及血管情况等而定，具体可参考《碘对比剂使用指南》（第2版）。

（3）增强扫描应密切注意受检者有无对比剂不良反应，如有反应立即停药，并采取相应措施（如地塞米松5~10 mg静脉注射等）。增强检查结束后受检者需留观约30 min，若无特殊不适，取出留置针后方可离开。

二、头颅

（一）颅脑

1. 检查前患者的准备

（1）做好解释工作，消除患者的紧张心理状态，以取得患者合作。

（2）去除头部金属饰物，以避免伪影干扰。

（3）对于婴幼儿、意识不清及躁动不安的患者，检查前可适当给予镇静剂，防止患者摔伤及移动产生伪影。

（4）急性颅脑外伤、先天性发育异常和急性脑卒中患者可只做平扫，不必进行增强扫描。脑瘤、脑血管性疾病和颅内感染等除常规平扫外，在患者情况允许下，强烈推荐对比增强扫描。

（5）如需要行对比增强扫描，应于检查前4 h禁食，但不禁水，如患者因病禁水，最好经静脉补充液体。

2. 平扫

（1）定位像扫描：扫头颅侧位定位像，确定扫描范围和层次。

（2）扫描体位和方式：仰卧位，下颌内收，双侧外耳孔与床面等距；常规横轴面非螺旋扫描（需行三维后处理时，使用螺旋扫描）。

（3）扫描角度：根据受检者头颅的具体位置，扫描机架适当倾斜，使射线方向与听眦平面平行， 螺旋扫描时无须倾斜机架。

（4）扫描范围：以听眦线为基线向上扫描至头顶。

（5）扫描视野（FOV）：25 cm × 25 cm。

（6）重建层厚、层间隔：5 mm。病灶需行薄层扫描时，层厚视情况而定。

（7）重建算法：软组织算法和骨算法重建。

（8）窗宽和窗位：脑窗窗宽90~100 HU（外伤时适当增大窗宽，以免遗漏小面积硬膜下和硬膜外血肿），窗位35~50 HU；骨窗窗宽1500~2500 HU，窗位400~700 HU。

（9）扫描参数：100~120 kV，200~250 mAs。

3. 对比增强扫描

（1）增强扫描时，扫描体位、方式、参数、层厚等通常与平扫一致。

（2）对比剂用法：常规增强，压力注射器静脉注射非离子型对比剂50~80 mL，注射速率2.5~3.5 mL/s；儿童按体重用量为1.0~1.5 mL/kg，或参照药品说明书使用。

（3）扫描时相：头部CT增强扫描，应行动脉期和静脉期双期扫描，各期的图像应显示各期的特征；同时可根据病变性质设置头部增强的延迟扫描时间：血管性病变25 s；感染、囊肿3~5 min；转移瘤、脑膜瘤5~8 min。

4. 打印和存档

（1）打印脑组织窗及骨窗（外伤时）轴位图像，必要时打印冠状位及矢状位图像。

（2）病灶部位放大摄片（必要时）。

（3）图像处理完成后，将颅脑扫描软组织算法及骨算法薄层图像完整上传至PACS。

（二）眼眶

1. 检查前患者的准备

（1）做好解释工作，消除患者的紧张心理状态，以取得患者合作。

（2）去除头部金属饰物，以避免伪影干扰。

（3）对于婴幼儿、外伤、意识不清及躁动不安的患者，检查前可适当给予镇静剂，防止患者摔伤及移动产生伪影。

（4）训练患者闭上眼睛保持眼球固定不动，对不能闭眼的患者可嘱其眼睛盯住一个目标并保持不动。

（5）如需要行对比增强扫描，检查前4 h应禁食，但不禁水，如患者因病禁水，最好经静脉补充液体。

2. 平扫

（1）定位像扫描：扫头颅侧位定位像，确定扫描范围和层次。

（2）扫描体位和方式：仰卧位或俯卧位；常规横轴面非螺旋扫描（需行三维后处理时，使用螺旋扫描）。

（3）扫描角度：与扫描床面呈90°（扫描机架为0°）。

（4）扫描范围：自眶下缘扫描至眶上缘，扫描过程中嘱受检者闭眼且保持眼球不转动。

（5）扫描视野：15~20 cm。

（6）重建层厚：2~3 mm。病灶需行薄层扫描时，层厚视情况而定。

（7）重建算法：软组织算法及骨算法，螺旋扫描时可行冠状位及单眼斜矢状位重建。

（8）窗宽和窗位：软组织窗窗宽300~400 HU，窗位30~50 HU；骨窗窗宽1500~2500 HU，窗位400~700 HU。

（9）扫描参数：100~120 kV，200~250 mAs。

3. 对比增强扫描

（1）增强扫描时，扫描体位、方式、参数、层厚等通常与平扫一致。

（2）对比剂用量：常规增强，压力注射器静脉注射非离子型对比剂50~80 mL，注射速率2.5~3.5 mL/s；儿童按体重用量为1.0~1.5 mL/kg，或参照药品说明书使用。

（3）扫描时相：普通增强检查延迟35~45 s扫描，血管性病变时可采用动静脉双期扫描，动脉期25~30 s，静脉期60~65 s。

4. 打印和存档

（1）打印软组织窗、骨窗轴位图像，同时打印眼球冠状位及沿视神经矢状位图像。

（2）病灶部位放大摄片（必要时）。

（3）图像处理完成后，将眼部扫描软组织算法、骨算法薄层图像及重组后图像完整上传至PACS。

（三）乳突

1. 检查前患者的准备

（1）做好解释工作，消除患者的紧张心理状态，以取得患者合作。

（2）去除头部金属饰物，以避免伪影干扰。

（3）对于婴幼儿、外伤、意识不清及躁动不安的患者，检查前可适当给予镇静剂，防止患者摔伤及移动产生伪影。

2. 平扫

（1）定位像扫描：扫头颅侧位定位像，确定扫描范围和层次。

（2）扫描体位和方式：仰卧位下颌内收，使受检者听眶下线与检查床垂直，双侧外耳孔与床面等距；横轴面螺旋或非螺旋扫描。

（3）扫描角度：与扫描床面呈90°（扫描机架为0°）。

（4）扫描范围：自外耳孔向上扫描至整个颞骨岩部。

（5）扫描视野：14~18 cm。

（6）重建层厚：1 mm。

（7）重建算法：高分辨力骨算法。

（8）窗宽和窗位：骨窗窗宽3500~4000 HU，窗位350~450 HU。

（9）扫描参数：120~140 kV，250~300 mAs。

3. 对比增强扫描

（1）增强扫描时，扫描体位、方式、参数、层厚等通常与平扫一致。

（2）对比剂用量：常规增强，压力注射器静脉注射非离子型对比剂50~80 mL，注射速率2.5~3.5 mL/s；儿童按体重用量为1.0~1.5 mL/kg，或参照药品说明书使用。

（3）扫描时相：普通增强检查延迟40~50 s扫描。

4. 打印和存档

（1）打印骨窗轴位图像，同时打印冠状位图像。

（2）图像处理完成后，将颞骨扫描薄层图像及重组后图像完整上传至PACS。

（四）鼻窦

1. 检查前患者的准备

（1）做好解释工作，消除患者的紧张心理状态，以取得患者合作。

（2）去除头部金属饰物，以避免伪影干扰。

（3）对于婴幼儿、外伤、意识不清及躁动不安的患者，检查时可遵医嘱适当给予镇静剂，防止患者摔伤及移动产生伪影。

（4）如需要行对比增强扫描，检查前4 h应禁食，但不禁水，如患者因病禁水，最好经静脉补充液体。

2. 平扫

（1）定位像扫描：扫头颅侧位定位像，确定扫描范围和层次。

（2）扫描体位和方式：仰卧位，使受检者听眶线与检查床垂直，双侧外耳孔与床面等距；常规横轴面非螺旋扫描（需行三维后处理时，使用螺旋扫描）。

（3）扫描角度：与扫描床面呈90°（扫描机架为0°）角。

（4）扫描范围：自上颌骨齿槽突上方扫描至额窦上方，连续扫描。

（5）扫描视野：14~20 cm。

（6）重建层厚：3~5 mm，病灶需行薄层扫描时，层厚视情况而定。

（7）重建算法：软组织算法及骨算法。

（8）窗宽和窗位：软组织窗窗宽150~180 HU，窗位30~50 HU；骨窗窗宽1000~3000 HU，窗位100~200 HU。

（9）扫描参数：100~120 kV，250~300 mAs。

3. 对比增强扫描

（1）增强扫描时，扫描体位、方式、参数、层厚等通常与平扫一致。

（2）对比剂用量：常规增强，压力注射器静脉注射非离子型对比剂50~80 mL，注射速率2.5~3.5 mL/s；儿童按体重用量为1.0~1.5 mL/kg，或参照药品说明书使用。

（3）扫描时相：普通增强检查延迟40~50 s扫描。

4. 打印和存档

（1）打印软组织窗轴位图像，同时打印冠状位、矢状位图像。

（2）病灶部位放大摄片（必要时）。

（3）图像处理完成后，将鼻窦扫描软组织算法、骨算法薄层图像及重组后图像完整上传至PACS。

（五）垂体鞍区

1. 检查前患者的准备

（1）做好解释工作，消除患者的紧张心理状态，以取得患者合作。

（2）去除头部金属饰物，以避免伪影干扰。

（3）对于婴幼儿、外伤、意识不清及躁动不安的患者，检查前可适当给予镇静剂，防止患者摔伤及移动产生伪影。

（4）如需要行对比增强扫描，检查前4 h应禁食，但不禁水，如患者因病禁水，最好经静脉补充液体。

2. 平扫

（1）定位像扫描：扫头颅侧位定位像，确定扫描范围和层次。

（2）扫描体位和方式：仰卧位下颌内收，双侧外耳孔与床面等距或肩背部抬高，常规横轴面非螺旋扫描（需行三维后处理时，使用螺旋扫描）。

（3）扫描角度：与鞍底垂直或与鞍背平行。

（4）扫描范围：自鞍底扫描至第3脑室水平或后床突。

（5）扫描视野：20~25 cm。

（6）重建层厚：2~3 mm。病灶需行薄层扫描时，层厚视情况而定，建议有条件的可加做冠状位重组。

（7）重建算法：软组织算法，重点观察蝶鞍骨质破坏时加做骨算法重建。

（8）窗宽和窗位：软组织窗窗宽350~400 HU，窗位35~50 HU；骨窗窗宽1000~1500 HU，窗位250~350 HU。

（9）扫描参数：100~120 kV，200~250 mAs。

3. 对比增强扫描

（1）增强扫描时，扫描体位、方式、参数、层厚等通常与平扫一致。

（2）对比剂用法：常规增强，压力注射器静脉注射非离子型对比剂50~80 mL，注射速率2.5~3.5 mL/s；儿童按体重用量为1.0~1.5 mL/kg，或参照药品说明书使用。

（3）扫描时相：常规CT增强扫描延迟扫描时间一般为注射对比剂开始后35 s；怀疑垂体微腺瘤时，应选择非螺旋同层动态或螺旋同范围动态扫描方式，注射对比剂10 s后启动扫描，连续扫描 5~8 次。

4. 打印和存档

（1）打印脑组织窗及骨窗轴位、冠状位及矢状位图像。

（2）病灶部位放大摄片（必要时）。

（3）图像处理完成后，将蝶鞍/垂体扫描软组织算法及骨算法薄层图像完整上传至PACS。

（六）颅底和鼻咽

1. 检查前患者的准备

（1）做好解释工作，消除患者的紧张心理状态，以取得患者合作。

（2）去除头部金属饰物，以避免伪影干扰。

（3）对于婴幼儿、外伤、意识不清及躁动不安的患者，检查前可适当给予镇静剂，防止患者摔伤及移动产生伪影。

（4）如需要行对比增强扫描，检查前4 h应禁食，但不禁水，如患者因病禁水，最好经静脉补充液体。

2. 平扫

（1）定位像扫描：扫头颅侧位定位像，确定扫描范围和层次。

（2）扫描体位和方式：仰卧位；常规横轴面非螺旋扫描（需行三维后处理时，使用螺旋扫描）。

（3）扫描角度：与扫描床面呈90° （扫描机架为0° ）角。

（4）扫描范围：自上牙槽突至额窦底连续扫描。

（5）扫描视野：18~25 cm。

（6）重建层厚：2~3 mm，病灶需行薄层扫描时，层厚视情况而定。

（7）重建算法：软组织算法、高分辨力算法（骨算法）。

（8）窗宽和窗位：软组织窗窗宽150~180 HU，窗位30~50 HU；骨窗窗宽3000~4000 HU，窗位500~700 HU。

（9）扫描参数：100~120 kV， 250~300 mAs。

3. 对比增强扫描

（1）增强扫描时，扫描体位、方式、参数、层厚等通常与平扫一致。

（2）对比剂用量：常规增强，压力注射器静脉注射非离子型对比剂50~80 mL，注射速率2.5~3.5 mL/s；儿童按体重用量为1.0~1.5 mL/kg，或参照药品说明书使用。

（3）扫描时相：对比剂注入后延迟3~18 s开始扫描。

4. 打印和存档

（4）打印骨窗轴位图像，同时打印冠状位、矢状位图像。

（5）图像处理完成后，将鼻骨扫描薄层图像及重组后图像完整上传至PACS。

（七）颞下颌关节

1. 检查前患者的准备

（1）做好解释工作，消除患者的紧张心理状态，以取得患者合作。

（2）去除头部金属饰物，以避免伪影干扰。

（3）对于婴幼儿、外伤、意识不清及躁动不安的患者，检查前可适当给予镇静剂，防止患者摔伤及移动产生伪影。

2. 平扫

（1）定位像扫描：扫头颅侧位定位像，确定扫描范围和层次。

（2）扫描体位和方式：仰卧位使受检者听眦下线与检查床垂直，双侧外耳孔与床面等距。按临床要求，选择张口位和（或）闭口位；横轴面螺旋扫描。

（3）扫描角度：与扫描床面呈90°（扫描机架为0°）角。

（4）扫描范围：自下颌关节盂顶向下扫描至下颌骨结束层面。

（5）扫描视野：（14 cm×14 cm）~（18 cm×18 cm）。

（6）重建层厚：2~3 mm，病灶需行薄层扫描时，层厚视情况而定。

（7）重建算法：软组织算法及骨算法，容积再现（volume rendering，VR）与多平面重组（multiplanar reformation，MPR）重建。

（8）窗宽和窗位：软组织窗窗宽300~400 HU，窗位30~50 HU；骨窗窗宽1000~2000 HU，窗位200~350 HU。

（9）扫描参数：100~120 kV，200~250 mAs。

3. 对比增强扫描检查

（1）增强扫描时，扫描体位、方式、参数、层厚等通常与平扫一致。

（2）对比剂用量：常规增强，高压注射器静脉注射非离子型对比剂50~80 mL，注射速率2.5~3.5 mL/s；儿童按体重用量为1.0~1.5 mL/kg，或参照药品说明书使用。

（3）扫描时相：普通增强检查延迟20~25 s扫描。

4. 打印和存档

（1）打印软组织窗、骨窗轴位图像，同时打印冠状位及斜矢状位图像。

（2）病灶部位放大摄片（必要时）。

（3）图像处理完成后，将颞下颌关节扫描软组织算法、骨算法薄层图像及重组后图像完整上传至PACS。

（八）鼻骨

1. 检查前患者的准备

（1）做好解释工作，消除患者的紧张心理状态，取得患者合作。

（2）去除头部金属饰物，以避免伪影干扰。

（3）对于婴幼儿、外伤、意识不清及躁动不安的患者，检查前可适当给予镇静剂，防止患者摔伤及移动产生伪影。

2. 平扫

（1）定位像扫描：扫头颅侧位定位像，确定扫描范围和层次。

（2）扫描体位和方式：仰卧位；常规横轴面非螺旋扫描（需行三维后处理时，使用螺旋扫描）。

（3）扫描角度：与扫描床面呈90°（扫描机架为0°）角。

（4）扫描范围：自上颌骨齿槽突上方扫描至额窦上方连续扫描。

（5）扫描视野：（14 cm×14 cm）~（20 cm×20 cm）。

（6）重建层厚：0.5~1 mm。

（7）重建算法：软组织算法和骨算法。

（8）窗宽和窗位：软组织窗窗宽150~180 HU，窗位30~50 HU；骨窗窗宽3000~4000 HU，窗位 500~700 HU。

（9）扫描参数：100~120 kV， 250~300 mAs。

3. 打印和存档

（1）打印骨窗轴位图像，同时打印冠状位、矢状位图像。

（2）图像处理完成后，将鼻骨扫描薄层图像及重组后图像完整上传至PACS。

（九）颅骨

1. 检查前患者的准备

（1）做好解释工作，消除患者的紧张心理状态，以取得患者合作。

（2）去除头部金属饰物，以避免伪影干扰。

（3）对于婴幼儿、外伤、意识不清及躁动不安的患者，检查前可适当给予镇静剂，防止患者摔伤及移动产生伪影。

2. 平扫

（1）定位像扫描：扫头颅侧位定位像，确定扫描范围和层次。

（2）扫描体位和方式：仰卧位，下颌内收，双侧外耳孔与床面等距；常规横轴面非螺旋扫描（需行三维后处理时，使用螺旋扫描）。

（3）扫描角度： 与扫描床面呈90° （扫描机架为0° ）角。

（4）扫描范围：颅底向上扫描至头顶。

（5）扫描视野：25 cm×25 cm。

（6）重建层厚：0.5~1 mm。

（7）重建算法：高分辨力骨算法重建。

（8）窗宽和窗位：骨窗窗宽3500~4000 HU，窗位500~700 HU。

（9）扫描参数：120~140 kV， 250~300 mAs。

3. 打印和存档

（1）打印骨窗轴位图像，同时打印冠状位、矢状位图像。

（2）图像处理完成后，将颅骨扫描薄层图像及重建后图像完整上传至PACS。

（十）脑血管 CTA

1. 检查前准备

（1）受检者检查前禁食4 h以上。

（2）检查前询问受检者是否对碘过敏，是不是过敏体质。

（3）向受检者讲解注入对比剂后的正常机体反应，如全身发热、口苦等症状，均属于正常反应，嘱受检者不必紧张，以减少其紧张情绪。

（4）其他检查前常规准备见上述"CT检查操作基本原则"。

2. 平扫

（1）定位像扫描：扫头颅侧位定位像，确定扫描范围、层厚等。

（2）扫描体位和方式：仰卧位，下颌内收，双侧外耳孔与床面等距；横轴面螺旋扫描。

（3）扫描角度：与扫描床面呈90°（扫描机架为0°）角。

（4）扫描范围：自颅颈交界向上扫描至头顶部。

（5）扫描视野：25 cm×25 cm。

（6）重建层厚：1 mm。

（7）重建算法：软组织算法。

（8）窗宽和窗位：软组织窗窗宽250~350 HU，窗位25~35 HU。

（9）扫描参数：100 kV，150~180 mAs。

3. 对比增强扫描

（1）血管增强扫描时，扫描体位、方式、参数及层厚等通常与平扫一致。

（2）对比剂用量：压力注射器静脉注射非离子型对比剂50~80 mL，注射速率4.0~5.0 mL/s；儿童按体重用量为1.0~1.5 mL/kg，或参照药品说明书使用。

（3）扫描时相：采用对比剂团注跟踪技术或注射开始后20~25 s行动脉期扫描，60~70 s行静脉期扫描。

4. 打印和存档

（1）打印脑血管轴位、MPR、曲面重组（curved planar reformation，CPR）及VR重组图像。

（2）图像处理完成后，将头部血管造影原始图像及重组后图像完整上传至PACS。

（十一）颅脑 CTP

1. 检查前准备

（1）向患者讲述检查过程，使患者有充分准备，缓解其紧张情绪，取得患者良好配合。

（2）检查前4 h应禁食但不禁水，如患者因病禁水，最好经静脉补充液体。

（3）去除头部金属饰物，避免伪影干扰。

（4）对于婴幼儿、外伤、意识不清及躁动不安的患者，检查前可适当给予镇静剂，防止患者摔伤及移动产生的伪影。

2. 平扫

（1）定位像扫描：扫头颅侧位定位像，确定扫描范围和层次。

（2）扫描体位和方式：仰卧位，下颌内收，两外耳孔与台面等距离。

（3）扫描角度：与扫描床呈0°角，或根据需要适当调整倾斜角度。

（4）扫描范围：上界为听眦线上80~90 mm，下界为听眦线上0~10 mm。

（5）扫描视野：18~25 cm。

（6）重建层厚：1 mm。

（7）重建算法：软组织算法。

（8）扫描参数：100~120 kV，250~300 mAs。

3. 动态灌注扫描

（1）对比剂用量：成年人一般用量为50~80 mL，儿童按体重计算的用量为1.2~1.5 mL/kg。

（2）注射方式：采用高压注射器行静脉注射，注射速率一般为4~5 mL/s。

（3）扫描开始时间：注射对比剂后延迟16~20 s开始行动脉期扫描，间隔1 s进行扫描，总时间不低于50 s。

（4）其他扫描程序、参数与平扫相同。

4. 打印和存档

（1）依次循序摄取定位、平扫及增强图像。

（2）测量病灶大小及病灶部位增强前后的CT值。

（3）利用工作站专用灌注软件，绘制动态灌注曲线，脑血流量（CBF）、脑血容量（CBV）、平均通过时间（MTT）及达峰时间（TTP）的灌注图像。

三、颈部

（一）颈部 CT 检查操作基本原则

1. 检查前的常规准备

（1）去除扫描范围内的金属衣物。

（2）检查前向受检者说明检查所需时间及扫描过程中机器发出的声响，消除受检者的紧张情绪，使其配合检查。

（3）扫描过程中受检者需保持不动，对不配合的患者或婴幼儿推荐采用药物镇静后进行检查。

（4）对受检者非被检敏感部位和陪护人员用铅屏蔽物或铅衣防护。

（5）需要增强检查的受检者需签署知情同意书。

2. 检查时的注意事项

（1）关于扫描参数除按照以下各项检查设定的具体参数外，还应视CT机型而定，在不影响图像质量的情况下，尽量采用低剂量扫描原则。

（2）对比剂用量除按照以下各项检查建议的用量外，还应视CT机扫描速度的快慢及受检者血管情况等而定，具体可参考《碘对比剂使用指南》（第2版）。

（3）增强扫描应密切注意受检者有无对比剂不良反应，如有反应立刻停药，并采取相应措施。增强检查结束后受检者留观30 min。

（二）口咽部扫描

1. 检查前准备　检查时嘱咐患者禁止做吞咽动作，其他检查前常规准备见上述"CT检查操作基本原则"。

2. 定位像扫描　扫咽喉部侧位定位像，确定扫描范围和层次。

3. 扫描体位和方式　仰卧位，常规横轴面非螺旋扫描（需行三维后处理时，使用螺旋扫描）。

4. 扫描角度　与扫描床面呈90°（扫描机架0°）角。

5. 扫描范围　自口咽下1 cm向上至颅底。

6. 扫描及重建参数

（1）扫描视野：（20 cm×20 cm）~（25 cm×25 cm）（视受检者体形而定，需包括颈部皮肤）。

（2）重建层厚3~5 mm，病灶需行薄层扫描时，层厚视情况而定。

（3）重建算法：软组织算法，必要时加做冠状位及矢状位重建。

（4）窗宽和窗位：软组织窗窗宽300~400 HU，窗位30~45 HU。

（5）扫描参数：100~120 kV，150~200 mAs。

7. 对比增强扫描

（1）增强扫描时，扫描体位、方式、参数、层厚等通常与平扫一致。

（2）对比剂用量：常规增强，压力注射器静脉注射非离子型对比剂50~80 mL，注射速率2.0~3.0 mL/s；儿童按体重用量为1.0~1.5 mL/kg，或参照药品说明书使用。

（3）扫描时相：普通增强检查延迟20~25 s扫描。

8. 打印和存档

（1）打印软组织窗轴位图像，外伤患者须加摄骨窗。

（2）图像处理完成后，将口咽部扫描薄层图像及重组后图像完整上传至PACS。

（三）喉咽部扫描

1. 检查前准备 检查前训练受检者屏气。同时嘱受检者在检查时头颈部保持静止不动，不做吞咽动作。需发特殊高音"E"扫描或做瓦氏呼吸扫描时，应事先训练受检者，以提高检查成功率。其他检查前常规准备见上述"CT检查操作基本原则"。

2. 定位像扫描 扫描颈部侧位定位像，确定扫描范围和层次。

3. 扫描体位和方式 仰卧位，常规横轴面非螺旋扫描（需行三维后处理时，使用螺旋扫描）。

4. 扫描角度 与扫描床面呈90°（扫描机架0°）角。

5. 扫描范围 自舌骨平面向下扫描至环状软骨下缘层面，扫描过程中嘱受检者持续发"E"音。

6. 扫描及重建参数

（1）扫描视野：（20 cm×20 cm）～（25 cm×25 cm）（视受检者体形而定，需包括颈部皮肤）。

（2）重建层厚3~5 mm，病灶需行薄层扫描时，层厚视情况而定。

（3）重建算法：软组织算法，必要时加做冠状位及矢状位重建。

（4）窗宽和窗位：软组织窗窗宽300~400 HU，窗位30~45 HU。

（5）扫描参数：100~120 kV， 150~200 mAs。

7. 对比增强扫描

（1）增强扫描时，扫描体位、方式、参数、层厚等通常与平扫一致。

（2）对比剂用量：常规增强，压力注射器静脉注射非离子型对比剂50~80 mL，注射速率2.0~3.0 mL/s；儿童按体重用量为1.0~1.5 mL/kg，或参照药品说明书使用。

（3）扫描时相：普通增强检查延迟20~25 s扫描。

8. 打印和存档

（1）打印软组织窗轴位图像，同时打印冠状位、矢状位图像。

（2）图像处理完成后，将喉部扫描薄层图像及重组后图像完整上传至PACS。

（四）甲状腺扫描

1. 检查前准备 检查前常规准备见上述"CT检查操作基本原则"。

2. 定位像扫描 扫描颈部侧位定位像，确定扫描范围和层次。

3. **扫描体位和方式**　仰卧位，常规横轴面非螺旋扫描（需行三维后处理时，使用螺旋扫描）。

4. **扫描角度**　与扫描床面呈90°（扫描机架0°）角。

5. **扫描范围**　自舌骨平面向下扫描至主动脉弓上缘。

6. **扫描及重建参数**

（1）扫描视野：（20 cm × 20 cm）~（25 cm × 25 cm）（视受检者体形而定，需包括颈部皮肤）。

（2）重建层厚3 mm，病灶需行薄层扫描时，层厚视情况而定。

（3）重建算法：软组织算法。

（4）窗宽和窗位：软组织窗窗宽300~400 HU，窗位30~50 HU。

（5）扫描参数：100~120 kV，200~250 mAs。

7. **对比增强扫描**

（1）增强扫描前应了解受检者有无甲状腺功能亢进表现，甲状腺功能亢进者应禁行/慎行碘对比剂增强检查。

（2）增强扫描时，扫描体位、方式、参数、层厚等通常与平扫一致。

（3）对比剂用量：常规增强，压力注射器静脉注射非离子型对比剂50~80 mL，注射速率2.0~3.0 mL/s；儿童按体重用量为1.0~1.5 mL/kg，或参照药品说明书使用。

（4）扫描时相：普通增强检查延迟20~25 s扫描。

8. **打印和存档**

（1）打印软组织窗轴位图像，同时打印冠状位图像。

（2）图像处理完成后，将甲状腺扫描薄层图像及重组后图像完整上传至PACS。

（五）颈部软组织扫描

1. **检查前准备**　检查前常规准备见上述"CT检查操作基本原则"。

2. **定位像扫描**　扫描颈部侧位定位像，确定扫描范围和层次。

3. **扫描体位和方式**　仰卧位，常规横断面逐层扫描（需行三维后处理时，使用螺旋扫描）。

4. **扫描角度**　与扫描床面呈90°（扫描机架0°）角。

5. **扫描范围**　自颞骨岩部上缘向下扫描至胸骨颈静脉切迹。

6. **扫描及重建参数**

（1）扫描视野：（20 cm × 20 cm）~（25 cm × 25 cm）（视受检者体形而定，需包括颈部皮肤）。

（2）重建层厚3 mm，病灶需行薄层扫描时，层厚视情况而定。

（3）重建算法：软组织算法。

（4）窗宽和窗位：软组织窗窗宽300~400 HU，窗位30~50 HU。

（5）扫描参数：100~120 kV，200~250 mAs。

7. 对比增强扫描

（1）增强扫描时，扫描体位、方式、参数、层厚等通常与平扫一致。

（2）对比剂用量：常规增强，压力注射器静脉注射非离子型对比剂50~80 mL，注射速率2.0~3.0 mL/s；儿童按体重用量为1.0~1.5 mL/kg，或参照药品说明书使用。

（3）扫描时相：普通增强检查延迟20~25 s扫描。

8. 打印和存档

（1）打印软组织窗轴位图像，同时打印冠状位图像。

（2）图像处理完成后，将颈部软组织扫描薄层图像及重组后图像完整上传至PACS。

（六）颈部CT血管造影

1. 检查前准备

（1）受检者检查前禁食4 h以上。

（2）检查前询问受检者是否对碘过敏，是不是过敏体质。

（3）向受检者讲解注入对比剂后的正常机体反应，如全身发热、恶心等属于正常反应，嘱受检者不必紧张，减少其紧张情绪。

（4）扫描过程中患者不能做吞咽动作。

（5）其他检查前常规准备见上述"CT检查操作基本原则"。

2. 定位像扫描
扫头颈正位定位像，确定扫描范围、层厚、层间隔。

3. 扫描体位和方式
仰卧位，下颌内收，两外耳孔与床面等距；横轴面螺旋扫描。

4. 扫描角度
与扫描床面呈90°（扫描机架0°）角。

5. 扫描范围
自主动脉弓下方平面扫描至颅底。

6. 扫描及重建参数

（1）扫描视野：（20 cm×20 cm）~（25 cm×25 cm）（视受检者体形而定，需包括颈部皮肤）。

（2）重建层厚1 mm，病灶需行薄层扫描时，层厚视情况而定。

（3）重建算法：软组织算法。

（4）窗宽和窗位：软组织窗窗宽250~350 HU，窗位25~35 HU。

（5）扫描参数：100~120 kV，200 mAs。

7. 对比增强扫描

（1）增强扫描时，扫描体位、方式、参数、层厚等通常与平扫一致。

（2）对比剂用量：成年人用量为50~80 mL非离子型含碘对比剂，儿童按体重用量为1.0~1.5 mL/kg，或参照药品说明书使用。

（3）注射方式：压力注射器静脉团注，注射速率3.0~5.0 mL/s。

（4）扫描开始时间：采用团注跟踪技术或对比剂注射开始后15~20 s行动脉期扫描，60~70 s行静脉期扫描。

8. 打印和存档

（1）打印颈部血管轴位、MPR、CPR及VR重建图像。

（2）图像处理完成后，将颈部血管造影薄层图像及重组后图像完整上传至PACS。

四、胸部

（一）胸部平扫

1. 适应证

（1）肺部肿瘤、炎症、结核、间质性和弥漫性病变的检出。

（2）胸膜和胸壁病变。

（3）纵隔和大血管病变。

（4）胸部外伤。

（5）胸部手术后疗效的评价。

（6）心脏和心包病变。

（7）气管和支气管内异物。

2. 检查前准备

（1）训练受检者呼吸屏气。

（2）扫描前去除受检者衣物及身体上可能影响图像质量的异物（如颈胸部的饰物、内衣、膏药及其他金属物品等）。

3. 检查方法和扫描参数

（1）定位像扫描：胸部正位定位像，确定扫描范围和层次。

（2）扫描体位：仰卧位，身体置于检查床正中及扫描视野中心，两臂上举抱头，嘱受检者深吸气后屏住呼吸。

（3）扫描角度和方式：与扫描床面呈90°（扫描机架为0°）角行横轴面螺旋扫描。

（4）扫描范围：肺尖至肺底。

（5）扫描视野：（35 cm×35 cm）~（40 cm×40 cm）（视受检者体形而定，需包括胸壁皮肤）。

（6）成像矩阵：512×512。

（7）层厚和层间隔：重建层厚5 mm。病灶需行薄层扫描时，层厚视情况而定，建议层间隔≤层厚。

（8）重建算法：纵隔窗采用标准算法，肺窗采用高分辨力算法。

（9）窗宽和窗位：肺窗窗宽1600~2000 HU，窗位800~600 HU；纵隔窗窗宽300~500 HU，窗位 30~50 HU。对疑有骨质病变者应加骨窗。

（10）扫描参数：100~120 kV，自动管电流（100~300 mA），0.5~1.0 s/r。对于呼吸困难、不能屏气者或者婴幼儿，在扫描时可以适当加大螺距；对于屏气时间短的患者可采用从肺底向肺尖的方向扫描，以减少呼吸运动伪影。

4. 打印和存档

（1）打印肺部软组织窗、肺窗轴位图像，必要时加做冠状位、矢状位重建。

（2）图像处理完成后，将肺窗及纵隔窗的原始数据及重组后的图像上传至PACS。

（二）胸部增强扫描

1. 适应证

（1）肺和纵隔良、恶性肿瘤的鉴别。

（2）评估病变与血管的关系和受侵程度。

（3）肺血管性病变的诊断。

（4）血管畸形的诊断。

2. 检查前准备

（1）训练受检者呼吸屏气。

（2）扫描前去除受检者衣物及身体上可能影响图像质量的异物（如颈胸部的饰物、内衣、膏药及其他金属物品等）。

（3）检查前禁食4 h以上。肾功能正常的糖尿病患者，造影前不必停用二甲双胍，但使用对比剂后应在医生指导下停用48~72 h，复查肾功能正常后可继续用药；而对于肾功能异常的患者，使用对比剂前48 h应暂时停用二甲双胍，之后还需停药48~72 h，复查肾功能结果正常后可继续用药。

（4）由受检者及其家属签署增强检查同意书，并告知可能存在的风险。

3. 检查方法和扫描参数

（1）增强扫描时，扫描体位、方式、参数、层厚等通常与平扫一致。

（2）对比剂用量：常规增强，高压注射器静脉注射非离子型对比剂60~80 mL，注射速率2.0~3.0 mL/s；儿童按体重用量为1.0~1.5 mL/kg，或参照药品说明书使用。

（3）扫描时相：普通增强延迟20~30 s行动脉期扫描、60~70 s行静脉期扫描，如有特殊情况酌情处理。

4.打印和存档

（1）打印肺部软组织窗、肺窗轴位图像，必要时加做冠状位、矢状位重建。

（2）图像处理完成后，将肺窗及纵隔窗的原始数据及重组后的图像上传至PACS。

5.注意事项

（1）扫描时用铅防护照射野以外的部位。

（2）患者于增强扫描结束后应继续观察30 min，以防发生急性对比剂不良反应，如无不适，方可离开，并嘱其多饮水。

（三）低剂量肺部筛查

在不影响成像质量的情况下，通过优化管电压、管电流、螺距等参数来降低辐射剂量。《低剂量螺旋CT肺癌筛查专家共识》（2015年）建议使用16层或以上的多层螺旋CT。

1.适应证 适用于健康体检，进行肺结节、肺癌筛查。

2.检查前准备 同胸部平扫。

3.检查方法和扫描参数 有新一代迭代重建技术的可使用扫描参数100~120 kV、低于30 mAs；没有迭代重建技术的可使用120 kV、30~50 mAs的扫描参数。如果重建层厚≤0.625 mm可以无间隔重建；如果重建层厚介于0.625~1.250 mm之间，则重建间隔≤层厚的80%。建议扫描时开启"Dose report（剂量报告）"功能，以便将机器自动生成的剂量报告进行常规存储。余同胸部平扫。

（四）肋骨

1.适应证

（1）肋骨骨折。

（2）肋骨的其他病变。

2.检查前准备

（1）训练受检者呼吸屏气。

（2）扫描前去除受检者衣物及身体上可能影响图像质量的异物。

3.检查方法和扫描参数

（1）定位像扫描：常规扫正位定位像。

（2）扫描体位：仰卧位，身体置于检查床正中及扫描视野中心，两臂上举抱头，嘱咐受检者深吸气后屏住呼吸。

（3）扫描角度和方式：与扫描床面呈90°（扫描机架为0°）角行横轴面螺旋扫描。

（4）扫描范围：胸廓入口至第12肋骨下缘。

（5）扫描视野：35 cm × 35 cm或40 cm × 40 cm（视受检者体形而定，需包括胸壁皮肤）。

（6）重建层厚：≤2 mm。

（7）重建算法：软组织算法和骨算法。

（8）窗宽和窗位：骨窗窗宽1000~1500 HU，窗位300~400 HU；软组织窗窗宽200~400 HU，窗位30~50 HU。

（9）扫描参数：100~120 kV，自动管电流（100~300 mA），0.5~1.0 s/r。

（10）图像处理：VR可任意方向旋转，能较直观地显示骨折线或错位等情况；MPR可以进行冠状位、矢状位和轴位的重建，能进行多方位观察，可清楚显示骨折和周围软组织的改变。

4. 打印和存档

（1）打印肋骨骨窗轴位图像，必要时加做MPR、VR重组图像。

（2）图像处理完成后，将肋骨薄层图像及重组后图像完整上传至PACS。

（五）食管

1. 适应证　食管良恶性肿瘤、食管憩室、食管囊肿、食管异物等。

2. 检查前准备

（1）训练受检者呼吸屏气。

（2）扫描前去除受检者扫描部位的金属物品。

（3）检查前15~20 min口服温水或产气粉以充盈食管。

3. 检查方法和扫描参数

（1）定位像扫描：常规扫正位定位像。

（2）扫描体位：仰卧位，身体置于检查床正中及扫描视野中心，两臂上举抱头，嘱咐受检者深吸气后屏住呼吸。

（3）扫描角度和方式：与扫描床面呈90°（扫描机架为0°）角行横轴面螺旋扫描。

（4）扫描范围：胸廓入口至肝门水平，或根据病变位置确定扫描范围。

（5）扫描视野：35 cm×35 cm或40 cm×40 cm（视受检者体形而定，需包括胸壁皮肤）。

（6）重建层厚：5 mm。

（7）重建算法：纵隔窗用标准算法。

（8）窗宽和窗位：纵隔窗窗宽300~500 HU，窗位30~50 HU。

（9）扫描参数：100~120 kV，自动管电流（100~300 mA），0.5~1.0 s/r。

（10）增强扫描：注射非离子型对比剂60~80 mL，注射速率2.0~3.0 mL/s；儿童按体重用量为1.0~1.5 mL/kg。延迟20~30 s行动脉期扫描、60~70 s行实质期扫描，必要时进行延迟扫描。

4. 打印和存档

（1）打印软组织窗轴位图像，必要时加做冠状位、矢状位重建。

（2）图像处理完成后，将软组织窗的原始数据及重组后的图像上传至PACS。

（六）肺动脉 CTA

1. 适应证

（1）肺动脉血栓栓塞的诊断与复查。

（2）先天性肺动脉发育异常的诊断与鉴别诊断。

（3）原发性或原因不明的肺动脉高压的诊断与鉴别诊断。

（4）肺血管疾患的诊断与鉴别诊断。

（5）纵隔肿瘤与大血管病变的诊断与鉴别诊断。

2. 检查前准备

（1）患者去掉外衣和胸部金属物品。

（2）检查前禁食4 h以上。

（3）患者呼吸屏气训练。

3. 检查方法和扫描参数

（1）定位像扫描：常规胸部正位定位像。

（2）扫描方式和体位：患者仰卧，双臂上举，嘱咐患者平静吸气后屏气。

（3）扫描角度：与扫描床呈90°（扫描机架为0°）角行横轴面螺旋扫描。

（4）扫描范围：胸廓入口至膈顶，或根据病变确定扫描范围。

（5）扫描视野：（30 cm×30 cm）~（38 cm×38 cm）。

（6）重建层厚和层间隔：0.500~0.625 mm。

（7）重建算法：软组织算法或标准算法。

（8）窗宽和窗位：窗宽600~800 HU，窗位300~400 HU。

（9）扫描参数：100~120 kV，自动管电流（100~350 mA），0.5~0.6 s/r。

（10）对比剂用量：高压注射器注射非离子型含碘对比剂50~70 mL，注射速率3~5 mL/s；婴幼儿根据体重用量为1.0~1.5 mL/kg，或参照药品说明书使用。

（11）扫描开始时间：采用团注跟踪技术，感兴趣区域（Regions of Interest，ROI）放在肺动脉干内，阈值60~120 HU，自动或手动触发扫描；或采用小剂量团注测试技术。

4. 打印和存档

（1）打印肺动脉轴位图像，以及各支MPR、CPR及VR重组图像。

（2）图像处理完成后，将肺动脉扫描薄层图像及重组后图像完整上传至PACS。

5.注意事项

（1）扫描时尽量由足向头方向扫描，减少上腔静脉的影响。

（2）应尽量使用25~40 mL生理盐水静脉注射冲洗，防止上腔静脉污染，保持肺动脉和肺静脉有较好的对比度。

（3）对于呼吸急促不能配合呼吸的患者，可绑腹带减少呼吸运动伪影的干扰对亚段分支显示的影响。

（4）增强检查后留观30 min，以防止对比剂过敏反应发生。

（七）左心房肺静脉

1.适应证

（1）左心房占位性病变的诊断和鉴别诊断。

（2）临床拟行房颤射频消融术者术前评价。

（3）房颤射频消融术后的常规复查。

2.检查前准备

（1）去除受检者衣物和胸部的金属物品。

（2）检查前禁食4 h以上。

（3）训练受检者呼吸。

（4）安装心电图电极：如采用心电门控则需贴置心电电极并连接导线。

3.检查方法和扫描参数

（1）定位像扫描：常规胸部正位定位像。

（2）扫描方式和体位：患者仰卧，双臂上举，嘱患者平静吸气后屏气。常规采用非心电门控螺旋扫描，必要时可采取心电门控方式扫描。

（3）扫描角度：与扫描床呈90°（扫描机架为0°）角行横轴面螺旋扫描。

（4）扫描范围：主动脉弓至心脏膈面，或根据病变确定扫描范围。

（5）扫描视野：（30 cm×30 cm）~（38 cm×38 cm）。

（6）重建层厚和层间隔：0.500~0.625 mm。

（7）重建算法：软组织算法或标准算法。

（8）窗宽和窗位：窗宽600~800 HU，窗位300~400 HU。

（9）扫描参数：100~120 kV，自动管电流（100~350 mA），0.5~0.6 s/r。

（10）对比剂用量：高压注射器注射非离子型含碘对比剂50~70 mL，注射速率3~5 mL/s；婴幼儿根据体重用量为1.0~1.5 mL/kg，或参照药品说明书使用。

（11）扫描开始时间：采用团注跟踪技术。ROI放在左心房中部，阈值100~150 HU，自动或手动触发扫描，必要时可在左心耳区域进行延迟扫描，鉴别左心耳血栓和因血流湍流造成对比剂灌注不均，在左心耳出现的局部充盈缺损的假阳性征象。

4. 打印和存档

（1）打印肺静脉、左心房轴位图像及MPR、CPR和VR重组图像。

（2）图像处理完成后，将肺静脉、左心房扫描薄层图像及重组后图像完整上传至PACS。

5. 注意事项

（1）应尽量避免过多药量，保持肺动脉和肺静脉有较好的对比度。

（2）增强检查后留观30 min，以防止对比剂过敏反应发生。

（八）成人冠状动脉CTA

1. 适应证

（1）先天性冠状动脉变异和畸形。

（2）冠状动脉狭窄、闭塞及扩张性病变。

（3）冠状动脉搭桥术前帮助制订手术计划及术后桥血管通畅程度的评价。

（4）冠状动脉内支架术后对支架通畅情况的评价。

（5）心脏占位性病变的诊断。

（6）心包疾患的诊断。

（7）心功能分析、心脏瓣膜形态及功能评价。

（8）其他：未诊断为冠心病的患者在行心脏手术（如瓣膜置换术）前排除冠状动脉狭窄性疾患；心肌梗死患者稳定期复查。

2. 检查前准备

（1）扫描前除去患者颈胸部位金属物品。

（2）做好解释工作，消除患者的紧张心理状态，取得患者合作。

（3）训练患者呼吸并告知屏气要领。

（4）正确连接心电电极。

（5）检查前应禁食4 h以上。

（6）心率过快和心律不齐者应于检查前1~7天服用β受体拮抗剂类药物调整。使用64排CT如心率超过70次/min，最好用药物降低心率。双源CT心率可放宽至100次/min以下。

（7）如无禁忌证，扫描前可舌下含服或喷射硝酸甘油，改善冠状动脉远端血管显示（必要时可吸氧及服用镇静剂）。

3. 检查方法和扫描参数

（1）定位像扫描：胸部正位定位像（部分机型包含胸部侧位定位像）。

（2）扫描方式和体位：患者仰卧，双臂上举，调整人体长轴中心线和床面高度使心脏位于扫描机架的等中心位置，并嘱患者平静吸气后屏气。

（3）扫描角度和方式：与扫描床呈90°（扫描机架为0°）角；采用心电门控技术，根据临床需要以前瞻或回顾性心电门控方式进行轴位扫描或螺旋扫描，根据心率选择单扇区重建或多扇区重建。

（4）扫描范围：常规从气管隆嵴下1~2 cm水平（根据患者体形调整）到心脏膈面（注意部分患者膈面抬高，CT采集范围需低于膈肌），左右各大于心缘两侧1~2 cm，包括整个心脏；冠状动脉异位起源、冠状动脉搭桥术后复查及胸痛三联征检查应向上相应扩大扫描范围，怀疑冠状动脉异位起源或者冠状动脉-肺动脉瘘者起自肺动脉平面；冠状动脉搭桥术后复查起自锁骨下缘平面；胸痛三联征起自主动脉弓平面。

（5）扫描视野：（18 cm×18 cm）~（25 cm×25 cm）。

（6）重建层厚和层间隔：0.500~0.625 mm。

（7）重建算法：常规选择平滑算法的卷积核；而在经皮冠状动脉介入治疗（percutaneous coronary intervention，PCI）支架术后，应同时采用平滑算法和锐利算法卷积核。

（8）窗宽和窗位：窗宽600~800 HU，窗位300~400 HU。

（9）扫描参数：80~140 kV，自动管电流（100~750 mA），0.3~0.35 s/r。

（10）对比剂用量：高压注射器注射非离子型含碘对比剂60~80 mL，注射速率3~5 mL/s；婴幼儿根据体重用为量为1.0~1.5 mL/kg，或参照药品说明书使用。

（11）扫描开始时间：①团注跟踪技术。ROI设于升主动脉或降主动脉内，阈值100~150 HU，自动或手动触发扫描。②团注试验法。以5 mL/s的速度注射15 mL对比剂后加注10~20 mL生理盐水，注射后7~10 s在主动脉窦上方层面行低剂量检测扫描，所测峰值时间与扫描延迟时间之和加4~6 s，为冠状动脉CTA的延迟时间。③常规采用双筒注射方式，如欲观察心内结构，可采用双筒双流注射方式。

4. 打印和存档

（1）依次打印定位片、钙化积分、冠状动脉轴位图像及各冠状动脉分支MPR、CPR及VR重组图像。

（2）图像处理完成后，将冠状动脉扫描薄层图像及重组后图像完整上传至PACS。

5.注意事项

（1）应注意扫描区域以外部位的防护。

（2）增强检查后留观30 min，以防止对比剂过敏反应发生。

（九）儿童心脏CTA

1. 适应证　怀疑先天性心脏病，如肺静脉异位引流、房间隔缺损、单心房、左侧三房心、心内膜垫缺损、单心室、室间隔缺损、动脉导管未闭、主动脉–肺动脉间隔缺损、法洛四联症、完全性大动脉错位、先天性主动脉缩窄等。

2. 检查前准备

（1）去除患儿胸部金属物品。

（2）镇静：新生儿及不能配合的婴幼儿用10%的水合氯醛0.4~0.5 mL/kg口服或灌肠镇静，效果不好时可以用苯巴比妥（鲁米那）肌内注射镇静。

（3）心电电极的位置：为了避免电极片金属伪影干扰，电极片可以酌情贴在双臂和腿上。

（4）呼吸训练：婴幼儿多采用自由呼吸；对于能够配合的儿童，需要进行呼吸训练。

（5）辐射防护：在头颅、颈部、腹腔、盆腔等部位使用铅防护用品进行防护。

（6）检查前婴幼儿禁食1 h；儿童禁食2 h，但不禁水。

3. 检查方法和扫描参数

（1）扫描体位：仰卧位，身体置于床面中间，两臂自然放于体侧。能够配合的儿童，双臂上举，人体长轴中心线偏左侧，使心脏尽量位于扫描区域的中心。

（2）扫描方式：横轴面序列扫描。

（3）定位扫描：确定扫描范围、层厚和层间隔。

（4）扫描范围：胸廓入口至第2腰椎椎体上缘。

（5）扫描机架倾斜角度：0°。

（6）扫描视野：10~15 cm。

（7）扫描层厚：0.6~0.75 mm。

（8）成像矩阵：512×512。

（9）扫描参数：80~100 kV，50~70 mAs。

（10）重建算法：心脏算法。

（11）对比剂监测扫描：监测四腔心层面，ROI放置胸壁外，当四腔心全亮时，手动触发，延迟3~5 s启动扫描。

4. 心脏CTA扫描

（1）对比剂：1~1.5 mL/kg非离子型碘对比剂+30 mL生理盐水。

（2）注射方式：采用高压注射器行静脉团注，注射速率0.5~2.5 mL/s。

（3）扫描方式：回顾性螺旋采集模式。

（4）扫描参数：80~100 kV，50~70 mAs。

（5）重建参数：层厚0.6 mm，层间隔0.3 mm。

（6）重建算法：心脏算法。

5. 摄片要求

（1）依次拍摄定位片、心脏CTA扫描图像。

（2）后处理重建：VR、MIP（maximum intensity projection，最大密度投影）和CPR图像。

五、腹部

（一）适应证

1. 肝脏、胆囊

（1）肝肿瘤、肝囊肿、肝脓肿、脂肪肝、肝硬化、胆管占位性病变、胆管扩张、胆囊炎和胆结石等。

（2）鉴别肝脏肿瘤。

（3）评估肝脏肿瘤的性质、大小、范围及转移情况（肝静脉、肝门静脉和下腔静脉内有无瘤栓形成等）。

2. 脾脏

（1）确定脾脏的大小、形态、内部结构和先天变异等。

（2）鉴别脾脏良恶性肿瘤、炎症及外伤引起的出血等。

3. 胰腺

（1）确定急性胰腺炎的类型、炎症渗出的范围、有无假性囊肿形成及合并症，为外科治疗提供依据。

（2）显示慢性胰腺炎微小的钙化、结石，为内科保守治疗或手术后随访观察疗效。

（3）确定有无肿瘤，肿瘤的来源、部位和范围。

（4）鉴别外伤后胰腺有无出血。

4. 肾和肾上腺

（1）确定肾脏有无良恶性肿瘤及其大小、范围，有无淋巴结转移等。

（2）肾脏炎症、脓肿及结石的大小和位置。

（3）CTA诊断肾动脉狭窄及其他肾血管病变。

（4）显示外伤后肾损伤及出血。

（5）确定肾上腺有无良恶性肿瘤及功能性疾病（如肾上腺皮质功能减退等）。

5. 腹部及腹膜后腔

（1）确定有无良恶性肿瘤，如血管夹层动脉瘤、脂肪瘤和平滑肌肉瘤等。

（2）观察有无腹部肿瘤及腹膜后腔的淋巴结转移、炎症和血肿等。

6.胃部 肿瘤术前评价、术后随访，不推荐单纯为诊断胃肿瘤进行扫描。

7.小肠 小肠炎、小肠肿瘤、吸收不良综合征。

8.结、直肠 肠梗阻、肠缺血、胃肠道出血；炎性肠病、阑尾炎、结直肠癌。

9.其他 诊断部分小肠、乙状结肠、直肠、膀胱、前列腺、睾丸、卵巢、子宫肿瘤及其他病变。在外伤情况下，观察骨折、泌尿生殖器官损伤等。

（二）相关准备

（1）检查前少渣饮食，1周内禁服含金属的药物或行消化道钡剂造影。

（2）检查当日禁食4 h以上，不禁水。

（3）口服温开水：检查前15~20 min口服清水500~1000 mL，检查前即刻在检查床上再服 200~300 mL（使胃及十二指肠壶腹部充盈，形成良好对比）。观察肾及肾上腺，需在检查前20~30 min口服清水。检查腹膜后腔提前1~2 h分段口服清水800~1000 mL，使肠道系统充盈。受检者需禁食、禁水除外（如肠梗阻、胰腺炎等）。

（4）除急诊患者，检查前应空腹4~6 h，检查前1周不做胃肠钡餐造影，不服含金属的药物；检查前2天不服泻药，少食水果和蔬菜。目的是减少肠道内高密度物质和气体产生的伪影。

（5）小肠造影CT：检查前晚上进流质饮食后4 h，口服清洁胃肠道制剂相关药物。检查前4 h 禁食及禁水。检查前60 min口服2.5%甘露醇等渗溶液2000 mL（配制方法：1750 mL清水+20%甘露醇250 mL），每间隔15 min口服500 mL。每次尽可能快速连续口服完。

（6）儿童或不合作的受检者应在临床给予镇静剂或麻醉后再检查，危重患者需临床相关科室的医师陪同检查，对病情的变化进行实时监护和处理。

（三）检查技术

1.常规平扫

（1）体位：仰卧位，足先进，两臂上举，身体置于检查床正中间，水平线对准人体腋中线。

（2）定位像：采用腹部正位像，用于确定扫描基线和扫描范围。

（3）扫描基线：

1）肝脏、脾脏和胃以膈顶为扫描基线。

2）胆囊和胰腺以肝门为扫描基线。

3）肾和肾上腺以肾上极为扫描基线。

4）腹膜后腔以肝门为扫描基线。

（4）扫描范围：

1）肝脏、脾脏从膈顶扫描至脾下角。

2）胆囊及胰腺从肝门扫描至胰腺下缘。

3）肾脏从肾上极扫描到肾下极。

4）肾上腺从肾上腺上缘扫描到肾门。

5）腹膜后腔从肝门扫描到髂前上棘。

6）胃部从膈顶扫描到髂前上棘。

7）盆腔从髂嵴扫描至耻骨联合下缘。

2. 技术方案

（1）扫描方式：常规采用螺旋 Helical 扫描模式，螺距为0.984~1.375 mm。

（2）扫描参数：100~120 kV，200~300 mAs，0.6~0.8 s/r。根据机型选择不同探测器组合（16 mm × 1.500 mm、32 mm × 1.200 mm、64 mm × 0.625 mm、128 mm × 0.600 mm、320 mm × 0.500 mm）。肝脏、脾脏扫描层厚5.00 mm，胆管层厚1.25~3.00 mm，肾脏层厚5.00 mm，肾上腺层厚1.25~3.00 mm，腹膜后层厚5.00 mm，胃部层厚5.00 mm。扫描视野（体部）为（300~350）mm ×（300~350）mm。

（3）对配合欠佳及难以屏气患者，可以酌情采用随机附送绑带进行固定及抑制以减轻呼吸运动干扰。

（4）重建参数：采用标准或软组织重建算法，适当调节窗宽和窗位。肝脏、胆管、胰腺、脾脏、肾脏、腹膜后腔、胃部及盆腔的扫描图像窗宽 200~250 HU，窗位 30~50 HU；肾上腺窗宽250~300 HU，窗位 30~50 HU。

3. 增强扫描

（1）常规增强扫描：

1）注射参数：腹部增强扫描均采用静脉内团注对比剂的方法，对比剂含碘浓度270~370 mg/mL，流率2.5~3.5 mL/s，用量80~100 mL。

2）扫描期相和延迟时间：

A. 肝脏、脾脏通常采用三期扫描，动脉期延迟25~30 s，肝门静脉期延迟50~60 s，实质期延迟120~180 s。

B. 胰腺增强扫描通常采用双期扫描，动脉期延迟35~40 s，胰腺期延迟65~70 s。

C. 肾脏通常行皮质期、髓质期和分泌期扫描。皮质期延迟25~30 s，髓质期延迟90~110 s，分泌期延迟3~5 min。

（2）腹部动脉CTA：用于显示腹主动脉及其分支血管，诊断腹主动脉夹层、腹主动脉瘤、肝血管异常及肾动脉狭窄等。通常采用 MPR、MIP、SSD（shaded surface display，表面阴影显示）、VR 等后处理技术。

（3）肝门静脉及下腔静脉CTV：对比剂含碘浓度270~370 mgI/mL，注射速率3.0~4.0 mL/s，用量90~100 mL。肝门静脉延迟时间50~60s，下腔静脉延迟时间90~110s。对扫描后获得的薄层轴面图像进行MIP重组。

（4）肝脏、胰腺灌注成像：以4.0~8.0 mL/s流率团注对比剂50.0 mL，灌注时间为30~40 s，以电影扫描方式采集。头部延迟5 s，体部延迟6 s。利用Perfusion 软件包对扫描后获得的薄层轴面图像进行计算，得到相应的灌注参数及灌注伪彩图。

（5）CT泌尿系成像（CTU）：检查前受检者膀胱充盈，延迟时间30 min左右，注射速率3.0~4.0 mL/s，用量 90~100 mL。对扫描后获得的薄层轴面图像进行 MIP、SSD、VR重组。

（6）胃部CT检查：空腹4 h以上，检查前30 min 口服中性对比剂 500~800 mL，检查前即刻再口服中性对比剂200~300 mL。推荐行肝动脉期和肝门静脉期双期扫描。

（7）小肠CT检查：检查前1天服用无渣半流食，晚餐后禁食，晚餐后30 min口服缓泻剂（硫酸镁或番泻叶），检查当日晨禁食。检查前5~10 min肌内或静脉注射山莨菪碱（青光眼、前列腺肥大、心动过速等受检者禁用）20 mg后30 s 扫描。

小肠CT 检查方法主要有2种，分别为：

1）口服对比剂法（肠道造影法）：检查前45~60 min 开始分3~4次口服2.5%等渗甘露醇1000~1500 mL，检查前即刻在检查床上再补充口服300~500 mL，完全性肠梗阻患者不宜服用。

2）鼻-空肠管法（灌肠法）：一般采用13F顶端带球囊的Maglinte 灌肠导管（有效防止十二指肠胃反流），灌注容量1500~3000 mL，灌注流率80~150 mL/min。推荐行肝动脉期和肝门静脉期双期扫描。灌注2%~3%含碘对比剂可鉴别肠袢和潜在结肠外肿块，以及各种并发症（如腹腔积液、瘘管、吻合口开裂或肠穿孔）。

（8）结、直肠CT检查：

1）结、直肠CT检查前准备：检查前2天服用无渣半流食，检查前晚餐后禁食。晚餐30 min后口服缓泻剂或清洁胃肠道制剂复方聚乙二醇电解质散，检查当日晨禁食。

2）液体可经口服或经肛门注入；气体采用空气或二氧化碳，扫描前经肛管注入。需要做仿真内窥镜检查者，应以气体作为肠道对比剂。检查前5~10 min肌内或静脉注射山莨菪碱20 mg后30 s扫描（青光眼、前列腺肥大、心动过速等受检者禁用）。充气实施过程中，受试者采取左侧卧位；充气完毕依次转体（俯卧位、右侧卧位、仰卧位）并在各体位停留10~15 s 后再行扫描检查。推荐行肝动脉期和肝门静脉期双期扫描。碘对比剂浓度为 2%~3%。

4. 图像后处理

（1）后处理方法：一般采用 MPR 和 MIP 技术进行矢状面和冠状面重组，血管成像可采用 SSD 和 VR 技术。根据病变情况应加照病变部位放大像、相应的冠状面及矢状面重建。显示动、静脉和病变的关系，腹腔淋巴结的情况，邻近器官受累及情况等。

（2）观察内容：各脏器及病变范围；测量肿瘤大小；腹腔动脉、静脉主干及所属分支；肿瘤与血管的关系。

六、盆腔

（一）子宫及子宫附件

1. 检查准备

（1）常规准备：

1）受检者应去除扫描范围内金属饰物等高密度异物。

2）操作者向受检者交代检查须知及注意事项。

3）做好解释工作，消除患者紧张情绪，取得患者配合。嘱咐受检者体位保持不动。必要时给予药物镇静。

4）增强检查前需空腹4~6 h，严格掌握CT增强患者适应证，依据患者情况及说明书选择对比剂，与患者及其家属沟通注意事项并让患者签署"CT增强检查知情同意书"。

5）患者佩戴铅帽、铅围脖、铅眼镜，肚脐以上部位用铅围裙环绕防护。

6）急、危重症患者，需留家属及临床医师陪同，家属签署知情同意书并穿戴防护服陪同检查，向陪同家属交代备孕注意事项。

（2）子宫及附件检查前需要充分做好肠道清洁准备。对于已婚女性被检者，检查前须置入阴道气囊或填塞含碘水的纱条，以便显示阴道和子宫颈的位置。适当憋尿。

2. 平扫

（1）患者体位：常规取仰卧位，必要时可取俯卧位，使人体长轴与床面长轴一致。被检者仰卧于检查床上，盆腔正中矢状层面垂直于扫描床平面并与床面长轴的中线重合，双臂上举，扫描时嘱患者平静呼吸。

（2）体表定位：脚先进，轴位定位线平脐上2 cm，水平定位线平人体正中冠状面。

（3）定位像：盆腔正位定位像，长350 mm，120 kV，40 mA。

（4）扫描范围及方法：从髂前上棘水平向下扫描至耻骨联合下缘，必要时可扩大扫描范围。

（5）扫描参数：螺旋扫描，准直宽度40 mm，螺距≤1 mm，旋转时间0.5 s，最小厚度0.5~1 mm，120 kV，120~300 mA，视野：30~40 cm，扫描机架倾斜角度为0°，成像矩阵为512×512。

（6）图像重建：标准或软组织重建，层厚和层间隔可采用3~5 mm，窗宽

250~350 HU，窗位35~40 HU。

3. 子宫及附件增强

（1）体位、扫描范围及方法、扫描参数同平扫。

（2）对比剂用法：非离子型碘对比剂，用量一般为80~100 mL，注射速度一般为2.5~4.0 mL/s。肘静脉团注法，注射对比剂后25~30 s扫动脉期，60~75 s扫静脉期。

（3）图像处理：标准或软组织重建，窗宽250~350 HU，窗位30~50 HU，若脏器或病变密度相对较低，可适当调低窗位显示。CT冠、矢状面重建对于显示子宫具有优势，尤其在增强扫描后，病灶位置、形态、范围及其与周围组织的关系显示清晰，较轴位像显示更加全面、准确、可靠。

4. 后处理照相

（1）依次循序拍摄定位、平扫及增强图像。

（2）测量病灶CT值及大小，必要时测量病灶增强前后的CT值变化。

（3）观察指标：

1）髂内外动静脉增强效果。

2）盆腔实质脏器增强效果。

3）病灶强化情况及与正常组织和血管之间的对比显示情况。

（二）直肠

1. 检查前准备

（1）常规准备如子宫附件检查。

（2）检查前1 h清洁肠道，检查时再用1%~2%的碘水或等渗甘露醇300~600 mL保留灌肠，目的是使盆腔内的小肠、直肠和乙状结肠显影，与盆腔的其他器官形成良好对比。灌肠亦可用生理盐水或空气，利于直肠黏膜的显示和盆腔血管三维重组、结肠仿真内镜的检查。

2. 平扫

（1）检查体位：常规仰卧位、足先进，人体长轴与床面长轴保持一致，双臂上举，必要时可取俯卧位等强迫体位。

（2）扫描基线：起始线对准髂嵴水平，水平线定于腋中线。

（3）定位像及扫描范围：正位定位像，扫描范围包括髂嵴至耻骨联合下缘，若病变范围较大，可适当增大扫描范围。

（4）扫描参数：管电压120~140 kV，管电流200~300 mA，螺距（0.986∶1）~（1.375∶1），采集矩阵512×512、1024×1024，扫描视野25~40 cm，扫描层厚3~5 mm，重建层厚0.625~1 mm，显示矩阵512×512、1024×1024，转速0.5~1.0 s/r。

3. 增强扫描

（1）对比剂浓度及用量：非离子型对比剂，300~370 mgI/mL，成人用量1.5~2.0 mL/kg加生理盐水30 mL，儿童用量1.2~1.5 mL/kg。

（2）注射方式及流速：双筒高压注射器，静脉团注给药，流速2.5~3.0 mL/s，儿童流速可适当减慢。

（3）延迟时间：动脉期采用团注追踪，监测平面位于腹主动脉分叉处，阈值100~120 HU，自动触发扫描；经验法盆腔动脉期30~35 s，静脉期45~60 s，延迟期90~120 s。

4. 血管扫描

（1）对比剂浓度及用量：非离子型对比剂370 mgI/mL，成人用量1.5~2.0 mL/kg加生理盐水30 mL。

（2）注射方式及流速：双筒高压注射器，静脉团注给药，流速4.0~4.5 mL/s，儿童流速可适当减慢。

（3）延迟时间：动脉期采用团注追踪，监测平面位于腹主动脉分叉处，阈值100~120 HU，自动触发后6 s开始扫描；经验法盆腔动脉期30~35 s，静脉期60~90 s。

5. 动态增强灌注扫描

（1）扫描范围：平扫确定直肠及病变扫描范围。

（2）注射方式及流速：双筒高压注射器经肘静脉团注非离子型对比剂370 mgI/mL，流速4.0~5.0 mL/s，随即以相同流速注射生理盐水20 mL。

（3）扫描参数及延迟时间：管电压80 kV，管电流150 mA，扫描层厚5 mm，总扫描时间50 s。

6. 后处理照相

（1）利用薄层图像行MPR重组。

（2）轴位照片，必要时病变冠、矢状位显示。

（3）平扫窗宽300~400 HU，窗位35~40 HU。

（4）增强窗宽300~400 HU，窗位50~60 HU。

（5）血管成像时，采用MPR、CPR、MIP、VR等图像后处理技术，对成像血管进行多角度、多方式成像，尽可能显示清楚血管与器官、骨骼等之间的位置关系。

（6）灌注扫描时，以髂内动脉为输入动脉、髂内静脉为输出静脉，获得血流量（BF）、血容量（BV）、平均通过时间、达峰时间及毛细血管表面通透性等图像，多次测量取其平均值为灌注参数值。

（三）前列腺和精囊

1. 检查前准备

（1）常规准备如子宫附件检查。

（2）大量饮水，待膀胱充盈后扫描。

（3）增强检查者禁食4~6 h。

（4）训练患者吸气末屏气。

2. 平扫

（1）患者体位：仰卧位，双臂上举。

（2）定位：正中矢状面与床面中线重合、侧位对准人体正中冠状面。

（3）常规扫描方式：螺旋扫描。

（4）扫描范围：自髂前上棘上缘至耻骨联合下缘。

（5）扫描参数：矩阵512×512、螺距≤1.0 mm、旋转时间0.5~1 s、扫描视野30~35 cm、管电压100~120 kV、管电流250~300 mA、采集层厚0.625 mm×64 mm、重建层厚和层间隔3~5 mm。

（6）图像算法与重建：软组织算法或标准算法，必要时高分辨力重建。

3. 增强扫描

（1）注射方式：高压注射器、静脉团注。

（2）非离子型对比剂（300~370 mgI/mL），用量80~100 mL，流速2.5~3.5 mL/s，随即以相同流速注射15~20 mL生理盐水。

（3）采用动脉期和静脉期双期扫描，必要时延迟扫描。

（4）动脉期30~35 s，静脉期70~75 s，延迟期90~120 s。

4. 血流灌注扫描

（1）平扫确定前列腺及精囊扫描范围。

（2）扫描参数：矩阵512×512，扫描视野30~35 cm，管电压80 kV，管电流150 mA，采集层厚0.625 mm×64 mm，重建层厚5 mm，旋转时间1 s，探测器覆盖范围40 mm，延迟时间5 s，间隔时间1 s，总曝光时间40 s。

（3）注射方式：高压注射器，静脉团注。

（4）非离子型对比剂（370 mgI/mL），用量50 mL，流速5 mL/s，随即以相同流速注射15~20 mL生理盐水。

5. 后处理照相

（1）利用薄层图像行MPR重组。

（2）轴位照片，必要时病变冠、矢状位显示。

（3）平扫窗宽300~400 HU，窗位35~40 HU。

（4）增强窗宽300~400 HU，窗位50~60 HU。

（5）血流灌注成像利用灌注软件包处理数据，以髂内动脉为输入动脉、髂内静脉为输出静脉，经软件处理得到前列腺及精囊伪彩图，确定ROI大小约5 mm²，记录前列腺或精囊血流量、血容量、平均通过时间、达峰时间及毛细血管表面通透性，多次测量取其平均值为灌注参数值。

（四）睾丸

1. 检查准备　常规准备如子宫附件检查。

2. 平扫

（1）定位像：正位定位像，长300 mm，100 kV，40 mA。

（2）扫描范围：包括整个生殖器范围，存在隐睾或占位时可向盆腔适当扩大扫描范围。

（3）扫描参数：螺旋扫描，准直宽度40 mm，螺距≤1 mm，旋转时间0.5 s，最小厚度0.5~1 mm，100~120 kV，120~300 mA，视野15~25 cm；扫描机架倾斜角度为0°，成像矩阵512×512。

（4）图像重建：标准或软组织重建，必要时高分辨力重建，薄层重建0.5~1 mm，窗宽250~350 HU，窗位35~40 HU。

3. 增强

（1）体位、扫描范围、扫描参数等同平扫。

（2）对比剂用法：非离子型碘对比剂，用量一般为80~100 mL，注射速度一般为2.5~4.0 mL/s，高压注射器静脉团注，注射对比剂后25~30 s扫动脉期，60~75 s扫静脉期。

（3）图像处理：标准或软组织重建，必要时高分辨力重建，薄层重建0.5~1 mm，窗宽250~350 HU，窗位30~50 HU。根据器官形态可选择冠、矢状面重建。

4. 血管成像

（1）体位、扫描范围、扫描参数等同平扫。

（2）对比剂用法：非离子型碘对比剂。动脉造影：高压注射器静脉团注，用量50~70 mL，注射速度4.0~5.0 mL/s，跟踪测试曝光，跟踪髂总动脉，阈值150 HU，触发后6 s曝光；海绵体静脉造影：使患者阴茎充分勃起，在临床医师指导下，由患者手动推注对比剂进入海绵体静脉，在不停注入对比剂约1 min后开始扫描，扫描结束后再停止注入对比剂。

（3）图像重建：标准或软组织重建，必要时高分辨力重建，薄层重建0.5~1 mm。窗宽250~350 HU，窗位30~50 HU。根据器官形态可选择冠、矢状面重建，以阴茎动脉、睾丸动脉、海绵体静脉等血管为主要观察对象。

5. 后处理照相

（1）适当放大视野，降低层厚、层间隔照相。

（2）测量病灶CT值及大小，必要时测量病灶增强前后的CT值变化。

（3）血管成像时，采用MPR、CPR、MIP、VR等图像后处理技术，对成像血管进行多角度、多方式成像，尽可能显示清楚血管与器官、骨骼等之间的位置关系。

（五）骶髂关节

1. 检查前准备　常规准备如子宫附件检查。

2. 平扫

（1）扫描体位：受检者脚先进，仰卧位于检查床中间，双下肢稍外展，足尖内旋并拢。骨盆正中矢状面垂直于扫描床平面并与床面长轴的中线重合，双臂上举抱头，扫描时嘱受检者平静呼吸。

（2）定位像扫描：正位定位像，包括整个骶髂关节。

（3）扫描范围：骶髂关节上下1 cm。

（4）扫描参数：螺旋扫描，管电压120 kV，管电流300~400 mA，螺距≤1 mm，扫描视野25~40 cm，矩阵512×512，层厚3~5 mm，层间隔3~5 mm。

（5）图像重建：①软组织重建。薄层重建0.5~1 mm，窗宽250~350 HU，窗位35~40 HU。②骨重建。薄层重建0.5~1 mm，窗宽2000~3000 HU，窗位200~500 HU。疑似微小骨折的可采用高分辨力算法。

3. 增强扫描

（1）由于骨质结构与邻近组织差异较大，一般CT平扫即可。当平扫发现占位性病变时，可以加做增强扫描，便于了解肿瘤病变的强化方式、血供情况及与周围组织的关系。

（2）增强扫描常规采用静脉团注法，对比剂总量为60~80 mL，流速2~3 mL/s。动脉期延迟扫描时间为25~30 s，静脉期延迟扫描时间为60~70 s。余同平扫。

（3）重建算法：同平扫。

4. 后处理照相

（1）冠状位重组。

（2）软组织窗窗宽300~500 HU，窗位30~60 HU；骨窗窗宽2000~3000 HU，窗位200~500 HU。

（3）轴位重建层厚5 mm，冠状位重建层厚3 mm。

（六）骨盆

1. 检查前准备 常规准备如子宫附件检查。

2. 平扫

（1）扫描体位：受检者脚先进，仰卧于检查床中间，双下肢稍外展，足尖内旋并拢。骨盆正中矢状面垂直于扫描床平面并与床面长轴的中线重合，双臂上举抱头，扫描时嘱受检者平静呼吸。

（2）定位像扫描：正位定位像，包括整个骨盆。

（3）扫描范围：髂嵴至小转子平面。

（4）扫描参数：螺旋扫描，管电压120 kV，管电流300~400 mA，螺距≤1 mm，扫描视野25~40 cm，矩阵512×512，层厚3~5 mm，层间隔3~5 mm。

（5）图像重建：①软组织重建。薄层重建0.5~1 mm，窗宽250~350 HU，窗位35~40 HU。②骨重建。薄层重建0.5~1 mm，窗宽2000~3000 HU，窗位200~500 HU。疑似微小骨折的可采用高分辨力算法。

3. 增强扫描

（1）由于骨质结构与邻近组织差异较大，一般CT平扫即可。当平扫发现占位性病变时，可以加做增强扫描，便于了解肿瘤病变的强化方式、血供情况及与周围组织的关系。

（2）增强扫描常规采用静脉团注法，对比剂总量为60~80 mL，流速2~3 mL/s。动脉期延迟扫描时间为25~30 s，静脉期延迟扫描时间为60~70 s。余同平扫。

（3）重建算法：同平扫。

4. 后处理照相

（1）冠状位重组。

（2）软组织窗窗宽300~500 HU，窗位30~60 HU；骨窗窗宽2000~3000 HU，窗位200~500 HU。

（3）轴位重建层厚5 mm，冠状位重建层厚3 mm。

七、脊柱

（一）颈椎椎体、椎间盘

1. 定位像扫描 侧位像，确定扫描范围和层次。

2. 体位 仰卧位，双臂自然下垂。

3. 扫描类型 椎体使用螺旋扫描，椎间盘16排及以下CT使用轴扫，64排及以上CT或机架不能倾斜角度的CT使用螺旋扫描。

4. 机架倾斜角度 对于16排及以下CT进行椎间盘扫描时（轴扫），扫描基线应平行于相应椎间盘。

5. **扫描范围** 自颅底层面向下至第1胸椎椎体上部层面。

6. **扫描视野** （10 cm×10 cm）~（15 cm×15 cm）（视受检者体形而定，需包括所有椎体结构及周围肌肉）。

7. **重建层厚** ≤3 mm，病灶需行薄层扫描时，层厚视情况而定。

8. **重建增量** 层厚的50%~70%。

9. **重建算法** 软组织算法及骨算法。

10. **窗宽和窗位** 软组织窗窗宽300~500 HU，窗位30~50 HU；骨窗窗宽800~1500 HU，窗位200~400 HU。

11. **扫描参数** 120 kV，220~250 mAs；有迭代算法的CT可以使用100 kV，自动管电流。

12. **打印和存档** 打印颈椎轴位软组织算法、骨算法图像，同时加做冠状位、矢状位重组；使用螺旋扫描的椎间盘图像，需要平行于各椎间盘方向进行MPR重建；图像处理完成后，将颈椎扫描软组织算法、骨算法薄层图像及重组后图像完整上传至PACS。

（二）胸椎椎体

1. **定位像扫描** 侧位像，确定扫描范围和层次。

2. **扫描体位** 仰卧位，两臂上举。

3. **扫描类型** 螺旋扫描。

4. **扫描范围** 自第7颈椎椎体向下至第1腰椎椎体上部层面。

5. **扫描视野** （10 cm×10 cm）~（15 cm×15 cm）（视受检者体形而定，需包括所有椎体结构及周围肌肉）。

6. **重建层厚** ≤3 mm，病灶需行薄层扫描时，层厚视情况而定。

7. **重建增量** 层厚的50%~70%。

8. **重建算法** 软组织算法及骨算法。

9. **窗宽和窗位** 软组织窗窗宽300~500 HU，窗位30~50 HU；骨窗窗宽800~1500 HU，窗位200~400 HU。

10. **扫描参数** 120 kV，220~250 mAs或自动管电流技术。

11. **打印和存档** 打印胸椎轴位软组织算法、骨算法图像，同时加做冠状位、矢状位重组；图像处理完成后，将胸椎扫描软组织算法、骨算法薄层图像及重组后图像完整上传全PACS。

（三）腰椎椎体、椎间盘

1. **定位像扫描** 侧位像，确定扫描范围和层次。

2.**体位**　仰卧位，两臂上举。

3.**扫描类型**　椎体使用螺旋扫描，椎间盘16排及以下CT使用轴扫，64排及以上CT或机架不能倾斜角度的CT使用螺旋扫描。

4.**机架倾斜角度**　对于16排及以下CT进行椎间盘扫描时（轴扫），扫描基线应平行于相应椎间盘。

5.**扫描范围**　自第12胸椎椎体向下至第1骶椎椎体上部层面。

6.**扫描视野**　（10 cm×10 cm）~（15 cm×15 cm）（视受检者体形而定，需包括所有椎体结构及周围肌肉）。

7.**重建层厚**　≤3 mm，病灶需行薄层扫描时，层厚视情况而定。

8.**重建增量**　层厚的50%~70%。

9.**重建算法**　软组织算法及骨算法。

10.**窗宽和窗位**　软组织窗窗宽300~500 HU，窗位30~50 HU；骨窗窗宽800~1500 HU，窗位200~400 HU。

11.**扫描参数**　120 kV，220~250 mAs或自动管电流技术。

12.**打印和存档**　打印腰椎轴位软组织算法、骨算法图像，同时加做冠状位、矢状位重组；使用螺旋扫描的椎间盘图像，需要平行于各椎间盘方向进行MPR重建；图像处理完成后，将腰椎扫描软组织算法、骨算法薄层图像及重组后图像完整上传至PACS。

（四）骶尾椎

1.**定位像扫描**　侧位像，确定扫描范围和层次。

2.**体位**　仰卧位，两臂上举。

3.**扫描类型**　椎体使用螺旋扫描，椎间盘16排及以下CT使用轴扫，64排及以上CT或机架不能倾斜角度的CT使用螺旋扫描。

4.**机架倾斜角度**　16排及以下CT进行椎间盘扫描时（轴扫），扫描基线应平行于相应椎间盘。

5.**扫描范围**　自第5腰椎椎体向下至全部尾椎。

6.**扫描视野**　（10 cm×10 cm）~（15 cm×15 cm）（视受检者体形而定，需包括所有椎体结构及周围肌肉）。

7.**重建层厚**　≤3 mm，病灶需行薄层扫描时，层厚视情况而定。

8.**重建增量**　层厚的50%~70%。

9.**重建算法**　软组织算法及骨算法。

10.**窗宽和窗位**　软组织窗窗宽300~500 HU，窗位30~50 HU；骨窗窗宽800~1500 HU，窗位200~400 HU。

11.**扫描参数**　120 kV，220~250 mAs或自动管电流技术。

12. **打印和存档**　打印骶椎轴位软组织算法、骨算法图像，同时加做冠状位、矢状位重组；图像处理完成后，将骶椎扫描软组织算法、骨算法薄层图像及重组后图像完整上传至PACS。

（五）椎体增强

脊柱及椎旁软组织感染、血管性病变及良恶性肿瘤等均可进行增强扫描。

1. **对比剂浓度及用量**　非离子型对比剂，一般选用320~400 mgI/mL，成人用量1.5~2.0 mL/kg，婴幼儿用量1.0~1.5 mL/kg。

2. **注射方式及流速**　单筒或双筒高压注射器，静脉团注给药，3.0~3.5 mL/s，使用18 G或20 G静脉留置针。

3. **延迟时间**　脊柱感染性病变及良性肿瘤，开始注射对比剂后40~45 s扫描，静脉为60~90 s，延迟期90~120 s；对于血管性病变，可采用团注追踪法或小剂量测试法。团注追踪的阈值设置为100~120 HU，监测层面选择脊柱病变所对应的供血动脉和静脉属支。

4. **扫描参数**　管电压120 kV，管电流250~350 mA或自动管电流，有迭代算法的CT进行颈椎扫描时可使用100 kV。

八、四肢及关节

（一）肩关节

1. **定位像扫描**　肩关节正位像，确定扫描范围和层次。
2. **扫描体位**　仰卧位，两臂置于身体两侧，双手手心向上，身体置于床面正中。
3. **扫描范围**　从双侧肩峰上2 cm向下包括整个肩关节。
4. **扫描视野**　（20 cm×20 cm）~（25 cm×25 cm）（视受检者体形而定，需包括关节周围皮肤）。
5. **重建层厚**　≤3 mm，病灶需行薄层扫描时，层厚视情况而定。
6. **重建间距**　层厚的50%~70%。
7. **重建算法**　软组织算法及骨算法。
8. **窗宽和窗位**　软组织窗窗宽200~400 HU，窗位40~50 HU；骨窗窗宽1000~1500 HU，窗位300~400 HU。
9. **扫描参数**　120 kV，550~750 mAs或自动管电流。
10. **打印和存档**　打印肩关节轴位软组织算法、骨算法图像，同时加做冠状位、矢状位重组；图像处理完成后，将肩关节扫描软组织算法、骨算法薄层图像及重组后图像完整上传至PACS。

（二）上臂及肱骨

1. **定位像扫描**　上臂及肱骨正位像，确定扫描范围和层次。

2. **扫描体位**　仰卧位，上肢上举伸直向床面正中靠拢。

3. **扫描范围**　包括上臂、肱骨一侧关节及周围软组织。

4. **扫描视野**　（15 cm×15 cm）~（20 cm×20 cm）（视受检者体形而定，需包括关节周围皮肤）。

5. **重建层厚**　≤3 m，病灶需行薄层扫描时，层厚视情况而定。

6. **重建间距**　层厚的50%~70%。

7. **重建算法**　软组织算法及骨算法。

8. **窗宽和窗位**　软组织窗窗宽200~400 HU，窗位40~50 HU；骨窗窗宽1000~1500 HU，窗位300~400 HU。

9. **扫描参数**　120 kV，300~360 mAs。

10. **打印和存档**　打印上臂轴位软组织算法、骨算法图像，同时加做冠状位、矢状位重组；图像处理完成后，将上臂扫描软组织算法、骨算法薄层图像及重组后图像完整上传至PACS。

（三）肘关节

1. **定位像扫描**　肘关节正侧位像，确定扫描范围和层次。

2. **扫描体位**　仰卧位，患侧上臂上举，掌心向上，上臂可向床面正中靠拢，如果患者无法上举可采用双上臂自然平伸置于身体两侧，掌心向上，身体置于床面正中。

3. **扫描范围**　包括整个关节及周围软组织。

4. **扫描视野**　（15 cm×15 cm）~（20 cm×20 cm）（视受检者体形而定，需包括关节周围皮肤）。

5. **重建层厚**　≤3 mm，病灶需行薄层扫描时，层厚视情况而定。

6. **重建间距**　层厚的50%~70%。

7. **重建算法**　软组织算法及骨算法。

8. **窗宽和窗位**　软组织窗窗宽200~400 HU，窗位40~50 HU；骨窗窗宽1000~1500 HU，窗位300~400 HU。

9. **扫描参数**　120 kV，300~360 mAs或自动管电流。

10. **打印和存档**　打印肘关节轴位软组织算法、骨算法图像，同时加做冠状位、矢状位重组；图像处理完成后，将肘关节扫描软组织算法、骨算法薄层图像及重组后图像完整上传至PACS。

（四）前臂及尺桡骨

1. 定位像扫描 前臂正位像，确定扫描范围和层次。

2. 扫描体位 仰卧位，患侧上臂上举，双手手心向上，上臂可向床面正中靠拢，如果患者无法上举可采用双上臂自然平伸置于身体两侧，双手手心向上，身体置于床面正中。

3. 扫描范围 包括前臂一侧关节及周围软组织。

4. 扫描视野 （15 cm×15 cm）~（20 cm×20 cm）（视受检者体形而定，需包括关节周围皮肤）。

5. 重建层厚 ≤3 mm，病灶需行薄层扫描时，层厚视情况而定。

6. 重建间距 层厚的50%~70%。

7. 重建算法 软组织算法及骨算法。

8. 窗宽和窗位 软组织窗窗宽200~400 HU，窗位40~50 HU；骨窗窗宽1000~1500 HU，窗位300~400 HU。

9. 扫描参数 120 kV，300~360 mAs或自动管电流。

10. 打印和存档 打印前臂轴位软组织算法、骨算法图像，同时加做冠状位、矢状位重组；图像处理完成后，将前臂扫描软组织算法、骨算法薄层图像及重组后图像完整上传至PACS。

（五）腕关节及掌指骨

1. 定位像扫描 腕关节正侧位像，确定扫描范围和层次。

2. 扫描体位 俯卧位，患侧臂上举伸直，手指并拢，手心向下。

3. 扫描范围 包括整个腕关节、掌骨及周围软组织。

4. 扫描视野 （15 cm×15 cm）~（20 cm×20 cm）（视受检者体形而定，需包括关节周围皮肤）。

5. 重建层厚 ≤3 mm，病灶需行薄层扫描时，层厚视情况而定。

6. 重建间距 层厚的50%~70%。

7. 重建算法 软组织算法及骨算法。

8. 窗宽和窗位 软组织窗窗宽200~400 HU，窗位40~50 HU；骨窗窗宽1000~1500 HU，窗位300~400 HU。

9. 扫描参数 120 kV，80~100 mAs或自动管电流。

10. 打印和存档 打印腕关节、掌骨轴位软组织算法、骨算法图像，同时加做冠状位、矢状位重组；图像处理完成后，将腕关节、掌骨扫描软组织算法、骨算法薄层图像及重组后图像完整上传至PACS。

（六）髋关节

1. **定位像扫描**　髋关节正位像，确定扫描范围和层次。

2. **扫描体位**　仰卧位，双上臂抱头，双足跟稍分开，足尖内旋并拢。

3. **扫描范围**　从髋臼上方2 cm向下扫描至股骨小转子下缘，包括整个髋关节。

4. **扫描视野**

（1）单侧：（20 cm×20 cm）~（25 cm×25 cm）。

（2）双侧：（35 cm×35 cm）~（40 cm×40 cm）（视受检者体形而定，需包括关节周围皮肤）。

5. **重建层厚**　≤5 mm，病灶需行薄层扫描时，层厚视情况而定。

6. **重建间距**　层厚的50%~70%。

7. **重建算法**　软组织算法及骨算法。

8. **窗宽和窗位**　软组织窗窗宽200~400 HU，窗位40~50 HU；骨窗窗宽1000~1500 HU，窗位300~400 HU。

9. **扫描参数**　120 kV，550~750 mAs或自动管电流。

10. **打印和存档**　打印髋关节轴位软组织算法、骨算法图像，同时加做冠状位、矢状位重组；图像处理完成后，将髋关节扫描软组织算法、骨算法薄层图像及重组后图像完整上传至PACS。

（七）大腿及股骨

1. **定位像扫描**　下肢正位像，确定扫描范围和层次。

2. **扫描体位**　仰卧位，足先进，双上臂抱头，双足跟略分而足尖向内侧旋转并拢，足尖向上，双足跟连线与检查床中轴线垂直。

3. **扫描范围**　包括股骨、周围软组织及一侧关节。

4. **扫描视野**

（1）单侧：（20 cm×20 cm）~（25 cm×25 cm）。

（2）双侧：（35 cm×35 cm）~（40 cm×40 cm）（视受检者体形而定，需包括肢体周围皮肤）。

5. **重建层厚**　≤5 mm，病灶需行薄层扫描时，层厚视情况而定。

6. **重建间距**　层厚的50%~70%。

7. **重建算法**　软组织算法及骨算法。

8. **窗宽和窗位**　软组织窗窗宽200~400 HU，窗位40~50 HU；骨窗窗宽1000~1500 HU，窗位300~400 HU。

9. **扫描参数**　120 kV，400~450 mAs或自动管电流。

10. **打印和存档** 打印大腿及股骨轴位软组织算法、骨算法图像，同时加做冠状位、矢状位重组；图像处理完成后，将大腿及股骨扫描软组织算法、骨算法薄层图像及重组后图像完整上传至PACS。

（八）膝关节

1. **定位像扫描** 膝关节正侧位像，确定扫描范围和层次。

2. **扫描体位** 仰卧位，足先进，双上臂抱头，双足跟略分而足尖向内侧旋转并拢，足尖向上，双足跟连线与检查床中轴线垂直。

3. **扫描范围** 包括整个关节及周围软组织。

4. **扫描视野**

（1）单侧：（20 cm×20 cm）~（25 cm×25 cm）。

（2）双侧：（35 cm×35 cm）~（40 cm×40 cm）（视患者体形而定，需包括关节周围皮肤）。

5. **重建层厚** ≤3 mm，病灶需行薄层扫描时，层厚视情况而定。

6. **重建间距** 层厚的50%~70%。

7. **重建算法** 软组织算法及骨算法。

8. **窗宽和窗位** 软组织窗窗宽200~400 HU，窗位40~50 HU；骨窗窗宽1000~1500 HU，窗位300~400 HU。

9. **扫描参数** 120 kV，400~450 mAs或自动管电流。

10. **打印和存档** 打印膝关节轴位软组织算法、骨算法图像，同时加做冠状位、矢状位重组；图像处理完成后，将膝关节扫描软组织算法、骨算法薄层图像及重组后图像完整上传至PACS。

（九）小腿及胫腓骨

1. **定位像扫描** 下肢正位像，确定扫描范围和层次。

2. **扫描体位** 仰卧位，足先进，双上臂抱头，双足跟略分开，足尖向内侧旋转并拢，足尖向上，双足跟连线与检查床中轴线垂直。

3. **扫描范围** 包括胫腓骨，周围软组织及一侧关节。

4. **扫描视野**

（1）单侧：（20 cm×20 cm）~（25 cm×25 cm）。

（2）双侧：（35 cm×35 cm）~（40 cm×40 cm）（视受检者体形而定，需包括肢体周围皮肤）。

5. **重建层厚** ≤5 mm，病灶需行薄层扫描时，层厚视情况而定。

6. **重建间距** 层厚的50%~70%。

7. **重建算法**　软组织算法及骨算法。

8. **窗宽和窗位**　软组织窗窗宽200~400 HU，窗位40~50 HU；骨窗窗宽1000~1500 HU，窗位300~400 HU。

9. **扫描参数**　120 kV，400~450 mAs或自动管电流。

10. **打印和存档**　打印小腿及胫腓骨轴位软组织算法、骨算法图像，同时加做冠状位、矢状位重组；图像处理完成后，将小腿及胫腓骨扫描软组织算法、骨算法薄层图像及重组后图像完整上传至PACS。

（十）踝关节

1. **定位像扫描**　踝关节正侧位像，确定扫描范围和层次。

2. **扫描体位**　仰卧位，足先进，双上臂抱头，双足跟略分开，足尖向内侧旋转并拢，足尖向上，双足跟连线与检查床中线垂直。

3. **扫描范围**　包括整个关节及周围软组织。

4. **扫描视野**

（1）单侧：（20 cm×20 cm）~（25 cm×25 cm）。

（2）双侧：（35 cm×35cm）~（40 cm×40 cm）（视受检者体形而定，需包括关节周围皮肤）。

5. **重建层厚**　≤3 mm，病灶需行薄层扫描时，层厚视情况而定。

6. **重建间距**　层厚的50%~70%。

7. **重建算法**　软组织算法及骨算法。

8. **窗宽和窗位**　软组织窗窗宽200~400 HU，窗位40~50 HU；骨窗窗宽1000~1500 HU，窗位300~400 HU。

9. **扫描参数**　120 kV，250~300 mAs或自动管电流。

10. **打印和存档**　打印踝关节轴位软组织算法、骨算法图像，同时加做冠状位、矢状位重组；图像处理完成后，将踝关节扫描软组织算法、骨算法薄层图像及重组后图像完整上传至PACS。

（十一）足

1. **定位像扫描**　足正位或侧位像，确定扫描范围和层次。

2. **扫描体位**　仰卧位，足先进，双上臂抱头，双侧膝关节略弯曲，双足并拢并平踏于检查床面，双足纵轴相互平行并平行于检查床中线；如患者因受伤无法做出相应动作，则扫描体位同踝关节。

3. **扫描范围**　包括踝关节、足部及周围软组织。

4. 扫描视野

（1）单侧：（15 cm×15 cm）~（20 cm×20 cm）。

（2）双侧：（25 cm×25 cm）~（30 cm×30 cm）（视受检者体形而定，需包括关节周围皮肤）。

5. 重建层厚 ≤3 mm，病灶需行薄层扫描时，层厚视情况而定。

6. 重建间距 层厚的50%~70%。

7. 重建算法 软组织算法及骨算法。

8. 窗宽和窗位 软组织窗窗宽200~400 HU，窗位40~50 HU；骨窗窗宽1000~1500 HU，窗位300~400 HU。

9. 扫描参数 120 kV，250~300 mAs或自动管电流。

10. 打印和存档 打印足轴位软组织算法、骨算法图像，同时加做冠状位、矢状位重组；图像处理完成后，将足扫描软组织算法、骨算法薄层图像及重组后图像完整上传至PACS。

（十二）上肢CTA

1. 定位像扫描 上肢正位像，确定扫描范围和层次。

2. 扫描体位 仰卧位。单侧检查：受检侧上肢上举伸直，对侧上肢置于身体旁；双侧检查：双侧上肢上举伸直。

3. 扫描范围 下缘包括主动脉弓，上缘包括整个上肢。

4. 扫描视野 （35 cm×35 cm）~（40 cm×40 cm）（视受检者体形而定，需包括肢体周围皮肤）。

5. 重建层厚 ≤1 mm。

6. 重建间距 层厚的50%~70%。

7. 重建算法 软组织算法。

8. 窗宽和窗位 软组织窗窗宽250~350 HU，窗位25~35 HU。

9. 扫描参数 100 kV，100~150 mAs或自动管电流。

10. 对比剂的使用

（1）留置针位置：单侧检查，留置针穿刺部位选择对侧上肢静脉；双侧检查，留置针穿刺部位选择下肢静脉。

（2）对比剂用量：80~100 mL非离子型含碘对比剂，浓度320~400 mgI/mL。

（3）注射方式：高压注射器静脉内团注，注射速率3.5~5.0 mL/s。

11. 扫描开始时间 采用团注跟踪技术，监测层面选择主动脉弓，阈值100~150 HU，扫描启动延迟时间7~10 s。

12. **打印和存档** 打印上肢动脉轴位图像及MPR、CPR及VR重组图像；图像处理完成后，将上肢动脉扫描薄层图像及重组后图像完整上传至PACS。

（十三）下肢 CTA

1. **定位像扫描** 下肢正位像，确定扫描范围和层次。

2. **扫描体位** 仰卧位，两臂置于身体两侧。

3. **扫描范围** 从腹主动脉下端至足跟。

4. **扫描视野** （35 cm×35 cm）~（40 cm×40 cm）（视受检者体形而定，需包括肢体周围皮肤）。

5. **重建层厚** ≤1 mm。

6. **重建间距** 层厚的50%~70%。

7. **重建算法** 软组织算法。

8. **窗宽和窗位** 软组织窗窗宽250~350 HU，窗位25~35 HU。

9. **扫描参数** 100 kV，100~150 mAs或自动管电流。

10. **对比剂的使用**

（1）对比剂用量：100~120 mL非离子型含碘对比剂，浓度320~400 mgI/mL。

（2）注射方式：高压注射器静脉内团注，注射速率3.5~5.0 mL/s。

11. **扫描开始时间** 采用团注跟踪技术，监测层面选择腹主动脉下段，阈值100~150 HU，扫描启动延迟时间7~10 s。

12. **扫描时间** 为保证下肢远端血管显影程度，扫描速度不宜过快，应调整螺距或转速，使扫描时间控制在30~35 s。

13. **打印和存档** 打印下肢动脉轴位图像及MPR、CPR及VR重组图像；图像处理完成后，将下肢动脉扫描薄层图像及重组后图像完整上传至PACS。

九、CTA、CTV、CT 淋巴管造影

（一）概述

1. **CTA、CTV扫描方法** 包括经验值法、团注追踪法、小剂量测试法，三种方法各有临床应用价值。

（1）经验值法：是在CT扫描中根据人体的血流动力循环规律和特点，操作技师根据自身的经验技术主观判断靶血管腔内对比剂的强化和峰值时间，来进行扫描的一种方法。因患者个体年龄、体重、心功能及病情存在差异，加上操作技师经验技术水平不同，此种方法成功率受限。经验值法现在多用于普通增强或静脉血管CTV间接法的扫描。

（2）团注追踪法：即对比剂示踪法，是当对比剂注入外周静脉后，利用CT扫描机连

续进行单层扫描，然后动态追踪和观察靶血管内对比剂的循环，当感兴趣区域的CT值超过设定阈值后自动触发扫描。团注追踪法能够实时追踪和观察对比剂，时相把握准确，成功率高，被广泛用于CTA的扫描中。

（3）小剂量测试法：自肘静脉小剂量注射对比剂，进行ROI同层动态扫描，测量ROI的时间-密度曲线，曲线峰值时间即为扫描延迟时间。小剂量测试法能准确测量出对比剂在靶血管内达到峰值的时间，对CTA的成功扫描具有指导价值；缺点是需要两次注射对比剂，对比剂剂量较大。

2. 双能量技术在CTA、CTV扫描中的优势

（1）双能量CT在CTA、CTV扫描中的优势集中体现在双能量CT的低辐射技术，包括能谱纯化技术、高低管电流匹配调节技术及迭代重建技术等实现不高于传统CT辐射剂量的能量成像，能成功去除血管周围的骨骼和钙化，清楚显示血管腔的形态，更准确地显示血管狭窄的程度。

（2）虚拟单能谱成像技术可根据成像数据重建出多种不同能量下的能谱图像（40~190 keV）。采用低能量（40~70 keV）水平的数据进行图像重建，可以增加动、静脉血管主干及分支的强化程度，可以降低对比剂和手术后金属植入物的线束硬化伪影。在不增加患者辐射剂量的前提下，可以降低对比剂用量。

（3）非线性融合技术根据图像像素的CT值来使用不同的融合比例优化显示功能，从而放大组织间的对比度。例如，下肢静脉CTV可以增加静脉血管的CT值，有利于下肢静脉血栓的诊断。

3. CTA、CTV扫描参数总论

（1）对比剂总量和注射速率：对比剂的总量除要依据患者体重指数（BMI）进行估算外，在动脉成像中，还应根据对比剂的注射速度、延迟时间、扫描速度、扫描时间来确定。动脉血管成像中，尽可能采用较快的注射速度，充分体现团注法的优势，一般成人注射速率以3.5~5.0 mL/s为宜。外周静脉血管成像可采取稀释后对比剂和较低的注射速度（1.5~2 mL/s），注射速度过快会使血管内对比剂浓度过高而产生伪影。

（2）扫描参数的选择：增加管电压值和提高管电流值能降低图像噪声，提高密度和空间分辨力，改善图像质量，但辐射剂量随之增加。因此，在满足诊断要求的前提下，尽可能地降低管电压和管电流值，减少辐射剂量。目前，后64排CT机都配有自动管电流调节技术；管电压在患者BMI小于25时可用80~100 kV，BMI大于25时用120 kV，对于婴幼儿或儿童患者更可使用70~80 kV。

（3）螺旋扫描中，螺距等于球管旋转1周时扫描床所移动的长度除以层厚。扫描中的层厚、螺距、床速、球管旋转时间之间要合理配置参数，方可得到满意的图像质量，使球管的效能发挥到最佳状态。

4. CTA、CTV检查的禁忌证

（1）绝对禁忌证：碘过敏或严重甲状腺功能亢进患者不能使用碘对比剂进行检查。

（2）相对禁忌证：

1）哮喘、荨麻疹和湿疹等过敏性疾病。

2）严重心、肝、肾功能损害。

3）重症肌无力患者。

4）虚弱和恶病质患者。

5）糖尿病肾病患者。

6）癫痫或急性神经系统疾病患者。

7）自身免疫性疾病患者。

8）孕妇或备孕期妇女。

5. CTA、CTV检查后的注意事项

（1）留院观察：做完增强CT检查要遵医嘱在医院留观30~60 min，在观察过程中出现任何不适症状，都要尽早告知医生进行处置。

（2）多喝水：做完增强CT检查，要嘱咐受检者多喝水，以加速体内对比剂随尿液的排泄，减少对肾脏的负担。

（3）服用双胍类制剂的糖尿病患者，检查后48 h内需要停药。

（4）饮食调理：做完增强CT检查要注意饮食清淡，尽量吃一些容易消化的食物，避免吃辛辣刺激、高脂肪、高盐食物。

（5）注意休息：做完增强CT检查后要适当休息，避免劳累过度和熬夜。

脑血管CTA、CTV，肺动脉CTA，肺静脉CTA，冠状动脉CTA等已在上述各章节中详述，不再赘述。

（二）支气管动脉 CTA

1. 适应证

（1）临床疑似支气管动脉病变或发育畸形。

（2）肺癌或咳血患者支气管动脉供血评估。

（3）支气管动脉介入灌注化疗或栓塞治疗前评估及术后随访。

2. 操作方法及程序

（1）检查前准备：

1）受检者签署CT增强知情同意书，技师做好耐心细致的解释工作，消除其顾虑和紧张情绪。对孕妇和育龄妇女应提前告知X线辐射危害，签署X线辐射危害告知书。

2）扫描前除去受检者颈部和胸部金属或其他可造成伪影的物品。

3）对受检者做好呼吸和屏气训练，嘱其在检查中保持身体不动。

4）对于婴幼儿、躁动不安或其他不配合的患者，应根据情况给予镇定措施或指导家属陪检协助完成检查。

5）受检者进行增强检查时应空腹4 h以上，可以饮水，如患者因病禁水，最好经静脉补充液体。

（2）检查方法和扫描参数：

1）扫描体位和方式：

A.扫描体位：仰卧位，根据静脉留置针的位置选择头先进或足先进，身体置于床面正中间，两臂上举抱头，使受检者身体置于扫描视野中心，驼背或不宜仰卧时可采取俯卧位或侧卧位。

B.扫描方式：横轴面连续扫描。

C.定位扫描像：常规扫描胸部正位像，确定扫描范围。

2）对比剂监测扫描：

A.监测位置：ROI放置于降主动脉（气管隆嵴下1~2 cm层面）。

B.监测方式：对比剂团注追踪触发扫描法，当ROI内CT值达100 HU时，延迟6~8 s自动触发扫描。

3）支气管动脉扫描：

A.扫描范围：上界为胸廓入口，下界至第2腰椎椎体上缘。

B.扫描机架倾斜角度：0°。

C.扫描视野：25~35 cm。

D.重建层厚：0.5~1 mm；重建层间隔0.5~1 mm。

E.扫描间隔：连续无间隔。

F.成像矩阵：768×768或512×512。

G.扫描参数：管电压100~120 kV（可使用双能量CT进行检查，管电压用80 kV和140 kV），管电流150~250 mAs（或自动管电流调节），球管转速0.28~0.75 s/r，螺距0.5~1 mm。

H.可采用心电监测扫描模式，减少搏动伪影。

I.对比剂用量：非离子型碘对比剂，碘浓度300~400 mg/mL，60~100 mL。

J.注射方式：采用双筒高压注射器行静脉注射，注射对比剂流率一般为4~5 mL/s，注射后追加相同流率的生理盐水20~40 mL。

K.重建算法：使用迭代重建、软组织算法或标准算法。

（3）摄片要求：

1）依次循序拍摄定位片和增强的各层扫描图像，MIP、MPR、CPR、VR显示支气管动脉。

2）测量支气管动脉大小和管腔狭窄值。

3）显示病变部位与支气管动脉的关系。

（三）全程主动脉CTA

1. 适应证

（1）动脉粥样硬化病。

（2）主动脉瘤。

（3）胸痛三联征（主动脉夹层、肺动脉栓塞和急性冠脉综合征）。

（4）大动脉炎。

（5）动脉畸形。

（6）其他原因所致的动脉狭窄或闭塞。

2. 操作方法及程序

（1）检查前患者准备：

1）扫描前除去患者颈、胸和腹部的金属物品。

2）训练患者呼吸和屏气要领。

3）检查前4 h禁食但不禁水，如患者因病禁水，最好经静脉补充液体。

（2）检查方法和扫描参数：

1）定位扫描：

A. 扫描体位：仰卧位，身体置于床面中间，两臂上举抱头。

B. 定位扫描：确定扫描范围、层厚和层间隔。

2）对比剂监测扫描：

A. 监测位置：主肺动脉窗层面主动脉根部放置ROI。

B. 监测方式：采取团注追踪的方式，当ROI内CT值达100 HU时，延迟5~8 s自动触发扫描。

3）全程主动脉CTA扫描：

A. 扫描范围：自胸廓入口到耻骨联合上方。

B. 扫描机架倾斜角度：0°。

C. 扫描视野：30~40 cm。

D. 扫描层厚：3 mm。

E. 扫描间隔：3 mm。

F. 对比剂用量：80~100 mL离子或非离子型碘对比剂。

G. 注射方式：采用高压注射器静脉团注法，速率4~5 mL/s。

H. 成像矩阵：512×512。

I. 扫描参数：120 kV，300~400 mAs。

J. 重建参数：层厚0.6 mm，层间隔0.3 mm。

K. 重建算法：软组织算法或标准算法。

（3）摄片要求：

1）依次顺序拍摄定位片、平扫和增强扫描图像。

2）后处理重建VR、MIP和CPR图像。

（四）上腔静脉 CTV

1. 适应证

（1）上腔静脉阻塞综合征，较常见的是由胸部、纵隔病变压迫导致的，如胸内肿瘤、转移瘤、血肿、气肿等；偶见巨大的升主动脉瘤、主动脉弓瘤压迫上腔静脉。

（2）上腔静脉先天畸形，如左或双上腔静脉畸形或梗阻，儿童多见，且多合并有心内其他畸形。

（3）其他上腔静脉病变，如纵隔外伤或手术引起上腔静脉损伤，肿瘤侵及或包绕上腔静脉，上腔静脉瘤栓形成等。

2. 操作方法及程序

（1）检查前准备：

1）去除身上金属异物。

2）签署增强CT同意书。

3）建立静脉通道。

（2）检查方法和扫描参数：

1）扫描方案：采用直接法或间接法行平扫及增强扫描。

2）扫描体位：仰卧位，头先进，两臂上举。

3）扫描方向：直接法采用足头向，间接法采用头足向。

4）扫描范围：第1胸椎椎体到右心房层面。

5）成像矩阵：512×512。

6）重建算法：软组织或标准算法重建。

7）重建层厚1.250 mm，层间隔0.625 mm，螺距0.984 mm，管电压120 kV，自动管电流。

（3）对比剂注射方案：

1）直接法：选择单侧或双侧上肢静脉注射，以3.0 mL/s流率注射200 mL混合液（生理盐水与对比剂按体积比1∶4 配制，混合均匀），碘对比剂浓度 300~370 mg/mL，注射对比剂后注射30 mL生理盐水冲管，延迟时间为 40~45 s。缺点：选择双上臂静脉穿刺，给患者带来的痛苦多且耗时长。

2）间接法：选取下肢静脉，以3.5~4.0 mL/s 流率注射对比剂120~150 mL，碘对比剂浓度300~370 mg/ mL，注射对比剂后注射30 mL生理盐水冲管，延迟时间为60~90 s。优点：不需要在对侧进行静脉穿刺，减少了患者痛苦。缺点：由于非注射侧不含对比剂的血液与注射侧含对比剂的血液混合后，将产生漩涡状伪影，影响上腔静脉的显示。

（4）图像重建及后处理：MPR、MIP、VR。

（五）下腔静脉 CTV

1.适应证

（1）血管内血栓或瘤栓。

（2）布–加综合征。

（3）先天发育异常。

（4）腹膜后或者腹腔内疾患所致外压性狭窄。

2.操作方法及程序

（1）受检者准备：

1）受检者检查前，去除被检部位的金属饰品或可能影响X线穿透力的物品，嘱受检者在扫描过程中保持体位不动。

2）不合作的受检者（如婴幼儿、躁动不安或意识障碍者），在CT扫描前给予镇静措施。

3）根据检查部位做好检查前相关准备。胸、腹部检查前进行屏气训练，保证扫描时胸、腹部处于静止状态；胃肠道检查前饮水；颈部和喉部检查前告知受检者不能做吞咽动作；眼部检查前告知患者闭上双眼，尽量保持眼球不动，不能闭眼者让其盯住正前方一个目标。

（2）对比剂注射：有机碘水制剂（40%~76%离子型或相应浓度的非离子型）。穿刺部位：

1）股静脉：常规部位。

2）上肢静脉或颈静脉：适用于髂股静脉闭塞或低位下腔静脉闭塞者。

3）联合插管法：适用于高位下腔静脉闭塞或局限性下腔静脉闭塞者，须分别经股静脉和上肢静脉或颈静脉插管。

（3）扫描方案：

1）定位像：正位定位像。

2）扫描范围：从右心房（包括下腔静脉入口）至耻骨联合上缘。

3）扫描矩阵：512×512。

4）软组织或标准算法重建。

5）重建层厚1.250 mm，层间隔0.625 mm，螺距0.984 mm，管电压120 kV，自动管电流。

6）将ROI设定在下腔静脉肝段内，当达到设定阈值时，自动触发扫描，扫描时吸气后屏气扫描；清晰显示下腔静脉汇入右心房入口处、下腔静脉、肝静脉、右肾上腺静脉、肾静脉、左右髂总静脉。

（4）图像后处理：MIP、CPR、VR。

3. **注意事项**

（1）下腔静脉狭窄或阻塞的患者常伴有大量腹水，腹压增高使患者屏气困难，扫描前嘱患者检查中听口令尽量闭气，在憋不住气的情况下，缓慢吐气，直至扫描结束，以便降低胸腹部运动对图像产生的影响。

（2）直接法静脉成像受多种因素影响，在髂总静脉与下腔静脉汇合处有"侧边流"现象发生，因此可双侧足背同时注射对比剂混合液或适当延长扫描启动时间使静脉充盈，减少假阳性发生的可能。

（六）CT淋巴管造影

1. **适应证**

（1）定位及评估早期乳腺癌前哨淋巴结。

（2）原发性小肠淋巴管扩张症。

（3）胸导管病变。

（4）淋巴结转移。

（5）其他原因所致的淋巴系统病变。

2. **操作方法及程序**

（1）检查前患者的准备：

1）扫描前除去患者检查部位金属物品，做好扫描前解释工作，以取得患者良好的配合。

2）临床医师在增强扫描前将对比剂经穿刺的各级淋巴管或淋巴结注入。

3）检查前4 h禁食但不禁水，如患者因病禁水，最好经静脉补充液体。

（2）检查方法和扫描参数：

1）定位扫描：

A.扫描体位：仰卧位，身体置于床面中线，双臂自然置于身旁或上举过头。

B.定位扫描：确定扫描范围、层厚和层间隔。

2）经验法：延迟法扫描。依据扫描范围和部位，采用经验法在注射对比剂延迟15 min至2 h后扫描。

（3）CT淋巴管造影扫描：

1）扫描范围：目标部位的淋巴管和淋巴结。

2）扫描机架倾斜角度：0°。

3）扫描视野：30~40 cm。

4）扫描层厚：1~3 mm。

5）扫描间隔：1~3 mm。

6）对比剂用量：2~12 mL非离子型碘对比剂。

7）注射方式：穿刺淋巴管或淋巴结内滴注，速率为4~6 mL/h。

8）成像矩阵：512×512。

9）扫描参数：管电压80~120 kV，管电流120~320 mAs，螺距1~1.15 mm。

10）重建参数：层厚1 mm，层间隔0.5~0.75 mm。

11）重建算法：软组织算法或标准算法。

（4）摄片要求：

1）依次循序拍摄定位片、增强扫描图像平扫及增强扫描图像。

2）后处理重建：MIP、CPR、VR。

十、CT 灌注成像

CT灌注成像（CT perfusion，CTP）是一种快速发展的定性评价组织器官血流灌注的影像学技术。CT灌注成像属于功能成像，是指通过在静脉中注入对比剂后，对特定的组织或器官进行连续扫描，通过测量并记录相应组织灌注参数，即组织血容量、血流量、平均通过时间、毛细血管表面通透性、达峰时间等，获得该组平面内的时间-密度曲线（TDC），再用不同的数学模型计算出灌注参数，并给色阶赋值，形成灌注图像。胰腺CT灌注成像可以将胰组织与周围血管结构区分开来，且可将功能信息与良好的空间分辨力相结合，具有重要的应用价值。

扫描方式为交替进行灌注联合增强扫描，扫描范围自膈顶至脐水平，扫描参数：自动管电压100 kV，自动管电流100 mAs，转速0.28 s/r，螺距0.992 mm，总体扫描时间平均约62.20 s。使用双筒高压注射器经肘前静脉留置针向患者体内注入非离子型碘对比剂，同时追加生理盐水20 mL。对比剂方案：注射非离子型碘对比剂碘佛醇（350 mgI/mL）1.0 mL/kg，追加生理盐水20 mL，注射速度5 mL/s。

CT 灌注成像是用量化方式反映脏器的血流特点，可提供脏器病理生理变化的功能学信息。其中，ROI的时间-密度曲线可直接反映病变中对比剂浓度的变化，间接反映病变血流灌注量改变，从而定量分析血流灌注情况。脏器肿瘤组织内大量肿瘤血管形成，主要病理表现为微血管数量增多、扭曲，且分支不规则，异常网状血管结构形成，血管基底膜常不完整，通透性高。CTP可通过时间–密度曲线和灌注参数间接显示微观变化，反映肿瘤血管生成状态，可定量分析肿瘤内部血流动力学改变，为诊断脏器肿瘤提供影像学依据。还可通过微血管密度诊断恶性肿瘤，以及对缺血性病变进行鉴别。对于实质脏器疾病的患者，CTP可用于早期疾病的诊断、肿瘤疗效和预后评估等。

十一、能谱 CT

1. **扫描范围**　自膈顶扫描至耻骨联合。

2. **平扫扫描参数**　管电压采用固定管电压技术，通常采用120 kV，管电流采用自动管电流调制技术，设置为100~600 mA，噪声指数（NI）值为10，探测器宽度为80 mm，螺距0.992 mm，球管转速0.5 s/r，扫描层厚5 mm，层间隔5 mm，重建层厚、层间隔均为0.625~1.25 mm。

3. **注射方案**　增强扫描采用双筒高压注射器以2.5~3.0 mL/s的流速注射碘对比剂，剂量为1.2~1.5 mL/kg，后以相同的流速注射生理盐水20 mL。

4. **增强扫描参数**　动脉期扫描时采用自动扫描触发装置Smart Prep技术监测膈肌水平腹主动脉，监测阈值为100 HU，达到阈值后延迟10 s开始扫描，于动脉期30 s后行静脉期扫描，于静脉期30 s后行延迟期扫描。管电压为80 kV、140 kV瞬时高速切换，管电流采用CT能谱智能匹配技术（GSI assist），噪声指数值为10，探测器宽度为80 mm，可智能匹配患者扫描所需的转速、管电流；螺距0.992 mm，扫描层厚5 mm，层间隔5 mm，重建层厚、层间隔均为0.625~1.25 mm。

第三节　MRI检查操作规范

一、MRI 检查操作基本原则

（一）检查前准备

（1）检查前认真核对MRI检查申请单，了解病情，明确检查目的与要求；对检查目的与要求不清楚的申请单，需要与申请医师核准确认。

（2）询问受检者，确认无MRI检查禁忌证、MRI对比剂过敏史。

（3）向受检者解释检查过程，包括检查所需时间、检查过程中设备运行发出的噪声等，让其平静呼吸、配合闭气、不随意运动；如有不适，患者可通过话筒或报警皮球告诉工作人员。

（4）嘱受检者及陪同家属（如需），去除随身携带的所有金属物品和可能受强磁场影响的物品（如手机、手表、钥匙、硬币、发夹和磁卡等），MRI不兼容的检查推车、推床、轮椅、氧气瓶等禁止进入检查室内。检查室门口最好安装铁磁性探测装置。

（5）婴幼儿、烦躁不安和幽闭恐惧症受检者，可给予适量的镇静剂或麻醉药物，或调换至大孔径/开放式MRI设备进行检查。一旦患者出现幽闭恐惧症，应立即停止检查，让患者迅速撤离检查室。

（6）危重受检者必须做MRI检查时，应有临床医师陪同并备好（磁场兼容性）急救器械和药物。

（7）体内有金属植入物者，如人工关节、固定钢板、血管止血夹必须在确认材料性质不影响MRI检查后方可进行。

（二）MRI 检查的禁忌证

1. MRI检查的绝对禁忌证

（1）带有与MRI不兼容的心脏起搏器、除颤器、植入式心血管监测仪、植入式循环记录仪及神经刺激器者。

（2）体内植入各种电子装置而说明书未指明为MRI检查安全者。

（3）有眼球内磁性金属异物、植入物或人工电子耳蜗者。

（4）各种药物灌注泵植入（如胰岛素泵）而说明书未指明为MRI检查安全者。

（5）强铁磁性动脉瘤夹、磁性金属瓣膜、磁性金属支架等。

（6）与MRI对比剂有关的禁忌证。

2. MRI检查的相对禁忌证

（1）体内有各种金属植入物的患者，如枪伤后弹片存留等。

（2）妊娠期3个月内。

（3）危重患者需要使用生命支持系统者。

（4）癫痫患者或精神疾患不能保持静止不动者。

（5）幽闭恐惧症患者。

（6）高热患者。

（三）MRI 检查规范总体要求

（1）线圈选用得当合适。

（2）患者体位标准，佩戴耳塞保护听力。

（3）检查方位准确。

（4）扫描基线、扫描范围符合要求。

（5）脉冲序列选择得当。

（6）扫描参数选择适当，并与机型相匹配。

（7）其他辅助优化技术应用合理，如呼吸门控、心电门控、流动补偿等。合理控制运动、呼吸、血管/脑脊液搏动、异物/金属等伪影。

（8）每个检查部位，原则上要求≥2个检查方位（其中一个为基本检查方位）。

（9）图像重建要求符合规范。

二、头颅

（一）检查准备

1. 线圈选择　头颅正交线圈、头颅相控阵线圈或头颈联合线圈。

2. 患者体位　仰卧位，使人体长轴与床面长轴一致，头摆正置于线圈中心，头颅正中矢状面尽可能与线圈纵轴保持一致并垂直于床面，下颌内收，必要时垫高患者枕部；头先进，双手自然置于身体两侧，避免交叉形成电流环路。

3. 体表定位　双眉中心对准"十"字定位灯的纵横交叉点。

4. 患者配合　患者佩戴耳塞保护听力，三角软垫固定、制动头部。

5. 辅助优化技术　流动补偿，在颅底部设定预饱和带。

（二）颅脑 MRI 平扫

1. 定位像及扫描范围　三平面定位像。扫描范围为听眶线至颅顶，包括全脑。

2. 检查方法

（1）基本检查方位：矢状位、横轴位，需要时辅助以冠状位。

（2）扫描基线：矢状位平行于大脑纵裂；横轴位平行于前联合和后联合的连线；冠状位平行于脑干。

3. 检查序列及成像参数

（1）基本检查序列：FSE或TSE序列，横轴位T2WI、T1WI、T2FLAIR、弥散加权成像（DWI），矢状位T1WI或T2WI。有条件者可采用T1FLAIR序列，以增加灰白质对比度。

（2）辅助检查序列：横轴位脂肪抑制T2WI或T1WI、横轴位SWI、弥散张量成像（DTI）、灌注加权成像（PWI）。

（3）成像参数：扫描视野20~25 cm；扫描层厚5~6 mm，间隔1~1.5 mm。MRI设备允许者，推荐使用3D扫描序列（T1WI、T2WI、T2FLAIR、SWI），然后重建矢状位、横轴位、冠状位。

（三）颅脑 MRI 增强扫描

扫描序列、扫描方位与平扫一样，扫描层面与平扫最后完全一致，最好同时采用脂肪抑制技术。有条件者行动态增强。拟诊病变较小者，或为了减少颅后窝血管搏动伪影，推荐使用梯度3DT1WI序列；怀疑脑膜病变者，推荐使用增强T2FLAIR序列。

对比剂使用方法：

1. 常规使用方法

（1）剂量：0.2 mL/kg（0.1 mmol/kg）。推荐高浓度高弛豫率对比剂。

（2）用法：一般增强扫描可以静脉手推对比剂。

2. 动态增强/灌注扫描

（1）剂量：0.2 mL/kg（0.1 mmol/kg）。

（2）用法：使用双筒高压注射器，以2~5 mL/s注射速率团注钆对比剂，以3 mL/s注射速率追加15 mL生理盐水冲刷注入。

3. 经过工作站后处理病灶的信号强度-时间变化曲线
进行T1WI动态增强的病灶后处理可以得出转运常数（Ktrans）、速率常数（Kep）、细胞外间隙容积分数（Ve）等参数；有条件的后处理工作站，可以后处理得出局部脑血注量（rCBF）、局部脑血容量（rCBV）、平均通过时间及达峰时间参数；进行FFE-EPI或GRE-EPI的T2WI或T2*WI序列增强，后处理得出局部脑血流量、rCBV、平均通过时间及达峰时间参数。

（四）颅脑 MRA

1. 基本检查方位 横轴位。

2. 基本检查序列 3D TOF-MRA或3D PC-MRA。设备条件许可者，可以使用ASL-MRA。必要时行对比剂团注TRICKS或其他4D技术的CE-MRA。

3. 基本扫描范围 以Willis环为中心，包括枕骨大孔至扣带回上缘，特殊情况根据病变范围适当调整。

4. 图像重建 MIP重建、MPR重建、VR重建。推荐分别重建双侧颈内动脉系统、椎基底动脉系统；若有动脉瘤，要重建放大并行瘤径测量。

（五）颅脑 MRV

1. 基本检查方位 矢状位。

2. 检查序列 3D PC-MRV或2D TOF-MRV，MRI设备条件许可者可以进行钆对比剂团注TRICKS或其他4D技术的CE-MRV；拟诊静脉血栓形成者，推荐加扫高分辨力血管壁成像序列（如3D CUBE、3D SPACE或3D VISTA序列）。

3. 扫描基准 矢状位3D PC法定位与大脑纵裂平行（冠状位定位）。矢状位2D TOF法定位与大脑纵裂呈10°~20°角（横轴位定位）。

4. 基本扫描范围　覆盖全颅。

5. 图像重建　MIP重建，MPR重建，VR重建。

（六）颅内血管壁高分辨力MRI（VM-MRI）

1. 硬件要求　推荐3.0TMRI，颅脑线圈或头颈联合线圈（线圈通道≥8通道，推荐≥32通道）。

2. 基本检查方位、扫描基准　在颅脑3D TOF-MRA图像上定位管腔狭窄/病变靶血管，扫描方位垂直于靶血管。

3. 检查序列　2D T1WI、T2WI及3D黑血成像序列（3D CUBE、3D SPACE或3D VISTA序列），用于显示血管壁情况；增强2D或3D T1序列，用于显示血管壁强化情况；额外的DWI序列（用于检测急性梗死）或T2*序列用于检测血栓或微出血。

4. 扫描范围　覆盖全颅脑动脉。

5. 图像重建　MPR重建。

（七）颅脑常见病的特殊检查要求

1. 癫痫　平扫加做与颞叶长轴垂直的斜冠状位T2WI、T2FLAIR序列，方便显示海马结构有无结构及信号异常。3D T1WI序列有利于显示脑回形态及脑实质信号异常如脑回异常、灰质异位等。3D SPACE DIR序列有利于显示局灶性脑皮质发育不良。

2. 脑转移瘤及脑膜转移　增强后加做横轴位T2FLAIR序列及3D T1WI序列，尤其3D高分辨力黑血序列可增加微小转移灶的显示。设备许可者，加扫ZTE或UTE序列有助于脑膜转移显示。

3. 颅内感染　增强后加做横轴位T2FLAIR序列。设备许可者，加扫ZTE或UTE序列有助于脑膜感染显示。

4. 颅脑外伤　平扫加做横轴位T2*WI序列，MRI设备条件许可的加做SWI序列，以排除颅内微小出血、蛛网膜下腔出血等。设备许可者，加扫ZTE或UTE序列有助于颅骨骨折显示。

5. 多发性硬化　加扫矢状位和冠状位T2FLAIR（层厚3~4 mm，间隔0.3 mm）及轴位T1WI增强和SWI序列，2D/3D T2FLAIR对病灶的显示具有更高的敏感性，增强扫描可鉴别病变是否处于活动期。SWI可以显示病变内有无小静脉穿行。

6. 脑肿瘤　根据需要加扫波谱分析（MRS）、弥散张量成像（DTI）、弥散峰度成像（DKI）、SWI、酰胺质子转移成像（APT）、动态磁敏感对比灌注加权成像（DSC-PWI/3D ASL）、渗透性成像（DCE-MRI）。

7. 脑梗死　根据需要加扫灌注成像DSC-PWI/3D ASL、SWI，帮助判断有无缺血半暗带、能否进行溶栓治疗。

8. 颅底或颅颈交界畸形　根据需要加扫多方位梯度回波序列。设备许可者，加扫ZTE或UTE序列有助于颅底或颅颈交界畸形的显示。

9. 脑积水查因　除常规进行头颅MRI平扫外，需加扫层厚≤2 mm的矢状位3D CISS或3D FIESTA-C结构像，以及矢状位和横轴面PC-Cine序列（脑脊液流动成像序列）。前者可以直接观察脑脊液流动受阻的病因；后者可以重建脑脊液流动曲线，协诊判断有无梗阻。

（八）垂体和蝶鞍

1. 检查前准备

（1）线圈：选择头颅正交线圈、头颅相控阵线圈或头颈联合线圈。

（2）患者体位：仰卧位，人体长轴与床面长轴一致，头摆正置线圈中心，头颅正中矢状面尽可能与线圈纵轴保持一致并垂直于床面；头先进，双手自然置于身体两侧，避免交叉形成电流环路。

（3）体表定位：双眉中心对准"十"字定位灯的纵横交叉点。

（4）患者配合：患者佩戴耳塞保护听力，三角软垫固定、制动头部。

2. 垂体和蝶鞍平扫

（1）定位像及扫描范围：三平面定位像。扫描范围为前床突至后床突。

（2）检查方法：

1）基本检查方位：冠状位、矢状位，需要时辅助以横轴位。

2）扫描基线：矢状位平行于大脑纵裂；冠状位垂直于垂体窝或平行于垂体柄。横轴位平行于前联合和后联合的连线；矢状位扫描添加左右饱和带，冠状位扫描添加前后饱和带，横轴位扫描添加上下饱和带，以减轻血管搏动伪影。

（3）检查序列及成像参数：

1）基本检查序列：FSE或TSE序列，冠状位T1WI、T2WI，矢状位T1WI。

2）成像参数：扫描视野18~20 cm；扫描层厚≤3 mm，间隔0.4~0.5 mm。

3. 垂体与蝶鞍增强

（1）一般增强：手推注射对比剂。微腺瘤采用半量钆剂0.1 mL/kg（0.05 mmol/kg）。注射完钆剂后立即开始扫描。成像序列同平扫，同时采用脂肪抑制技术。

（2）垂体微腺瘤动态增强扫描：单次采集时间20 s左右，连续动态采集5~10次；注射钆剂与扫描同时进行。钆剂采用双倍剂量0.2 mL/kg（或0.1 mmol/kg）。

（3）图像后处理：可以绘制时间-信号强度曲线，方便描述正常垂体与垂体瘤的增强特征。

（九）海马

1. 检查前准备

（1）线圈：选择头颅正交线圈、头颅相控阵线圈或头颈联合线圈。

（2）患者体位：仰卧位，使人体长轴与床面长轴一致，头摆正置线圈中心，头颅正中矢状面尽可能与线圈纵轴保持一致并垂直于床面；头先进，双手自然置于身体两侧，避免交叉形成环路。

（3）体表定位：双眉中心对准"十"字定位灯的纵横交叉点。

（4）患者配合：患者佩戴耳塞保护听力，三角软垫固定、制动头部。

2. 海马MRI扫描

（1）定位像及扫描范围：三平面定位像。扫描范围为双侧颞叶及海马。

（2）检查方法：

1）基本检查方位：矢状位、横轴位、垂直于海马的斜冠状位。

2）扫描基线：矢状位平行于大脑纵裂；横轴位平行于前联合和后联合的连线；冠状位垂直于海马。

（3）检查序列及成像参数：

1）基本检查序列：

T1WI：3D薄层扫描（CUBE、VISTA、SPACE），横轴位FSE或TSE等序列。

T2WI：横轴位FSE或TSE等序列。

T2 FLAIR：斜冠状位FSE或TSE等脂肪抑制序列。

DWI：横轴位或冠状位DWI，推荐小视野高清DWI，b值800~1000 s/mm^2。

2）成像参数：

扫描视野：18~25 cm。

扫描层厚：2~4 mm。

间隔：0.5 mm。

如需要增强，行横轴位、矢状位、冠状位T1WI脂肪抑制序列扫描或3D T1WI，必要时行动态增强扫描。

（十）桥小脑三角区

1. 检查前准备

（1）线圈：选择头颅正交线圈、头颅相控阵线圈或头颈联合线圈。

（2）患者体位：仰卧位，人体长轴与床面长轴一致，头摆正置于线圈中心，头颅正中矢状面尽可能与线圈纵轴保持一致并垂直于床面；头先进，双手自然置于身体两侧，避免交叉形成环路。

（3）体表定位：双眉中心对准"十"字定位灯的纵横交叉点。

（4）患者配合：患者佩戴耳塞保护听力，三角软垫固定、制动头部。

2. 桥小脑三角区MRI扫描

（1）定位像及扫描范围：三平面定位像。扫描范围为桥小脑三角区。

（2）检查方法：

1）基本检查方位：横轴位、冠状位，必要时加扫矢状位。

2）扫描基线：横轴位平行于前联合和后联合的连线；冠状位平行于脑干；矢状位平行于大脑纵裂。

（3）检查序列及成像参数：

1）基本检查序列：IP、FSE或TSE序列，横轴位T2WI、T1WI、T2FLAIR、DWI，冠状位T1WI/T2WI。

2）成像参数：

扫描视野：20~25 cm。

扫描层厚：2~5 mm。

间隔：0.2~2 mm。

MRI设备允许者，推荐使用3D扫描序列（T1WI、T2WI、T2FLAIR、SWI），然后重建矢状位、横轴位、冠状位。必要时加扫小视野DWI：ZooMit、FOCUS、ZooMit-DWI；附加消除伪影技术（PROPELLER/BLADE）以尽量消除颅底局部伪影或变形。

（4）增强扫描：扫描序列同平扫，通常做横轴位、冠状位、矢状位T1WI+脂肪抑制技术；为了避免血管搏动伪影，可采用3D梯度回波序列，如3D BRAVO序列。

（5）对比剂使用方法：

1）常规剂量：0.2 mL/kg（0.1 mmol/kg）。用法：一般增强可以静脉手推对比剂。

2）动态增强/灌注扫描剂量：0.2 mL/kg（0.1 mmol/kg）。用法：使用双筒高压注射器，以5 mL/s注射速率团注钆对比剂，以3 mL/s注射速率追加15 mL生理盐水冲刷注入。

（十一）三叉神经、面神经和前庭蜗神经

1. 检查前准备

（1）线圈：选择头颅正交线圈、头颅相控阵线圈或头颈联合线圈。

（2）患者体位：仰卧位，人体长轴与床面长轴一致，头摆正置于线圈中心，头颅正中矢状面尽可能与线圈纵轴保持一致并垂直于床面；头先进，双手自然置于身体两侧，避免交叉形成环路。

（3）体表定位：双眉中心对准"十"字定位灯的纵横交叉点。

（4）患者配合：患者佩戴耳塞保护听力，三角软垫固定、制动头部。

2. 三叉神经与面听神经MRI扫描

（1）定位像及扫描范围：三平面定位像。扫描范围为脑桥。

（2）检查方法：

1）基本检查方位：矢状位、横轴位、冠状位。

2）扫描基线：矢状位平行于大脑纵裂；横轴位平行于前联合和后联合的连线；冠状位平行于脑干。

（3）检查序列及成像参数：

1）T2WI：横轴位FSE/TSE等序列。

2）3D TOF序列：TOF SPGR序列。必要时注射钆对比剂后再扫3D TOF序列会增强小血管的显示。

3）神经成像：3D CISS/FIESTA-C/Balance-FFE、3D SPACE、SSFP等序列。

4）扫描视野：16~25 cm；扫描层厚≤2 mm；扫描间隔≤0.6 mm。

5）图像后处理平行于三叉神经及面神经行MPR重组，显示神经与小血管关系。

（十二）眼和眼眶

1. 检查前准备

（1）线圈：选择头颅正交线圈、头颅相控阵线圈或头颈联合线圈。

（2）患者体位：仰卧位，使人体长轴与床面长轴一致，头摆正置于线圈中心，头颅正中矢状面尽可能与线圈纵轴保持一致并垂直于床面；头先进，双手自然置于身体两侧，避免交叉形成环路。叮嘱患者闭眼并保持眼球不动。

（3）体表定位：眶间中心对准"十"字定位灯的纵横交叉点。

（4）患者配合：患者佩戴耳塞保护听力，三角软垫固定、制动头部。

2. 眼和眼眶MRI扫描

（1）定位像及扫描范围：三平面定位像。扫描范围包括眶上、下壁，前后包括眼睑至视交叉。

（2）检查方法：

1）基本检查方位：斜矢状位、横轴位、冠状位。

2）扫描基线：斜矢状位平行于单侧眶内视神经；横轴位平行于听眦线；冠状位垂直于听眦线。

（3）检查序列及成像参数：

1）T1WI：横轴位FSE/TSE等序列。

2）T2WI：横轴位、冠状位、斜矢状位FSE/TSE等脂肪抑制序列。

3）DWI：横轴位DWI b=800 s/mm^2，EPI技术。

4）DTI：必要时加扫超薄层DTI序列，以进行视神经追踪。

5）扫描视野：18~20 cm；扫描层厚≤3 mm；扫描间隔≤0.5 mm。

6）如需增强，进行横轴位、矢状位、冠状位T1WI FSE/TSE等脂肪抑制序列扫描，设备条件允许时行动态增强，必要时做延时扫描。

（十三）耳与颞骨部

1. 检查前准备

（1）线圈：选择头颅正交线圈、头颅相控阵线圈或头颈联合线圈。

（2）患者体位：仰卧位，使人体长轴与床面长轴一致，头摆正置于线圈中心，头颅正中矢状面尽可能与线圈纵轴保持一致并垂直于床面；头先进，双手自然置于身体两侧，避免交叉形成环路。

（3）体表定位：鼻尖对准"十"字定位灯的纵横交叉点。

（4）患者配合：患者佩戴耳塞保护听力，三角软垫固定、制动头部。

2. 耳和颞骨MRI扫描

（1）定位像及扫描范围：三平面定位像。扫描范围包括双耳乳突及颞骨。

（2）检查方法：

1）基本检查方位：矢状位、横轴位、冠状位。

2）扫描基线：矢状位平行于大脑纵裂；横轴位平行于听眦线；冠状位垂直于听眦线。

（3）检查序列及成像参数：

1）T1WI：横轴位、冠状位FSE/TSE等序列。

2）T2WI：横轴位、冠状位、矢状位FSE/TSE等脂肪抑制序列。

3）内耳膜迷路成像采用重T2WI序列。

4）扫描视野：20~25 cm；扫描视野上下加饱和带或外周门控可减少颅后窝血流伪影。

5）扫描层厚2~5 mm；内耳层厚≤1.5 mm；CISS/FIESTA-C/Balance-FFE等序列≤0.6 mm。

6）扫描间隔≤0.5 mm；内耳≤0.3 mm；CISS/FIESTA-C/Balance-FFE等序列≤0.18 mm。

7）如需增强，进行横轴位、矢状位、冠状位T1WI FSE/TSE等脂肪抑制序列扫描，设备条件允许时行动态增强，必要时做延时扫描。

8）图像后处理：耳蜗VR重组。

（十四）鼻和鼻窦

1. 检查前准备

（1）线圈：选择头颅正交线圈、头颅相控阵线圈或头颈联合线圈。

（2）患者体位：仰卧位，人体长轴与床面长轴一致，头摆正置于线圈中心，头颅正中矢状面尽可能与线圈纵轴保持一致并垂直于床面；头先进，双手自然置于身体两侧，避免交叉形成环路。

（3）体表定位：鼻根部对准"十"字定位灯的纵横交叉点。

（4）患者配合：患者佩戴耳塞保护听力，三角软垫固定、制动头部。

2. 鼻和鼻窦MRI扫描

（1）定位像及扫描范围：三平面定位像。扫描范围包括口底至额窦上界，前后从上额窦前壁至鼻咽腔后部。

（2）检查方法：

1）基本检查方位：矢状位、横轴位、冠状位。

2）扫描基线：矢状位平行大脑纵裂；横轴位平行于听眦线；冠状位垂直于听眦线。

（3）检查序列及成像参数：

1）T1WI：横轴位FSE/TSE等序列。

2）T2WI：横轴位、冠状位、矢状位FSE/TSE等脂肪抑制序列。

3）DWI：横轴位DWI b=800 s/mm^2，EPI技术。

4）扫描视野：18~25 cm。扫描层厚≤5 mm。扫描间隔≤1 mm。

5）如需增强，进行横轴位、矢状位、冠状位T1WI FSE/TSE等脂肪抑制序列扫描，设备条件允许时行动态增强。

（十五）鼻咽和口咽

1. 检查前准备

（1）线圈：选择头颅正交线圈、头颅相控阵线圈或头颈联合线圈。

（2）患者体位：仰卧位，使人体长轴与床面长轴一致，头摆正置于线圈中心，头颅正中矢状面尽可能与线圈纵轴保持一致并垂直于床面；头先进，双手自然置于身体两侧，避免交叉形成环路。做口咽扫描时，嘱患者检查中避免吞咽动作。

（3）体表定位：鼻根部对准"十"字定位灯的纵横交叉点。

（4）患者配合：患者佩戴耳塞保护听力，三角软垫固定、制动头部。

2. 鼻咽和口咽MRI扫描

（1）定位像及扫描范围：三平面定位像。扫描范围包括蝶窦上缘至会厌软骨下缘。

（2）检查方法：

1）基本检查方位：矢状位、横轴位、冠状位。

2）扫描基线：矢状位平行于大脑纵裂；横轴位平行于听眦线；冠状位垂直于听眦线。

（3）检查序列及成像参数：

1）T1WI：横轴位FSE/TSE等序列。

2）T2WI：横轴位、冠状位、矢状位FSE/TSE等脂肪抑制序列。

3）DWI：横轴位DWI b=800 s/mm², EPI技术。

4）扫描视野：18~23 cm；扫描层厚≤5 mm；扫描间隔≤1 mm。

5）如需增强，进行横轴位、矢状位、冠状位T1WI FSE/TSE等脂肪抑制序列扫描，设备条件允许时行动态增强。

（十六）颞下颌关节

1. 检查前准备

（1）线圈：选择头颅正交线圈、头颅相控阵线圈或头颈联合线圈。

（2）患者体位：仰卧位，使人体长轴与床面长轴一致，头摆正置于线圈中心，头颅正中矢状面尽可能与线圈纵轴保持一致并垂直于床面；头先进，双手自然置于身体两侧，避免交叉形成环路。

（3）体表定位：鼻根部对准"十"字定位灯的纵横交叉点。

（4）患者配合：患者佩戴耳塞保护听力，三角软垫固定、制动头部。

2. 颞下颌关节MRI扫描

（1）定位像及扫描范围：三平面定位像。扫描范围包括双侧颞下颌关节。

（2）检查方法：

1）基本检查方位：矢状位、横轴位、冠状位。

2）扫描基线：矢状位平行于下颌骨体部；横轴位平行于听眦线；冠状位平行于髁突长轴。

（3）检查序列：

1）闭口位：

T1WI：横轴位、斜冠状位FSE/TSE等序列。

PDWI：斜矢状位FSE/TSE脂肪抑制序列。

T2WI：横轴位、斜矢状位FSE/TSE等脂肪抑制序列。

2）张口位：斜矢状位FSE/TSE T2WI和PDWI脂肪抑制序列。

（4）成像参数：

1）扫描视野：12~18 cm。

2）扫描层厚：≤4 mm。

3）扫描间隔：≤1 mm。

（十七）面部

1.检查前准备

（1）线圈：选择头颅正交线圈、头颅相控阵线圈或头颈联合线圈。

（2）患者体位：仰卧位，使人体长轴与床面长轴一致，头摆正置于线圈中心，头颅正中矢状面尽可能与线圈纵轴保持一致并垂直于床面；头先进，双手自然置于身体两侧，避免交叉形成环路。

（3）体表定位：鼻根部对准"十"字定位灯的纵横交叉点。

（4）患者配合：患者佩戴耳塞保护听力，三角软垫固定、制动头部。

2.面部MRI扫描

（1）定位像及扫描范围：三平面定位像。扫描范围根据病变部位而定。

（2）检查方法：

1）基本检查方位：矢状位、横轴位、冠状位。

2）扫描基线：矢状位平行大脑纵裂；横轴位平行于听眦线；冠状位垂直于听眦线。

（3）检查序列及成像参数：

1）T1WI：横轴位FSE/TSE等序列。

2）T2WI：横轴位、冠状位、矢状位FSE/TSE等脂肪抑制序列。

3）DWI：横轴位DWI b=800 s/mm^2，EPI技术。

4）扫描视野：20~25 cm；扫描层厚：3~5 mm；扫描间隔：0.5 mm。

5）如需增强，进行横轴位、矢状位、冠状位T1WI FSE/TSE等脂肪抑制序列扫描，设备条件允许时行动态增强。

三、颈部

（一）检查准备

1.线圈 选择头颅正交线圈、头颅相控阵线圈、头颈联合线圈或脊柱相控阵线圈。

2.患者体位 仰卧位，人体长轴与床面长轴一致，去除金属异物及假牙；头先进，双手自然置于身体两侧，避免交叉形成电流环路。

3.患者配合 患者佩戴耳塞保护听力，扫描前嘱患者在扫描过程中不做吞咽动作，不转动头部。

4.辅助优化技术 为改善颈部的磁场均匀度，可在颈部周围放置米袋等填充物。

（二）口咽 MRI 扫描

1. 适应证 各种良、恶性肿瘤。

2. 定位像及扫描范围 三平面定位像。线圈中心及定位中心对准硬腭水平。扫描范围为蝶窦上缘至会厌软骨下缘。

3. 检查方法

（1）基本检查方位：矢状位、横轴位、冠状位。

（2）扫描基线：矢状位平行于人体正中矢状位；横轴位平行于硬腭；冠状位平行于口咽后壁。

4. 检查序列

（1）T1WI：横轴位FSE/TSE等序列。

（2）T2WI：横轴位、冠状位、矢状位FSE/TSE等脂肪抑制序列。

（3）DWI： 横轴位DWI b=800 s/mm^2， EPI技术，有条件者可选用FSE DWI、螺旋桨DWI或小视野高清DWI。

5. 成像参数 扫描视野：18~23 cm，扫描层厚≤5 mm，扫描间隔≤1 mm。

如需增强，进行横轴位、矢状位、冠状位T1WI FSE/TSE等脂肪抑制序列扫描，设备条件允许时行动态增强。

（三）喉及甲状腺 MRI 扫描

1. 适应证

（1）喉及甲状腺各种良、恶性肿瘤。

（2）喉及甲状腺囊肿性病变。

（3）喉及甲状腺淋巴结肿大。

（4）甲状腺肿大等。

2. 器械准备 选用标准的颈线圈或特殊的线圈，MRI增强对比剂（必要时用）。

3. 操作方法及序列

平扫：

1）体位设计：患者仰卧在检查床上，取头先进，颈部置于线圈内，人体长轴与床面长轴一致，双手置于身体两侧或胸前，双手和双脚避免交叉，以免形成环路。正中矢状面尽可能与线圈纵轴保持一致，并垂直于床面。

2）成像中心：线圈横轴中心对准甲状软骨，移动床面位置，使"十"字定位灯的纵横交叉点对准线圈纵、横轴中点，即以线圈中心为采集中心。

3）扫描方法：

A. 定位成像：用快速定位扫描序列采集冠状位、矢状位和横轴位三个方向的定位图，根据定位图像确定扫描基线、扫描方法和扫描范围。

B. 成像范围：包括整个甲状腺及喉部（会厌上缘至第6颈椎椎体下方）。

4. 成像序列及参数

（1）T1WI：横轴位FSE/TSE等序列。

（2）T2WI：横轴位、冠状位、矢状位FSE/TSE等脂肪抑制序列。

（3）DWI：横轴位DWI b=800 s/mm^2，EPI技术，有条件者可选用FSE DWI、螺旋桨DWI或小视野高清DWI。

（4）扫描视野：15~25 cm。可根据临床检查要求设定扫描范围及扫描视野。

（5）扫描间距：层厚的10%~20%。

（6）扫描层厚：3~8 mm。

（7）矩阵：（128×256）~（512×512）。

5. 增强扫描注射方法

（1）快速手推注射方法：注射完对比剂后即开始行增强扫描，成像程序一般与增强前T1WI程序相同，通常做横轴面、矢状面及冠状面T1WI。

（2）MRI注射器注射方法：注射完对比剂后即开始行增强扫描，成像程序一般与增强前T1WI程序相同，通常做横轴面、矢状面及冠状面T1WI。

6. 图像优化　伪影主要来自颈动脉、椎动脉和颈静脉等血管的搏动和吞咽运动，在扫描视野上、下面加饱和带可以消除该伪影。此外，要告知患者检查时不要做吞咽动作，检查前要将唾液排干净并保持平静呼吸。

（四）颈部软组织 MRI 扫描

1. 适应证

（1）各种面部良、恶性肿瘤，包括咽旁和颈动脉间隙等部位肿瘤。

（2）各种颈部血管性病变，如血管畸形、血栓形成等。

（3）颈部囊肿性病变。

（4）颈部肉芽性病变。

（5）颈部淋巴结肿大。

2. 器械准备　选用标准的颈线圈或特殊的线圈，MRI对比剂（需要增强扫描时使用）。

3. 操作方法及序列

平扫：

1）体位设计：患者仰卧在检查床上，取头先进，颈部置于线圈内，人体长轴与床面长轴一致，双手置于身体两侧或胸前，双手和双脚避免交叉，以免形成环路。头颅正中矢状面尽可能与线圈纵轴保持一致，并垂直于床面。

2）成像中心：线圈横轴中心对准甲状软骨，移动床面位置，使"十"字定位灯的纵横交叉点对准线圈纵、横轴中点，即以线圈中心为采集中心。

3）扫描方法：

A. 定位成像：采用快速成像序列同时采集冠状位、矢状位和横轴位三个方向的定位图，根据定位图像确定扫描基线、扫描方法和扫描范围。

B. 成像范围：根据病变部位大小而定。

4. 成像序列及参数

（1）T1WI：横轴fs-T1WI等序列，辅以矢状面T1WI。

（2）T2WI：横轴位T2WI、fs-T2WI（STIP）序列，辅以矢状面T2WI及冠状面fs-T2WI（STIP或水脂分离）等。

（3）DWI：横轴位DWI b=800 s/mm^2，EPI技术，有条件者可选用FSE DWI、螺旋桨DWI或小视野高清DWI。

（4）扫描视野：20~25 cm。可根据临床检查要求设定扫描范围及扫描视野。

（5）扫描间距：层厚的10%~20%。

（6）扫描层厚：3~8 mm。

（7）矩阵：（128×128）~（512×512）。

5. 增强扫描注射方法　注射完对比剂后即开始行增强扫描，成像程序一般与增强前T1WI程序相同，通常做横轴面、矢状面及冠状面T1WI。

（五）颈部血管 MRI 扫描

1. 定位像及扫描范围　三平面定位像。线圈中心及定位中心对准两侧下颌角连线水平。扫描范围包括上至基底动脉，下至主动脉弓的全部颈部血管。

2. 检查方位及序列

（1）3D PC-MRA：冠状面扫描，包括上至基底动脉，下至主动脉弓的全部颈部血管。设定相应快流速（50~120 cm/s，约为目标血管最大流速的120%），获取颈部动脉像；设定慢流速（15~30 cm/s），获取颈部静脉及动脉像。

（2）3D TOF-MRA：横轴面扫描，垂直于颈部血管，范围上至基底动脉，下至主动脉弓，获取颈部动脉像。

（3）二维TOF-MRA：横轴面扫描，垂直于颈部血管，获取颈部静脉像。

（4）3D对比增强MRA：冠状面扫描，包括上至基底动脉，下至主动脉弓的全部颈部血管。

3. 成像参数

（1）二维TOF-MRA：在扫描范围下游放置空间饱和带，TR、TE均为最短。

（2）3D对比增强MRA：单期扫描时间≤20 s。静脉注射钆对比剂，流率2 mL/s，剂量0.1~0.2 mmol/kg，然后注射等量生理盐水。扫描注射对比剂前蒙片，注射对比剂后扫描至少2个时相（动脉相及静脉相）。

四、胸部

（一）概述

1. 适应证

（1）胸壁、肋骨和肺部的良、恶性肿瘤和肿瘤样病变。

（2）纵隔肿瘤、食管肿瘤、淋巴结肿大，以及心脏、大血管病变。

（3）肺血管性病变。

（4）胸部手术后疗效的评价。

2. 禁忌证

（1）装有心脏起搏器者。

（2）使用带铁磁性材料的各种抢救用具而不能除去者。

（3）术后体内留有金属植入物且厂家说明书未指明为MRI检查安全者。

（4）与MRI对比剂有关的禁忌证。

（5）早期妊娠（3个月内）的妇女。

（二）检查前准备

（1）认真核对MRI检查申请单，了解病情，明确检查目的和要求。对检查目的和要求不清的申请单，应与临床申请医师核准后再予以确认。

（2）确认患者没有上述禁忌证，嘱患者认真阅读检查注意事项，按要求进行准备。

（3）进入检查室前应除去患者身上携带的一切金属物品、磁性物质及电子器件。

（4）告诉患者检查所需的时间，扫描过程中不得随意运动，训练患者屏气，若有不适，可通过话筒和工作人员联系。

（5）对于婴幼儿、焦躁不安及幽闭恐惧症患者，应根据情况给予适量的镇静剂或麻醉药物。一旦发生幽闭恐惧症，立即停止检查，让患者撤离检查室。

（6）急危重患者必须做MRI检查时，应有临床医师陪同观察。

（三）纵隔、肺 MRI 检查

1. 检查准备

（1）线圈：选择体部相控阵线圈。

（2）患者体位：仰卧位，头或足先进，人体长轴与床面长轴一致，双手背于头侧，双手、双脚避免交叉，以免形成电流环路。

（3）体表定位：线圈中心对准胸部中心，"十"字定位灯纵横交叉点位于胸部中心。

（4）患者配合：患者佩戴耳塞保护听力，嘱患者切勿移动且听从口令吸气后屏气。

（5）辅助优化技术：在腹部呼吸最大处施加呼吸门控，松紧适度。患者可耐受的情况下施加腹带（限制患者呼吸运动幅度，有效提高呼吸运动伪影并缩短采集时间）。

2. 纵隔、肺MRI平扫

（1）定位像及扫描范围：三平面定位像。扫描范围为肺尖至膈肌。

（2）检查方法：

1）基本检查方位：冠状位、横轴位、矢状位，需要时辅助以斜位。

2）扫描基线：冠状位平行于横轴位、矢状位做定位像；横轴位取垂直于冠状位、矢状位做定位像；矢状位平行于横轴位、冠状位做定位像。

（3）检查序列及成像参数：

1）基本检查序列：

T1WI：冠状位、横轴位FSE/TSE。

fs-T2WI（呼吸触发，需更新呼吸频率）：横轴位。

HASTE：冠状位、矢状位。

DWI：横轴位DWI b=600 s/mm^2，添加局部匀场。

2）辅助检查序列：横轴位T2WI（呼吸触发）。

3）成像参数：扫描视野40~50 cm。扫描层厚6~8 mm。间隔2~3 mm。

3. 纵隔、肺增强扫描
扫描序列采用脂肪抑制FSE或TSE T1WI序列，扫描方位与同平扫一样，扫描层面与平扫保持完全一致。有条件者行多期动态增强扫描，推荐使用3D容积内插快速GRE T1WI序列。

对比剂使用方法：

（1）常规剂量：0.2 mL/kg（0.1 mmol/kg）。推荐高浓度高弛豫率对比剂。一般增强可以静脉手推对比剂。

（2）动态增强剂量：0.2 mL/kg（0.1 mmol/kg）。使用双筒高压注射器，以2.5 mL/s注射速率团注钆对比剂，以2.5 mL/s注射速率追加25 mL生理盐水冲刷注入。

（3）经过工作站后处理获取MPR图像，必要时提供病灶的信号强度-时间变化曲线，方便描述正常纵隔、肺与异常组织的增强特征。

（四）心脏MRI检查

1. 检查准备

（1）线圈：选择体部相控阵线圈或心脏专用相控阵线圈。

（2）患者体位：仰卧位，人体长轴与床面长轴一致；头先进或足先进；双手自然置于身体两侧，避免交叉，以免形成电流环路。

（3）体表定位：线圈中心对准心脏中心，"十"字定位灯对准两侧锁骨中线第5肋间水平连线。

（4）患者配合：患者佩戴耳塞保护听力，嘱患者切勿移动且听从口令吸气后屏气。

（5）辅助优化技术：胸前贴MRI兼容心电电极片（建议用磨砂膏或生理盐水清洁贴电极片区域，尽可能避免电极片中心位于肋骨上），连接心电门控，调整心电信号至高尖的R波清晰可见，使用周围门控（PG），在腹部呼吸最大处施加呼吸门控，松紧适度。

2. 心脏MRI平扫

（1）定位像及扫描范围：采用快速成像序列同时采集冠状位、矢状位和横轴位三个方向的定位图，之后用交互扫描的方式进行定位线的定位，并施加匀场。扫描范围应从心底及大血管根部开始直到心尖部为止。

1）二腔心位：四腔心平面通过心尖和二尖瓣中点连线，短轴位通过左心室中部并平行于室间隔。

2）四腔心位：二腔心平面通过心尖和二尖瓣中点连线，短轴位通过左、右心室中部，垂直于室间隔，穿过右心室外侧角，尽量避开主动脉窦。

3）心脏短轴：四腔心平面定位线垂直于室间隔，二腔心平面定位线平行于二尖瓣开口，范围从心底到心尖。

4）左心室流入流出道：短轴位平面找到主动脉基底部及左心房平面，定位线穿过主动脉根部及左心房中部，四腔心平面定位线穿过心尖。

5）右心室流入流出道：胸部轴位层面经过右心室及肺动脉干。

6）其他：胸部轴位、胸部冠状位、主动脉弓面、主动脉瓣面、肺动脉瓣面。

（2）基本检查方位：短轴位、二腔心位、三腔心位、四腔心位、左心室流入流出道、右心室流入流出道，需要时辅助以主动脉弓面、主动脉瓣面、肺动脉瓣面等其他层面。

（3）检查序列及成像参数：

1）基本检查序列：

A. 平扫序列：FIESTA-Cine、FIESTA、Double IP或Triple IP。

B. 亮血序列：主要采用平衡稳态自由进动梯度回波序列，选用单时相成像显示心脏形态，多时相电影成像显示心脏的运动功能。

C. 黑血序列：主要采用双反转T2WI黑血序列或三反转fs-T2WI黑血序列，可在某一方位加扫双反转T1WI黑血序列。

2）辅助检查序列：纵向弛豫时间定量成像（T1 mapping，定量评判心肌纤维化程度）、横向弛豫时间定量成像（T2 mapping，定量评估心肌水肿程度）、Flow_in-plane（平面内流动）；Flow_through-plane（穿平面流动）、Fiesta with Tagging（心肌运动标记）。

3）成像参数：扫描视野35~40 cm；扫描层厚5~10 mm；间隔0~1.5 mm。

4）根据所使用MRI机的性能决定心脏门控的形式和方法。心功能分析采集短轴面电影图像，扫描范围覆盖完整左心室，从心尖到心底（即二尖瓣口），层厚8.0 mm，间隔1~2 mm，每个R-R间期采集25~35个时相。

3. 心脏MRI增强扫描

（1）定位像及扫描范围：同平扫。

（2）增强检查方法：

1）扫描序列：心肌灌注成像采用反转恢复（inversion recovery，IP）-回波平面成像脉冲序列T1WI进行多时相扫描。

2）心肌延迟强化成像（LGE）：选择相位敏感反转恢复序列或IP-梯度回波脉冲序列T1WI进行扫描。

3）亮血电影序列：FIESTA/True FISP/Balance-FFE 等序列。

4）首过灌注增强对比剂剂量为0.2 mL/kg（0.1 mmol/kg），注射速率为4 mL/s，一般扫描60~90个期相，每期的扫描时间控制在一个RR间期。心肌延迟强化扫描需补充对比剂0.2 mL/kg（0.1 mmol/kg），扫描延迟时间10~15 min。

（五）大血管 MRI 检查

1. 检查准备

（1）线圈：选择体部相控阵线圈或心脏专用相控阵线圈。

（2）患者体位：仰卧位，人体长轴与床面长轴一致；头先进；双手自然置于身体两侧，避免交叉，以免形成电流环路。

（3）体表定位：定位中心对准线圈中心及第5肋间水平连线或根据扫描靶血管中心决定。

（4）患者配合：患者佩戴耳塞保护听力，嘱患者切勿移动且听从口令吸气后屏气。

（5）辅助优化技术：胸前贴MRI兼容心电电极片（建议用磨砂膏或生理盐水清洁贴电极片区域，尽可能避免电极片中心位于肋骨上），连接心电门控，调整心电信号至高尖的R波清晰可见、使用周围门控（PG），在腹部呼吸最大处施加呼吸门控，松紧适度。

2. 大血管非对比剂增强MRA（noncontrast enhanced-MRA，NCE-MRA）

（1）定位像及扫描范围：三平面定位像。扫描范围上至肺尖，下至膈肌脚。

（2）检查方法：扫描冠状面，采用快速或超快速3D梯度回波序列等。

（3）检查序列及成像参数：

1）基本检查序列：

T1WI：屏气横轴位、冠状位FLASH/FSPGR/T1-FFE等序列。

T2WI：屏气横轴位FSE/TSE等，脂肪抑制FSE/TSE等序列。

DWI：呼吸门控横轴位DWI选用b值800 mm^2/s。

黑血序列：冠状位、矢状位。

TOF-MRA是临床应用最广泛的NCE-MRA技术，一般采用短TR扰相位梯度回波序列采集数据，已广泛用于头颈动脉的无创性血管成像。

2）特殊检查序列：四维血流成像（4D-Flow）可无创定量分析心脏及大血管血流，获得包括血流方向、速度、剪切力等指标，需要专门软件进行后处理，目前尚处于临床研究阶段。

3. 大血管对比剂增强MRA（contrast enhanced-MRA，CE-MRA）

（1）基本检查序列：利用静脉团注顺磁性对比剂，小角度激发和超短TR及超短TE的3D扰相梯度回波或稳态自由进动序列成像。其优点是扫描速度快，采集时间不到20 s，单次屏气即可完成，如临床需要可行多次延迟扫描，获得多期扫描图像。3D成像提高了空间分辨率，MRA图像质量高。可行多次延迟扫描，获得多期扫描图像。

（2）成像参数：TR、TE 均为最短（取决于心率），反转角20°~45°，激励次数1次，层厚1~3 mm，无间距扫描，扫描视野40~48 cm，矩阵192×288，3D块厚及层数以覆盖心脏大血管为准，即包含心脏前缘及降主动脉后缘，脂肪抑制，扫描时间14~25 s/时相，至少扫描2个时相（动脉期和静脉期）。对比剂剂量0.2 mmol/kg，注射速率为3 mL/s（或前半剂量注射速率为3 mL/s，后半剂量流率为1 mL/s），再以等量生理盐水冲管。

4. 图像后处理　原始数据经MIP重建，可得到大血管动、静脉循环过程中不同时期的影像，如临床需要可对ROI进行局部多次再重建。

（六）冠状动脉 MRI 检查

1. 检查准备

（1）线圈：选择体部相控阵线圈。

（2）患者体位：仰卧位，头或足先进，人体长轴与床面长轴一致（偏右），双手背于头侧，双手、双脚避免交叉，以免形成电流环路。

（3）体表定位：线圈中心对准心脏中心，"十"字定位灯对准两侧锁骨中线与第5肋间水平连线。

（4）患者配合：患者佩戴耳塞保护听力，嘱患者切勿移动且听从口令吸气后屏气。

（5）辅助优化技术：在胸部施加心电门控、使用周围指脉门控，在腹部呼吸幅度最大处施加腹带（腹带可以限制患者呼吸运动幅度，有效提高呼吸运动伪影并缩短采集时间）。使用膈肌导航技术（建议导航条放置于右侧膈顶，长度为100 mm，其2/3放置于膈顶之下，1/3放置于肺部）；采用膈肌运动门控跟踪技术，该技术能够根据呼气末膈顶运动位置的变化，调整呼吸导航采集窗位置，以保证在呼气末时相采集数据。

2. 无对比剂冠状动脉MRA

（1）定位像及扫描范围：三平面定位像。扫描范围为冠状动脉起始部至下缘，包含心底。

（2）检查方法：

1）基本检查方位：横轴位。

2）扫描基线：横轴位取平行于人体正中（心脏层面）冠状位、矢状位做定位像。

（3）检查序列及成像参数：

1）基本检查序列：FIESTA-Cine、3D FIESTA（三维自由呼吸膈肌导航快速梯度回波序列）。

2）辅助检查序列：2D FIESTA（二维闭气超快速梯度回波序列）。

3）成像参数：扫描视野36 cm，扫描层厚1~2 mm，间隔0 mm。TR选最短（取决于心率，4~8 ms），TE选最短（1.5~5 ms）。激励角度20°~30°。矩阵224×224。层数60~80层，以覆盖冠状动脉走行为准。

（4）注意事项：在FIESTA-Cine序列上观察心脏相对静止期（收缩末期或舒张末期）对应的Trigger Delay与扫描的时间分辨率保持一致。

3. 图像后处理　经过工作站后处理对3D FIESTA（三维自由呼吸膈肌导航快速梯度回波序列）冠状动脉走行进行MPR立体面重建。

（七）乳腺 MRI 检查

1. 检查前准备

（1）线圈：选择乳腺专用线圈，为多通道相控阵线圈。

（2）患者体位：

1）俯卧位，足先进。患者身体与床体保持一致，双手平行前伸。

2）双侧乳腺自然悬垂于线圈的两个凹槽中，让双乳充分舒展，胸壁尽可能贴近线圈。

3）摆位时须保证全部乳腺组织位于线圈内，皮肤与乳腺无皱褶，双侧乳腺对称，乳头与地面垂直，胸骨中心线位于线圈中线上。

（3）体表定位：定位中心对准线圈中心及两侧乳头连线。

（4）患者配合：确保患者处于检查体位时各部位舒适，嘱受检者检查过程中保持不动。

2. 乳腺MRI平扫

（1）定位像及扫描范围：三平面定位像。扫描范围为全乳及双侧腋窝。

（2）检查方法：横轴位、矢状位，必要时加扫冠状位。

（3）检查序列及成像参数：

1）基本检查序列：

T1WI：横轴位FSE/TSE等序列。

T2WI：横轴位、矢状位脂肪抑制FSE/TSE等序列。

DWI：横轴位 DWI b = 800 s/mm^2， EPI 技术。

2）辅助检查序列：MRS扫描可在平扫或增强后做。取决于平扫能否发现病灶。

3）成像参数：扫描视野30~40 cm。扫描层厚4 mm。间隔1 mm。DWI选用b值为800 s/mm^2。

3. 乳腺MRI增强扫描

（1）定位像及扫描范围：同平扫。

（2）扫描序列及参数：

1）脂肪抑制的3D T1WI：采用3D快速小角度激发序列（FLASH）进行1+6组轴位多期动态扫描。注射药物前扫描一期蒙片，于第一期后30 s内采用高压注射器团注对比剂Gd–DTPA 0.1~0.2 mmol/kg，并用20 mL生理盐水冲管。时间分辨率1 min，扫描总时长7~8 min。

2）成像参数：重复时间（TR）4.4 ms，回波时间（TE）1.7 ms，翻转角（FA）10°，层厚1.4 mm，矩阵336×448。

（3）图像后处理：运用后处理软件对动态增强序列进行处理，可提供增强剪影图像、TI灌注时间–信号强度曲线分析结果，以及MPR、MIP重组多期增强血管图像。

（八）食管 MRI 检查

1. 检查前准备

（1）线圈：选择体部相控阵线圈、脊柱线圈。

（2）患者体位：仰卧位，人体长轴与床面长轴一致，身体正中矢状面尽可能与线圈纵轴保持一致并垂直于床面；头先进，双手自然置于身体两侧，避免交叉，以免形成环路。

（3）体表定位：取胸骨角与剑突连线水平中点对准"十"字定位灯的纵横交叉点。

（4）患者准备：所有患者检查前空腹12 h。由于生理学的运动，包括呼吸、胃肠蠕动及心脏大血管的搏动，易造成运动伪影，从而影像图像质量，所以需要心电门控及呼吸补偿以减少运动伪影，并进行呼吸训练，保证检查时呼吸平稳和每次屏气扫描在同一屏气平面。同时应让患者佩戴耳塞保护听力。

2. 食管MRI平扫

（1）定位像及扫描范围：三平面定位像。扫描范围从第6颈椎到胃贲门处，具体以病变部位为中心。

（2）检查方法：

1）基本检查方位：矢状位、横轴位、冠状位。

2）特殊检查方位：斜冠状位、斜矢状位。

（3）检查序列及成像参数：

1）FSE或TSE序列：矢状位、横轴位及冠状位T1WI及T2WI。

2）辅助检查序列：矢状位、轴位压脂T2WI序列及轴位DWI序列

3）成像参数：扫描视野24~30 cm。层厚3~5 mm。DWI选用b值为0 s/mm^{2}和600 s/mm^2。

3. 食管MRI增强扫描

（1）检查方法：扫描序列采用脂肪抑制FSE或TSE T1WI序列，扫描方位与平扫相同，扫描层面与平扫保持完全一致。有条件者行动态增强扫描，推荐使用3D容积内插快速GRE T1W1序列。

（2）对比剂使用方法：

1）常规增强：

剂量：0.2 mL/kg（0.1 mmol/kg）。推荐高浓度高弛豫率对比剂。

用法：一般增强可以静脉手推对比剂。

2）动态增强：

剂量：0.2 mL/kg（0.1 mmol/kg）。

用法：使用双筒高压注射器，以2.5 mL/s注射速率团注钆对比剂，以2.5 mL/s注射速率追加25 mL生理盐水冲刷注入。

（3）工作站后处理：获取MPR图像，必要时提供病灶的信号强度–时间变化曲线，方便描述正常食管与异常组织的增强特征。

（九）胸壁 MRI 检查

1. 检查前准备

（1）线圈：选择采用多通道体部相控阵线圈和适合的脊柱线圈。

（2）患者体位：头先进，仰卧位，双手置于身体两侧，人体长轴与床面长轴一致，身体正中矢状面尽可能与线圈纵轴保持一致并垂直于床面。放置呼吸门控于下胸部。

（3）体表定位：采集中心对准胸骨中点，线圈上缘与喉结平齐。

（4）患者配合：训练患者平静呼吸及屏气。女性患者应脱去内衣，更换宽大的检查服。

2. 胸壁MRI平扫

（1）定位像及扫描范围：采用快速成像序列同时采集冠状位、矢状位和横轴位三个方向的定位图，扫描范围应从胸廓入口直至膈肌。

（2）检查方法：横轴位、冠状位、矢状位。

（3）检查序列及成像参数：

1）基本检查序列：

T1WI：屏气横轴位、冠状位FLASH/FSPGR/T1-FFE等序列。

T2WI：脂肪抑制的呼吸触发横轴位、矢状位FSE/TSE等序列。

DWI：呼吸触发横轴位DWI选择b值为800 s/mm^2，EPI技术。

2）成像参数：扫描视野40~50 cm，扫描层厚4~6 mm，间隔1~2 mm。

3. 胸壁MRI增强扫描
扫描序列采用脂肪抑制的T1WI FSE序列，冠状位与轴位扫描，参数同平扫T1WI序列，只是在注入对比剂后进行检查。

设备条件允许时可行动态增强扫描，采用3D梯度回波T1WI容积扫描。层厚为2~4 mm。静脉团注对比剂，注射流速为2~3 mL/s，注射完毕后给予20 mL生理盐水冲管。

（十）胸骨 MRI 检查

1. 检查前准备

（1）线圈：选择体部相控阵线圈、脊柱线圈。

（2）患者体位：仰卧位，使人体长轴与床面长轴一致，身体正中矢状面尽可能与线圈纵轴保持一致并垂直于床面；头先进，双手自然置于身体两侧，避免交叉，以免形成环路。使扫描部位尽量靠近主磁场及线圈中心，膝部适当用海绵垫垫高可有效减轻患者运动伪影。视患者情况，也可选择俯卧位。

（3）体表定位：取胸骨角中点对准"十"字定位灯的纵横交叉点。

（4）患者配合：检查前去除患者身上的金属异物。患者佩戴耳塞保护听力，线圈置于胸口正中前胸壁，可以选择在线圈上放置沙袋，起固定作用，线圈不会随呼吸产生较大的移位。使用呼吸门控技术可以明显改善呼吸运动伪影。

2. 胸骨MRI平扫

（1）定位像及扫描范围：三平面定位像。扫描范围为胸骨柄、胸骨体及剑突，必要时包括胸锁关节。

（2）检查方法：

1）基本检查方位：矢状位、横轴位、冠状位。

2）基本定位：

横轴位：在矢状位和冠状位上定位。矢状位上定位线垂直于胸骨柄，冠状位上定位线平行于两锁骨内侧端连线。双侧对称扫描。范围：胸锁关节上缘至剑突下缘，需包括整个病变范围。

冠状位：在矢状位和横轴位上定位。矢状位上定位线平行于胸骨柄，横轴位上定位线平行于两锁骨内侧端连线。范围：胸骨关节及胸骨前后缘。

矢状位：在冠状位和横轴位上定位。冠状位上定位线平行于胸骨柄，横轴位上定位线需垂直于两锁骨内侧端连线。范围：胸锁关节和胸骨左右缘。

（3）检查序列及成像参数：

1）T1WI：常规冠状位、矢状位和横轴位FSE/TSE等序列。

2）T2WI：冠状位FSE/TSE等序列。

3）fs-PD：冠状位和横轴位，建议加做磁场均匀性不敏感的STIR序列。

4）DWI：横轴位DWI选择b值为 $600 \ s/mm^2$。

5）扫描视野24~30 cm；扫描层厚2.5 mm。

3. 胸骨增强扫描

（1）检查方法：扫描序列采用脂肪抑制FSE或TSE T1WI序列，扫描方位与平扫相同，扫描层面与平扫保持完全一致。在进行轴位扫描时，可在胸骨后方心脏处放置一条饱和带。有条件者行动态增强扫描，推荐使用3D容积内插快速GRE T1WI序列。

（2）对比剂使用方法：

1）常规增强：

剂量：0.2 mL/kg（0.1 mmol/kg）。推荐高浓度高弛豫率对比剂。

用法：一般增强可以静脉手推对比剂。

2）动态增强：

剂量：0.2 mL/kg（0.1 mmol/kg）。

用法：使用双筒高压注射器，以2.5 mL/s注射速率团注钆对比剂，以2.5 mL/s注射速率追加25 mL生理盐水冲刷注入。

（3）工作站后处理：获取MPR图像，必要时提供病灶的信号强度-时间变化曲线。

五、腹部

（一）概述

1. 患者准备　无MRI扫描禁忌证，受检者禁食禁水4~6 h；检查前对受检者进行呼吸训练，平静均匀呼吸及呼气末屏气。

2. 线圈 使用腹部相控阵线圈。

3. 患者体位 仰卧位，身体左右居中，双臂上举或置于身体两侧，双手不交叉，避免形成电流环路。观察腹部呼吸最明显位置，放置呼吸门控，使其显示的呼吸幅度波形超过上下位置的30%，呼吸门控感应器上下放置软垫。

4. 体表定位 十字定位灯及线圈中心在肝、胆、脾、胃、小肠、MRCP、腹部淋巴结定位时对准剑突，胰腺定位时对准剑突下3 cm，肾上腺、肾脏、腹部大血管定位时对准剑突与肚脐连线中点，MRU定位时对准剑突与耻骨联合连线中心，腹膜后间隙定位时对准肚脐。

5. 患者配合 患者佩戴耳塞保护听力，告知患者检查时长及可能出现的情况，嘱其不要随意变动体位。

6. 辅助优化技术

（1）为了消除血管的搏动伪影，横轴位可添加上下饱和带，并添加相位编码过采样NPW（no phase wrap，相位编码过采样技术）。

（2）对于RTr序列，需要更新呼吸频率。

（3）添加局部匀场，可使得抑脂序列和DWI图像质量更佳，减少磁敏感伪影产生。

（4）应用较大的扫描视野防止卷积伪影（超过解剖的25%）。

（5）可使用ASSET（加速因子不宜过大）技术、部分时相扫描视野增加带宽从而缩短扫描时间。

（6）DWI的b值越高，图像信噪比（SNR）越差，可增加激励次数（NEX）改善信噪比。

（7）DWI对磁场均匀性要求高，必须添加局部匀场。

（二）肝、胆、脾

1. 适应证

（1）肝胆良、恶性肿瘤，如肝癌、肝血管瘤和肝转移瘤等。

（2）肝囊肿和囊肿性病变，如多囊肝和肝包虫病等。

（3）肝脓肿、肝结核和其他肝炎性肉芽肿等。

（4）肝局灶性结节状增生。

（5）各种原因所致的肝硬化。

（6）布-加综合征。

（7）胆道结石、炎症等。

2. 禁忌证

（1）装有心脏起搏器者。

（2）使用带铁磁性材料的各种抢救用具而不能除去者。

（3）术后体内留有金属植入物且厂家说明书未指明为MRI检查安全者。

（4）与MRI对比剂有关的禁忌证。

（5）早期妊娠（3个月内）的妇女。

3. 检查前准备

（1）认真核对MRI检查申请单，了解病情，明确检查目的和要求。对检查目的和要求不清的申请单，应与临床申请医师核准后再予以确认。

（2）确认患者没有上述禁忌证，嘱患者认真阅读检查注意事项，按要求进行准备。

（3）受检者禁食禁水4~6 h；检查前对受检者进行呼吸训练，平静均匀呼吸及呼气末屏气。

（4）进入检查室之前应除去患者身上携带的一切金属物品、磁性物质及电子器件。

（5）告诉患者检查所需的时间，扫描过程中不得随意运动。训练患者屏气，若有不适，可通过话筒和工作人员联系。

（6）对于婴幼儿、焦躁不安及幽闭恐惧症患者，应根据情况给予适量的镇静剂或麻醉药物。一旦发生幽闭恐惧症，立即停止检查，让患者撤离检查室。

（7）急危重患者必须做MRI检查时，应有临床医师陪同观察。

4. 器械准备　选用体部专用线圈或特殊的线圈，MRI对比剂（需要增强扫描时使用）。

5. 操作方法及序列

（1）平扫：

1）体位设计：患者仰卧在检查床上，取头先进，人体长轴与床面长轴一致，双手置于身体两侧或胸前，双手和双脚避免交叉，以免形成环路。

2）成像中心：线圈横轴中心对准剑突，移动床面位置，开"十"字定位灯，使"十"字定位灯的纵横交叉点对准剑突，即以线圈中心为采集中心。

3）扫描方法：

A. 定位成像：采用快速成像序列同时采集冠状位、矢状位和横轴位三个方向的定位图，根据定位图像确定扫描基线、扫描方法和扫描范围。

B. 成像范围：从膈顶开始直到肝下缘为止。

C. 成像序列：

T2WI：横轴位、冠状位呼吸触发FSE/FIESTA脂肪抑制序列。

T1WI： 横轴位屏气GRE双回波序列。

DWI：横轴位多b值，EPI技术。

3D LAVA：横轴位3D容积梯度回波T1WI抑脂序列。

有条件者可增加脂肪定量技术。

D. 扫描视野：30~40 cm。可根据临床检查要求设定扫描范围及扫描视野。

E. 扫描层厚：5~10 mm。

F. 扫描间距：层厚的10%~50%。

G. 矩阵：（128×128）~（512×512）。

（2）动态增强扫描：

1）采用横轴位VIBE、LAVA、THRIVE等序列行动态增强扫描，以及冠状位LAVA序列的延迟期，扫描方位同平扫。

2）对比剂使用方法

剂量：0.2 mL/kg（0.1 mmol/kg）。

用法：使用双筒高压注射器，以2~3 mL/s注射速率团注钆对比剂，对比剂注射完毕后以2~3 mL/s注射速率追加20 mL生理盐水冲刷注入。

3）扫描时相位：动脉期23~25 s（肝癌患者动脉期应分为动脉早期及晚期），肝门脉期50~70 s，平衡期3~5 min。血管瘤病变可适当延长延迟扫描时间至约4 min以后。

4）若增强时使用肝脏特异性MRI对比剂钆塞酸二钠，需在15~20 min扫描肝胆期。肝功异常者延迟期可在60~90 min后再次扫描，观察病灶摄取情况。

5）后处理：3D LAVA / 3D VIBE / 3D THRIVE动态增强序列可做时间–信号强度变化分析，并可进行分期MPR、MIP重建，了解和观察血管、病灶的灌注情况。

（三）胰腺

1. 适应证

（1）胰腺肿瘤。

（2）胰岛细胞瘤。

（3）胰腺炎。

（4）胰腺先天性异常。

2. 禁忌证

（1）装有心脏起搏器者。

（2）使用带铁磁性材料的各种抢救用具而不能除去者。

（3）术后体内留有金属植入物且厂家说明书未指明为MRI检查安全者。

（4）与MRI对比剂有关的禁忌证。

（5）早期妊娠（3个月内）的妇女。

3. 检查前准备

（1）认真核对MRI检查申请单，了解病情，明确检查目的和要求。对检查目的和要求不清的申请单，应与临床申请医师核准后再予以确认。

（2）确认患者没有上述禁忌证，嘱患者认真阅读检查注意事项，按要求进行准备。

（3）进入检查室之前应除去患者身上携带的一切金属物品、磁性物质及电子器件。

（4）告诉患者检查所需的时间，扫描过程中不得随意运动，训练患者屏气，若有不适，可通过话筒和工作人员联系。

（5）对于婴幼儿、焦躁不安及幽闭恐惧症患者，应根据情况给予适量的镇静剂或麻醉药物。一旦发生幽闭恐惧症，立即停止检查，让患者撤离检查室。

（6）急危重患者必须做MRI检查时，应有临床医师陪同观察。

4. 器械准备　选用体部专用线圈或特殊的线圈，MRI对比剂（需要增强扫描时使用）。

5. 操作方法及序列

（1）平扫：

1）体位设计：患者仰卧在检查床上，取头先进，人体长轴与床面长轴一致，双手置于身体两侧或胸前，双手和双脚避免交叉，以免形成环路。

2）成像中心：线圈横轴中心对准剑突下3 cm，移动床面位置，使"十"字定位灯的纵横交叉点对准剑突下3 cm，即以线圈中心为采集中心。

3）扫描方法：

A. 基本检查方位：矢状位、横轴位、冠状位。

B. 扫描基线：横轴位扫描范围从肝门至肾门。冠状位取横轴位图像定位，选择有胰腺的层面，定位线包括整个胰腺。

4）定位成像：采用快速成像序列同时采集冠状位、矢状位和横轴位三个方向的定位图，根据定位图像确定扫描基线、扫描方法和扫描范围。

5）成像范围：从膈顶开始直到胰腺下缘为止。

6）成像序列：

T2WI：横轴位、冠状位呼吸触发FSE/ FIESTA脂肪抑制序列。

T1WI：横轴位屏气GRE双回波序列；屏气冠状位脂肪抑制。

DWI：横轴位多b值，EPI技术。

3D LAVA：横轴位3D容积梯度回波T1WI抑脂序列扫描视野30~40 cm。可根据临床检查要求设定扫描范围及扫描视野。

7）扫描层厚：5~10 mm。

8）扫描间距：层厚的10%~50%。

9）矩阵：（128×256）~（512×512）。

（2）胰腺MRI动态增强扫描：

1）采用横轴位VIBE、LAVA、THRIVE等序列行动态增强扫描，以及冠状位LAVA序列的延迟期，扫描方位同平扫，扫描层面与平扫一致。

2）对比剂使用方法：

A. 剂量：0.2 mL/kg（0.1 mmol/kg）。

B. 用法：使用双筒高压注射器，以2~3 mL/s注射速率团注钆对比剂，以2~3 mL/s注射速率追加20 mL生理盐水冲刷注入。

3）扫描时相位：动脉期23~25 s，肝门静脉期50~70 s，平衡期3~5 min。

4）后处理：3D LAVA、3D VIBE、3D THRIVE动态增强序列可进行时间–信号强度变化分析，并可进行分期MPR、MIP重建，了解和观察血管、病灶的灌注情况。

（四）肾脏

1. 适应证

（1）肾脏良、恶性肿瘤，如肾癌、肾母细胞瘤、肾转移瘤和肾错构瘤等。

（2）肾囊肿和囊肿性病变。

（3）各种肾脏先天性畸形。

（4）肾脓肿、肾结核和其他肾脏炎性肉芽肿等。

（5）肾盂积水。

（6）肾血管病变。

2. 禁忌证

（1）装有心脏起搏器者。

（2）使用带铁磁性材料的各种抢救用具而不能除去者。

（3）术后体内留有金属植入物且厂家说明书未指明为MRI检查安全者。

（4）与MRI对比剂有关的禁忌证。

（5）早期妊娠（3个月内）的妇女。

3. 检查前准备

（1）认真核对MRI检查申请单，了解病情，明确检查目的和要求。对检查目的和要求不清的申请单，应与临床申请医师核准后再予以确认。

（2）确认患者没有上述禁忌证，嘱患者认真阅读检查注意事项，按要求进行准备。

（3）进入检查室前除去患者身上携带的一切金属物品、磁性物质及电子器件。

（4）告诉患者检查所需的时间，扫描过程中不得随意运动，训练患者屏气，若有不适，可通过话筒和工作人员联系。

（5）对于婴幼儿、焦躁不安及幽闭恐惧症患者，应根据情况给予适量的镇静剂或麻醉药物。一旦发生幽闭恐惧症，立即停止检查，让患者撤离检查室。

（6）急危重患者必须做MRI检查时，应有临床医师陪同观察。

4. 器械准备 选用体部专用线圈或特殊的线圈，MRI对比剂（增强扫描时使用）。

5. 操作方法及序列

（1）平扫：

1）体位：患者仰卧在检查床上，取头先进，人体长轴与床面长轴一致，双手置于身体两旁或胸前，双手和双脚避免交叉形成环路。

2）成像中心：线圈横轴中心对准剑突与肚脐连线中点，移动床面位置，使"十"字定位灯的纵横交叉点对准剑突与肚脐连线中点，即以线圈中心为采集中心。

3）扫描方法：

A. 定位成像：采用快速成像序列，同时采集冠状位、矢状位和横轴位三个方向的定位图，根据定位图像确定扫描基线、扫描方法和扫描范围。

B. 成像范围：从肾上极开始直到肾下极为止。

C. 成像序列：

T2WI：横轴位、冠状位呼吸触发FSE或FIESTA脂肪抑制序列。

T1WI：横轴位屏气GRE双回波序列；屏气冠状位脂肪抑制。

DWI：横轴位多b值，EPI技术。

3D LAVA：横轴位3D容积梯度回波T1WI抑脂序列。

D. 扫描视野：30~40 cm。可根据临床检查要求设定扫描范围及扫描视野。

E. 扫描层厚：5~10 mm。

F. 扫描间距：层厚的10%~50%。

G. 矩阵：（128×128）~（512×512）。

（2）增强扫描：可以采用直接增强，有条件者可以采用横轴位VIBE、LAVA、THRIVE等序列行动态增强扫描，至少包括动脉期、静脉期及延迟期。

1）常规增强扫描对比剂使用方法：

A. 剂量：0.2 mL/kg（0.1 mmol/kg）。推荐高浓度高弛豫率对比剂。

B. 用法：一般增强可以静脉手推对比剂。

2）动态增强扫描对比剂使用方法：

A. 剂量：0.2 mL/kg（0.1 mmol/kg）。

B. 用法：使用双筒高压注射器，以2~5 mL/s注射速率团注钆对比剂，以3 mL/s注射速率追加15 mL生理盐水冲刷注入。

3）后处理：3D LAVA及3D VIBE动态增强序列可进行时间-信号强度变化分析，并可进行分期MPR、MIP重建及MRI减影技术，了解和观察血管、病灶的灌注情况。部分病例可根据需要在增强后加做5~10 min延迟扫描。

（五）肾上腺

1. 适应证

（1）怀疑库欣综合征、原发性醛固酮增多症、肾上腺肿瘤者。

（2）肾上腺肿瘤的术前定位、预后情况观察。

2. 肾上腺MRI平扫

（1）定位像及扫描范围：三平面定位像。扫描范围为胃底上缘/左肾上腺上极至右肾门。

（2）检查方法：

1）基本检查方位：横轴位、冠状位，必要时辅助以矢状位。

2）扫描基线：横轴位和冠状位平行于双侧肾上腺，矢状位扫描基线平行于腹部正中线。

（3）检查序列及成像参数：

1）基本检查序列：

T2WI：横轴位、冠状位呼吸触发FSE或FIESTA序列。

T1WI：横轴位屏气GRE双回波序列；屏气冠状位脂肪抑制。

DWI：横轴位多b值，EPI技术。

3D LAVA：横轴位3D容积梯度回波T1WI抑脂序列。

2）成像参数：

扫描视野：300~400 mm。

层厚：3.0~5.0 mm。

层间隔：10%~20%。

矩阵：≥256×224。

3D序列层厚：2.0~4.0 mm。

3. 肾上腺MRI增强　可以采用直接增强，有条件的地方可以采用横轴VIBE、LAVA、THRIVE等序列行动态增强扫描，至少包括动脉期、静脉期及延迟期。

（1）常规增强扫描对比剂使用方法：

剂量：0.2 mL/kg（0.1 mmol/kg）。推荐高浓度高弛豫率对比剂。

用法：一般增强可以静脉手推对比剂。

（2）动态增强扫描对比剂使用方法：

剂量：0.2 mL/kg（0.1 mmol/kg）。

用法：使用双筒高压注射器，以2~5 mL/s注射速率团注钆对比剂，以3 mL/s注射速率追加15 mL生理盐水冲刷注入。

（3）后处理：3D LAVA及3D VIBE动态增强序列可进行时间–信号强度变化分析，并可进行分期MPR、MIP重建，了解和观察血管、病灶的灌注情况。

（六）胃

1. MRI平扫

（1）扫描前准备：受检者禁食禁水12 h，检查前1 h饮水1000 mL充盈肠道，开始扫描前饮水600~1000 mL使胃腔充盈。检查前5~10 min肌内注射山莨菪碱 20 mg抑制胃肠道蠕动（需排除严重心脏病、青光眼、前列腺增生、胃肠道梗阻等禁忌证）。

（2）定位像及扫描范围：平静呼吸状态下三平面定位像。扫描范围为全胃。

（3）检查方法：

1）基本检查方位：横轴位、冠状位，必要时加扫矢状位。

2）扫描基线：冠状位扫描基线在矢状面定位像上平行于人体长轴；横轴位扫描基线在冠状面定位像上垂直于人体长轴；矢状位扫描基线平行于腹部正中线。

（4）检查序列及成像参数：

1）基本检查序列：

T2WI：横轴位、冠状位呼吸触发FSE或FIESTA脂肪抑制序列。

T1WI： 横轴位屏气GRE双回波序列。

DWI：横轴位b = 800 s/mm^2，EPI技术。

3D LAVA：横轴位3D容积梯度回波T1WI抑脂序列。

2）辅助检查序列：MRI胃肠道水成像技术（MRGIH）。

3）成像参数：

扫描视野：300~400 mm。

扫描层厚：≤6 mm。

3D采集：≤2 mm。

间隔：≤1 mm，3D序列零间隔采集。

2. MRI动态增强扫描
采用动脉增强扫描方式，扫描方位与平扫一样，扫描层面与平扫一致，采用横轴位、冠状位LAVA序列扫描，分别扫描动脉期、静脉期及延迟期（5 min）图像。

（1）动态增强、灌注扫描对比剂使用方法：

1）剂量：0.2 mL/kg（0.1 mmol/kg）。

2）用法：使用双筒高压注射器，以2.5 mL/s注射速率团注钆对比剂，以2.5 mL/s注射速率追加20 mL生理盐水冲刷注入。

（2）扫描时相位：增强早期30 s，增强中期60 s，增强晚期2 min，延迟期5 min。

（七）小肠

1. MRI平扫

（1）扫描前准备：受检者禁食、禁水12 h，检查前1 h口服2.5%等渗甘露醇溶液1500 mL，30~45 min内匀速喝完。检查前5~10 min肌内注射山莨菪碱20 mg抑制胃肠道蠕动（需排除严重心脏病、青光眼、前列腺增生、胃肠道梗阻等禁忌证）。

（2）定位像及扫描范围：平静呼吸状态下三平面定位像。扫描范围为全小肠。

（3）检查方法：

1）基本检查方位：横轴位、冠状位。

2）扫描基线：冠状位扫描基线在矢状面定位像上平行于人体长轴；横轴位扫描基线在冠状面定位像上垂直于人体长轴。

（4）检查序列及成像参数：

1）基本检查序列：

T2WI：横轴位、冠状位呼吸触发FSE或FIESTA脂肪抑制序列。

T1WI：横轴位屏气GRE双回波序列。

DWI：横轴位b = 800 s/mm^2，EPI技术。

3D LAVA：横轴位3D容积梯度回波T1WI抑脂序列。

2）辅助检查序列：MRI胃肠道水成像技术。

3）成像参数：

扫描视野：360~400 mm。

扫描层厚：≤6 mm。

3D采集≤2 mm。

间隔：≤1 mm，3D序列零间隔采集。

2. MRI增强扫描　采用动脉增强扫描方式，扫描方位与平扫一样，扫描层面与平扫一致，采用横轴位、冠状位LAVA序列扫描，分别扫描动脉期、静脉期及延迟期（5 min）图像。

动态增强、灌注扫描对比剂使用方法：

剂量：0.2 mL/kg（0.1 mmol/kg）。

用法：使用双筒高压注射器，以2.5 mL/s注射速率团注钆对比剂，以2.5 mL/s注射速率追加20 mL生理盐水冲刷注入。

（八）结肠

1. MRI平扫

（1）扫描前准备：受检者禁食、禁水12 h，检查前清洁肠道，检查前1 h饮水

1000 mL，扫描前用温生理盐水1000 mL灌肠，充盈结肠。必要时检查前5~10 min肌内注射山莨菪碱 20 mg抑制胃肠道蠕动（需排除严重心脏病、青光眼、前列腺增生、胃肠道梗阻等禁忌证）。检查前对受检者进行屏气训练及均匀呼吸训练。

（2）定位像及扫描范围：平静呼吸状态下三平面定位像。扫描范围为全结肠。

（3）检查方法：

1）基本检查方位：横轴位、冠状位。

2）扫描基线：冠状位扫描基线在矢状面定位像上平行于人体长轴；横轴位扫描基线在冠状面定位像上垂直于人体长轴。

（4）检查序列及成像参数：

1）基本检查序列：

T2WI：横轴位、冠状位呼吸触发FSE或FIESTA脂肪抑制序列。

T1WI： 横轴位屏气GRE双回波序列。

DWI：横轴位b = 800 s/mm^2，EPI技术。

3D LAVA：横轴位3D容积梯度回波T1WI抑脂序列。

2）辅助检查序列：MRI胃肠道水成像技术。

3）成像参数：

扫描视野：360~400 mm。

扫描层厚：≤6 mm，3D采集≤2 mm。

间隔：≤1 mm，3D序列零间隔采集。

2. MRI增强扫描 采用动脉增强扫描方式，扫描方位与平扫一样，扫描层面与平扫一致，采用横轴位、冠状位LAVA序列扫描，分别扫描动脉期、静脉期及延迟期（5 min）图像。

动态增强、灌注扫描对比剂使用方法：

剂量：0.2 mL/kg（0.1 mmol/kg）。

用法：使用双筒高压注射器，以2.5 mL/s注射速率团注钆对比剂，以2.5 mL/s注射速率追加20 mL生理盐水冲刷注入。

（九）磁共振胰胆管成像（MRCP）

1.适应证

（1）肝胆管、胆囊结石。

（2）胰和胆管炎症所致胰、胆管扩张。

（3）肿瘤所致胰、胆管阻塞或侵犯。

（4）胰、胆管先天性变异。

2. 禁忌证

（1）装有心脏起搏器者。

（2）使用带铁磁性材料的各种抢救用具而不能除去者。

（3）术后体内留有金属植入物且厂家说明书未指明为MRI检查安全者。

（4）早期妊娠（3个月内）的妇女。

3. 检查前准备

（1）认真核对MRI检查申请单，了解病情，明确检查目的和要求。对检查目的和要求不清的申请单，应与临床申请医师核准后再予以确认。

（2）确认患者没有上述禁忌证，嘱患者认真阅读检查注意事项，按要求进行准备。

（3）进入检查室之前，应除去患者身上携带的一切金属物品、磁性物质及电子器件。

（4）带节育环的妇女检查腰椎及下腹部时须取出节育环后方能进行检查。

（5）告诉患者检查所需的时间，扫描过程中平静呼吸，不得随意运动，若有不适，可通过话筒和工作人员联系。

（6）对于婴幼儿、焦躁不安及幽闭恐惧症患者，应根据情况给予适量的镇静剂或麻醉药物。一旦发生幽闭恐惧症，立即停止检查，让患者撤离检查室。

（7）急危重患者必须做MRI检查时，应有临床医师陪同观察。

4. MRCP检查方法

（1）定位像及扫描范围：三平面定位像。扫描范围自膈顶至十二指肠降段。

（2）基本检查方位和扫描基线：

1）基本检查方位：冠状位、横轴位。

2）扫描基线：

冠状位：以肝脏为中心，扫描层面与腹部左右轴平行，扫描范围覆盖整个肝脏。

横轴位：以肝脏为中心，扫描层面与腹部纵轴垂直，扫描范围上至肝顶，下至十二指肠降部，包括胆囊及胰头。

3D MRCP多激发薄层冠状采集层块：在显示肝内左、右肝管的横轴面上，与肝内左、右肝管走向平行或与主胰管走向一致，覆盖肝管、胆管、胆囊及胰管，尽量避开大血管及脊髓。

2D MRCP单激发厚层冠状采集层块：呈放射状成像，在显示肝内左、右肝管的横轴面上，将定位中心放在胆总管下（末）端，主要层面包括肝内胆管、胆总管、胆囊及胰管。

（3）检查序列及成像参数：

1）基本检查序列：

T2WI脂肪抑制：冠状位、横轴位FSE或TSE序列。

2D MRCP：斜冠位2D SSFSE、FSE或TSE等重T2WI序列。

3D容积采集法MRCP：3D FSE或TSE等重T2WI脂肪抑制序列。

2）成像参数：

扫描视野：32~40 cm。

T2WI脂肪抑制序列层厚：5~6 mm；间隔：0~1 mm。

2D MRCP层厚：40~50 mm。

3D MRCP层厚：≤1.8 mm，无间隔。

（4）图像重建：2D MRCP单激发厚层块快速扫描序列无须特殊后处理，每扫描一次，即生成相应方向角度的胆道三维影像，绕胆总管上下轴（人体长轴）旋转半周扫描，即可获得不同角度的胆道三维影像；3D MRCP多激发薄层扫描序列则需将原始图像进行MIP重建，并根据需要剪去与胆道重叠的背景结构，如胃肠、椎管、肾盂等，以充分显示胆道影像，并可多角度旋转，多视角观察胰管、胆管树。

（十）磁共振尿路成像（MRU）

1. 适应证

（1）肾结石、输尿管结石、肿瘤所致的泌尿系梗阻。

（2）肾、输尿管和膀胱先天性发育异常。

（3）盆腔内肿瘤的局部侵犯。

2. 禁忌证

（1）装有心脏起搏器者。

（2）使用带铁磁性材料的各种抢救用具而不能除去者。

（3）术后体内留有金属植入物且厂家说明书未指明为MRI检查安全者。

（4）早期妊娠（3个月内）的妇女。

3. 检查前准备

（1）认真核对MRI检查申请单，了解病情，明确检查目的和要求。对检查目的和要求不清的申请单，应与临床申请医师核准后再予以确认。

（2）确认患者没有上述禁忌证，嘱患者认真阅读检查注意事项，按要求进行准备。

（3）进入检查室之前，应除去患者身上携带的一切金属物品、磁性物质及电子器件。

（4）带节育环的妇女检查腰椎及下腹部时须取出节育环后方能进行检查。

（5）告诉患者检查所需的时间，扫描过程中平静呼吸，不得随意运动，若有不适，可通过话筒和工作人员联系。

（6）对于婴幼儿、焦躁不安及幽闭恐惧症患者，应根据情况给予适量的镇静剂或麻醉药物。一旦发生幽闭恐惧症，立即停止检查，让患者撤离检查室。

（7）急危重患者必须做MRI检查时，应有临床医师陪同观察。

4. MRU检查方法

（1）定位像及扫描范围：三平面定位像。扫描范围自肾脏上缘至膀胱下缘。

（2）基本检查方位和基本扫描范围：

1）基本检查方位：冠状位、横轴位。

2）基本扫描范围：

冠状位：扫描层面与腹部左右轴平行，扫描范围覆盖肾脏、输尿管及膀胱。

横轴位：扫描层面与腹部纵轴垂直，扫描范围上至肾脏上缘，下至膀胱下缘；可根据病变、大小形态和位置进行斜矢状位扫描。

3D MRU多激发薄层冠状采集层块：平行于腹部左右轴，覆盖肾盂、肾盏、输尿管及膀胱。

（3）检查序列及成像参数：

1）基本检查序列：

T2WI脂肪抑制：冠状位、横轴位FSE或TSE序列。

3D MRU：冠状3D FSE或TSE等重T2WI脂肪抑制序列。

2）成像参数：

扫描视野：32~40 cm。

T2WI脂肪抑制序列层厚：5~6 mm；间隔：0~1 mm。

3D MRU层厚：≤1.8 mm，无间隔。

（4）图像重建：3D MRU多激发薄层扫描序列需将原始图像进行MIP重建，并根据需要剪去与泌尿系统重叠的背景结构，如胃肠道液体、椎管脑脊液等高信号，以消除其对尿路的影响，并可多角度旋转，多视角观察肾盂、输尿管、膀胱。

（十一）腹部大血管

1. 腹部大血管平扫

（1）定位像及扫描范围：三平面定位像。扫描范围包括整个腹主动脉及肝门静脉系统（膈面到髂总动脉分叉处）。

（2）检查方法：

1）基本检查方位：横轴位、矢状位，需要时辅助以冠状位。

2）扫描基线：

横轴位：在矢状位定位，垂直于腹主动脉纵轴，扫描中心定于腹主动脉。

矢状位：在横轴位定位，垂直于人体冠状面，平行于腹主动脉走行。

冠状位：在矢状位定位，垂直于人体矢状面，平行于腹主动脉走行。

（3）检查序列及成像参数：

1）基本检查序列：SE或FSE序列T1WI，T2WI及脂肪抑制序列。

2）辅助检查序列：T2WI。

3）成像参数：扫描视野≤40 cm×40 cm；扫描层厚≤6 mm，层间隔≤2 mm。

4）优化选项：根据情况加心电门控、流动补偿、呼吸补偿（膈肌导航、呼吸触发、相位导航），可在成像层面上、下、左、右加设定预饱和带。

2. 腹部大血管DCE-MRA

（1）定位像及扫描范围：三平面定位像。扫描范围包括整个腹主动脉及肝门静脉系统（膈面到髂总动脉分叉处）。

（2）检查方法：

1）基本检查方位：冠状位。

2）扫描基线：在矢状位定位，垂直于人体矢状面，平行于腹主动脉走行。

（3）检查序列及成像参数：

1）基本检查序列：3D CE-MRA（重T1WI 3D FISP、3D FLASH、3D SPGR及3D MPRAGE）。

2）辅助检查序列：2D TOF-MRA。

3）成像参数及扫描方法：

A. 采用超短的TR或TE三维梯度回波序列，平行于血管定位，32~64 mm（60 mm）的三维层块，层厚1.2~3.6 mm（2.5 mm），层间隔0 mm；可采用2~3 mL/s速率，按0.2~0.4 mmol/kg体重进行高压静脉团注对比剂。在目标血管降主动脉充盈时开始扫描，成像时间控制在20 s左右；同时采用脂肪抑制技术提高血管的对比度。

B. 采用3D CE-MRA技术的超快速三维梯度回波序列，如3D FISP，在注射对比剂6 s左右嘱受检者呼气末屏气进行第一次扫描（扫描时间计算公式Td＝Tp-Ti/2-Ta/2），嘱受检者换两三口气后，再进行呼吸末屏气采集，共采集3~4次呼气末屏气图像，即可观察腹动脉期（主动脉、肾动脉、髂动脉）、肝门静脉期、下腔静脉期图像是否有变异、受侵、动脉瘘、充盈缺损及侧支静脉的情况。

C. 在CE-MRA扫描结束后，可加扫3D FSPGR（VIBE、LAVA）序列，将图像进行MIP薄层重建，可显示周围的血管（特别是静脉）和周围肝、肾等组织的情况。

（4）图像后处理：

1）二维重建：MPR、CPR等。

2）三维重建：VRT、MIP等，原始图像进行薄层MIP重建后优于减影后的图像，可多方位、多视角观察动脉期、肝门静脉期及静脉期图像，可明显增加周围背景组织和血管之间的对比。

（十二）腹膜后间隙

1.适应证

（1）适用于腹膜后病变但碘剂过敏不宜进行CT增强扫描者。

（2）腹膜后原发或继发性肿瘤。

（3）腹膜后淋巴结病变等。

2.检查前准备

（1）线圈选择：腹部相控阵线圈、心脏相控阵线圈。

（2）患者体位：患者仰卧在检查床上，头先进，人体长轴与床面长轴一致，双手置于身体两旁或胸前，双手和双脚避免交叉形成环路。

（3）体表定位：定位中心对准线圈中心及剑突与脐连线中点或ROI中心。

（4）患者配合：调整患者体位，保持不动。

3.腹膜后MRI扫描

（1）定位像及扫描范围：三平面成像，从肝门扫描到髂前上棘。

（2）检查方法：

1）基本检查方位：横轴位、冠状位，需要时辅助以矢状位。

2）扫描基线：腹膜后扫描以肝门为扫描基线。

（3）检查序列及成像参数：

1）横轴位采用fs-T2WI、T1WI，扫描视野320~380 mm，扫描层厚与层间隔分别为4.0~5.0 mm与0.5~1.0 mm，矩阵320×192，NEX（激励次数）3~4。

2）冠状位、矢状位采用FSPGR T1WI、SSFSF T2WI及脂肪抑制序列，扫描视野360~400 mm，扫描层厚与层间隔分别为5.0 mm与1.0 mm，矩阵256×160或288×192，NEX：1。

3）常规采用T1WI 、T2WI及脂肪抑制序列，可进行多期横轴位T1WI脂肪抑制增强扫描以使病变及周围组织显示得更加清楚。常采用2~3 mL/s速率，0.2 mmol/kg体重静脉团注对比剂，18 s后启动增强三期扫描，4 min后进行轴位延迟扫描。

4）优化选项：口服对比剂使肠道充盈，易于分辨周围组织关系；FSE序列一次屏气可获得多期图像，避免呼吸及腹部肠管蠕动伪影，节约采集扫描时间；在常规序列可加扫同反相位GRE、DWI、MRU、CE-MRA等序列，辅助了解病变的范围及病变与周围结构的关系。

（十三）腹部淋巴管 MRI 扫描

1. 定位像及扫描范围　三平面定位像，扫描范围为膈肌至肾下极水平。

2. 检查方法

（1）基本检查方位：横轴位、冠状位，需要时辅助以矢状位。

（2）扫描基线（以病变或ROI为中心）：

1）横轴位：扫描范围为膈肌至肾下极水平。

2）冠状位：扫描范围为肝左叶前缘至脊髓硬膜囊后缘。

（3）检查序列及成像参数：

1）横轴位、冠状位fs-T2WI（FSE）成像参数：层厚与层间隔分别为7~8 mm与1~2 mm，扫描视野320~400 mm，采集次数2，TR和TE时间随呼吸频率进行自动调整。

2）重T2加权技术三维成像扫描（采用FSE序列）成像参数：冠状位扫描，层厚与层间隔分别为1.5 mm与0 mm，扫描视野320~400 mm，采集次数1，均采用呼吸门控进行呼气末触发技术，TR和TE时间根据呼吸频率自动调整。

（4）数据后处理：扫描结束后，将原始数据用MIP（最大密度投影法）重建技术对淋巴管（胸导管起始于乳糜池）的三维原始图像进行重建及标准测量，可多角度、多方位观察乳糜池的整体形态，以及腹部淋巴干及下级分支的显影情况。

（5）应用：腹部淋巴管扫描可显示胸导管（是肠区淋巴干和左、右腰淋巴干汇合区域），并可分析左、右腰干及肠干周围汇入的小淋巴管显影的情况；依其位置也可分析其椎体左侧组、椎体右侧组和腹主动脉周围组之间吻合支情况。

六、盆腔

（一）子宫附件

1. 适应证

（1）女性内生殖器官的良、恶性肿瘤和囊肿。

（2）子宫内膜异位症。

（3）生殖道畸形。

（4）女性生殖系统损伤等。

2. 禁忌证

（1）装有心脏起搏器者。

（2）使用带铁磁性材料的各种抢救用具而不能除去者。

（3）术后体内留有金属植入物且厂家说明书未指明为MRI检查安全者。

（4）早期妊娠（3个月内）的妇女。

3. 检查前准备

（1）线圈选择：体部矩形相控阵线圈或心脏专用相控阵线圈。

（2）患者体位：仰卧位，头先进或足先进。

（3）体表定位：定位中心对准耻骨联合中点上缘2 cm。

（4）患者配合：调整患者体位，保持不动。

4. 子宫附件MRI平扫

（1）定位像及扫描范围：三平面成像，扫描范围覆盖子宫及附件区域。

（2）检查方法：

1）基本检查方位：横轴位、矢状位、冠状位。

2）扫描基线：矢状位扫描基线与子宫矢状位平行，范围覆盖子宫及两侧附件区域；冠状位扫描基线在矢状位像上与子宫上下长轴平行，扫描范围覆盖子宫及附件所在区域；横轴位扫描基线与子宫矢状位垂直，扫描范围覆盖子宫及两侧附件区域。

（3）检查序列及成像参数：

1）成像序列：快速序列，常规做矢状面T1WI、T2WI，横轴面T2WI加做脂肪抑制、T1WI、DWI。以双侧附件为检查中心者横轴面T1WI、T2WI可以加做脂肪抑制、DWI和冠状面T1WI加脂肪抑制为主要的检查序列。必要时可根据病情及MRI设备条件辅以其他成像序列。

2）成像参数：原则为小扫描视野、高分辨率扫描。二维序列层厚 3.0~5.0 mm，层间隔 0.3~0.5 mm，扫描视野（160~200）mm ×（160~200）mm，矩阵≥256×224。三维容积扫描序列层厚2.0~4.0 mm，无间隔扫描，扫描视野（200~400）mm ×（200~400）mm，矩阵≥256×192。动态增强扫描快速梯度回波三维T1WI序列，TR、TE均为最短，激励角 10° ~15°。常规三期增强扫描采用高压注射器或手推钆对比剂，动态灌注增强扫描需要采用双筒高压注射器静脉团注对比剂，剂量为0.1 mmol/kg，注射速率为 2~3 mL/s，并以相同速率注射等量生理盐水。

5. 子宫附件MRI增强扫描

（1）增强扫描：双筒高压注射器静脉团注钆对比剂，对比剂剂量为0.1 mmol/kg，注射速率为2~3 mL/s，续以等量生理盐水。矢状面（子宫病变）或横轴面（卵巢病变）快速梯度回波三维T1WI序列（低场设备可行二维扫描），常规三期（动脉期、静脉期、延迟期）增强扫描，每期15~20 s。在设备性能支持的情况下，选用动态增强扫描，周期时间＜10 s/期，扫描周期≥30个，整个动态扫描时长约5 min，获取组织血流灌注信息行灌注定量分析及时间-信号强度曲线分析。

（2）图像后处理：二维序列一般不进行后处理。快速梯度回波三维容积重建可进行MPR处理。

（二）直肠

1. 检查前准备

（1）线圈选择：体部矩形相控阵线圈、心脏专用相控阵线圈。

（2）患者体位：仰卧位，足先进或头先进。

（3）体表定位：定位中心对准耻骨联合中点。

（4）患者配合：调整患者体位，保持不动。

2. 直肠MRI平扫

（1）定位像及扫描范围：三平面成像，扫描范围覆盖全部直肠。

（2）检查方法：

1）基本检查方位：横轴位、矢状位、冠状位。

2）扫描基线：大范围盆腔扫描矢状位扫描层面在冠状位像上与直肠长轴平行，范围覆盖完整直肠两侧；斜冠状位扫描层面在矢状位像上与直肠长轴平行；斜横轴位扫描层面垂直于直肠长轴，范围覆盖直肠段。小扫描视野、高分辨率直肠扫描：斜横轴面快速自旋回波T2WI，扫描基线垂直于病变段直肠长轴，范围覆盖病变段直肠；小扫描视野、高分辨率直肠扫描所有序列不加脂肪抑制。

（3）检查序列及成像参数：

1）基本检查序列：FSE或TSE序列冠状位T1WI、T2WI，横轴位T1WI、T2WI、DWI，矢状位T1WI、T2WI。

2）成像参数：原则为小扫描视野、薄层、高分辨率扫描。①大范围盆腔扫描：层厚5.0~8.0 mm，层间隔1.0~2.0 mm，扫描视野（320~380）mm×（320~380）mm，矩阵≥320×224。②小扫描视野、高分辨率直肠扫描：层厚<3.0 mm，层间隔0~0.3 mm，扫描视野（180~250）mm×（180~250）mm，矩阵≥256×224。③三维T1WI：层厚<3.0 mm，无间隔扫描，扫描视野（200~350）mm×（200~350）mm，矩阵≥288×192。TR、TE均为最短，激励角10°~15°。常规三期增强扫描采用高压注射器注射或手推钆对比剂，动态灌注增强扫描需要采用双筒高压注射器静脉团注对比剂，剂量为0.1 mmol/kg，注射速率为2~3 mL/s，并以相同速率注射等量生理盐水。

3. 直肠MRI增强扫描

（1）增强扫描：双筒高压注射器静脉团注钆对比剂，对比剂剂量为0.1 mmol/kg，注射速率为2~3 mL/s，续以等量生理盐水。先行局部直肠多期增强扫描，再行大范围盆腔扫描。直肠扫描行常规三期（动脉期、静脉期、延迟期）增强扫描，斜横轴面快速梯度回波三维T1WI，再补充直肠斜冠状面及矢状面扫描。在设备性能支持的情况下，直肠增强扫描选用动态灌注增强扫描，周期时间<10 s/期，扫描周期>30个，整个动态扫描时长约5 min，获取组织血流灌注信息行定量分析及时间-信号强度曲线分析。

（2）图像后处理：二维序列一般不进行后处理。快速梯度回波三维容积重建可进行MPR处理。

（三）前列腺、精囊

1.适应证

（1）前列腺、精囊肿瘤和肿瘤样病变。

（2）前列腺增生。

（3）前列腺损伤等。

2.禁忌证

（1）装有心脏起搏器者。

（2）使用带铁磁性材料的各种抢救用具而不能除去者。

（3）术后体内留有金属植入物且厂家说明书未指明为MRI检查安全者。

3.检查前准备

（1）认真核对MRI检查申请单，了解病情，明确检查目的和要求。对检查目的和要求不清的申请单，应与临床申请医师核准后再予以确认。

（2）确认患者没有上述禁忌证，嘱患者认真阅读检查注意事项，按要求进行准备。

（3）进入检查室之前，应除去患者身上携带的一切金属物品、磁性物质及电子器件。

（4）告诉患者检查所需的时间，扫描过程中平静呼吸，不得随意运动，若有不适，可通过话筒和工作人员联系。

（5）对于婴幼儿、焦躁不安及幽闭恐惧症患者，应根据情况给予适量的镇静剂或麻醉药物。一旦发生幽闭恐惧症，立即停止检查，让患者撤离检查室。

（6）急危重患者必须做MRI检查时，应有临床医师陪同观察。

4.器械准备　选用体部专用线圈或体部表面、心脏线圈，MRI对比剂（需要增强扫描时使用）。

5.操作方法及程序

（1）平扫：

1）体位：受检者仰卧在检查床上，头先进，人体长轴与床面长轴一致，双手置于身体两旁，双手和双脚避免交叉形成环路。

2）成像中心：线圈横轴中心对准脐与耻骨联合连线中点，移动床面位置，使"十"字定位灯的纵横交叉点对准耻骨联合上缘，即以线圈中心为采集中心。

3）扫描方法：

A.定位成像：采用快速成像序列同时采集冠状位、矢状位和横轴位三个方向的定位图，根据定位图像确定扫描基线、扫描方法和扫描范围。

B.成像范围：包括整个前列腺、精囊。

C.成像序列：快速序列，以前列腺、精囊为中心常规做横轴面T2WI加脂肪抑制、T1WI、DWI和矢状面T2WI。必要时可根据病情及MRI设备条件辅以其他成像序列。

D.成像参数：原则为小扫描视野、高分辨率扫描。二维序列层厚 3.0 mm，层间隔 0.3~0.5 mm（前列腺二维扫描推荐无间隔扫描），扫描视野（160~200）mm×（160~200）mm，矩阵≥256×224。三维容积扫描序列层厚2.0~3.0 mm，无间隔扫描，扫描视野（240~300）mm×（240~300）mm，矩阵≥256×160。动态增强扫描快速梯度回波三维 T1WI序列 TR、TE均为最短，激励角 10°~15°。DWI扫描 b＞800 s/mm²。常规三期增强扫描采用高压注射器或手推钆对比剂，动态灌注增强扫描需要采用双筒高压注射器静脉团注对比剂，剂量为 0.1 mmol/kg，注射速率为 2~3 mL/s，并以相同速率注射等量生理盐水。

（2）增强扫描：

1）快速手推注射方法：注射完对比剂后即开始行增强扫描，成像程序一般与增强前T1WI程序相同，常规做横轴面、矢状面及冠状面T1WI，其中至少有一个切面加做脂肪抑制。部分病例可根据需要在增强后加做延迟扫描。

2）MRI注射器注射方法：注射完对比剂后即开始行增强扫描，通常做横轴面、矢状面及冠状面T1WI，其中至少有一个切面加做脂肪抑制。部分病例可根据需要在增强后加做延迟扫描。轴面快速梯度回波三维 T1WI（低场设备可行二维扫描），常规增强扫描至少采集三期（动脉期、静脉期、延迟期），每期 15~20 s，并补充冠状面、矢状面扫描。在设备性能允许的情况下，可选动态增强扫描，周期时间＜10 s/期，扫描周期＞30个，整个动态扫描时长约5 min。

6.**图像后处理** 二维序列一般不进行后处理。快速梯度回波序列三维容积T1WI序列可进行MPR处理。MRS重建。

（四）阴囊、睾丸

1.**线圈** 体部线圈或心脏相控阵线圈。

2.**体位** 仰卧位，足先进或头先进。定位中心对准线圈中心及耻骨联合上缘上2 cm。

3.**范围及序列**

（1）平扫序列：轴面快速自旋回波 T2WI、fs-T2WI、快速自旋回波 T1WI、DWI序列，扫描范围覆盖阴囊、睾丸；冠状面快速自旋回波fs-T2WI序列，扫描基线与阴囊上、下长轴平行；矢状面快速自旋回波 T2WI或fs-T2WI序列。

（2）增强扫描：轴面快速梯度回波三维 T1WI（低场设备可行二维扫描），常规增强扫描至少采集三期（动脉期、静脉期、延迟期），每期 15~20 s，并补充冠状面、矢状面扫描。在设备性能允许的情况下，可选动态增强扫描，周期时间<10 s/期，扫描周期>30个，整个动态扫描时长约5 min。

4. 技术参数 原则为小扫描视野、高分辨率扫描。二维序列层厚3.0 mm，层间隔0.3~0.5 mm，扫描视野（160~200）mm ×（160~200）mm，矩阵≥256×224。三维容积扫描序列层厚2.0~3.0 mm，无间隔扫描，扫描视野（240~300）mm ×（240~300）mm，矩阵≥256×160。动态增强扫描快速梯度回波三维 T1WI序列 TR、TE均为最短，激励角 10°~15°。DWI扫描 b >800 s/mm²。常规三期增强扫描采用高压注射器或手推钆对比剂，动态灌注增强扫描需要采用双筒高压注射器静脉团注对比剂，剂量为 0.1 mmol/kg，注射速率为 2~3 mL/s，并以相同速率注射等量生理盐水。

（五）胎盘

1. 线圈 体部线圈或心脏相控阵线圈。

2. 体位 仰卧位，足先进或头先进。定位中心对准线圈中心及脐下3 cm。

3. 范围及序列

（1）平扫序列：轴面单激发快速自旋回波序列SS–FSE 平衡式自由稳态进动序列FIESTA 快速自旋回波 T1WI、DWI序列，扫描范围覆盖整个胎盘；冠状面单激发快速自旋回波序列SS–FSE扫描基线与胎盘长轴平行；矢状位单激发快速自旋回波序列SS–FSE。

（2）技术参数：大扫描视野扫描。二维序列层厚 4~5 mm，层间隔 0.3~0.5 mm，扫描视野（360~440）mm ×（360~440）mm，矩阵≥320×256。DWI扫描 b>800 s/mm²。

（六）胎儿

1. 线圈 体部线圈或心脏相控阵线圈。

2. 体位 仰卧位，足先进或头先进。定位中心对准线圈中心及脐下3 cm。

3. 范围及序列 平扫序列。轴面单激发快速自旋回波序列SS–FSE，平衡式自由稳态进动序列FIESTA，快速自旋回波 T1WI、DWI序列；冠状面单激发快速自旋回波序列SS–FSE；矢状位单激发快速自旋回波序列SS–FSE扫描基线垂直于胎儿在母体内的矢状面及冠状面长轴扫描（如需重点观察胎儿头颅，根据成人的颅脑扫描方法定位即可，冠状位平行于两颞叶连线，矢状位平行于胼胝体前后角连线）。

4. 技术参数 大扫描视野扫描。二维序列层厚4 mm，层间隔0~0.5 mm，扫描视野（360~440）mm ×（360~440）mm，矩阵≥320×256。DWI扫描 b = 600~800 s/mm²。

（七）盆底功能

1. 线圈　体部线圈或心脏相控阵线圈。

2. 体位　仰卧位，足先进或头先进。定位中心对准线圈中心及耻骨联合中点。

3. 范围及序列

（1）常规准备工作：

1）有大小便失禁者或需行排粪造影者，需事先备好成人纸尿片或纸尿裤。

2）检查前，患者需禁食4 h以上，无须口服对比剂。

3）膀胱适度充盈。

（2）静息态成像：推荐采用高分辨率快速自旋回波序列T2WI，需在横轴面、冠状面和矢状面3个范围分别进行成像，通常不加脂肪抑制，扫描期间患者保持浅小平静呼吸。检查目的为观察盆腔器官静息状态下的结构、形态、位置，了解盆底肌肉、韧带的厚度及完整性，以及有无异常信号。

（3）动态成像：推荐采用快速T2WI电影扫描。一般采用正中矢状面单层或同时多层（一般为连续3层）稳态序列电影模式，层厚8 mm，帧率2~3帧/s，单次动态电影扫描时间不超过20 s，以便于患者屏气配合。必要时也可根据情况（如盆腔内器官排列紊乱）加扫斜矢状面、冠状面、横轴面等范围。

4. 技术参数　原则为高分辨率扫描。

1）静态扫描：层厚3.0~4.0 mm，层间隔0.5~1.0 mm，扫描视野（280~320）mm ×（280~320）mm，矩阵≥320×256。

2）动态扫描：层厚8.0 mm，层间隔0 mm，扫描视野（280~320）mm ×（280~320）mm，矩阵≥320×280。

七、脊柱

（一）概述

1. 适应证

（1）脊柱退行性病变，包括椎间盘变性、膨隆、突出、椎管狭窄和脊柱滑脱等。

（2）脊柱外伤，尤其是脊柱骨折伴脊髓损伤。

（3）椎管肿瘤，包括髓内、髓外、硬膜下和硬膜外肿瘤。

（4）脊髓血管畸形。

（5）脊柱骨髓发育畸形，包括脊柱裂、脊膜膨出和脊髓脊膜膨出等。

（6）脊柱及脊髓感染性病变。

（7）脊柱原发或转移性肿瘤。

（8）脊柱手术后的随访观察。

2. 禁忌证

（1）装有心脏起搏器者。

（2）使用带铁磁性材料的各种抢救用具而不能除去者。

（3）术后体内留有金属植入物且厂家说明书未指明为MRI检查安全者。

（4）早期妊娠（3个月内）的妇女。

3. 检查前准备

（1）认真核对MRI检查申请单，了解病情，明确检查目的和要求。对检查目的和要求不清的申请单，应与临床申请医师核准后再予以确认。

（2）确认患者没有上述禁忌证，嘱患者认真阅读检查注意事项，按要求进行准备。

（3）进入检查室之前，应除去患者身上携带的一切金属物品、磁性物质及电子器件。

（4）带节育环的妇女检查腰椎及下腹部时须取出节育环后方能进行检查。

（5）告诉患者检查所需的时间，扫描过程中平静呼吸，不得随意运动，若有不适，可通过话筒和工作人员联系。

（6）对于婴幼儿、焦躁不安及幽闭恐惧症患者，应根据情况给予适量的镇静剂或麻醉药物。一旦发生幽闭恐惧症，立即停止检查，让患者撤离检查室。

（7）急危重患者必须做MRI检查时，应有临床医师陪同观察。

4. 器械准备 选用体部专用线圈或体部表面线圈，MRI对比剂（增强扫描时使用）。

5. 操作方法及程序

（1）平扫：

1）体位：患者仰卧在检查床上，取头先进，双腿屈曲，置于三角形垫子上，使患者保持舒适，人体长轴与床面长轴一致，双手置于身体两旁。人体正中矢状面尽可能与线圈纵轴保持一致，并垂直于床面，双手和双脚避免交叉形成环路。

2）成像中心：应按临床检查要求确定扫描中心。

3）扫描方法：

A. 定位成像：以矢状面和横轴面为基本扫描方位，需要时加做冠状面扫描。

B. 成像范围：视病变范围而定。

C. 成像序列：SE序列或快速SE序列，常规做矢状面T1WI、T2WI，以及横轴面T1WI。必要时可根据病情及MRI设备条件辅以其他成像序列。矢状面扫描范围应包括椎体两侧缘结构，横轴面范围视病灶大小而予以决定。椎间盘横轴面应采用多平面、多角度，切面方向与各椎间盘平行的扫描方式。

D. 扫描视野：20~40 cm。可根据临床检查要求设定扫描范围及扫描视野。

E. 扫描层厚：3~5 mm。

F. 扫描间距：层厚的0~20%。

G. 矩阵：（128×128）~（512×512）。

（2）增强扫描：注射完对比剂后即开始行增强扫描，成像程序一般与增强前T1WI程序相同，常规做横轴面、矢状面及冠状面T1WI。

6. 图像后处理 二维序列一般不进行后处理。快速梯度回波序列三维容积T1WI序列可进行MPR处理。MRS重建。

（二）颈椎 MRI 扫描

1. 矢状面成像 扫描基线平行于颈椎正中矢状面，成像范围覆盖第1~7颈椎椎体及附件，上至颅底，下至第2胸椎水平。

2. 横轴面成像 扫描基线平行于椎间盘，每个椎间盘设置三层，覆盖第1颈椎至第1胸椎之间有病变的椎间盘。椎体及颈髓病变：扫描基线平行于椎体或垂直于颈髓，在冠状面图像上扫描基线平行于椎体或垂直于颈髓，成像范围要覆盖病变区域。

3. 冠状面成像 扫描基线平行于病变区域颈髓或椎体，横轴面扫描基线垂直于病变区域颈髓正中矢状面。在冠状位图像上调整视野，成像范围要覆盖椎体及附件，上至第2胸椎水平。

（三）胸椎 MRI 扫描

1. 矢状面成像 扫描基线平行于胸椎正中矢状面，成像范围覆盖胸椎体及椎体附件，上至第7颈椎，下至第1腰椎水平。

2. 横轴面成像 扫描基线平行于椎间盘，每个椎间盘设置三层，覆盖第1~12胸椎之间有病变的椎间盘。椎体及胸髓病变：扫描基线平行于椎体或垂直于胸髓，在冠状面图像上扫描基线平行于椎体或垂直于胸髓，成像范围要覆盖病变区域。

3. 冠状面成像 扫描基线平行于病变区域胸髓或椎体，横轴面扫描基线垂直于病变区域胸髓正中矢状面。在冠状位图像上调整视野，成像范围要覆盖胸椎体及附件，上至第7颈椎，下至第1腰椎水平。

（四）腰椎 MRI 扫描

1. 矢状面成像 扫描基线平行于腰椎正中矢状面，成像范围覆盖腰椎体及椎体两侧横突，上至第11胸椎，下至第3骶椎水平。

2. 横轴面成像 扫描基线平行于椎间盘，每个椎间盘设置三层，范围覆盖第1腰椎至第1骶椎之间有病变的椎间盘。椎体及腰髓病变：扫描基线平行于腰椎体或垂直于腰髓，在冠状面图像上扫描基线平行于椎体或垂直于腰髓，成像范围要覆盖病变区域。

3. 冠状面成像　扫描基线平行于病变区域腰髓或椎体，横轴面扫描基线垂直于病变区域腰髓正中矢状面。在冠状位图像上调整视野，成像范围要覆盖腰椎体及椎体两侧附件，上至第11胸椎，下至第3骶椎水平。

（五）臂丛 MRI 扫描

1. 检查前准备

（1）线圈：选择头颈联合线圈或脊柱颈椎线圈。

（2）患者体位：仰卧位，头先进，双手自然置于身体两侧，保持肩部紧贴线圈。

（3）体表定位：扫描定位中心位于第6颈椎水平或下颌角水平下3 cm。

（4）患者配合：患者佩戴耳塞保护听力，三角软垫固定、制动头部。嘱患者平静呼吸，避免吞咽动作并配合保持静止。

（5）辅助优化技术：流动补偿、相位编码过采样等。

2. 臂丛MRI扫描方法

（1）定位像及扫描范围：三平面成像，扫描范围上至第4颈椎上缘，下至第2胸椎下缘。

（2）检查方法：

1）基本检查方位：横轴位、矢状位、冠状位。

2）扫描基线：扫描视野中心位于颈根部，包括C5~8前支和T1前支。

（3）检查序列及成像参数：

1）基本检查序列：

T1WI：矢状位FSE或TSE序列。

3D FIESTA、SPACE、B-FFE：冠状位及横轴位，椎管内神经根。

2）辅助检查序列：STIR，冠状位，节后神经根成像。

3）成像参数：

A. 二维序列层厚＜3.0 mm，层间隔≤层厚×10%，扫描视野（220~300）mm×（220~300）mm；三维序列层厚0.5~1.3 mm，无间隔扫描。矩阵≥256×256。

B. 如需增强，横轴位、矢状位、冠状位T1WI FSE或TSE等脂肪抑制序列扫描，必要时做延时扫描。

（4）图像后处理：采集到的图像数据分别行MIP、MPR，从不同方位和角度观察臂丛神经的位置、形态、大小，以及其与邻近结构的关系。

（六）腰骶椎 MRI 扫描

1. 检查前准备

（1）线圈：选择多通道脊柱相控阵线圈或TIM线圈。

（2）患者体位：仰卧位，头先进，双手自然置于身体两侧，可在双膝下方加三角垫，使双膝屈曲来减小腰椎弯曲度。

（3）体表定位：扫描定位中心位于第3腰椎椎体。

（4）患者配合：调整患者体位，保持不动。

2. 腰骶椎MRI扫描

（1）定位像及扫描范围：三平面成像，扫描范围上至第12胸椎，下至第3、4骶椎椎体。

（2）检查方法：

1）基本检查方位：横轴位、矢状位、冠状位。

2）扫描基线：冠状位的扫描基线平行于腰椎长轴，横轴位的扫描基线平行于椎体中心与棘突的连线。

（3）检查序列及成像参数：

1）基本检查序列：FSE序列，矢状位T1WI、T2WI，横轴位T2WI。

2）成像参数：

A. 扫描视野：32~32 cm。

B. 扫描层厚：2~3 mm。

C. 间隔：10%~20%。

（4）图像后处理：采集到的图像数据分别行MIP、MPR和CPR，以任意层厚、多方位、多角度观察腰骶丛神经解剖形态及走行特点。

（七）腰骶丛神经根 MRI 扫描

1. 检查准备

（1）线圈：选择脊柱线圈。

（2）患者体位：仰卧位，头先进。

（3）体表定位：定位中心对准线圈中心及髂嵴连线中点。

（4）患者配合：患者佩戴耳塞保护听力，三角软垫固定、制动头部。

（5）辅助优化技术：流动补偿、相位编码过采样等。

2. 腰骶丛神经根MRI扫描

（1）定位像及扫描范围：三平面定位像；前界包括腰椎前缘，后界包括第2骶椎后缘。

（2）检查方法：

1）基本检查方位：矢状位、横轴位、冠状位。

2）扫描基线：冠状面fs-T2WI、T1WI序列，扫描基线平行于腰髓纵轴，扫描范围覆盖上下界T12~S2段椎体；前界包括腰椎前缘，后界包括第2骶椎后缘。

（3）检查序列及成像参数：

1）基本检查序列：

T1WI：矢状位FSE或TSE序列。

3D FIESTA、SPACE、B-FFE：冠状位及横轴位，椎管内神经根。

2）辅助检查序列：STIP。冠状位，节后神经根成像。

3）成像参数：二维序列层厚<3.0 mm，层间隔≤层厚×10%，扫描视野（220~300）mm×（220~300）mm。三维序列层厚0.5~1.3 mm，无间隔扫描。矩阵≥256×256。

如需增强，横轴位、矢状位、冠状位T1WI FSE或TSE等脂肪抑制序列扫描，必要时做延时扫描。

八、四肢及关节

（一）概述

1. 适应证

（1）关节及关节周围韧带及肌腱的损伤，如膝关节半月板损伤、肌腱撕裂、交叉韧带断裂和肩袖撕裂等。

（2）关节内及关节周围囊肿，如腱鞘囊肿和滑膜囊肿等。

（3）关节滑膜病变，如滑膜炎和滑膜瘤等。

（4）骨缺血性坏死。

（5）退行性关节病。

（6）骨及关节的良、恶性肿瘤。

（7）关节感染性疾病，包括化脓性、结核性骨关节炎和类风湿及其他关节病变。

（8）关节软骨病变。

2. 禁忌证

（1）装有心脏起搏器者。

（2）使用带铁磁性材料的各种抢救用具而不能除去者。

（3）术后体内留有金属植入物且厂家说明书未指明为MRI检查安全者。

（4）早期妊娠（3个月内）的妇女。

3. 检查前准备

（1）认真核对MRI检查申请单，了解病情，明确检查目的和要求。对检查目的和要求不清的申请单，应与临床申请医师核准后再予以确认。

（2）确认患者没有上述禁忌证，嘱患者认真阅读检查注意事项，按要求进行准备。

（3）进入检查室之前，应除去患者身上携带的一切金属物品、磁性物质及电子器件。

（4）带节育环的妇女检查腰椎及下腹部时须取出节育环后方能进行检查。

（5）告诉患者检查所需的时间，扫描过程中平静呼吸，不得随意运动，若有不适，可通过话筒和工作人员联系。

（6）对于婴幼儿、焦躁不安及幽闭恐惧症患者，应根据情况给予适量的镇静剂或麻醉药物。一旦发生幽闭恐惧症，立即停止检查，让患者撤离检查室。

（7）急危重患者必须做MRI检查时，应有临床医师陪同观察。

4. 器械准备　一般选用特殊骨关节表面线圈，行两侧肢体同时扫描者可选用体线圈，MRI对比剂（增强扫描时使用）。

5. 操作方法及程序

（1）平扫：

1）体位：患者取仰卧位，用海绵垫垫平被查肢体并用沙袋固定，使患者舒适且易于配合。行单侧肢体检查时，尽量把被检侧放在床中心。切面的方位应根据不同的关节而定，双手和双脚避免交叉形成环路。

2）成像中心：应根据不同的关节部位而定。

3）扫描方法：

A. 定位成像：采用快速成像序列同时采集冠状位、矢状位和横轴位三个方向的定位图，根据定位图像确定扫描基线、扫描方法和扫描范围。

B. 成像范围：视病变范围而定。

C. 成像序列：SE序列或快速序列，常规做横轴面T1WI和T2WI，以及矢状面或冠状面T1WI和T2WI。半月板检查一般采用质子密度加权和T2WI双回波检查序列。必要时可根据病情及MRI设备条件辅以其他成像序列。

肩关节：斜冠状面+横轴面为主，辅以其他切面。

肘关节：冠状面+矢状面为主，辅以其他切面。

腕关节：横轴面+冠状面为主，辅以其他切面。

髋关节：横轴面+冠状面为主，辅以其他切面。

膝关节：矢状面+冠状面为主，辅以其他切面。

踝关节：冠状面+矢状面为主，辅以其他切面。

D. 成像野：20~25 cm。

E. 成像层厚：3~10 mm。

F. 成像间距：10%~50%。

G. 矩阵：（128×256）~（256×512）。

（2）增强扫描：注射完对比剂后即开始行增强扫描，成像程序一般与增强前T1WI程序相同，常规做横轴面、矢状面及冠状面T1WI，其中至少有一个切面加做脂肪抑制。

（二）肩关节

1. 检查前准备

（1）线圈：选择肩关节专用双线圈或包绕式柔性线圈。

（2）患者体位：仰卧位，头先进，被测者肩部放平，尽量置于床中心，上臂垫高与肩平，上肢自然伸直，掌心对着躯体，也可采用外旋位，掌心向上，避免内旋位。

（3）体表定位：体表定位标记以肱骨大结节为中心。

（4）患者配合：调整患者体位，保持不动。

2. 肩关节MRI扫描

（1）定位像及扫描范围：三平面成像，扫描范围包括肩锁关节上方至肱骨外科颈下缘。

（2）检查方法：

1）基本检查方位：横轴位、斜矢状位、斜冠状位。

2）扫描基线：横轴位扫描基线在冠状面上垂直于关节盂。斜冠状位扫描基线在横轴面上垂直于关节盂或平行于冈上肌腱。斜矢状位扫描基线在横轴位上平行于关节盂或垂直于冈上肌腱。

（3）检查序列及成像参数：

1）基本检查序列：

T2WI或PDWI：横轴位、斜矢状位、斜冠状位TSE或FSE脂肪抑制序列。

T1WI：斜冠状位TSE或FSE序列。

2）成像参数：扫描视野15~18 cm，扫描层厚≤4 mm，扫描间隔≤1 mm。

3. 肩关节增强

（1）增强扫描：如需增强，增强后序列与增强前T1WI脂肪抑制序列相同。

（2）图像后处理：二维序列一般无须处理，三维梯度回波序列为原始图像，做MPR重建获取所需方位或重点观察ROI。

（三）上臂或前臂

1. 检查前准备

（1）线圈选择：双包绕式柔性线圈。

（2）患者体位：仰卧位，头先进，双手自然放于身体两侧，人体长轴与床面长轴一致。被测者上肢放平，尽量置于床中心。

（3）体表定位：体表定位标记对准上臂或前臂中点，或病灶ROI，应包括1个邻近关节。

（4）患者配合：调整患者体位，保持不动。

2. 上臂或前臂MRI平扫

（1）定位像及扫描范围：三平面成像，扫描范围以病变为中心，矢状位、冠状位至少包含1个邻近关节。

（2）检查方法：

1）基本检查方位：横轴位、矢状位、冠状位。

2）扫描基线：横轴位扫描基线在冠状面及矢状面上垂直于肱骨或尺骨长轴。冠状位扫描基线在矢状面上平行于肱骨或尺骨长轴。矢状位扫描基线在横轴位或冠状面上平行于肱骨或尺骨长轴。

（3）检查序列及成像参数：

1）基本检查序列：

T2WI或PDWI：横轴位、斜矢状位、斜冠状位TSE或FSE脂肪抑制序列。

T1WI：根据T2WI序列，选择显示病变最佳的方位，扫描1个方位即可。

2）成像参数：扫描视野13~20 cm，扫描层厚≤4 mm，扫描间隔≤1 mm。

3. 上臂或前臂MRI增强

（1）增强扫描：如需增强，增强后序列与增强前T1WI脂肪抑制序列相同。

（2）图像后处理：一般无须处理。

（四）肘关节

1. 检查前准备

（1）线圈：选择包绕式柔性线圈。

（2）患者体位：仰卧位，被测者自然伸直置于躯体旁，掌心向上，手掌可适当垫高并固定，身体可斜卧于检查床上，使被检侧尽量靠近床中心。

（3）体表定位：体表定位标记对准肘关节中心。

（4）患者配合：调整患者体位，保持不动。

2. 肘关节MRI平扫

（1）定位像及扫描范围：三平面成像，扫描范围为肱骨下段至尺、桡骨上段。

（2）检查方法：

1）基本检查方位：横轴位、斜矢状位、斜冠状位。

2）扫描基线：横轴位扫描基线在冠状面及矢状面上垂直于尺、桡骨长轴。斜冠状位扫描基线在横轴面上平行于尺、桡骨长轴，或平行于肱骨内、外髁的连线。斜矢状位扫描基线在横轴位上垂直于尺、桡骨长轴，或垂直于肱骨内、外髁的连线。

（3）检查序列及成像参数：

1）基本检查序列：

T2WI或PDWI：横轴位、斜矢状位、斜冠状位TSE或FSE脂肪抑制序列。

T1WI：根据T2WI序列，选择显示病变最佳的方位，扫描1个方位即可。

2）成像参数：扫描视野12~15 cm，扫描层厚≤3 mm，扫描间隔≤1 mm。

3. 肘关节MRI增强

（1）增强扫描：如需增强，增强后序列与增强前T1WI脂肪抑制序列相同。

（2）图像后处理：三维梯度回波序列为原始图像，做MPR重建获取所需方位或重点观察ROI细微结构。

（五）腕关节

1. 检查前准备

（1）线圈：选择包绕式柔性线圈或手掌专用线圈。

（2）患者体位：仰卧位，被检测上肢上举伸过头侧，掌心向下，固定腕关节于检查床中央。

（3）体表定位：体表定位标记对准腕关节中心。

（4）患者配合：调整患者体位，保持不动。

2. 腕关节MRI平扫

（1）定位像及扫描范围：三平面成像，扫描范围包括腕关节。

（2）检查方法：

1）基本检查方位：横轴位、矢状位、冠状位。

2）扫描基线：横轴位扫描基线在冠状面及矢状面上垂直于尺、桡骨长轴。冠状位扫描基线在横轴面上平行于尺、桡骨茎突的连线。矢状位扫描基线在横轴位上垂直于尺、桡骨茎突的连线。

（3）检查序列及成像参数：

1）基本检查序列：

T2WI或PDWI：横轴位、斜矢状位、斜冠状位TSE或FSE脂肪抑制序列。

T1WI：斜冠状位TSE或FSE序列。设备条件允许时，可以加扫薄层的三维T2WI或T1WI进行后处理重建。

2）成像参数：扫描视野12~15 cm，扫描层厚≤3 mm，扫描间隔≤1 mm。

3. 腕关节MRI增强

（1）增强扫描：如需增强，增强后序列与增强前T1WI脂肪抑制序列相同。

（2）图像后处理：三维梯度回波序列为原始图像，做MPR重建获取所需方位或重点观察ROI。

（六）手

1. 检查前准备

（1）线圈：选择包绕式柔性线圈或手掌专用线圈。

（2）患者体位：仰卧位，患侧上肢上举伸过头侧，掌心向下。

（3）体表定位：体表定位标记对准手掌中心。

（4）患者配合：调整患者体位，保持不动。

2. 手MRI平扫

（1）定位像及扫描范围：三平面成像，扫描范围包括尺、桡骨下端至手指末端。

（2）检查方法：

1）基本检查方位：冠状位为主，辅以横轴位、矢状位。

2）扫描基线：冠状面和矢状面的扫描基线分别垂直和通过手指长轴和短轴。

（3）检查序列及成像参数：

1）基本检查序列：

T2WI或PDWI：横轴位、斜矢状位、斜冠状位TSE或FSE脂肪抑制序列。

T1WI：斜冠状位TSE或FSE序列。设备条件允许时，可以加扫薄层的三维T2WI或T1WI进行后处理重建。

2）成像参数：扫描视野15~20 cm，扫描层厚≤3 mm，扫描间隔≤1 mm。

3. 手MRI增强

（1）增强扫描：如需增强，增强后序列与增强前T1WI脂肪抑制序列相同。

（2）图像后处理：三维梯度回波序列为原始图像，做MPR重建获取所需方位或重点观察ROI。

（七）骶髂关节

1. 检查前准备

（1）线圈：选择相控阵体线圈或正交体线圈。

（2）患者体位：仰卧位，头先进，双手自然放于身体两侧，人体长轴与床面长轴一致，尽量保持两侧髂前上棘对称。

（3）体表定位：体表定位标记对准两侧髂前上棘连线。

（4）患者配合：调整患者体位，保持不动。

2. 骶髂关节MRI扫描

（1）定位像及扫描范围：斜横轴位、斜冠状位成像，扫描范围包括两侧骶髂关节。

（2）检查方法：

1）基本检查方位：斜冠状位、斜横轴位。

2）扫描基线：斜横轴面扫描基线在冠状面上平行于两侧髂前上棘连线，在矢状面上垂直于骶骨长轴。斜冠状面扫描基线在横轴面上平行于两侧髂前上棘连线，在矢状面上平行于骶骨长轴。

（3）检查序列及成像参数：

1）基本检查序列：

T2WI或PDWI：横轴位、斜矢状位、斜冠状位TSE或FSE脂肪抑制序列。

T1WI：斜轴位、斜冠状位TSE或FSE序列。

2）成像参数：扫描视野30~35 cm，扫描层厚≤4 mm，扫描间隔≤1 mm。

3. 骶髂关节MRI增强

（1）增强扫描：如需增强，增强后序列与增强前T1WI脂肪抑制序列相同。

（2）图像后处理：二维序列一般无须处理，三维梯度回波序列为原始图像，做MPR重建获取所需方位或重点观察ROI。

（八）髋关节

1. 检查前准备

（1）线圈：选择相控阵体线圈或正交体线圈。

（2）患者体位：仰卧位，头先进，双手自然放于身体两侧，人体长轴与床面长轴一致，尽量保持两侧髋关节对称。

（3）体表定位：体表定位标记对准耻骨联合或以股骨大转子为中心。

（4）患者配合：调整患者体位，保持不动。

2. 髋关节MRI平扫

（1）定位像及扫描范围：横轴位、冠状位成像，扫描范围包括股骨头上缘至小转子。

（2）检查方法：

1）基本检查方位：冠状位、横轴位。

2）扫描基线：横轴面扫描基线平行于两侧股骨头中心连线。冠状面扫描基线在横轴面平行于两侧股骨头中心连线。

（3）检查序列及成像参数：

1）基本检查序列：

T2WI或PDWI：横轴位、斜矢状位、斜冠状位TSE或FSE脂肪抑制序列。

T1WI：斜横轴位、斜冠状位TSE或FSE序列。

2）成像参数：扫描视野30~35 cm，扫描层厚≤4 mm，扫描间隔≤1 mm。

3. 髋关节MRI增强

（1）增强扫描：如需增强，增强后序列与增强前T1WI脂肪抑制序列相同。

（2）图像后处理：二维序列一般无须处理，三维梯度回波序列为原始图像，做MPR重建获取所需方位或重点观察ROI。

（九）大腿或小腿

1. 检查前准备

（1）线圈：选择相控阵体线圈、正交体线圈或包绕式柔性线圈。

（2）患者体位：仰卧位，头先进，双手自然放于身体两侧，人体长轴与床面长轴一致，被测者下肢放平，尽量置于床中心。

（3）体表定位：体表定位标记病变部位，在体表加定位标记。

（4）患者配合：调整患者体位，保持不动。

2. 大腿或小腿MRI平扫

（1）定位像及扫描范围：横轴位、冠状位成像，扫描范围以病变为中心，矢状位、冠状位至少包含1个邻近关节。

（2）检查方法：

1）基本检查方位：横轴位、矢状位、冠状位。

2）扫描基线：横轴位扫描基线在矢状面上平行于股骨或胫腓骨长轴，冠状面上平行于两侧股骨或胫腓骨连线。冠状面扫描基线在矢状面平行于股骨或胫腓骨长轴，横轴位上平行于两侧股骨或胫腓骨连线。矢状面扫描基线在冠状面上平行于股骨或胫腓骨长轴，横轴位上垂直于两侧股骨或胫腓骨连线。

（3）检查序列及成像参数：

1）基本检查序列：

T2WI或PDWI：横轴位、斜矢状位、斜冠状位TSE或FSE脂肪抑制序列。

T1WI：根据T2WI序列，选择显示病变最佳的方位扫描1个方位即可。

2）成像参数：扫描视野20~35 cm，扫描层厚≤5 mm，扫描间隔≤1 mm。

3. 大腿或小腿MRI增强

（1）增强扫描：如需增强，增强后序列与增强前T1WI脂肪抑制序列相同。

（2）图像后处理：一般无须处理。

（十）膝关节

1. 检查前准备

（1）线圈：选择相控阵膝关节线圈或包绕式柔性线圈。

（2）患者体位：仰卧位，足先进，双手自然放于身体两侧，人体长轴与床面长轴一致，脚尖向前。被测者屈曲膝关节10°~15°，以使前交叉韧带处于拉伸状态。

（3）体表定位：体表定位标记对准髌骨下缘。

（4）患者配合：调整患者体位，保持不动。

2. 膝关节MRI平扫

（1）定位像及扫描范围：横轴位、冠状位、斜矢状面成像，扫描范围包括整个膝关节。

（2）检查方法：

1）基本检查方位：横轴位、斜矢状位、冠状位。

2）扫描基线：横轴面扫描基线在冠状面或矢状面上平行于股骨与胫骨的关节面。冠状面扫描基线在横轴面平行于股骨、外侧髁后缘的连线或髁间窝底水平线。斜矢状面扫描基线在横轴面上向前内斜约15°与股骨外侧髁外缘平行，冠状面上平行于股骨和胫骨的长轴。

（3）检查序列及成像参数：

1）基本检查序列：

T2WI或PDWI：横轴位、斜矢状位、斜冠状位TSE或FSE脂肪抑制序列。

T1WI：根据T2WI序列。

2）成像参数：扫描视野12~18 cm，扫描层厚≤4 mm，扫描间隔≤1 mm。

3. 膝关节MRI增强

（1）增强扫描：如需增强，增强后序列与增强前T1WI脂肪抑制序列相同。

（2）图像后处理：二维序列一般无须处理，三维梯度回波序列为原始图像，做MPR重建获取横轴面及冠状面像。

（十一）踝关节或跟腱

1. 检查前准备

（1）线圈：选择包绕式柔性线圈或踝关节专用线圈。

（2）患者体位：仰卧位，足先进，双手自然放于身体两侧，人体长轴与床面长轴一致，被测者踝关节自然放松，脚尖向前，足跖屈约20°。

（3）体表定位：体表定位标记对准内、外踝连线。

（4）患者配合：调整患者体位，保持不动。

2. 踝关节MRI平扫

（1）定位像及扫描范围：三平面成像，扫描范围包括整个踝关节。

（2）检查方法：

1）基本检查方位：横轴位、矢状位、冠状位。

2）扫描基线：横轴面扫描基线在矢状面上平行于股骨顶或胫骨关节面，在冠状面上平行于内、外踝连线或胫骨关节面。冠状面扫描基线在横状面上平行于内、外踝连线，矢状面上平行于胫骨长轴。矢状面扫描基线在横轴面上垂直于胫骨内、外踝连线，冠状面上平行于胫骨长轴。

（3）检查序列及成像参数：

1）基本检查序列：

T2WI或PDWI：横轴位、斜矢状位、斜冠状位TSE或FSE脂肪抑制序列。

T1WI：根据T2WI序列。

2）成像参数：扫描视野12~18 cm，扫描层厚≤4 mm，扫描间隔≤1 mm。

3. 踝关节MRI增强

（1）增强扫描：如需增强，增强后序列与增强前T1WI脂肪抑制序列相同。

（2）图像后处理：二维序列一般无须处理，三维梯度回波序列为原始图像，做MPR重建获取横轴面及冠状面像。

（十二）足

1. 检查前准备

（1）线圈：选择包绕式柔性线圈。

（2）患者体位：仰卧位，足先进，双手自然放于身体两侧，人体长轴与床面长轴一致，被测者踝关节自然放松，脚尖向前。

（3）体表定位：体表定位标记病变部位，在体表加定位标记。

（4）患者配合：调整患者体位，保持不动。

2. 足关节MRI平扫

（1）定位像及扫描范围：三平面成像，扫描范围包括整个患足。

（2）检查方法：

1）基本检查方位：横轴位、矢状位、冠状位。

2）扫描基线：横轴面扫描基线在冠状面或矢状面上平行于足长轴，或垂直于第3跖骨长轴。冠状面扫描基线在横状面上平行于第2~5跖骨的连线，在矢状面上平行于足长轴或第3跖骨长轴。矢状面扫描基线在冠状面上平行于足长轴或平行于第3跖骨长轴，横轴面上垂直于第2~5跖骨的连线。

（3）检查序列及成像参数：

1）基本检查序列：

T2WI或PDWI：横轴位、斜矢状位、斜冠状位TSE或FSE脂肪抑制序列。

T1WI：根据T2WI序列。

2）成像参数：扫描视野12~20 cm，扫描层厚≤4 mm，扫描间隔≤1 mm。

3. 足关节MRI增强

（1）增强扫描：如需增强，增强后序列与增强前T1WI脂肪抑制序列相同。

（2）图像后处理：二维序列一般无须处理，三维梯度回波序列为原始图像，做MPR重建获取横轴面及冠状面像。

（十三）上肢血管 MRA

1. 检查准备

（1）线圈：选择相控阵体线圈、正交体线圈或包绕式柔性线圈；充分利用多线圈组合技术。

（2）患者体位：仰卧位，头先进，人体长轴与床面长轴一致，双上肢贴紧身体放于两侧。

（3）体表定位：首段定位像中部对准"十"字定位灯的纵横交叉点。

（4）患者配合：患者佩戴耳塞保护听力，三角软垫固定、制动头部。

（5）辅助优化技术：流动补偿、相位编码过采样等为辅助可选项。

2. 上肢血管MRI平扫

（1）定位片：分2、3段扫2D TOF-MRA 三平面定位像。

（2）扫描范围：包括整个上肢。

（3）扫描序列：在各段定位像上设定 CE-MRA 的3D块，即多站点对比增强3D SPCR / FLASH/T1-FFE（冠状位 T1WI）一次性步进成像。

（4）扫描视野：35~45 cm。

（5）扫描层厚：≤0 mm。

（6）扫描间隔：0 mm。

（7）影像处理：分段 MIP 重组获得相应分期的血管造影像，可根据需要，应用高级软件进行各段血管造影像的无缝拼接；也可以行 MPR、VR、SDD 等图像重建。

（十四）下肢血管 MRA

1. 检查准备

（1）线圈：选择相控阵体线圈、正交体线圈或包绕式柔性线圈；充分利用多线圈组合技术。

（2）患者体位：仰卧位，足先进，人体长轴与床面长轴一致，双上肢贴紧身体放于两侧。

（3）体表定位：首段定位像中部对准"十"字定位灯的纵横交叉点并标记。

（4）患者配合：患者佩戴耳塞保护听力，三角软垫固定、制动头部。

（5）辅助优化技术：流动补偿、相位编码过采样等为辅助可选项。

2. 下肢血管MRI平扫

（1）定位片：分2、3段扫2D TOF-MRA 三平面定位像。

（2）扫描范围：包括整个下肢。

（3）扫描序列：在各段定位像上设定 CE-MRA 的3D块，即多站点对比增强3D SPCR/FLASH/T1-FFE（冠状位 T1WI）一次性步进成像。

（4）扫描视野：35~45 cm。

（5）扫描层厚：≤2 mm。

（6）扫描间隔：0 mm。

（7）影像处理：分段MIP重组获得相应分期的血管造影像，可根据需要，应用高级软件进行各段血管造影像的无缝拼接；也可以行MPR、VR、SDD等图像重建。

九、MRI 新技术

（一）磁敏感加权成像

磁敏感加权成像（susceptibility weighted imaging，SWI）实质上是一个三维采集，完全流动补偿、高分辨率、薄层重建的梯度回波序列，它所形成的影像对比有别于传统的T1WI、T2WI及PDWI，可充分显示组织之间内在的磁敏感特性的差别，如显示静脉血、出血（红细胞不同时期的降解成分）、铁离子等的沉积等。

1. 基本原理　与传统的梯度回波采集技术不同，SWI运用了分别采集强度数据和相位数据的方式，在此基础上进行数据的后处理，可将处理后的相位信息叠加到强度信息上，更加强调组织间的磁敏感差异，形成最终的SWI图像。

（1）与SWI相关的组织磁敏感性特点：

1）血红蛋白及其降解产物的磁敏感性：血液及其氧合程度的不同表现出不同的磁特性，完全氧饱和的血液呈反磁性，而静脉血呈顺磁性，这与血红蛋白的结构有关。血红蛋白是血氧的主要携带者，由4个蛋白亚单位（球蛋白）组成，每一个蛋白亚单位内含1个亚铁血红素分子，周围环以卟啉环。当亚铁与氧结合时，没有不成对的电子存在，因此氧合血红蛋白为反磁性。当氧从血红蛋白上解离形成去氧血红蛋白（deoxygenated hemoglobin）时，其分子结构发生变化，带有4个不成对的电子，表现为顺磁性。血红蛋白的第三种状态是正铁血红蛋白（methemoglobin），含有5个不成对的电子，具有较强的顺磁性，其磁敏感性较弱。血红蛋白降解的最后产物是含铁血黄素（hemosiderin），具有高度顺磁性。在血红蛋白的4种状态中，以去氧血红蛋白和含铁血黄素表现的磁敏感性较强。

2）非血红蛋白铁及钙化的磁敏感性：组织中另一个能引起明显磁敏感性改变的来源是非血红素铁。铁在体内不同的代谢过程中可以有不同的表现形式，以铁蛋白（ferritin）常见，为高顺磁性。正常人随着年龄的增长，铁在脑内的沉积增加，但在某些神经变性疾病中，如帕金森病、亨廷顿病及阿尔茨海默病等，铁的异常沉积与疾病的病理机制有关。

无论是顺磁性还是反磁性的物质，只要能改变局部磁场，导致周围空间相位的改变，就能产生信号去相位，造成T2*减小。去相位的结果不取决于物质是顺磁性还是反磁性，而取决于物质在一个体素内能多大程度地改变磁场。如钙在脑内的结合状态是弱反磁性物质，但大多数情况下它可以产生局部磁场，导致信号去相位，造成T2*缩短，信号减弱。

（2）SWI序列的采集处理及参数设置：SWI采用三维采集，空间分辨率明显提高。选择薄层采集，明显降低了背景场T2*噪声的影响。在所有方向上进行了完全的流动补偿，去除小动脉的影响。在采集原始数据时，将强度数据与相位数据分开重新排列，采集结束时可得到两组图像即强度图像和相位图像。此后可在工作站上进行资料的进一步后处理，对相位数据进行高通（highpass）滤波，中心矩阵常选择96×96或64×64，形成校正的相位图像，用校正的相位图像作为相位加权因子（也称为相位蒙片），叠加在强度数据上（如进行4次加权），形成最终的SWI图像，更加强调组织间的磁敏感性差异。

外磁场越大，磁化率伪影越重，同样SWI所形成的对比也是场强依赖性的。目前SWI可在1.5T及3.0T的MRI系统上实现，3.0T上所获得的SWI的对比好于1.5T。由于外磁场强度的不同，在1.5T与3.0T MRI上SWI选用的成像参数有所不同，需要根据不同的目的调整成像参数。

2. 成像方法

（1）设备的选择：由于SWI为场强依赖性技术，外加静磁场越高的MRI设备，理论上场强越高，SWI的信噪比和分辨率越好。目前临床上SWI只能在1.5T及以上场强的MRI设备上实现，且需要特殊的软件支持包括序列的设计和后处理软件。

（2）线圈的选择：正交头线圈及多通道相控阵线圈均可用于SWI，相应的后处理算法有所不同。与正交头线圈采集相比，采集相同层厚及范围的SWI，多通道相控阵线圈获得的数据量大，图像后处理所需时间长，图像的信噪比更好。

（3）受检者的情况：与常规头部MRI检查要求一致，患者在成像过程中要保持头部一直不动。患者头部的金属异物会严重影响图像质量，造成图像扭曲变形。

（4）成像方位与相位编码方向：采用横轴面扫描，可选择矩形扫描视野或正方形扫描视野，相位编码方向一般选择左右方向。由于SWI为三维采集，可以进行最小密度投影（minimum intensity projection，MinIP）重建，以显示脑部整体的小静脉情况。

（5）层厚及范围的选择：在神经核团的结构观察上，应首先考虑更好的空间分辨率，可选择更薄的层厚（1~1.5 mm），其他病变的检出均应更多地考虑充分的覆盖范围，因此在层厚与层数及采集时间上需要具体权衡选择（可选择2.5~3 mm层厚）。

3. 临床应用　SWI对去氧血红蛋白等顺磁性成分敏感，因此在小静脉的显示上有其独到的优势。目前临床上主要应用于中枢神经系统，包括脑创伤的检查，血管畸形尤其是小血管及静脉畸形的检查，脑血管病、退行性神经变性病及脑肿瘤的血管评价等。

（二）磁共振扩散张量成像

1. 基本原理　在均质介质中水分子是无序随机运动的，其向各个方向运动的概率即扩散程度是相同的，即具有各向同性（isotropy）的特征。但是，在人体组织中，由于受组织细胞结构的影响，水分子在各个方向的扩散程度是不同的，具有方向依赖性，即具有各向异性（anisotropy）的特征。由于DWI序列只在 X、Y、Z 轴三个方向上施加扩散敏感梯度脉冲，不能完全、正确地反映不同组织中水分子在三维空间内各个方向上不同的扩散情况，组织的各向异性程度被低估。为了更正确地定量分析组织内各个方向上水分子不同的扩散程度的特性，引入了扩散张量成像（diffusion tensor imaging，DTI）的概念，通过至少在6个不同方向上施加扩散敏感梯度及采集1个不施加扩散敏感梯度（即b值为0）的图像，由6个扩散加权像分别和非扩散加权像的信号强度衰减差异中得到6幅表观扩散系数（apparent diffusion coefficient，ADC）图，将这些数据进行六元一次方程组的数学模式处理，求得每个体素的有效扩散张量D值。施加的扩散敏感梯度方向越多，则DTI数据越准确。目前的MRI设备技术最多可实现128个不同方向的成像。

2. 适应证

（1）大脑发育不良及衰老：DTI可定量分析不同部位脑组织的各向异性程度，显示大脑的发育过程及衰老。

（2）脑肿瘤：DTI可定量分析肿瘤组织的特征以鉴别肿瘤的级别，鉴别正常脑白质纤维、水肿及肿瘤区域。测量肿瘤周围水肿的平均ADC值和FA（部分各向异性分数，

fraction anisotropy）值，以分析、鉴别转移瘤和胶质瘤，但目前这些研究尚未取得一致结论。显示脑白质纤维和肿瘤的相互关系，这对指导外科手术具有重要的临床价值。

（3）脑梗死：DWI有助于临床诊断早期、超早期脑梗死的及时诊断，而DTI在检测脑梗死后皮质脊髓束损伤方面有着显著优势。

（4）脑白质变性疾病：应用DTI随访追踪脑白质变性疾病的病理变化过程，如多发性硬化（MS）、缺血性白质疏松（LA）、肌萎缩性侧索硬化症（ALS）、阿尔茨海默病（AD）。

（5）其他：如精神分裂症、慢性酒精中毒、扩散性轴索损伤等，应用DTI参数评估，均有一定价值。

3. 检查技术

（1）线圈及体位：同颅脑MRI。

（2）成像方位：DTI-横轴位，3D-TWI-矢状位。

（3）成像序列及参数：

1）序列：EPI-DTI、3D T1WI。3D T1WI主要用于后处理与DTI图做解剖影像融合。

2）参数：仅供参考。扫描视野200~250 mm，层厚2~5 mm，层间隔为0，矩阵192×192。

TR=6000~10 000 ms，TE=90~100 ms，激励次数2~6次，2个b值分别为0和1000~1500 s/mm^2，选择6个以上扩散加权梯度方向，最多可达128个方向。

4. 技术要点　扫描参数与序列对应，6个或6个以上扩散加权梯度方向。

5. 图像后处理　利用DTI后处理软件，将3D T1WI图像与DTI图融合。在DTI图像上可获取以下量化指标。

（1）ADC或MD（平均扩散系数）：成像体素内各个方向扩散程度的平均值。值越大，说明水分子扩散能力越强。

（2）FA：指扩散的各向异性部分与扩散张量总值的比值。反映了各向异性成分占整个扩散张量的比例。取值0~1之间。0代表了最大各向同性的扩散，如在完全均质水分子中的扩散；1代表了假想下最大各向异性的扩散。

（3）相对各向异性（relative anisotropy，RA）和容积比（volume ratio，VR）：RA为各向异性和各向同性成分的比例。VR等于椭球体的体积与半径为平均扩散率的球体体积之比。两者的范围均在0~1之间，RA的意义与FA相似，越接近1说明水分子的各向异性程度越高。而VR越接近1说明水分子的扩散越趋向于各向同性。

（4）DTI的彩色扩散张量图：根据体素扩散的最大本征向量的方向决定白质纤维走行的原理，通过将 X、Y、Z 轴方向的主要本征向量分别配以红、绿、蓝三种颜色，得到DTI彩色扩散图。

（5）白质纤维束示踪像：利用最大本征向量对应纤维束传导方向将大脑中枢神经纤维束轨迹描出来，实现直观地查看和研究活体中枢神经及周围神经系统的神经通路的连接和连续性走行。方法：从一个设置的种子位置开始追踪，直到遇到体素的FA值小于0.2，即可描出由该种子开始的神经纤维束走行的通路及形态。

（三）磁共振扩散峰度成像

扩散峰度成像（diffusional kurtosis imaging，DKI）是一种新兴的扩散磁共振技术，它在传统扩散张量成像的基础上引入了四阶峰度，并以此量化组织中水分子扩散位移概率分布偏离高斯分布的程度，其附加的峰度信息对大脑组织的微观结构更敏感。

1. 基本原理　在MRI领域中，水分子自由扩散运动（即使在没有浓度梯度的情况下，水分子的扩散运动仍然存在）是MRI扩散成像的物理基础。峰度值的大小反映了MRI中单个体素内水分子扩散的复杂性，从而反映大脑结构的复杂性与异质性。DKI是在DTI模型的基础上引入了概率与统计学中定义的四阶峰度（kurtosis，K），并以此来量化组织中水分子扩散位移概率分信息，是一种十分有发展前景的实用性临床技术。

2. 成像方法　不同的生物组织结构，对其内部水分子的扩散运动的影响也不同。弥散加权成像（diffusion weighted imaging，DWI）就是根据水分子不同的扩散大小影响MRI信号强度得到其组织结构信息。目前，DKI临床采集序列主要是基于扩散加权MRI序列，临床最为常用的是单次激发SE-EPI扩散脉冲序列。在已有的自旋回波序列180°重聚焦脉冲两侧，对称地放置一对大小、方向均相等的扩散敏感梯度脉冲，第一个90°脉冲引起质子自旋，当质子沿梯度磁场进行扩散运动时，其自旋频率将发生改变而失去相位。在后一个180°脉冲使质子相位重聚时，由于回波时间内相位分散不能完全重聚，从而导致信号衰减，检测组织中水分子在此方向的扩散程度，可以通过这一序列，利用组织间的扩散系数不同而形成图像。

3. 临床应用

（1）脑部扩散峰度成像：之前的研究已经证明，组织微观结构复杂性的提高是源于神经胶质的活动及反应性星形细胞的胶质化，神经元的丧失会导致峰度值的减小。因此，近年来DKI在研究大脑发育与老化、中风、脑肿瘤及神经退行性疾病方面极富潜力。

DKI技术检测在异质性扩散与组织微观结构方面是一项十分敏感且具有特异性的技术，在中风缺血部位的识别有明显的特异性。在脑肿瘤的检测研究中，DKI指标参数可能已成为检测出差异的唯一扩散指标。DKI应用于阿尔茨海默病中，能够提供较传统DTI更多的信息，对阿尔茨海默病的深入研究是很有意义的。

（2）体部扩散峰度成像：在临床应用中，焦点在于评价最大b值对体扩散峰度成像质量与表征病变能力的影响。关于DKI在前列腺癌的诊断和治疗中的研究大量涌现。引入峰度指标，可提高传统DTI参数识别良性和恶性前列腺肿瘤的准确性，也有助于改进对肿瘤恶性程度的分辨能力。相关研究表明，DKI中最大b值过小会严重影响峰度值在表征病变部位的准确性和可行性。相比单指数模型（如DTI），DKI在肝脏部位的研究表明，其对扩散加权信号衰减有更好的拟合效果。

（四）酰胺质子转移

酰胺质子转移（amide proton transfer，APT）成像作为一种新颖、无创的MRI功能成像技术，它能检测酰胺质子与水质子的交换及检测水质子变化的信号。酰胺质子转移成像是一种从细胞分子水平探测体内蛋白质、多肽浓度及酸碱度的成像方法，可通过细胞内细胞质中游离蛋白质及多肽质子与水中氢质子交换速率变化，来推断内环境的酸碱度及蛋白质与多肽的浓度。

1. 基本原理 APT属于化学交换饱和转移（CEST）成像的一种类型，是一种通过检测体内蛋白质与pH值来达到疾病诊断目的的新型成像技术。它通过预饱和游离蛋白质或多肽的酰胺质子，被饱和的酰胺质子与自由水交换，再通过测得交换前后水信号的变化，间接获取交换速率的信息。活体组织内存在固态大分子与细胞水之间的磁化传递效应、血氧水平依赖效应及水直接饱和效应，这些都会影响APT效应的显示。研究证实，APT效应主要取决于细胞内游离蛋白质浓度、pH值及温度。由于机体的温度基本保持相对不变，所以影响APT效应的主要因素就是游离蛋白质浓度和pH值。

2. 成像方法 APT成像技术是利用特定的偏共振饱和脉冲，充分预饱和外源性或内源性的特定物质，这种饱和的特定物质通过化学交换，在适宜温度及酸碱度条件下，进一步影响自由水的信号强度。因此，通过检测自由水的信号，可间接反映这种物质的化学交换的组织环境及信息。Zhou等采集不同频率脉冲下水的信号，获得一条曲线，称为Z谱，其两侧呈不对称峰图，以水峰为中心，距水峰+3.5 ppm处为酰胺质子峰，于+3.5 ppm处施加饱和脉冲后，该处水信号明显下降，提示酰胺质子饱和后水信号下降，证明存在APT效应，即酰胺质子与水的交换。通过探测水的信号，即可间接得出体内内环境的变化。

3. 临床应用

（1）APT在胶质瘤中的应用：胶质瘤是最常见的中枢系统肿瘤。与正常细胞相比，肿瘤细胞生长活跃、代谢旺盛，蛋白质浓度高，pH值变化不明显，并且丰富的血流内含有高浓度的血红蛋白及白蛋白，所以在APT图像上呈现高信号，因此，通过测定APT信号来检测肿瘤成为可能。在APT图像上，相比于肿瘤实质的高信号，肿瘤水肿、坏死区因其蛋白质浓度较低，显示的是低信号，故APT图像能够更好地区分肿瘤的实质部分，从而较准确地界定肿瘤的边界，为临床手术切除提供可靠的信息。

（2）APT在缺血性脑梗死中的应用：目前对于急性期脑梗死患者，最重要的就是及时挽救缺血半暗带区（ischemic penumbra，IP）组织。脑梗死急性期中梗死区及缺血半暗带区中脑组织因为缺血、缺氧缘故，会诱发该区域组织缺血性酸中毒，而短期内该区域蛋白质浓度并不会发生明显变化，所以pH值就成了影响该区域APT信号的主要因素。研究发现，当pH值每下降0.5，交换速率相应降低50%~70%，所以梗死区及缺血半暗带区APT信号会减弱。而良性缺血区与正常脑组织则因为pH值保持相对恒定而不出现明显的APT信号改变。

（3）APT在其他疾病中的应用：除了中枢神经系统，APT在其他系统中同样具有巨大的潜在临床研究价值。目前常规的MRI序列对前列腺癌的敏感性和特异性均不高。研究发现，APT成像对前列腺癌的诊断具有一定价值，并且对其危险度的评估也有重要意义。由于前列腺癌组织具有较高的细胞密度、较强的增殖能力及较多的内源性游离蛋白质，所以前列腺癌的APT信号显著高于良性前列腺组织。另外还发现，在部分具有恶性潜能的卵巢良性囊性病变中，APT成像可以无创地预测具有恶性潜能的病变等。

（五）神经突起方向离散度与密度成像

神经突起方向离散度与密度成像（neurite orientation dispersion and density imaging，NODDI）是一种新兴的基于MRI扩散成像技术的显像方法，可用来评估神经轴突和树突微结构复杂程度，从而可以反映神经纤维的形态学信息。神经突起形态学参数的无损检测对研究大脑生理及病理机制具有重要价值。

1. 基本原理　神经突起是指从神经细胞的胞体产生的任何突起，包括轴突和树突。神经突的形态学量化指标有突起直径、密度和分布方向，在大脑功能相关的神经细胞结构基础研究上，这些参数可为正常人群与疾病人群间的对照研究提供新的观察窗口及评价指标。例如，轴突直径大小和密度与其神经信号传递速度的关系紧密。通过测量树突直径大小和密度得到树突分支的复杂结构，并可以据此推测树突参与神经信息传递及运算的性能。此外，神经突起的形态也可反映大脑的发育和衰老。例如，神经突起的方向分布与大脑发育相关，其方向离散度增加表明发育增长，减少则预示大脑退化。

2. 成像方法　NODDI的临床优化扫描方案需要分别采集两个球壳（shell）的高角分辨率数据，在第二次数据采集时设定高b值的角度分辨率是低b值的2倍，这主要是因为高b值对复杂微观结构具有更高的敏感性。最终的扫描方案设定为：球壳1——30个梯度方向，b值为711 s/mm^2；球壳2——60个梯度方向，b值为2855 s/mm^2。另外，还需要采集9张b值为0的图像，整个扫描方案可以在30 min内完成。对于少数需要时效性扫描检查的特殊人群，如新生儿及癫痫患者，可以减少每个球壳的采样方向而保证对信号准确度影响最小的条件下把时间缩短到10 min以内。

3. 临床应用　NODDI已被初步应用于临床中枢神经系统研究，神经突起形态学改变除了可以反映正常大脑发育状况，还可以应用于多种神经系统疾病，包括多发性硬化、肌萎缩性脊髓侧索硬化及阿尔茨海默病等。另外，对于年龄相关性正常大脑发育改变、代谢性疾病（metabolic disease，MD）、神经系统退行性疾病（neurodegenerative disease，ND）、脑肿瘤（neoplasm of brain）、脑血管意外疾病等疾病，NODDI可以提供更多的有效信息。

（六）神经黑色素成像

1. 基本原理 神经黑色素（neuromelanin，NM）是一种黑色素的多聚体，由脑内特定的儿茶酚胺神经元产生。脑内主要有三个区域含有产生NM的细胞，分别是中脑的黑质（SN）、脑桥的蓝斑（LC）、延髓的腹外侧网状结构及孤束核。研究显示，NM与铁形成的复合物能缩短T1时间，是产生神经黑色素成像（neuromelanin magnetic resonance imaging，NM-MRI）上高信号对比的主要原因，但黑质周围白质中丰富的大分子蛋白产生的磁化传递（magnetization transfer，MT）效应会影响NM-MRI信号的对比度，因此有学者利用或结合MT效应对NM进行成像以提高图像的信号对比。

2. 成像方法 黑色素在结合铁、铜等金属物质的状态下具有缩短局部组织T1的效应，使得局部组织在MRT1WI上呈高信号。Sasaki等利用黑色素的这一特性，首次对人脑脑干进行了NM-MRI。T1加权快速自旋回波序列（T1-weighted fast spin echo sequence）用于采集NM-MRI图像，此序列是目前应用最为广泛的NM成像序列。参数设置：重复时间/回波时间600 ms；回波链长度2；层厚2.5 mm；无层间隔；采集层数16；矩阵512×320；扫描视野220 mm；激励次数5；采集时间483 s。NM-MRI轴位像平行于前联合-后联合线，扫描范围上缘覆盖后联合，下缘至脑桥。

3. 临床应用 帕金森病患者部分含NM的神经元的丢失，从而出现相应的运动障碍。Sasaki等利用神经黑色素具有缩短T1值的原理，运用快速自旋回波T1WI序列（NM-MRI），成功显示了中脑黑质致密部（SNc）呈对称的带状高信号。对比帕金森病患者组与正常对照组在NM-MRI图像上SNc高信号区的面积、体积、长度、宽度及信号强度，结果显示，与正常对照组相比，帕金森病患者组的SNc高信号区的面积、体积、长度、宽度及信号强度都明显减小，表明NM-MRI能够监测到帕金森病患者的含NM神经元的丢失。

（七）灌注成像

MRI脑灌注成像（perfusion weighted imaging，PWI）分两类，一类是依赖于外源性示踪剂的动态磁敏感对比成像（dynamic susceptibility contrast，DSC），一类是内源性示踪剂即动脉自旋标记（arterial spin labeling，ASL）灌注成像。

1. DSC

（1）适应证：DSC利用外源性示踪剂钆对比剂的动态磁敏感效应进行成像。脑灌注成像适用于观察颅脑血管微循环的血流灌注情况，如脑梗死、脑出血、脑肿瘤等。

（2）检查技术：

1）体位及线圈：同颅脑MRI。

2）成像方位：一般取颅脑横轴面扫描，可先做扩散加权成像，作为诊断及病变定位图像。

3）成像序列及参数：

A. 序列：可选用EPI-自旋回波序列（EPI-SE），EPI-梯度回波序列（EPI-GRE），EPI-自由衰减序列（EPI-FID），即GRE EPI序列。

B. 参数：DWI序列通常选各向同性的扩散加权序列，b1=0 s/mm^2；b=1000 s/mm^2。灌注扫描序列TR=1500 ms，TE=30 ms，激励角90°，扫描视野230~250 mm，矩阵128 × 128，层厚3~5 mm，层间隔为层厚的10%~50%，激励次数1。按设备允许的最大扫描层数（4~20层）包含ROI，连续动态扫描40~60期，每期1~2 s内或更短时间内（设备性能允许的情况下）扫完所设层面，对比剂在启动扫描1~2期后开始快速静脉团注，注射速度3~5 mL/s。

（3）技术要点：

1）在满足图像质量要求前提下扫描时间越短组织灌注效果越好。

2）高压注射对比剂。

3）图像后处理：在工作站用信号强度-时间变化曲线分析软件，分析血流灌注过程，并计算T图像信号变化率，根据T图像信号变化率计算出局部相对脑血容量、局部血流平均通过时间和局部脑血流量等参数。

2. ASL

（1）适应证：ASL不使用对比剂，利用自身动脉血中的水分子作为内源性示踪剂来获取组织微循环的灌注信息，对人体完全无害，而且水分子能自由扩散，因此ASL的灌注结果准确性高。目前，3D ASL已被广泛应用于临床，如脑血管疾病（脑缺血、脑梗死、脑出血、脑血管畸形、儿童甚至胎儿的脑血管疾病）、脑肿瘤及肿瘤恶性分级、感染或炎症性疾病、癫痫等的研究。

（2）检查技术：

1）线圈及体位：同颅脑MRI。

2）成像方位：取横轴面扫描，范围可涵盖全脑。

3）成像序列及参数：

A. 序列：3D ASL或2D ASL序列。可在GRE或FSE序列上进行采集。

B. 参数：1.5 s1000次标记脉冲激励，螺旋式K空间填充。两次采集（标记组及非标记组），TR=2500~4000 ms，TE=10~20 ms，激励角90°，扫描视野220~250 mm，矩阵64×64，层厚4~8 mm，标记延迟时间1~2.5 s。

（3）技术要点：

1）2D ASL：对流入动脉血液的标记为脉冲式，二维激励，基于梯度回波序列采集。理论上可获得脑血流量（用于临床定量指针）、脑血容量（科研理论）及平均通过时间（科研理论）。

2）3D ASL：对动脉血液的标记为连续式，三维全脑激励，基于快速自旋回波序列采集。

（4）图像后处理：用ASL处理软件获取脑血流量、脑血容量、血流平均通过时间参数。

第七章
医学图像质量控制标准

第一节　概　述

　　医学影像的图像质量，无论是当前软阅读显示器的图像质量，还是传统的硬拷贝照片上的图像质量，都应能够反映图像获取的检查技术是否符合操作规范，以及是否能满足临床医学影像诊断的需要，因此图像的质量控制是医学影像科日常工作和质量控制管理工作的主要内容之一。

　　传统X线检查，多数以照片形式记录检查结果，而X线照片图像的质量控制管理，通常是由科室组织有经验的专业人员通过等级评价的方法对X线照片图像质量进行评价。图像质量等级评价一般采用主观目测方式，对图像的摄影体位、对比度、灰度、清晰度等方面进行评价，评价结果根据评价方法分为甲级图像、乙级图像、丙级图像、丁级图像（需废弃并重新检查）等四个等级。随着现代医学影像技术的发展，图像的存储和显示及影像的阅读方式也发生了根本性的改变——从硬阅读向软阅读的转变，传统的感光图像已经逐渐被数字化图像所替代，按照传统的评价方法和评价标准对X线图像质量评价，在很多情况下已失去了它的实际意义，而对CT、MRI、DSA等数字化图像的质量评价更是如此。因此，我们需要适应技术发展要求，修改评价标准，增加评价内容，在对照片图像质量进行等级评价的基础上，增加医学影像检查技术参数或条件等内容的评价。对不同的医学影像技术，采取不同方法，从不同角度进行技术质量监控和评价。另外，还要从受检者接受X线辐射水平、图像特定点密度范围及标准图像必须遵守的一般准则等方面进行评价，以更好地促进医学影像检查技术质量的提升，并为提高医学影像诊断提供可靠保证。

　　同时，此处还必须提及的是CT、MRI、DSA图像等级评价的含义和方法不同于传统X

线图像的等级评价，前三者的图像质量水平的评价方法是由低到高排序，依次分为0~3四个等级。

另外，不同的医学影像检查通过不同的设备来完成，同一类设备、不同型号、不同制造厂家所得到的医学图像可能会存在差别，即使同一型号设备，由于所用的检查条件或参数不同，也会得到不同结果的图像。因此，具体的检查技术条件和参数难以有统一的标准。总体而言，医学图像质量的评价主要涉及两方面内容：一方面，观察所得到的人体各部位的图像是否达到诊断质量标准；另一方面，观察图像的获取是否遵守医学影像检查的一般准则。鉴于上述原因，本质量控制标准主要针对CR、DR、CT、MRI和DSA等数字化图像，X线模拟图像的质量控制标准请参照其他相关标准；又由于成人与儿童存在较大差异，检查要求和成像方式也有不同之处，故本质量控制标准未包括儿童及婴幼儿。下面分别叙述具体内容及指标。

一、医学图像质量的基本要求

医学图像质量是精准医学的基础，其基本内容包括检查体位是否正确、检查方法是否正确、图像上的相关信息是否记录有效、图像中解剖结构是否显示清晰和有无伪影等。由于医学及医学影像技术的发展，目前能够反映医学影像检查的图像一般可由两种方式体现，即医学照片和医学显示器，但不管采用何种方式显示，其图像的基本要求应包括：

（1）检查体位正确、检查方法得当、解剖结构显示清晰、组织对比度良好，能满足临床诊断要求。

（2）图像上必需的文字信息记录完整、清晰、无误。不同的检查设备和检查类型，必需的文字信息包括：受检者姓名、年龄、性别、检查日期、时间、检查号、检查参数、单位名称、左或右标识和标注、图像放大比例或比例尺等信息完整。

（3）图像中被检部位布局合理，照射野/扫描视野大小适当，图像无失真、变形。

（4）密度合适，图像中诊断区密度范围一般在0.25~2.0（医学照片）。

（5）照片无技术性操作缺陷，包括无划伤、无污染、无静电及伪影等影响图像清晰显示的缺陷（医学照片）。

（6）需要分格的照片，图像分格符合分格规范，保证图像大小能满足诊断要求（医学照片）。

（7）一般医学专业显示器尺寸为18~22英寸（1英寸≈2.54 cm）；亮度>400 cd/m²；灰阶>10~12比特（bit）（1024~4096灰阶）；对比度（600∶1）~（1000∶1）（软阅读显示器）。

（8）显示器分辨率：①CT和MRI图像100万~200万像素，如CT和MRI图像分格阅读，则显示器分辨率应≥300万像素（软阅读显示器）；②DR和CR图像300万~500万像素；③乳腺图像≥500万像素。

二、医学图像质量的评价指标

（一）图像解剖结构及细节评价

通过目测评价图像是否能显示一些主要解剖结构及其细节，并且用可见程度等级来评价其质量。可见程度通常分为三级：①隐约可见，是指观察的解剖结构可见，但细节不能很好地显示，即为总体可见；②可见，即观察的解剖结构的细节能够显示，但不能清晰辨认，即为细节可见；③清晰可见，观察的解剖结构细节能清晰辨认，即为细节清晰。图像上的解剖结构和细节显示可受一些其他因素的影响，如摄影体位设计或扫描部位不正确，或受检者不配合检查等因素都可能影响图像中解剖结构和细节的可见程度。另外，影像设备的成像性能也可影响图像质量。在进行图像质量评价时，要根据造成图像质量不达标的可能原因加以分析。同时，由于这种评价都是检查者根据主观视觉进行判断，因此，有必要由多位检查者共同观察、分析和讨论，以减少评价误差。

图像要求能显示某一具体细节，这些可能是正常的解剖结构的细节，也可能是病理性结构的细节。影像设备对不同部位解剖结构影像细节的显示，有其最小可辨认的极限。在图像评价时，如果这些细节能够清晰显示，则该部位的其他结构也就能够很好地显示。例如，如果颅脑CT图像上能够清楚地显示和分辨脑灰质、白质结构及基底核结构，那么颅脑的其他结构显示也应该没有问题。因此，这些结构的细节显示和分辨可作为图像质量评价的指标之一。

（二）图像检查体位评价

图像检查体位评价，是根据各部位影像检查要求的体位标准进行的质量评价，即通过对相关检查部位的充分显示程度、图像内应观察到的结构，以及对称性解剖结构的显示情况等内容进行评价。

（三）图像检查技术条件或参数评价

图像检查技术条件或参数的评价，主要是分析成像技术或参数是否符合要求。这些参数在不同的设备中可能并不完全一致，可以参考标准参数，按实际应用需要进行适当修改，重要的是评价该参数所获得的图像是否已达到满意的诊断要求。

（四）图像所采用的 X 线剂量评价

对于普通X线检查、CT检查等，受检者都不可避免地接受一定剂量的X线辐射。在这些检查中，过于强调图像质量，可能会增加X线辐射，而降低检查条件，则图像有可能达不到诊断要求。所谓每一种选定检查部位和体位的受检者剂量水平的规定，是以成年健康人标准体形所需的体表入射剂量作为参考值，并作为应用中参考比较。在实际评价中，要鼓励在不影响诊断需求的情况下，多采用一些低X线剂量的检查技术。

（五）图像特定点密度范围评价

每个图像都设定有不同部位特定点［包括本底灰雾区、诊断区和空曝区或空扫描区（无结构区）］的密度范围，可作为图像质量的定量评价标准。

三、X线图像质量的等级评价标准

（一）甲级图像标准

1.X线摄影体位正确　①感兴趣部位（包括上、下、左、右边缘）摄影准确；②摄影图像无失真变形。

2.影像密度适当　①本底灰雾密度值：D≤0.3；②诊断区域密度值：D=0.25~2.0；③空曝区密度值：D＞2.4；④X线摄影参数、剂量应用合理。

3.影像层次分明　检查部位显示完整，组织层次清楚，符合诊断要求。

4.无技术操作缺陷　①有关受检者检查的相关信息按规定置放和显示；②无体外伪影；③无DR探测器等影像设备原因所致的伪影。

5.权重评分　≥99分。

（二）乙级图像标准

按甲级图像评分标准，80分≤权重评分＜99分，有缺陷但不影响诊断。

（三）丙级图像标准

按甲级图像评分标准，60分≤权重评分＜80分，有较多缺陷但尚可诊断。

（四）丁级图像（需废弃，并重新检查）标准

按甲级图像评分标准，权重评分＜60分，缺陷较多，严重影响图像质量，且无法做出影像诊断。

四、医学影像科日常质量控制与评价

（一）建立各项规章制度和操作规范

根据医学和医学影像科工作实际情况，制订各项规章制度、各个岗位职责和各级人

员职责。

制订医学影像科X线机、CT、MRI和DSA等各种检查设备的操作程序。无X线自动摄影的，应设有曝光条件表，供实际工作中参考。

提供与医院功能和任务相适应的医学影像检查服务项目，满足临床诊疗需要。根据医学影像科工作规模，建立完善的工作流程，方便患者检查。缩短大型设备检查预约时间，提供24 h急诊影像检查，急诊X线摄片检查可在30 min内出具诊断报告，急诊CT检查可在1 h内出具诊断报告。

制订科室医疗质量与医疗安全工作方案、教育与培训计划和质量与安全目标。医学影像诊断与手术符合率：三级甲等医院＞94%，三级乙等医院＞92%，二级甲等医院＞90%。大型设备检查阳性率：CT和MRI检查阳性率＞60%；大型X线设备检查阳性率＞50%。普通X线片优良率＞80%；CR和DR图像优良率＞90%；CT和MRI图像符合质控要求，优良率＞90%。每年与介入诊疗操作相关的严重并发症发生率应当低于5%，死亡率应当低于2%。

需要上墙的制度包括各种检查设备的操作程序、医学影像科辐射安全管理制度和医学影像科危重患者抢救预案。

对各项规章制度进行培训，定期对各项规章制度、各个岗位职责和各级人员职责落实情况进行督查，抽查工作人员对工作制度和岗位职责等的知晓情况。医学影像科危重患者抢救预案要定期进行演练，如碘对比剂过敏反应的抢救。

（二）医学影像科技术质量的评价

开展技术质控至少要每月1次，由专人负责，每次至少抽查X线、CT、MRI图像各20份。通过图像质量评价，对照影像质量指标，从患者检查前准备、登记、检查、设备和图像后处理各个环节，分析存在问题，提出解决办法，有评价结果分析与持续改进措施，不断提高医学影像科影像质量，使影像质量得到持续改进。

诊断质控应每月1次，由专人负责，抽查X线、CT、MRI诊断报告至少各20份。分析图像质量和诊断报告书写是否符合临床要求，发现存在问题，提出改进意见，有评价结果分析与反馈，使诊断报告质量得到持续改进。通过手术或出院病例随访对照，定期进行手术病例讨论，尤其要分析诊断不符合病例的原因，统计影像诊断符合率，不断提高影像诊断报告质量。

至少每季度对介入诊疗质量进行1次定期评价，包括病例选择、手术成功率、严重并发症、死亡病例、术后患者管理、平均住院日、患者生存质量、患者满意度和病历质量等。对介入诊疗病例进行随访，随访率＞90%，统计介入诊疗并发症。如有死亡病例，1周内必须进行讨论，分析死亡原因、有无医疗缺陷。

科主任组织科室质量控制小组，至少每3个月进行1次，在检查技术质量、诊断报告质量、介入诊疗质量、医学影像科护理质量、设备维护和管理等方面对医学影像科全科医疗质量和医疗安全进行全方位评价，有评价结果分析与持续改进措施，不断提高医学影像科影像质量，使影像质量得到持续改进。

第二节 X线图像质量控制标准

一、头颅

（一）头颅正位

1. 图像获取符合操作规范 包括全部颅骨及下颌骨升支的后前位影像；矢状缝及鼻中隔影像居中，眼眶、上颌窦、颞骨对称显示，颞骨岩部显示在眼眶中心。

2. 图像处理得当

（1）本底灰雾密度值：D≤0.3。

（2）诊断区域密度值：D=0.25~2.0。

（3）空曝区密度值：D＞2.4。

3. 图像能满足影像诊断的需要 清晰显示蝶骨大翼和小翼、额骨、眶上裂、额窦和筛窦、眶下裂和鸡冠，完整显示人字缝，颅盖骨外板可连续追踪观察，板障结构可见。

4. 图像上的信息准确

（1）图像上的文字信息：受检者的相关信息按规定标识和显示，无器官结构影像重叠，标识内容包括姓名、性别、年龄、检查号、医院名称、检查日期、时间、左或右，以及管电压（kV）和管电流（mAs）值。

（2）图像上的影像信息：影像布局合理，无体外伪影或成像板等设备原因所造成的伪影。

（二）头颅侧位

1. 图像获取符合操作规范 包括全部颅骨及下颌骨升支的侧位影像，上缘包括顶骨，前缘包括额骨、鼻骨，后缘包括枕外隆凸；蝶鞍位于图像正中略偏前，蝶鞍各缘呈单线的半月状，无双边影，两侧外耳孔、下颌角基本重叠。

2. 图像处理得当

（1）本底灰雾密度值：D≤0.3。

（2）诊断区域密度值：D=0.25~2.0。

（3）空曝区密度值：D＞2.4。

3. 图像能满足影像诊断的需要　清晰显示颅骨内、外板和板障及颅缝影，蝶骨壁、颞骨岩部、颅前窝底、蝶骨小翼、颅骨小梁结构及血管沟，蝶鞍边缘清晰锐利。

4. 图像上的信息准确

（1）图像上的文字信息：受检者的相关信息按规定标识和显示，无器官结构影像重叠，标识内容包括姓名、性别、年龄、检查号、医院名称、检查日期、时间、左或右，以及管电压（kV）和管电流（mAs）值。

（2）图像上的影像信息：影像布局合理，无体外伪影或成像板等设备原因所造成的伪影。

（三）汤氏位

1. 图像获取符合操作规范　包括双侧颧弓至颅顶，头颅正中矢状线位于图像中央，双侧颞骨岩部及内耳道对称显示，蝶鞍在枕骨大孔内显示。

2. 图像处理得当

（1）本底灰雾密度值：D≤0.3。

（2）诊断区域密度值：D=0.25~2.0。

（3）空曝区密度值：D＞2.4。

3. 图像能满足影像诊断的需要　能充分显示枕骨鳞部及枕骨大孔、后部顶骨、双侧颞骨岩部及内耳道的骨小梁结构、颅缝影，可连续追踪观察颅骨外板，可见板障结构，枕骨大孔内能显示蝶鞍。

4. 图像上的信息准确

（1）图像上的文字信息：受检者的相关信息按规定标识和显示，无器官结构影像重叠，标识内容包括姓名、性别、年龄、检查号、医院名称、检查日期、时间、左或右，以及管电压（kV）和管电流（mAs）值。

（2）图像上的影像信息：影像布局合理，无体外伪影或成像板等设备原因所造成的伪影。

（四）颅底颏顶位

1. 图像获取符合操作规范　颅底呈轴位影像，包括全部脑颅骨及面颅骨。鼻中隔与颈椎齿突的连线重合于正中长轴，下颌骨髁突距离颅骨外侧缘等距离。

2. 图像处理得当

（1）本底灰雾密度值：D≤0.3。

（2）诊断区域密度值：D=0.25~2.0。

（3）空曝区密度值：D＞2.4。

3. 图像能满足影像诊断的需要　颅底外形左右对称，呈圆形。颧弓对称显示。颏部与额部重叠。矢状缝与鼻中隔、筛骨垂直板相连续，位于影像中线。翼板、岩部、卵圆孔、棘孔、破裂孔、颈动脉管、蝶窦、鼻中隔、枕骨大孔、寰椎和枢椎齿突显示清晰。影像层次丰富，对比良好，无明显伪影。

4. 图像上的信息准确

（1）图像上的文字信息：受检者的相关信息按规定标识和显示，无器官结构影像重叠，标识内容包括姓名、性别、年龄、检查号、医院名称、检查日期、时间、左或右，以及管电压（kV）和管电流（mAs）值。

（2）图像上的影像信息：影像布局合理，无体外伪影或成像板等设备原因所造成的伪影。

（五）颅底顶颏位

1. 图像获取符合操作规范　颅底呈轴位影像，包括全部脑颅骨及面颅骨。鼻中隔于齿突的连线重合于视野正中长轴，下颌骨髁突距离颅骨外侧缘等距离。

2. 图像处理得当

（1）本底灰雾密度值：D≤0.3。

（2）诊断区域密度值：D=0.25~2.0。

（3）空曝区密度值：D>2.4。

3. 图像能满足影像诊断的需要　显示颅底轴位影像，与颅底颏顶位显示大致相同。但顶颏位投照时，颅底与胶片的距离较远，失真度则较大。

4. 图像上的信息准确

（1）图像上的文字信息：受检者的相关信息按规定标识和显示，无器官结构影像重叠，标识内容包括姓名、性别、年龄、检查号、医院名称、检查日期、时间、左或右，以及管电压（kV）和管电流（mAs）值。

（2）图像上的影像信息：影像布局合理，无体外伪影或成像板等设备原因所造成的伪影。

（六）斯氏位

1. 图像获取符合操作规范　图像中外侧包含乳突尖部，内侧包含岩部的尖部，向上包括岩部上缘，向下包括髁状突；颞骨乳突和颞骨岩部以横向最长轴显示，无缩短变形；颈椎椎体、颞下颌关节重叠，位于岩部中部的下方。

2. 图像处理得当

（1）本底灰雾密度值：D≤0.3。

（2）诊断区域密度值：D=0.25~2.0。

（3）空曝区密度值：D>2.4。

3. **图像能满足影像诊断的需要** 能充分显示岩部的尖部、上缘、下缘、乳突尖部和小房、鼓室、迷路区域和内耳道等结构，其中内耳迷路中半规管显示较清楚，内耳道位于内耳结构的内侧，上壁和下壁清晰。

4. **图像上的信息准确**

（1）图像上的文字信息：受检者的相关信息按规定标识和显示，无器官结构影像重叠，标识内容包括姓名、性别、年龄、检查号、医院名称、检查日期、时间、左或右，以及管电压（kV）和管电流（mAs）值。

（2）图像上的影像信息：影像布局合理，无体外伪影或成像板等设备原因所造成的伪影。

（七）乳突许氏位

1. **图像获取符合操作规范** 图像应该能显示鼓室、鼓窦的大部分和鼓室上隐窝，同时显示鼓室盖、乳突气房、听小骨、乳突尖、乙状窦等。

2. **图像处理得当**

（1）本底灰雾密度值：D≤0.3。

（2）诊断区域密度值：D=0.25~2.0。

（3）空曝区密度值：D＞2.4。

3. **图像能满足影像诊断的需要** 图像显示颞下颌关节、后乙状窦前壁、上鼓室盖及鳞部与乳突尖端。颞下颌关节显示清晰，内、外耳道及鼓室重叠影位于颞下颌关节后方。鼓窦入口及鼓窦区显示清晰，乙状窦前壁显示充分。乳突尖投影于照片下部，乳突蜂房间隔清晰，骨纹理显示清楚。

4. **图像上的信息准确**

（1）图像上的文字信息：受检者的相关信息按规定标识和显示，无器官结构影像重叠，标识内容包括姓名、性别、年龄、检查号、医院名称、检查日期、时间、左或右，以及管电压（kV）和管电流（mAs）值。

（2）图像上的影像信息：影像布局合理，无体外伪影或成像板等设备原因所造成的伪影。

（八）颞骨岩部梅式位

1. **图像获取符合操作规范** 图像显示鼓窦、鼓窦入口、鼓室、听小骨、内耳道、外耳道、乳突气房、颞骨岩部的前外缘和后内缘、岩尖。

2. **图像处理得当**

（1）本底灰雾密度值：D≤0.3。

（2）诊断区域密度值：D=0.25~2.0。

（3）空曝区密度值：D＞2.4。

3. 图像能满足影像诊断的需要　该图像为颞骨岩部长轴方向的轴位影像，包括岩锥及乳突尖端全长。颞下颌关节拉长，位于图像外侧。外耳道、鼓室鼓窦及内耳道呈横向排列。乳突气房与颞骨岩部重叠，乳突蜂房间隔清晰，骨纹理显示清楚。

4. 图像上的信息准确

（1）图像上的文字信息：受检者的相关信息按规定标识和显示，无器官结构影像重叠，标识内容包括姓名、性别、年龄、检查号、医院名称、检查日期、时间、左或右，以及管电压（kV）和管电流（mAs）值。

（2）图像上的影像信息：影像布局合理，无体外伪影或成像板等设备原因所造成的伪影。

（九）颅骨切线位

1. 图像获取符合操作规范　包括颅骨病变区域，颅骨局部切线影像；颅骨病变部位应在视野中心。

2. 图像处理得当

（1）本底灰雾密度值：D≤0.3。

（2）诊断区域密度值：D＝0.25～2.0。

（3）空曝区密度值：D＞2.4。

3. 图像能满足影像诊断的需要　显示颅骨局部切线影像。凹陷骨折时，可见骨片凹陷情况，其外部软组织可见肿胀阴影。头部包块突起时，可见软组织影像中突起与骨板的关系。肿瘤病变时，可见肿瘤软组织影像及颅骨骨质破坏情况。

4. 图像上的信息准确

（1）图像上的文字信息：受检者的相关信息按规定标识和显示，无器官结构影像重叠，标识内容包括姓名、性别、年龄、检查号、医院名称、检查日期、时间、左或右，以及管电压（kV）和管电流（mAs）值。

（2）图像上的影像信息：影像布局合理，无体外伪影或成像板等设备原因所造成的伪影。

（十）蝶鞍侧位

1. 图像获取符合操作规范　包括颅骨前上部及上颌骨的侧位影像，上缘包括额窦，前缘包括额骨、鼻骨，后缘包括乳突外耳孔；蝶鞍位于图像正中，蝶鞍各缘呈单线的半月状，无双边影；两侧乳突外耳孔基本重叠。

2. 图像处理得当

（1）本底灰雾密度值：D≤0.3。

（2）诊断区域密度值：D=0.25~2.0。

（3）空曝区密度值：D>2.4。

3. 图像能满足影像诊断的需要 显示蝶鞍侧位影像。清晰显示蝶鞍前床突、后床突、鞍背、鞍结节、鞍底、蝶窦、垂体窝。鞍底呈线状，边缘清晰锐利，无双边影。蝶鞍结构与周围组织对比良好，骨纹理清晰。

4. 图像上的信息准确

（1）图像上的文字信息：受检者的相关信息按规定标识和显示，无器官结构影像重叠，标识内容包括姓名、性别、年龄、检查号、医院名称、检查日期、时间、左或右，以及管电压（kV）和管电流（mAs）值。

（2）图像上的影像信息：影像布局合理，无体外伪影或成像板等设备原因所造成的伪影。

（十一）鼻窦柯氏位

1. 图像获取符合操作规范 图像应包含全额窦、上颌骨、两侧颧弓及下颌骨。鸡冠与鼻中隔连线位于IP（影像板）正中，两侧眶外缘与颅骨外缘等距，鼻窦在片中布局合适。两眼眶及眶上裂对称显示，边界锐利，颞骨岩部位于上颌窦中部。

2. 图像处理得当

（1）本底灰雾密度值：D≤0.3。

（2）诊断区域密度值：D=0.25~2.0。

（3）空曝区密度值：D>2.4。

3. 图像能满足影像诊断的需要 清晰显示额窦、筛窦、眼眶、眶上裂的情况；额窦投影于眼眶内上方，前组筛窦显示在两眼眶之间。

4. 图像上的信息准确

（1）图像上的文字信息：受检者的相关信息按规定标识和显示，无器官结构影像重叠，标识内容包括姓名、性别、年龄、检查号、医院名称、检查日期、时间、左或右，以及管电压（kV）和管电流（mAs）值。

（2）图像上的影像信息：影像布局合理，无体外伪影或成像板等设备原因所造成的伪影。

（十二）鼻窦瓦氏位

1. 图像获取符合操作规范 图像应包含全额窦、上颌骨、两侧颧弓及下颌骨。两侧眶外缘与颅骨外缘等距，两侧眼眶、筛窦、上颌窦对称显示，两侧上颌窦的三壁一孔显示良好。

2. 图像处理得当

（1）本底灰雾密度值：D≤0.3。

（2）诊断区域密度值：D=0.25~2.0。

（3）空曝区密度值：D＞2.4。

3. 图像能满足影像诊断的需要　清晰显示上颌窦、额窦、前后组筛窦、上颌骨的骨质及形态；两侧上颌窦对称显示在眼眶之下、颞骨岩部上方，呈倒置的三角形，后组筛窦显示良好。

4. 图像上的信息准确

（1）图像上的文字信息：受检者的相关信息按规定标识和显示，无器官结构影像重叠，标识内容包括姓名、性别、年龄、检查号、医院名称、检查日期、时间、左或右，以及管电压（kV）和管电流（mAs）值。

（2）图像上的影像信息：影像布局合理，无体外伪影或成像板等设备原因所造成的伪影。

（十三）鼻骨侧位

1. 图像获取符合操作规范　包括全部鼻骨、额鼻缝、鼻前棘及鼻部软组织。鼻骨位于投照野中心。软组织和鼻骨对比良好，额鼻缝、鼻骨边缘、鼻骨纹理清晰。

2. 图像处理得当

（1）本底灰雾密度值：D≤0.3。

（2）诊断区域密度值：D=0.25~2.0。

（3）空曝区密度值：D＞2.4。

3. 图像能满足影像诊断的需要　鼻骨骨质清晰可见，鼻部软组织可明确分辨。

4. 图像上的信息准确

（1）图像上的文字信息：受检者的相关信息按规定标识和显示，无器官结构影像重叠，标识内容包括姓名、性别、年龄、检查号、医院名称、检查日期、时间、左或右，以及管电压（kV）和管电流（mAs）值。

（2）图像上的影像信息：影像布局合理，无体外伪影或成像板等设备原因所造成的伪影。

（十四）下颌骨正位

1. 图像获取符合操作规范　包含上颌骨、下颌骨，两侧包括头颈部软组织。图像双侧对称，颏部、鼻中隔连线位于正中线上。双侧下颌角、颞下颌关节与中线等距。下颌骨颏部正位显示，与颈椎重叠，颈椎影像较模糊，而颏部骨纹理清晰可辨。下颌支为斜矢状投影。下颌骨骨纹理清晰，下颌神经管可辨认，图像具有良好的清晰度、对比度。

2. 图像处理得当

（1）本底灰雾密度值：D≤0.3。

（2）诊断区域密度值：D=0.25~2.0。

（3）空曝区密度值：D＞2.4。

3. 图像能满足影像诊断的需要　下颌体部、支部清晰显示。

4. 图像上的信息准确

（1）图像上的文字信息：受检者的相关信息按规定标识和显示，无器官结构影像重叠，标识内容包括姓名、性别、年龄、检查号、医院名称、检查日期、时间、左或右，以及管电压（kV）和管电流（mAs）值。

（2）图像上的影像信息：影像布局合理，无体外伪影或成像板等设备原因所造成的伪影。

（十五）下颌骨侧位

1. 图像获取符合操作规范　包括被检侧下颌骨体和下颌支，被检侧各部位（除颏部有重叠外）显示清晰，下颌支和下颌体无明显缩短、变形。冠突、髁突完全显示。对侧下颌骨体投影到被检侧下颌骨牙齿之上，与之不重叠。下颌支后缘不与颈椎前缘重叠，下颌骨纹理及边缘轮廓显示清晰。

2. 图像处理得当

（1）本底灰雾密度值：D≤0.3。

（2）诊断区域密度值：D=0.25~2.0。

（3）空曝区密度值：D＞2.4。

3. 图像能满足影像诊断的需要　被检侧下颌骨体部骨质显示清晰，下颌骨升支能明确分辨。

4. 图像上的信息准确

（1）图像上的文字信息：受检者的相关信息按规定标识和显示，无器官结构影像重叠，标识内容包括姓名、性别、年龄、检查号、医院名称、检查日期、时间、左或右，以及管电压（kV）和管电流（mAs）值。

（2）图像上的影像信息：影像布局合理，无体外伪影或成像板等设备原因所造成的伪影。

（十六）颞下颌关节侧位

1. 图像获取符合操作规范　包括耳郭上缘、下颌骨角、鼻棘、颞骨；颞下颌关节居中，包全整个关节结构和髁突。颞下颌关节位于显示野中央区域，后方邻近外耳道。被检侧关节凹、下颌骨髁突和关节间隙显示良好。闭口位时髁突位于关节窝内；张口位时髁突移动至关节窝前缘及关节结节的下方。骨纹理清晰、骨质结构边缘锐利，图像具有良好的对比度和清晰度。

2. 图像处理得当

（1）本底灰雾密度值：D≤0.3。

（2）诊断区域密度值：D=0.25~2.0。

（3）空曝区密度值：D＞2.4。

3. 图像能满足影像诊断的需要 被检侧颞下颌关节显示清晰，下颌髁突骨质能清晰显示。

4. 图像上的信息准确

（1）图像上的文字信息：受检者的相关信息按规定标识和显示，无器官结构影像重叠，标识内容包括姓名、性别、年龄、检查号、医院名称、检查日期、时间、左或右，以及管电压（kV）和管电流（mAs）值。

（2）图像上的影像信息：影像布局合理，无体外伪影或成像板等设备原因所造成的伪影。

（十七）眼眶正位

1. 图像获取符合操作规范 包括两侧眼眶后前位影像；矢状缝及鼻中隔影像居中，眼眶、上颌窦、筛窦左右对称显示，眶内蝶骨大翼与蝶骨小翼边缘呈线状，双侧对称。颞骨岩部上缘投影于上颌窦内上1/3处。

2. 图像处理得当

（1）本底灰雾密度值：D≤0.3。

（2）诊断区域密度值：D=0.25~2.0。

（3）空曝区密度值：D＞2.4。

3. 图像能满足影像诊断的需要 两侧眼眶对称显示在照射野中心，眼眶四壁清晰显示。

4. 图像上的信息准确

（1）图像上的文字信息：受检者的相关信息按规定标识和显示，无器官结构影像重叠，标识内容包括姓名、性别、年龄、检查号、医院名称、检查日期、时间、左或右，以及管电压（kV）和管电流（mAs）值。

（2）图像上的影像信息：影像布局合理，无体外伪影或成像板等设备原因所造成的伪影。

（十八）眼眶侧位

1. 图像获取符合操作规范　包括全部眼眶及蝶鞍的侧位影像，上缘包括眶上缘，前缘包括额骨、鼻骨，后缘包括蝶鞍，蝶鞍各缘呈单线的半月状，无双边影，颅前窝底线重叠为单线。

2. 图像处理得当

（1）本底灰雾密度值：D≤0.3。

（2）诊断区域密度值：D=0.25~2.0。

（3）空曝区密度值：D>2.4。

3. 图像能满足影像诊断的需要　两侧眼眶侧位完全重叠，对于眼内异物定位有重要意义。清晰显示眼眶后壁，后壁重叠，额骨、颅前窝底、蝶鞍边缘清晰锐利。

4. 图像上的信息准确

（1）图像上的文字信息：受检者的相关信息按规定标识和显示，无器官结构影像重叠，标识内容包括姓名、性别、年龄、检查号、医院名称、检查日期、时间、左或右，以及管电压（kV）和管电流（mAs）值。

（2）图像上的影像信息：影像布局合理，无体外伪影或成像板等设备原因所造成的伪影。

二、胸部

（一）胸部正位

1. 图像获取符合操作规范

（1）胸部正位影像应在显示介质的正中位置，并包括两侧肋骨外缘、两侧肋膈角及肺尖上软组织。

（2）肩胛骨应投影于肺野之外，胸椎位于图像正中，双侧胸锁关节对称显示，双侧锁骨位置等高并趋于水平。

（3）肩部软组织上空曝区3~5 cm。

（4）投影图像无失真、变形。

2. 图像处理得当

（1）本底灰雾密度值：D≤0.30。

（2）诊断区域密度值：D= 0.25~2.0。

（3）空曝区密度值：D>2.4。

3. 图像能满足影像诊断的需要

（1）两侧肺野显示对称、纹理清晰可辨；纵隔、胸壁及软组织显示良好。

（2）纵隔后方胸椎显示可见，心影后肺及纹理大致可见、肋骨隐约显示。

（3）心脏、纵隔、膈肌及气管分叉边界显示清楚。

4. 图像上的信息准确

（1）图像上的文字信息：受检者检查的相关信息按规定标识和显示，无器官结构影像重叠，标识内容包括姓名、性别、年龄、检查号、医院名称、检查日期、时间、左或右，以及管电压（kV）和管电流（mAs）值。

（2）图像上的影像信息：影像布局合理，无体外伪影或成像板等设备原因造成的伪影。

（二）胸部侧位

1. 图像获取符合操作规范

（1）图像下方包括前、后肋膈角，胸椎呈侧位投影，第4胸椎以下椎体清晰可见。

（2）双肺后缘重叠，胸骨两侧缘重叠良好。

2. 图像处理得当

（1）本底灰雾密度值：$D \leq 0.30$。

（2）诊断区域密度值：$D = 0.25 \sim 2.0$。

（3）空曝区密度值：$D > 2.4$。

3. 图像能满足影像诊断的需要

（1）能连续追踪到从颈部到气管分叉部的气管影像。

（2）心脏、主动脉弓移行部、降主动脉影像明确可辨。

（3）能连续追踪自肺门向肺野外带的血管影，直径2 mm的血管影应清晰可见。

（4）膈肌面、肋膈角边缘锐利清晰。

4. 图像上的信息准确

（1）图像上的文字信息：受检者检查的相关信息按规定标识和显示，无器官结构影像重叠，标识内容包括姓名、性别、年龄、检查号、医院名称、检查日期、时间、左或右，以及管电压（kV）和管电流（mAs）值。

（2）图像上的影像信息：影像布局合理，无体外伪影或成像板等设备原因造成的伪影。

（三）心脏正位

1. 图像获取符合操作规范

（1）心脏及大血管的正位影像，即心左缘由上至下包括主动脉结、肺动脉段、左心室；心右缘由上至下分为上腔静脉（年龄较大者为扩张的升主动脉）和右心房。

（2）两侧肺野、膈肌显示完整，并可测量心胸比值。

2. 图像处理得当

（1）本底灰雾密度值：D≤0.30。

（2）诊断区域密度值：D＝0.25~2.0。

（3）空曝区密度值：D＞2.4。

3. 图像能满足影像诊断的需要

（1）两侧肺野显示对称、纹理清晰可辨；纵隔、胸壁及软组织显示良好。

（2）纵隔后方胸椎显示可见，心影后肺及纹理大致可见、肋骨隐约显示。

（3）心脏、纵隔、膈肌及气管分叉边界显示清楚。

4. 图像上的信息准确

（1）图像上的文字信息：受检者检查的相关信息按规定标识和显示，无器官结构影像重叠，标识内容包括姓名、性别、年龄、检查号、医院名称、检查日期、时间、左或右，以及管电压（kV）和管电流（mAs）值。

（2）图像上的影像信息：影像布局合理，无体外伪影或成像板等设备原因造成的伪影。

（四）心脏右前斜位

1. 图像获取符合操作规范

（1）肩部软组织上空曝区3~5 cm，左前及右后胸壁包括其中。

（2）胸椎投影于胸部右后1/3处，心脏大血管投影于胸椎左侧，并无胸椎重叠。

2. 图像处理得当

（1）本底灰雾密度值：D≤0.30。

（2）诊断区域密度值：D＝0.25~2.0。

（3）空曝区密度值：D＞2.4。

3. 图像能满足影像诊断的需要

（1）心脏、升主动脉及主动脉弓移行部清晰可见。

（2）肺尖显示清楚，食管胸段钡剂充盈良好，并位于心脏与脊柱之间。

4. 图像上的信息准确

（1）图像上的文字信息：受检者检查的相关信息按规定标识和显示，无器官结构影像重叠，标识内容包括姓名、性别、年龄、检查号、医院名称、检查日期、时间、左或右，以及管电压（kV）和管电流（mAs）值。

（2）图像上的影像信息：影像布局合理，无体外伪影或成像板等设备原因造成的伪影。

（五）心脏左前斜位

1. 图像获取符合操作规范

（1）肩部软组织上空曝区3~5 cm，右前及左后胸壁包括其中。

（2）胸椎投影于胸部左后方1/3偏前处，心脏大血管投影于胸椎右侧。

2. 图像处理得当

（1）本底灰雾密度值：D≤0.30。

（2）诊断区域密度值：D=0.25~2.0。

（3）空曝区密度值：D＞2.4。

3. 图像能满足影像诊断的需要
层次分明、边界清晰，肺尖显示清楚，胸主动脉全程显示，可追踪到肺周边的肺纹理。

4. 图像上的信息准确

（1）图像上的文字信息：受检者检查的相关信息按规定标识和显示，无器官结构影像重叠，标识内容包括姓名、性别、年龄、检查号、医院名称、检查日期、时间、左或右，以及管电压（kV）和管电流（mAs）值。

（2）图像上的影像信息：影像布局合理，无体外伪影或成像板等设备原因造成的伪影。

（六）肋骨正位

1. 图像获取符合操作规范

（1）双侧肋骨投影图像对称并位于图像正中处，且应包括两侧肋骨外缘、两侧肋膈角和肺尖上软组织。

（2）肩胛骨应投影于肺野之外，胸椎位于图像正中，双侧胸锁关节对称显示，双侧锁骨位置等高并趋于水平。

（3）双肩部软组织影上空曝区3~5 cm；投影图像无失真、变形。

2. 图像处理得当

（1）本底灰雾密度值：D≤0.30。

（2）诊断区域密度值：D=0.25~2.0。

（3）空曝区密度值：D＞2.4。

3. 图像能满足影像诊断的需要

（1）第1~9肋骨后端骨质显示清晰、走向明确，第10~12肋骨可分辨，纵隔、胸壁及软组织显示良好。

（2）纵隔后方胸椎显示可见，心影及肺纹理大致可见、肋骨隐约显示。

（3）心脏、纵隔、膈肌及气管分叉边界显示清楚。

4. 图像上的信息准确

（1）图像上的文字信息：受检者检查的相关信息按规定标识和显示，无器官结构影像重叠，标识内容包括姓名、性别、年龄、检查号、医院名称、检查日期、时间、左或右，以及管电压（kV）和管电流（mAs）值。

（2）图像上的影像信息：影像布局合理，无体外伪影或成像板等设备原因造成的伪影。

（七）胸骨后前位

1. 图像获取符合操作规范　胸骨和胸锁关节以后前斜位影像显示，胸骨主体与脊柱、心脏无重叠。

2. 图像处理得当

（1）本底灰雾密度值：D≤0.30。

（2）诊断区域密度值：D=0.25~2.0。

（3）空曝区密度值：D>2.4。

3. 图像能满足影像诊断的需要　可清楚分辨全部胸骨结构及胸锁关节，细微结构隐约可见。

4. 图像上的信息准确

（1）图像上的文字信息：受检者检查的相关信息按规定标识和显示，无器官结构影像重叠，标识内容包括姓名、性别、年龄、检查号、医院名称、检查日期、时间、左或右，以及管电压（kV）和管电流（mAs）值。

（2）图像上的影像信息：影像布局合理，无体外伪影或成像板等设备原因造成的伪影。

（八）胸骨侧位

1. 图像获取符合操作规范　全部胸骨包括胸锁关节至胸骨剑突，以侧位影像显示，胸骨无双边影。

2. 图像处理得当

（1）本底灰雾密度值：D≤0.30。

（2）诊断区域密度值：D=0.25~2.0。

（3）空曝区密度值：D>2.4。

3. 图像能满足影像诊断的需要　胸骨骨质显示清晰，前胸壁软组织可辨。

4. 图像上的信息准确

（1）图像上的文字信息：受检者检查的相关信息按规定标识和显示，无器官结构影像重叠，标识内容包括姓名、性别、年龄、检查号、医院名称、检查日期、时间、左或右，以及管电压（kV）和管电流（mAs）值。

（2）图像上的影像信息：影像布局合理，无体外伪影或成像板等设备原因造成的伪影。

三、乳腺

（一）乳腺 X 线摄影检查

【乳腺X线摄影常规体位】

1. 乳腺头尾位

（1）影像显示要求：

1）包含乳腺的基底部，尽量显示部分胸肌前缘。

2）头尾位与内外斜位摄影的乳头后线长度差≤1 cm。

3）充分显示乳腺实质后的脂肪组织。

4）无皮肤皱褶。

5）乳头位于切线位，不与纤维腺体组织重叠。

6）双侧乳腺头尾位图像相对呈球形。

7）影像层次分明，病灶显示清晰，能显示0.1 mm细小钙化。

（2）注意事项：

1）应告知受检者乳腺压迫的重要性以便配合，乳腺压迫适度，使其扩展、变薄。

2）摄影包括全乳腺，尤其是乳腺基底部。

3）避免受检者颌面部、受检侧肩部及头发暴露于照射野中。

2. 乳腺内外斜位

（1）影像显示要求：

1）胸大肌显示充分，其下缘能延续到乳头后线或以下。

2）乳腺下皱褶展开，且能分辨。

3）实质后部的脂肪组织充分显示。

4）乳腺无下垂，乳头呈切线位显示。

5）无皮肤皱褶。

6）左、右乳腺影像背靠背对称放置，呈菱形。

7）影像层次分明，病灶显示清晰，能显示0.1 mm细小钙化。

（2）注意事项：

1）非检侧乳腺对检查有影响时，让受检者用手向外侧推压。

2）告知受检者乳腺压迫的重要性以便配合，压迫要达到使乳腺充分扩展、伸开的程度，但不要使患者感觉过度疼痛。

【乳腺X线摄影附加体位】 对于头尾位与内外斜位摄影显示不良或未包全的乳腺实质，可以根据病灶的位置选择以下补充体位。

1. 乳腺侧位摄影（包括外内侧位和内外侧位）影像显示要求

（1）乳头的轮廓可见，乳头无下垂，并处于切线位。

（2）实质后的组织清晰显示。

（3）实质侧面组织影像清晰显示。

（4）包含胸壁组织，乳腺下部充分展开。

（5）无皮肤皱褶。

（6）影像层次分明，病灶显示清晰，能显示0.1 mm细小钙化。

2. 乳沟位摄影影像显示要求

（1）充分显示双乳腺内侧组织。

（2）尽量显示胸骨前软组织。

（3）两侧乳腺组织显示均匀（压力均匀）。

（4）乳腺后内深部组织显示良好。

（5）无皮肤皱褶。

（6）影像层次分明，病灶显示清晰，能显示0.1 mm细小钙化。

【乳腺点压放大摄影】

1. 影像显示要求 所选区域位于摄影中心，组织层次分明，病灶显示清晰。

2. 注意事项 点压摄影通常结合小焦点放大摄影来提高乳腺细节的分辨率。根据标准体位乳腺影像，确定病变的具体位置和范围选择压迫板。

（二）数字乳腺断层融合成像

1. 质量控制标准 数字乳腺断层融合成像（digital breast tomosynthesis，DBT）影像显示质量控制标准同乳腺X线摄影。

2. DBT的剂量控制 大量研究发现，利用DBT合成的2D图像，其图像质量、评估腺体分类及病变归类的准确性方面，等同于2D图像，因此，当有合成2D图像的软件时，可以仅进行2个体位的DBT检查，之后利用软件合成2D图像。

根据2019年ACR乳腺影像报告和数据系统（breast imaging reporting and data system，BI-RADS）对DBT的增补指南，当进行筛查或诊断性DBT时，应进行双侧乳腺CC位和MLO位的DBT检查加合成二维乳腺影像（synthetic mammography，SM）或者数字乳腺X线摄影（digital mammograms，DM）。

（三）对比增强能谱乳腺摄影

1. 质量控制标准 对比增强能谱乳腺摄影（CESM）影像显示质量控制标准同乳腺X线

摄影。

2. CESM的剂量控制　与数字乳腺X线摄影和DBT相比，CESM的平均腺体剂量（average glandular dose，AGD）有所增加，但CESM提供了一个低能图像（类似2D FFDM）和重组减影图像。总的来说，CESM的AGD低于乳腺摄影质量标准法规规定的3 mGy剂量限制。

四、腹部

（一）腹部立位

（1）图像上缘包括双侧膈肌，下缘包括耻骨联合。

（2）图像长轴与身体长轴一致。腰椎序列处于图像正中并显示对称，椎体棘突位于图像正中。两侧膈肌腹壁软组织及骨盆对称显示。

（3）膈肌边缘锐利，胃内液平面及可能出现的肠内液平面均能明确显示。肾脏腰大肌腹膜外脂线及骨盆对比度合适，细节显示清晰。

（4）双上肢不应显示在视野内。

（二）腹部卧位

（1）图像上缘包括双侧膈肌，下缘包括耻骨联合。

（2）图像长轴与身体长轴一致。腰椎序列处于图像正中并显示对称，椎体棘突位于图像正中。两侧膈肌、腹壁软组织及骨盆对称显示。

（3）膈肌边缘锐利，肾脏腰大肌腹膜外脂线及骨盆对比度合适，细节显示清晰。

（三）腹部水平侧位

（1）图像长轴与身体长轴一致。

（2）图像包括膈肌前后腹壁、耻骨联合。

（3）脊柱呈现标准侧位像，两侧髂骨重叠良好。

（4）肝、脾重叠影像和肠管内气体均能显示，膈肌、肠壁边缘清晰，前壁腹膜外脂线清晰显示。

（5）肠内如有液平面，应能清晰显示。

（四）腹部倒立正侧位

（1）图像长轴与身体长轴一致。

（2）图像上缘包括肛门，下缘包括膈肌。

（3）倒立正位两侧膈肌腹壁软组织及骨盆对称显示，椎体棘突位于图像正中，倒立侧位呈现腹部侧位影像，脊柱附件、骨盆左右结构重叠。

（4）金属标记放置正确，大小适中，显示清晰。

（5）可见胀气的肠曲，闭锁的直肠末端气体影像显示清晰。

（6）整体对比度合适。

五、盆腔

（一）骨盆正位

（1）图像包括全部骨盆诸骨及股骨近端1/4，左右对称显示于照片正中。

（2）双侧大转子内缘与股骨少量重叠，耻骨不与骶椎重叠。

（3）髂骨翼与其他诸骨骨小梁显示清晰。

（二）骶髂关节正位

（1）图像上缘包括髂嵴，下缘包括骶椎上部，左右包括部分髂骨。

（2）双侧骶髂关节位于图像中央区域，呈正位显示。骶髂关节间隙边缘锐利，间隙清晰显示。

（3）腰骶关节、骶骨显示清晰。

（4）没有肠道内容物重叠干扰。

（三）骶髂关节斜位

（1）图像上缘包括髂嵴，下缘包括骶椎上部。

（2）被检侧骶髂关节位于图像中央区域，呈切线位显示，结构显示清晰。

（3）髂骨、骶骨显示清晰。

（4）没有肠道内容物重叠干扰。

六、脊柱

（一）第1、2颈椎张口位

1.图像获取符合操作规范

（1）寰枢关节间隙位于图像正中。

（2）齿突与上颌切牙中线重合。

（3）上颌咬合平面与颅基底部重叠，下颌切牙位于第2颈椎以下。

2.图像处理得当

（1）本底灰雾密度值：D≤0.3。

（2）诊断区域密度值：D=0.25~2.0。

（3）空曝区密度值：D＞2.4。

3. 图像能满足影像诊断的需要

（1）寰枢关节间隙及齿突显示清晰，无其他解剖结构或异物重叠。

（2）第1、2颈椎的骨小梁清晰，骨皮质边缘锐利。

4. 图像上的信息准确

（1）图像上的文字信息：受检者检查的相关信息按规定标识和显示，无器官结构影像重叠，标识内容包括姓名、性别、年龄、检查号、医院名称、检查日期、时间、左或右，以及管电压（kV）和管电流（mAs）值。

（2）图像上的影像信息：影像布局合理，无体外伪影或成像板等设备原因造成的伪影。

（二）颈椎前后位、侧位

1. 图像获取符合操作规范

（1）正位包括颅底至第1胸椎，颈椎投影于图像长轴正中，棘突位于椎体正中，左右横突对称显示；下颌骨下缘显示于第2~3颈椎间隙水平高度。

（2）侧位包括颅底至第7颈椎及颈部前、后软组织，第1~7颈椎合理显示于图像正中处；颈椎各椎体前后缘无双边影，下颌骨与椎体无重叠。

2. 图像处理得当

（1）本底灰雾密度值：D≤0.3。

（2）诊断区域密度值：D=0.25~2.0。

（3）空曝区密度值：D＞2.4。

3. 图像能满足影像诊断的需要

（1）正位能清晰显示颈椎骨质、椎间隙及钩突关节；第1肋骨清晰可辨，颈旁软组织层次分明，气管投影于椎体正中，其边界易于分辨。

（2）侧位能清晰显示椎体骨质、椎间隙及椎间关节；气管及颈部软组织层次分明、显示清晰。

4. 图像上的信息准确

（1）图像上的文字信息：受检者检查的相关信息按规定标识和显示，无器官结构影像重叠，标识内容包括姓名、性别、年龄、检查号、医院名称、检查日期、时间、左或右，以及管电压（kV）和管电流（mAs）值。

（2）图像上的影像信息：影像布局合理，无体外伪影或成像板等设备原因造成的伪影。

（三）颈椎双斜位

1. **图像获取符合操作规范**　包含颅底至第1胸椎椎体及颈部软组织，并显示为颈椎斜位像；颈椎合理地位于图像正中处，下颌骨与椎体无重叠。

2. **图像处理得当**

（1）本底灰雾密度值：D≤0.3。

（2）诊断区域密度值：D=0.25~2.0。

（3）空曝区密度值：D>2.4。

3. **图像能满足影像诊断的需要**

（1）第1~7颈椎显示于图像正中处，各椎体骨质、椎间隙显示清晰。

（2）椎间孔呈卵圆形排列，边缘清晰、锐利。

（3）左、右后斜位能清晰显示对应的椎间孔和椎弓根。

4. **图像上的信息准确**

（1）图像上的文字信息：受检者检查的相关信息按规定标识和显示，无器官结构影像重叠，标识内容包括姓名、性别、年龄、检查号、医院名称、检查日期、时间、左或右，以及管电压（kV）和管电流（mAs）值。

（2）图像上的影像信息：影像布局合理，无体外伪影或成像板等设备原因造成的伪影。

（四）颈椎过伸过屈位

1. **图像获取符合操作规范**

（1）应包含颅底至第1胸椎及颈部软组织的颈椎侧位像。

（2）过伸位和过屈位分别为后仰、前屈约45°，即颈椎椎体与垂直线约呈45°角。

（3）无椎体双边影。

2. **图像处理得当**

（1）本底灰雾密度值：D≤0.3。

（2）诊断区域密度值：D=0.25~2.0。

（3）空曝区密度值：D>2.4。

3. **图像能满足影像诊断的需要**　能清晰显示颈椎椎体骨质、椎间隙、椎间关节和棘突；气管、颈部软组织层次可辨、显示清晰。

4. **图像上的信息准确**

（1）图像上的文字信息：受检者检查的相关信息按规定标识和显示，无器官结构影像重叠，标识内容包括姓名、性别、年龄、检查号、医院名称、检查日期、时间、左或右，以及管电压（kV）和管电流（mAs）值。

（2）图像上的影像信息：影像布局合理，无体外伪影或成像板等设备原因造成的伪影。

（五）胸椎正位、侧位

1. 图像获取符合操作规范

（1）正位图像应包括前后投影的第7颈椎至第1腰椎影像，第1~12胸椎投影于图像长轴正中处，胸椎棘突位于椎体正中，左右横突显示对称；双侧胸锁关节显示对称。

（2）侧位图像上第3~12胸椎的侧位像应显示于照片正中，椎体呈切线位显示，无双边影，与肱骨无重叠，椎间隙清晰可辨。

2. 图像处理得当

（1）本底灰雾密度值：D≤0.3。

（2）诊断区域密度值：D=0.25~2.0。

（3）空曝区密度值：D>2.4。

3. 图像能满足影像诊断的需要
正位像第1~12胸椎显示于照片正中，各椎体骨质、椎间隙显示清晰；侧位像可清晰显示椎间隙，各椎体及其附件结构易于分辨，骨小梁结构显示清晰，肺野部分密度均匀且与椎体对比适当。

4. 图像上的信息准确

（1）图像上的文字信息：受检者检查的相关信息按规定标识和显示，无器官结构影像重叠，标识内容包括姓名、性别、年龄、检查号、医院名称、检查日期、时间、左或右，以及管电压（kV）和管电流（mAs）值。

（2）图像上的影像信息：影像布局合理，无体外伪影或成像板等设备原因造成的伪影。

（六）腰椎前后位、侧位

1. 图像获取符合操作规范

（1）正位图像应包括第11胸椎至第2骶椎的全部椎骨及两侧腰大肌；椎体序列位于图像纵向正中，两侧横突、椎弓根显示对称；第3腰椎椎体呈切线位显示，无双边影。

（2）侧位图像应包括第11胸椎至第2骶椎椎骨的侧位投影；腰椎椎体系列位于图像正中，第3腰椎及余椎体无双边影。

2. 图像处理得当

（1）本底灰雾密度值：D≤0.3。

（2）诊断区域密度值：D=0.25~2.0。

（3）空曝区密度值：D>2.4。

3. 图像能满足影像诊断的需要

（1）正位图像上第12胸椎至第2骶椎显示于照片正中，各椎体骨质、椎间隙显示清晰。

（2）侧位图像上椎体骨皮质和骨小梁结构清晰可见，椎弓根、椎间孔和邻近软组织可见，椎间关节、腰骶关节及棘突显示清楚。

4. 图像上的信息准确

（1）图像上的文字信息：受检者检查的相关信息按规定标识和显示，无器官结构影像重叠，标识内容包括姓名、性别、年龄、检查号、医院名称、检查日期、时间、左或右，以及管电压（kV）和管电流（mAs）值。

（2）图像上的影像信息：影像布局合理，无体外伪影或成像板等设备原因造成的伪影。

（七）腰椎双斜位

1. 图像获取符合操作规范　图像上的范围包括第11胸至上部骶椎，腰椎序列位于图像纵轴正中；各椎弓根投影于椎体正中，近台侧椎间关节呈切线位，投影于椎体后1/3处；第3腰椎椎体上、下面及两侧缘呈致密线状影。

2. 图像处理得当

（1）本底灰雾密度值：D≤0.3。

（2）诊断区域密度值：D=0.25~2.0。

（3）空曝区密度值：D＞2.4。

3. 图像能满足影像诊断的需要

（1）清晰显示第1~5腰椎及骶髂关节的斜位投影，椎体骨质结构清晰可见，椎弓根、椎间孔和邻近软组织、椎间关节、腰骶关节及棘突可见。

（2）腰椎附件显示如"犬状"：近台侧横突如"犬口"，椎弓根如"犬眼"，椎弓峡部如"犬颈"，上关节突如"犬耳"，下关节突如"犬前足"；远台侧的下关节突如"犬后足"，横突如"犬尾"。

4. 图像上的信息准确

（1）图像上的文字信息：受检者检查的相关信息按规定标识和显示，无器官结构影像重叠，标识内容包括姓名、性别、年龄、检查号、医院名称、检查日期、时间、左或右，以及管电压（kV）和管电流（mAs）值。

（2）图像上的影像信息：影像布局合理，无体外伪影或成像板等设备原因造成的伪影。

（八）腰椎过伸过屈位

1. 图像获取符合操作规范

（1）图像包括第11胸椎至上部骶椎的侧位投影，第3腰椎椎体及余椎体无双边影。

（2）过伸位显示上部腰椎及骶、尾椎向后的侧位投影，过屈位显示上部腰椎及骶、尾椎向前的侧位投影。

2. 图像处理得当

（1）本底灰雾密度值：D≤0.3。

（2）诊断区域密度值：D=0.25~2.0。

（3）空曝区密度值：D＞2.4。

3. 图像能满足影像诊断的需要　椎体骨皮质和骨小梁结构清晰可见，椎弓根、椎间孔和邻近软组织显示可见，椎间关节、腰骶关节及棘突清楚显示。

4. 图像上的信息准确

（1）图像上的文字信息：受检者检查的相关信息按规定标识和显示，无器官结构影像重叠，标识内容包括姓名、性别、年龄、检查号、医院名称、检查日期、时间、左或右，以及管电压（kV）和管电流（mAs）值。

（2）图像上的影像信息：影像布局合理，无体外伪影或成像板等设备原因造成的伪影。

（九）骶尾椎正侧位

1. 图像获取符合操作规范　图像应包含第4腰椎至全部尾椎；正位图像上骶椎位于骨盆开口中部，无耻骨联合重叠；侧位图像上骶椎两侧无名线重叠为一致密线。

2. 图像处理得当

（1）本底灰雾密度值：D≤0.3。

（2）诊断区域密度值：D=0.25~2.0。

（3）空曝区密度值：D＞2.4。

3. 图像能满足影像诊断的需要　正、侧位图像上骶椎、腰骶关节、骶尾关节显示清晰，椎体骨质结构、椎间隙显示良好。

4. 图像上的信息准确

（1）图像上的文字信息：受检者检查的相关信息按规定标识和显示，无器官结构影像重叠，标识内容包括姓名、性别、年龄、检查号、医院名称、检查日期、时间、左或右，以及管电压（kV）和管电流（mAs）值。

（2）图像上的影像信息：影像布局合理，无体外伪影或成像板等设备原因造成的伪影。

七、四肢及关节

（一）手掌后前位、斜位

1. 图像获取符合操作规范　第3掌骨头位于图像中部，范围包括全部指骨、掌骨和腕骨；正位像上五指自然分开，拇指呈斜位投影；斜位像上第2~5掌骨基底部略重叠，拇指呈侧位投影。

2. 图像处理得当

（1）本底灰雾密度值：D≤0.3。

（2）诊断区域密度值：D=0.25~2.0。

（3）空曝区密度值：D＞2.4。

3. 图像能满足影像诊断的需要 正、斜位图像上全部指骨、掌骨和腕骨显示清晰，骨皮质和骨小梁清晰可见，周围软组织层次分明、对比良好。

4. 图像上的信息准确

（1）图像上的文字信息：受检者检查的相关信息按规定标识和显示，无器官结构影像重叠，标识内容包括姓名、性别、年龄、检查号、医院名称、检查日期、时间、左或右，以及管电压（kV）和管电流（mAs）值。

（2）图像上的影像信息：影像布局合理，无体外伪影或成像板等设备原因造成的伪影。

（二）拇指正位、侧位

1. 图像获取符合操作规范 拇指呈正位及侧位显示，拇指及第1掌骨位于图像中心，显示被检侧拇指骨质及软组织影像。

2. 图像处理得当

（1）本底灰雾密度值：D≤0.3。

（2）诊断区域密度值：D=0.25~2.0。

（3）空曝区密度值：D＞2.4。

3. 图像能满足影像诊断的需要 正、侧位图像上拇指显示清晰，骨皮质和骨小梁清晰可见，周围软组织层次分明、对比良好。

4. 图像上的信息准确

（1）图像上的文字信息：受检者检查的相关信息按规定标识和显示，无器官结构影像重叠，标识内容包括姓名、性别、年龄、检查号、医院名称、检查日期、时间、左或右，以及管电压（kV）和管电流（mAs）值。

（2）图像上的影像信息：影像布局合理，无体外伪影或成像板等设备原因造成的伪影。

（三）腕关节后前位、侧位

1. 图像获取符合操作规范 图像范围包括腕骨、尺桡骨远端和掌骨近端；正、侧位像上腕关节投影居于图像中部；正位像上远侧尺桡关节略重叠，侧位像上尺桡骨远端重叠良好。

2. 图像处理得当

（1）本底灰雾密度值：D≤0.3。

（2）诊断区域密度值：D=0.25~2.0。

（3）空曝区密度值：D＞2.4。

3. 图像能满足影像诊断的需要 构成腕关节诸骨显示清晰，骨皮质、骨小梁和腕关节间隙清晰可见，软组织层次分明，对比良好。

4. 图像上的信息准确

（1）图像上的文字信息：受检者检查的相关信息按规定标识和显示，无器官结构影像重叠，标识内容包括姓名、性别、年龄、检查号、医院名称、检查日期、时间、左或右，以及管电压（kV）和管电流（mAs）值。

（2）图像上的影像信息：影像布局合理，无体外伪影或成像板等设备原因造成的伪影。

（四）腕关节外展位

1. 图像获取符合操作规范 范围包括腕骨、尺桡骨远端和掌骨近端；腕关节投影位于图像中部，手舟骨周缘与邻近腕骨、桡骨无重叠。

2. 图像处理得当

（1）本底灰雾密度值：D≤0.3。

（2）诊断区域密度值：D=0.25~2.0。

（3）空曝区密度值：D＞2.4。

3. 图像能满足影像诊断的需要 手舟骨全貌显示清晰，骨皮质、骨小梁以及手舟骨与诸骨的关节间隙显示清楚，软组织层次分明，对比良好。

4. 图像上的信息准确

（1）图像上的文字信息：受检者检查的相关信息按规定标识和显示，无器官结构影像重叠，标识内容包括姓名、性别、年龄、检查号、医院名称、检查日期、时间、左或右，以及管电压（kV）和管电流（mAs）值。

（2）图像上的影像信息：影像布局合理，无体外伪影或成像板等设备原因造成的伪影。

（五）尺桡骨正位、侧位

1. 图像获取符合操作规范

（1）正位包括全部尺骨、桡骨、腕关节和肘关节的前后位投影；前臂长轴与图像长轴平行，桡骨头和桡骨粗隆与尺骨略重叠。

（2）侧位包括全部尺骨、桡骨、腕关节和肘关节的侧向投影；肘关节呈90°投影，尺骨鹰嘴与桡骨头重叠，肱骨外上髁与滑车重叠。

2. 图像处理得当

（1）本底灰雾密度值：D≤0.3。

（2）诊断区域密度值：D=0.25~2.0。

（3）空曝区密度值：D>2.4。

3. 图像能满足影像诊断的需要

（1）尺骨、桡骨、腕关节和肘关节的前后投影显示完整，骨皮质和骨小梁清晰可见，软组织层次分明，对比良好。

（2）尺骨、桡骨、腕关节和肘关节的侧向投影显示完整，骨皮质和骨小梁清晰可见，软组织层次分明，对比良好。

4. 图像上的信息准确

（1）图像上的文字信息：受检者检查的相关信息按规定标识和显示，无器官结构影像重叠，标识内容包括姓名、性别、年龄、检查号、医院名称、检查日期、时间、左或右，以及管电压（kV）和管电流（mAs）值。

（2）图像上的影像信息：影像布局合理，无体外伪影或成像板等设备原因造成的伪影。

（六）肘关节前后位、侧位

1. 图像获取符合操作规范　范围包括肱骨远端、肘关节，以及尺、桡骨近端；正、侧位图像上尺骨鹰嘴突投影位于图像中部；侧位图像上肱骨远端与尺、桡骨近端呈90°角。

2. 图像处理得当

（1）本底灰雾密度值：D≤0.3。

（2）诊断区域密度值：D=0.25~2.0。

（3）空曝区密度值：D>2.4。

3. 图像能满足影像诊断的需要　肘关节间隙、骨皮质和骨小梁显示清晰，周围软组织层次分明，对比良好；正位像上肱骨内、外上髁轮廓可见，桡骨头、桡骨颈与尺骨无或略有重叠；侧位像上肱骨内、外上髁重叠显示，约半个桡骨头与冠突重叠。

4. 图像上的信息准确

（1）图像上的文字信息：受检者检查的相关信息按规定标识和显示，无器官结构影像重叠，标识内容包括姓名、性别、年龄、检查号、医院名称、检查日期、时间、左或右，以及管电压（kV）和管电流（mAs）值。

（2）图像上的影像信息：影像布局合理，无体外伪影或成像板等设备原因造成的伪影。

（七）肱骨前后位、侧位

1. 图像获取符合操作规范 图像范围上缘包括肩关节，下缘包括肘关节，肱骨长轴与图像长轴平行。

2. 图像处理得当

（1）本底灰雾密度值：D≤0.3。

（2）诊断区域密度值：D=0.25~2.0。

（3）空曝区密度值：D>2.4。

3. 图像能满足影像诊断的需要 肱骨皮质和骨小梁显示清晰，周围软组织层次分明，对比良好。正位可见肱骨外上髁和内上髁，肱骨大结节显示充分；侧位肱骨内外髁重叠，可见肱骨小结节。

4. 图像上的信息准确

（1）图像上的文字信息：受检者检查的相关信息按规定标识和显示，无器官结构影像重叠，标识内容包括姓名、性别、年龄、检查号、医院名称、检查日期、时间、左或右，以及管电压（kV）和管电流（mAs）值。

（2）图像上的影像信息：影像布局合理，无体外伪影或成像板等设备原因造成的伪影。

（八）肩关节前后位

1. 图像获取符合操作规范 范围包括肩部软组织、肱骨近端、锁骨外2/3及肩胛骨上半部；肩胛骨喙突位于图像中部，肱骨大结节位于肱骨外上方，肱骨小结节与肱骨重叠。

2. 图像处理得当

（1）本底灰雾密度值：D≤0.3。

（2）诊断区域密度值：D=0.25~2.0。

（3）空曝区密度值：D>2.4。

3. 图像能满足影像诊断的需要 肩关节盂前后重合呈切线显示，关节间隙显示清晰，肱骨头及肩关节组成诸骨骨皮质和骨小梁清晰可见，软组织层次分明，对比良好。

4. 图像上的信息准确

（1）图像上的文字信息：受检者检查的相关信息按规定标识和显示，无器官结构影像重叠，标识内容包括姓名、性别、年龄、检查号、医院名称、检查日期、时间、左或右，以及管电压（kV）和管电流（mAs）值。

（2）图像上的影像信息：影像布局合理，无体外伪影或成像板等设备原因造成的伪影。

（九）肩关节穿胸侧位

1. 图像获取符合操作规范 图像范围包括构成肩关节诸骨、锁骨、肩胛骨外侧及近端肱骨的侧位投影。

2. 图像处理得当

（1）本底灰雾密度值：D≤0.3。

（2）诊断区域密度值：D=0.25~2.0。

（3）空曝区密度值：D＞2.4。

3. 图像能满足影像诊断的需要　肱骨头及肱骨近端骨质显示清晰，肩胛骨与肱骨头构成的关节间隙可辨，锁骨、肩胛骨外侧能较好显示。

4. 图像上的信息准确

（1）图像上的文字信息：受检者检查的相关信息按规定标识和显示，无器官结构影像重叠，标识内容包括姓名、性别、年龄、检查号、医院名称、检查日期、时间、左或右，以及管电压（kV）和管电流（mAs）值。

（2）图像上的影像信息：影像布局合理，无体外伪影或成像板等设备原因造成的伪影。

（十）锁骨后前正位

1. 图像获取符合操作规范　图像呈锁骨全长后前位投影，其内侧包括胸锁关节，外侧包括肱骨头及邻近肩外侧部分的软组织。

2. 图像处理得当

（1）本底灰雾密度值：D≤0.3。

（2）诊断区域密度值：D=0.25~2.0。

（3）空曝区密度值：D＞2.4。

3. 图像能满足影像诊断的需要　锁骨骨皮质及骨小梁显示清晰，胸锁关节及肩锁关节清晰可见，肩部软组织层次分明，对比良好。

4. 图像上的信息准确

（1）图像上的文字信息：受检者检查的相关信息按规定标识和显示，无器官结构影像重叠，标识内容包括姓名、性别、年龄、检查号、医院名称、检查日期、时间、左或右，以及管电压（kV）和管电流（mAs）值。

（2）图像上的影像信息：影像布局合理，无体外伪影或成像板等设备原因造成的伪影。

（十一）髋关节前后位

1. 图像获取符合操作规范　髋关节图像范围上缘包括部分髂骨，下缘包括股骨近端1/3，股骨头位于图像中部，股骨颈充分显示，股骨投影长轴与图像长轴中心线重合。

2. 图像处理得当

（1）本底灰雾密度值：D≤0.3。

（2）诊断区域密度值：D=0.25~2.0。

（3）空曝区密度值：D>2.4。

3. 图像能满足影像诊断的需要　正位图像中构成髋关节诸骨显示清晰，股骨皮质和骨小梁清晰可见，周围软组织层次分明，对比良好；股骨颈及闭孔无变形，申顿线（申通线）光滑锐利；侧位图像能良好显示股骨头、颈和股骨近端的侧位像。

4. 图像上的信息准确

（1）图像上的文字信息：受检者检查的相关信息按规定标识和显示，无器官结构影像重叠，标识内容包括姓名、性别、年龄、检查号、医院名称、检查日期、时间、左或右，以及管电压（kV）和管电流（mAs）值。

（2）图像上的影像信息：影像布局合理，无体外伪影或成像板等设备原因造成的伪影。

（十二）股骨前后位、侧位

1. 图像获取符合操作规范　正、侧位图像股骨上缘包括髋关节，下缘包括膝关节，股骨投影长轴与图像长轴平行。

2. 图像处理得当

（1）本底灰雾密度值：D≤0.3。

（2）诊断区域密度值：D=0.25~2.0。

（3）空曝区密度值：D>2.4。

3. 图像能满足影像诊断的需要　股骨骨皮质、骨小梁清晰可辨，周围软组织层次分明，对比良好。正位图像中股骨和胫骨内、外髁大小及形态对称显示，髌骨隐约可见；侧位图像中股骨内、外侧髁重叠显示。

4. 图像上的信息准确

（1）图像上的文字信息：受检者检查的相关信息按规定标识和显示，无器官结构影像重叠，标识内容包括姓名、性别、年龄、检查号、医院名称、检查日期、时间、左或右，以及管电压（kV）和管电流（mAs）值。

（2）图像上的影像信息：影像布局合理，无体外伪影或成像板等设备原因造成的伪影。

（十三）膝关节前后位、侧位

1. 图像获取符合操作规范

（1）正位图像包括股骨下段和胫腓骨上段，膝关节和关节间隙位于图像正中，关节长轴与图像长轴重合，关节面前后缘重叠；腓骨头与胫骨部分重叠且小于腓骨头横径1/2。

（2）侧位图像股骨内、外髁投影大部重叠，胫骨与腓骨头内部重叠小于1/2，股骨与胫骨长轴呈120°~135°角；髌骨与股骨髁无重叠，无双边影，髌股关节间隙显示清楚。

2. 图像处理得当

（1）本底灰雾密度值：D≤0.3。

（2）诊断区域密度值：D=0.25~2.0。

（3）空曝区密度值：D＞2.4。

3. 图像能满足影像诊断的需要 构成膝关节诸骨骨皮质和骨小梁清晰可见，周围软组织层次分明，对比良好。

4. 图像上的信息准确

（1）图像上的文字信息：受检者检查的相关信息按规定标识和显示，无器官结构影像重叠，标识内容包括姓名、性别、年龄、检查号、医院名称、检查日期、时间、左或右，以及管电压（kV）和管电流（mAs）值。

（2）图像上的影像信息：影像布局合理，无体外伪影或成像板等设备原因造成的伪影。

（十四）髌骨轴位

1. 图像获取符合操作规范 图像显示包括髌骨和股骨的关节面及髌骨的轴位投影，关节间隙无骨结构重叠。

2. 图像处理得当

（1）本底灰雾密度值：D≤0.3。

（2）诊断区域密度值：D=0.25~2.0。

（3）空曝区密度值：D＞2.4。

3. 图像能满足影像诊断的需要 髌骨骨小梁显示清晰，髌骨和股骨构成的关节间隙清晰可见，髌骨周围软组织层次分明，对比良好。

4. 图像上的信息准确

（1）图像上的文字信息：受检者检查的相关信息按规定标识和显示，无器官结构影像重叠，标识内容包括姓名、性别、年龄、检查号、医院名称、检查日期、时间、左或右，以及管电压（kV）和管电流（mAs）值。

（2）图像上的影像信息：影像布局合理，无体外伪影或成像板等设备原因造成的伪影。

（十五）胫腓骨前后位、侧位

1. 图像获取符合操作规范

（1）正位图像包括胫腓骨全长、踝关节和膝关节；胫腓骨位于图像正中，髁间隆起位于股间中央，胫骨和腓骨近端和远端有部分重叠。

（2）侧位图像包括胫腓骨全长、踝关节和膝关节；胫腓骨位于图像正中，胫骨在前、腓骨在后，腓骨头与胫骨部分重叠。

2.图像处理得当

（1）本底灰雾密度值：D≤0.3。

（2）诊断区域密度值：D=0.25~2.0。

（3）空曝区密度值：D＞2.4。

3.图像能满足影像诊断的需要

（1）正位图像显示胫腓骨全长、踝关节和膝关节，骨皮质和骨小梁清晰显示，软组织层次分明，对比良好。

（2）侧位图像显示胫腓骨全长、踝关节和膝关节，骨皮质和骨小梁清晰显示，软组织层次分明，对比良好。

4.图像上的信息准确

（1）图像上的文字信息：受检者检查的相关信息按规定标识和显示，无器官结构影像重叠，标识内容包括姓名、性别、年龄、检查号、医院名称、检查日期、时间、左或右，以及管电压（kV）和管电流（mAs）值。

（2）图像上的影像信息：影像布局合理，无体外伪影或成像板等设备原因造成的伪影。

（十六）足前后位、斜位

1.图像获取符合操作规范

（1）正位图像包括胫腓骨全长、踝关节和膝关节；胫腓骨位于图像正中，髁间隆起位于股间中央，胫骨和腓骨近端和远端有部分重叠。

（2）侧位图像包括胫腓骨全长、踝关节和膝关节；胫腓骨位于图像正中，胫骨在前，腓骨在后，腓骨头与胫骨部分重叠。

2.图像处理得当

（1）本底灰雾密度值：D≤0.3。

（2）诊断区域密度值：D=0.25~2.0。

（3）空曝区密度值：D＞2.4。

3.图像能满足影像诊断的需要　正位投影的跖骨、趾骨及部分跗骨显示清晰，骨皮质、骨小梁清晰可见，软组织层次分明，对比良好。斜位投影跖骨、趾骨及跗骨显示清晰，第1、2跖骨部分重叠，骨皮质、骨小梁及关节间隙清晰，软组织层次分明，对比良好。

4.图像上的信息准确

（1）图像上的文字信息：受检者检查的相关信息按规定标识和显示，无器官结构影像重叠，标识内容包括姓名、性别、年龄、检查号、医院名称、检查日期、时间、左或右，以及管电压（kV）和管电流（mAs）值。

（2）图像上的影像信息：影像布局合理，无体外伪影或成像板等设备原因造成的伪影。

（十七）跟骨侧位

1. 图像获取符合操作规范　图像显示包括跟骨及邻近关节的侧向投影。

2. 图像处理得当

（1）本底灰雾密度值：D≤0.3。

（2）诊断区域密度值：D=0.25~2.0。

（3）空曝区密度值：D＞2.4。

3. 图像能满足影像诊断的需要　跟骨及其邻近骨的骨皮质和骨小梁显示清晰，关节间隙清晰可辨，跟骨周围软组织层次分明，对比良好。

4. 图像上的信息准确

（1）图像上的文字信息：受检者检查的相关信息按规定标识和显示，无器官结构影像重叠，标识内容包括姓名、性别、年龄、检查号、医院名称、检查日期、时间、左或右，以及管电压（kV）和管电流（mAs）值。

（2）图像上的影像信息：影像布局合理，无体外伪影或成像板等设备原因造成的伪影。

（十八）跟骨轴位

1. 图像获取符合操作规范　图像显示包括跟骨及跟距关节间隙的轴向投影。

2. 图像处理得当

（1）本底灰雾密度值：D≤0.3。

（2）诊断区域密度值：D=0.25~2.0。

（3）空曝区密度值：D＞2.4。

3. 图像能满足影像诊断的需要　跟骨及邻近骨的骨皮质和骨小梁显示清晰，跟距关节间隙显示良好，跟骨周围软组织层次分明，对比良好。

4. 图像上的信息准确

（1）图像上的文字信息：受检者检查的相关信息按规定标识和显示，无器官结构影像重叠，标识内容包括姓名、性别、年龄、检查号、医院名称、检查日期、时间、左或右，以及管电压（kV）和管电流（mAs）值。

（2）图像上的影像信息：影像布局合理，无体外伪影或成像板等设备原因造成的伪影。

（十九）踝关节前后位、侧位

1. 图像获取符合操作规范　图像范围包括胫腓骨远端1/3、内踝、外踝和距骨。正侧位图像上，下肢长轴平行于图像长轴，踝关节位于图像中部。

2. 图像处理得当

（1）本底灰雾密度值：D≤0.3。

（2）诊断区域密度值：D=0.25~2.0。

（3）空曝区密度值：D＞2.4。

3. 图像能满足影像诊断的需要 构成踝关节诸骨骨皮质、骨小梁、关节间隙显示清晰，软组织层次分明，对比良好。

4. 图像上的信息准确

（1）图像上的文字信息：受检者检查的相关信息按规定标识和显示，无器官结构影像重叠，标识内容包括姓名、性别、年龄、检查号、医院名称、检查日期、时间、左或右，以及管电压（kV）和管电流（mAs）值。

（2）图像上的影像信息：影像布局合理，无体外伪影或成像板等设备原因造成的伪影。

八、消化道 X 线造影

（一）上消化道造影的质量控制

（1）上消化道造影的质量评价应该结合检查时的透视及照片影像资料进行分析。

（2）造影检查能反映钡剂是否顺利通过食管、胃及十二指肠各段，并能清晰显示食管、胃和十二指肠的黏膜或黏膜的形态变化，黏膜破坏、中断等征象。

（3）造影检查能够显示食管、胃及十二指肠的充盈情况，清楚显示食管、胃及十二指肠的轮廓。

（4）造影检查通过各种方位能明确显示食管、胃及十二指肠病变大小、范围及继发改变。通常包括食管正位、左前斜位、右前斜位充盈相和黏膜相，胃体和胃窦部双对比相，胃窦幽门区双对比相，胃体上部双对比相，胃贲门区正面相，胃窦前壁双对比相，胃底双对比相，胃窦和胃体充盈相，十二指肠充盈相，十二指肠双对比相，胃窦及球部加压相，全胃立式充盈相（显示胃角及十二指肠曲）。

（5）待对比剂到达空肠近段后，方可结束检查。

（6）应在X线透视下合理使用压迫技术，以发现微小病灶。

（7）检查医师必须熟悉双对比成像原理及不同病变在双对比相中的征象与特征性表现，否则极易遗漏病变。

（二）全肠造影的质量控制

（1）全肠造影的影像质量评价应该结合检查时的透视及照片影像资料进行分析。

（2）造影检查能反映钡剂是否顺利通过小肠全程，并显示各段解剖结构。

（3）造影检查能够清晰显示肠管黏膜或黏膜形态变化及黏膜破坏等征象。

（4）造影检查能够显示肠管充盈情况，清楚显示肠管轮廓。

（5）造影检查通过各种方位能明确显示肠管病变大小、范围及继发改变。

（6）在对肠管进行追踪观察时，应在X线透视下合理使用压迫技术，以分开相互重叠的肠袢，压力不当易出现假象。

（7）全肠造影检查为动态检查，需动态观察病变，要抓住关键图像，让胶片尽可能地反映出病变。

（三）口服钡餐小肠造影的质量控制

（1）口服钡餐小肠造影的影像学质量评价应该结合检查时的透视及照片影像资料进行分析。

（2）造影检查能反映钡剂是否顺利通过小肠全程，并显示各段解剖结构。

（3）造影检查能清晰显示小肠黏膜或黏膜大小、形态变化及黏膜破坏等征象。

（4）造影检查能够显示小肠充盈情况，清楚显示小肠轮廓。

（5）造影检查通过各种方位能明确显示小肠病变大小、范围及继发改变。

（6）待末段回肠、盲肠及升结肠内有钡剂充盈后，方可结束检查。

（7）应在X线透视下使用压迫技术，以分开相互重叠的肠袢，并逐段观察。

（8）口服钡餐小肠造影为动态检查，需动态观察病变，但摄片要抓住关键相，让胶片尽可能地反映出病变。

（四）双对比结肠钡剂灌肠造影的质量控制

（1）双对比结肠钡剂灌肠造影的影像学质量评价应该结合检查时的透视及照片影像资料进行分析。

（2）造影检查能反映对比剂是否顺利通过结肠全程，并显示各段解剖结构。

（3）造影检查能清晰显示结肠黏膜或黏膜大小、形态变化及黏膜破坏等征象。

（4）造影检查能够显示结肠充盈情况，清楚显示结肠轮廓。

（5）造影检查通过各种方位能明确显示结肠病变大小、范围及继发改变。

（6）摄片要求：摄片时应适当变动体位，使重叠肠曲展开。分段摄片时应注意肠段的连接，勿遗漏部位。摄片过程中，发现病变时应进行局部多角度、多相（充盈相或半充盈相及加压相等）摄片。

（五）直肠排便钡剂造影质量控制

（1）直肠排便钡剂造影的影像学质量评价应该结合检查时的透视及照片影像资料进行分析。

（2）该检查成功的关键是保证患者能够配合口令做出正确动作并保持正确体位。

（3）该检查能够清晰地观察对比剂经直肠、肛管、肛门排出体外的过程，良好显示相应解剖结构。

（4）该检查扫描范围前至耻骨联合上缘，后至骶尾椎后缘，上包部分乙状结肠，下包肛管。

（5）该检查需摄取静息状态下直肠侧位像，提肛、强忍、力排状态下直肠侧位像，力排后直肠黏膜正侧位像，动态和静态观察直肠肛管运动形态和功能的变化。

（六）经引流管（T管）造影质量控制

（1）T管造影的影像学质量评价应该结合检查时的透视及照片影像资料进行分析。

（2）该检查摄片范围包括左右肝胆管、胆总管及十二指肠，通过变化体位尽量完整显示肝内外胆管充盈情况。

（3）该检查能够良好显示各级肝管及胆总管充盈情况，有无狭窄、梗阻，以及胆总管远端对比剂排入十二指肠是否通畅，奥迪括约肌（Oddi sphincter）舒缩功能。

九、其他 X 线造影

（一）泌尿系造影

1. 图像获取符合操作规范　图像采集及显示范围包括造影前腹部平片图像、双肾区不同时相图像和延时全尿路图像；必要时可增加斜位、侧位或进一步延迟图像；发现病变时，至少应有2幅不同时相图像和（或）不同体位图像。

2. 图像处理得当

（1）合适的窗宽、窗位；影像层次分明，对比度良好。

（2）摄影体位及位置准确，图像无失真、变形，双肾或ROI位于图像中部。

3. 图像能满足影像诊断的需要

（1）图像能反映造影前准备充分：胃肠道内无过多气影干扰。

（2）图像显影良好：腹部平片图像能清楚分辨出肾影轮廓，造影图像上双侧肾盂、肾盏、输尿管和膀胱显影良好，病灶可在不同体位和（或）时相上清晰显示，能满足诊断的需要。

4. 图像上的信息准确

（1）图像上的文字信息：受检者检查的相关信息按规定标识和显示，无器官结构影像重叠，标识内容包括姓名、性别、年龄、检查号、医院名称、检查日期、时间、左或右，以及管电压（kV）和管电流（mAs）值。

（2）图像上的影像信息：影像布局合理，无体外伪影或成像板等设备原因造成的伪影。

（二）子宫输卵管造影

1. 图像获取符合操作规范　图像采集及显示要求包括造影前盆腔图像，造影时子宫颈、子宫腔和双侧输卵管的充盈图像，以及造影后的复查图像（对比剂若为水剂，须于造影后15~20 min获取复查图像；若为油剂，则须于24 h后获取复查图像）。如有必要，可增加造影时或复查时的斜位图像。

2. 图像处理得当

（1）合适的窗宽、窗位，影像层次分明，对比度良好。

（2）摄影体位及位置准确，图像显示包括小骨盆上、下、左、右缘及ROI。

3. 图像能满足影像诊断的需要　造影显影良好，能清晰显示子宫腔和（或）输卵管位置、轮廓、形态；子宫腔和输卵管内无气泡影；无对比剂逆流入间质或血管。

4. 图像上的信息准确

（1）图像上的文字信息：受检者检查的相关信息按规定标识和显示，无器官结构影像重叠，标识内容包括姓名、性别、年龄、检查号、医院名称、检查日期、时间、左或右，以及管电压（kV）和管电流（mAs）值。

（2）图像上的影像信息：影像布局合理，无体外伪影或成像板等设备原因造成的伪影。

（三）ERCP

1. 图像获取符合操作规范　图像采集及显示范围包括造影前腹部平片图像，必要时可增加斜位、侧位图像，发现病变时，至少有2幅不同体位图像。

2. 图像处理得当

（1）合适的窗宽、窗位，影像层次分明，对比度良好。

（2）摄影体位及位置准确，图像无失真、变形，ROI位于图像中部。

3. 图像能满足诊断的需要

（1）图像能反映造影前准备充分：胃肠内无过多气影干扰。

（2）图像显影良好：腹部平片图像能清晰显示中上腹部影像，造影图像上胆囊、胆管及胰管显影良好，病灶可在不同体位清晰显示，能满足诊断的需要。

4. 图像上的信息准确

（1）图像上的文字信息：受检者检查的相关信息按规定标识和显示，无器官结构影像重叠，标识内容包括姓名、性别、年龄、检查号、医院名称、检查日期、时间、左或右，以及管电压（kV）和管电流（mAs）值。

（2）图像上的影像信息：影像布局合理，无体外伪影或成像板等设备原因造成的伪影。

（四）PTC

1. 图像获取符合操作规范 图像采集及显示范围包括造影前腹部平片图像，必要时可增加斜位、侧位图像，发现病变时，至少有2幅不同体位图像。

2. 图像处理得当

（1）合适的窗宽、窗位，影像层次分明，对比度良好。

（2）摄影体位及位置准确，图像无失真、变形，ROI位于图像中部。

3. 图像能满足诊断的需要

（1）图像能反映造影前准备充分：胃肠内无过多气影干扰。

（2）图像显影良好：腹部平片图像能清晰显示中上腹部影像，造影图像上胆管系统显影良好，病灶可在不同体位清晰显示，符合并能满足诊断的需要。

4. 图像上的信息准确

（1）图像上的文字信息：受检者检查的相关信息按规定标识和显示，无器官结构影像重叠，标识内容包括姓名、性别、年龄、检查号、医院名称、检查日期、时间、左或右，以及管电压（kV）和管电流（mAs）值。

（2）图像上的影像信息：影像布局合理，无体外伪影或成像板等设备原因造成的伪影。

（五）窦道造影

1. 图像获取符合操作规范 图像采集及显示范围包括造影前相应部位平片图像，必要时可增加斜位、侧位图像，发现病变时，至少有2幅不同体位图像。

2. 图像处理得当

（1）合适的窗宽、窗位，影像层次分明，对比度良好。

（2）摄影体位及位置准确，图像无失真、变形，ROI位于图像中部。

3. 图像能满足诊断的需要

（1）图像能反映造影前准备充分：胃肠内无过多气影干扰。

（2）图像显影良好：腹部平片图像能清晰显示相应部位影像，造影图像上窦道显影良好，明确病灶可在不同体位清晰显示，符合并能满足诊断的需要。

4. 图像上的信息准确

（1）图像上的文字信息：受检者检查的相关信息按规定标识和显示，无器官结构影像重叠，标识内容包括姓名、性别、年龄、检查号、医院名称、检查日期、时间、左或右，以及管电压（kV）和管电流（mAs）值。

（2）图像上的影像信息：影像布局合理，无体外伪影或成像板等设备原因造成的伪影。

（六）泌尿系逆行造影

1. 图像获取符合操作规范　图像采集及显示范围包括造影前腹部平片图像、双肾区和全尿路图像，必要时可增加斜位、侧位图像，发现病变时，至少有2幅不同体位图像。

2. 图像处理得当

（1）合适的窗宽、窗位，影像层次分明，对比度良好。

（2）摄影体位及位置准确，图像无失真、变形，双肾或ROI位于图像中部。

3. 图像能满足诊断的需要

（1）图像能反映造影前准备充分：胃肠内无过多气影干扰。

（2）图像显影良好：腹部平片图像能清晰分辨出肾影轮廓，造影图像上双侧肾盂、肾盏、输尿管和膀胱显影良好，病灶可在不同体位清晰显示，能满足诊断的需要。

4. 图像上的信息准确

（1）图像上的文字信息：受检者检查的相关信息按规定标识和显示，无器官结构影像重叠，标识内容包括姓名、性别、年龄、检查号、医院名称、检查日期、时间、左或右，以及管电压（kV）和管电流（mAs）值。

（2）图像上的影像信息：影像布局合理，无体外伪影或成像板等设备原因造成的伪影。

（七）乳腺导管造影

1. 图像获取符合操作规范

（1）操作动作轻柔，钝头针不可插入过深，避免伤及乳腺导管。

（2）注射对比剂时，应保持较低的压力缓慢注射，排除气泡的存在。

（3）摄片压力适当，常规拍摄CC位、MLO位，并依据病情需要加拍其他体位。

2. 图像处理得当

（1）合适的窗宽、窗位，影像层次分明，对比度良好。

（2）摄影体位及位置准确，图像显示包括整个乳腺及ROI。

3. 图像能满足影像诊断的需要　造影显影良好，能清晰显示乳腺导管及其分支。并注意分析导管的粗细、病变的大小及距乳头的距离。

4. 图像上的信息准确

（1）图像上的文字信息：受检者检查的相关信息按规定标识和显示，无器官结构影像重叠，标识内容包括姓名、性别、年龄、检查号、医院名称、检查日期、时间、左或右，以及管电压（kV）和管电流（mAs）值。

（2）图像上的影像信息：影像布局合理，无体外伪影或成像板等设备原因造成的伪影。

（八）淋巴管造影

1. 图像获取符合操作规范 图像采集及显示范围包括盆腔深部、髂部、腹主动脉旁、腋窝和锁骨上下等处淋巴结影；发现病变时，至少有2幅不同时相图像和（或）不同体位图像。

2. 图像处理得当

（1）合适的窗宽、窗位，影像层次分明，对比度良好。

（2）摄影体位及位置准确，图像无失真、变形。

3. 图像能满足影像诊断的需要 造影显影良好，能清楚分辨淋巴管走行、轮廓、形态；无对比剂进入血管。

4. 图像上的信息准确

（1）图像上的文字信息：受检者检查的相关信息按规定标识和显示，无器官结构影像重叠，标识内容包括姓名、性别、年龄、检查号、医院名称、检查日期、时间、左或右，以及管电压（kV）和管电流（mAs）值。

（2）图像上的影像信息：影像布局合理，无体外伪影或成像板等设备原因造成的伪影。

第三节 CT图像质量控制标准

一、概述

欲获得质量较好的CT图像，就需在CT检查前做好充分的准备工作，并在检查中严格执行CT检查的操作规范，还要在检查后对所获得的信息进行适当的加工和处理，以便为正确诊断提供可靠依据。

1. 照片内文字信息 应包括医院名称，受检者姓名、性别、年龄、检查号，扫描层厚，检查时间，扫描视野，当前层面位置，扫描方位，管电压（kV）、管电流（mAs）值，以及窗宽、窗位等。

2. 照片内图像布局

（1）每幅图像必须够大，以满足评价正常解剖结构及病灶的需要。

（2）应按解剖顺序排版，无图像遗漏及错位，如有后处理重建图像，建议放置最后或单独摄片。

（3）如发现有意义的病变应包全病灶（必要时放大处理）。

3. 照片内图像对比度和灰度 应依检查部位的要求，合理应用窗技术，尽量调至最佳显示，使组织间的不同层次对比，尤其是感兴趣结构和病灶的显示达到最优化。

二、头颅

（一）颅脑

1. 图像获取符合CT检查操作规范

（1）扫描方式：常规平扫和增强检查采用非螺旋横轴面扫描（若需行三维后处理，可用螺旋扫描）。

（2）具体扫描参数：同颅脑CT检查操作规范推荐或建议的参数。

2. 图像处理得当

（1）颅脑CT图像重建采用软组织算法，显示层厚5 mm。

（2）应用螺旋扫描方式，除常规轴位图像外，还可根据临床和诊断需要，获取不同方位的重建图像。

（3）图像用颅脑CT常规窗宽、窗位显示（根据疾病诊断的需要，还可选用不同的窗技术），必要时增加骨窗图像。

（4）图像密度：本底灰雾密度值$D \leqslant 0.25$；诊断区域密度值$D=0.25 \sim 2.0$；空扫描（无结构）区密度值$D > 2.4$。

3. 图像能满足影像诊断的需要

（1）包括颅底至颅顶全部脑组织图像。

（2）脑组织窗图像能清晰显示脑实质及脑脊液间隙（脑沟、脑池、蛛网膜下腔和脑室），基底核、脑皮质、脑髓质分界清晰，基底核和丘脑结构清楚可辨；骨窗能清晰显示颅骨结构，可分辨颅骨的内、外板与板障。

（3）颅脑病变可达到最佳显示，并与周围结构有良好对比。

（4）清晰显示静脉注射对比剂后的大血管和脑室脉络丛。

4. 图像上的信息准确

（1）图像上的文字信息：应包括医院名称，受检者姓名、性别、年龄、检查号，扫描层厚、间隔，扫描时间，扫描视野，当前层面位置，扫描方位，管电压（kV）、管电流（mAs）值，以及左或右标识；字母、数字显示清晰；文字不超出图片，也未遮挡图片中的影像。

（2）图像上的影像信息：图像必须足够大，可用于评价正常脑组织结构及病灶；图像按解剖顺序排列，无层面遗漏及错位；图像的对比度良好，能最优化地显示组织间的不同层次；图像中无影响诊断的伪影。

5. 图像质量等级评价标准

0级：图像显示不清；具有严重的头部运动伪影、线束硬化伪影或可去除的颅外金属异物伪影，不能诊断。

1级：图像显示模糊，具有明显的头部运动伪影、线束硬化伪影或可去除的颅外金属异物伪影，不能达到诊断要求。

2级：脑皮质、髓质对比显示欠佳，或略有头部运动伪影、线束硬化伪影或可去除的颅外金属异物伪影，但是基本不影响诊断。

3级：脑皮质、髓质对比清晰，无头部运动伪影、线束硬化伪影或可去除的颅外金属异物伪影，满足诊断要求。

图像质量必须达到2级或3级方可允许打印图片及签发报告。

（二）眼眶

1. 图像获取符合CT检查操作规范

（1）扫描方式：常规平扫和增强检查采用非螺旋横轴面扫描（需行三维后处理时，用螺旋扫描）。

（2）具体扫描参数：同眼和眼眶CT检查操作规范推荐或建议的参数。

2. 图像处理得当

（1）眼和眼眶CT图像重建采用软组织算法，观察骨结构采用高分辨力算法（骨算法）；显示层厚3 mm。

（2）图像用软组织窗（窗宽300~400 HU、窗位30~50 HU）和骨窗（窗宽1500~3000 HU、窗位100~200 HU）显示。

（3）根据临床和诊断需要，获取不同方位的重建图像。

（4）图像密度：本底灰雾密度值D≤0.25；诊断区域密度值D=0.25~2.0；空扫描（无结构）区密度值D＞2.4。

3. 图像能满足影像诊断的需要

（1）图像包括两侧全部眼和眼眶结构。

（2）眼和眼眶各结构具有明显对比，能清晰分辨，清晰显示眼球各结构、骨壁、视神经全长，眼内、外直肌等。

（3）清晰显示静脉注射对比剂后的主要血管。

4. 图像上的信息准确

（1）图像上的文字信息：应包括医院名称，受检者姓名、性别、年龄、检查号，扫描层厚、间隔、扫描时间，扫描视野，当前层面位置，扫描方位，管电压（kV）、管电流（mAs）值，以及左或右标识；字母、数字显示清晰；文字不超出图片，也未遮挡图片中的影像。

（2）图像上的影像信息：图像必须足够大，可用于评价正常眼和眼眶结构及其病灶；图像对比度良好，可最优化地显示组织间的不同层次；图像按解剖顺序排列，无层面遗漏及错位；图像中无影响诊断的伪影。

5. 图像质量等级评价标准

0级：图像无法观察；眼球各结构、视神经全长、眼内外直肌及视交叉结构均不可辨，伪影严重，不能诊断。

1级：眼球各结构、视神经全长、眼内外直肌及视交叉结构显示模糊，具有明显的头部运动伪影，不能达到诊断要求。

2级：眼球各结构、视神经全长、眼内外直肌及视交叉结构显示欠清晰，或略有头部运动伪影，但基本不影响诊断。

3级：眼球各结构、视神经全长、眼内外直肌及视交叉结构显示清晰，无头部运动伪影。

图像质量必须达到2级或3级方可允许打印图片及签发报告。

（三）乳突

1. 图像获取符合CT检查操作规范

（1）扫描方式：常规采用螺旋扫描；行普通和（或）增强检查。

（2）具体扫描参数：同耳或颞骨CT检查操作规范推荐或建议的参数。

2. 图像处理得当

（1）耳或颞骨CT图像重建采用高分辨力算法（骨算法），显示层厚1 mm。

（2）除常规轴位图像外，还可根据临床和诊断需要，获取不同方位的重建图像及局部放大重建图像。

（3）图像显示：常规用骨窗显示，窗宽3500~4000 HU、窗位200~300 HU；动脉期和静脉期图像用软组织窗显示。

（4）图像密度：本底灰雾密度值D≤0.25；诊断区域密度值D=0.25~2.0；空扫描（无结构）区密度值D＞2.4。

3. 图像能满足影像诊断的需要　图像能清楚显示耳与相邻结构的细节及关系。例如：

（1）0°轴位重建图像上，能清楚显示锤骨与砧骨的关系、鼓窦入口、舌下神经管、耳蜗、前庭、半规管、咽鼓管、颈动脉管和颈静脉孔等重要结构。

（2）30°轴位重建图像上，能清楚显示锤-砧关节、面神经管水平段和膝部、鼓窦、外半规管、前庭窗、蜗窗和前庭导水管等结构。

（3）清晰显示注射对比剂后的大血管和脑室脉络丛。

4. 图像上的信息准确

（1）图像上的文字信息：应包括医院名称，受检者姓名、性别、年龄、检查号，扫描层厚、间隔，扫描时间，扫描视野，当前层面位置，扫描方位，管电压（kV）、管电流（mAs）值，以及左或右标识；字母、数字显示清晰；文字不超出图片，也未遮挡图片中的影像。

（2）图像上的影像信息：图像必须足够大，以便于指导临床医师辨别病变部位及性质；所有图像需调至合适的对比度，以利于较好显示耳或颞骨正常解剖结构及病变；图像应按解剖顺序排列，无层面遗漏及错位；图像中无影响诊断的伪影。

5. 图像质量等级评价标准

0级：无法分辨耳与相邻结构的细节及关系，如锤骨与砧骨的关系、鼓窦入口、舌下神经管、耳蜗、前庭、半规管、咽鼓管、颈动脉管和颈静脉孔等结构，不能诊断。

1级：耳与相邻结构的细节及关系难以分辨，如锤骨与砧骨的关系、鼓窦入口、舌下神经管、耳蜗、前庭、半规管、咽鼓管、颈动脉管和颈静脉孔的显示模糊，具有明显的头部运动伪影，不能达到诊断要求。

2级：耳与相邻结构的细节及关系显示欠清，如锤骨与砧骨的关系、鼓窦入口、舌下神经管、耳蜗、前庭、半规管、咽鼓管、颈动脉管和颈静脉孔的显示欠清晰，或略有头部运动伪影，但基本不影响诊断。

3级：耳与相邻结构的细节及关系显示清晰，如锤骨与砧骨的关系、鼓窦入口、舌下神经管、耳蜗、前庭、半规管、咽鼓管、颈动脉管和颈静脉孔显示清晰，且无头运动伪影。

图像质量必须达到2级或3级方可允许打印图片及签发报告。

（四）鼻窦

1. 图像获取符合CT检查操作规范

（1）扫描方式：常规非螺旋横轴面扫描（需行三维后处理时，用螺旋扫描）。

（2）具体扫描参数：同鼻窦CT检查操作规范推荐或建议的参数。

2. 图像处理得当

（1）鼻窦CT图像重建采用软组织算法，观察骨结构采用高分辨力算法（骨算法）；显示层厚3~5 mm。

（2）图像用软组织窗（窗宽150~180 HU、窗位30~50 HU）和骨窗（窗宽1000~3000 HU、窗位100~200 HU）显示。

（3）应用螺旋扫描时，根据临床和诊断需要，获得不同方位的重建图像。

（4）图像密度：本底灰雾密度值D≤0.25；诊断区域密度值D=0.25~2.0；空扫描（无

结构）区密度值D＞2.4。

3. **图像能满足影像诊断的需要**　图像上可清晰显示额窦、筛窦、上颌窦及蝶窦解剖结构，其中软组织窗图像可清楚分辨软组织的层次；骨窗图像则可清晰显示窦壁的骨结构及其异常改变。

（五）垂体和鞍区

1. 图像获取符合CT检查操作规范

（1）扫描方式：垂体和鞍区平扫和增强检查采用非螺旋横轴面扫描（需行三维后处理时，用螺旋扫描）；一般行增强扫描；对怀疑垂体微腺瘤的患者，行动态增强扫描。

（2）具体扫描参数：同垂体和鞍区CT检查操作规范推荐或建议的参数。

2. 图像处理得当

（1）垂体和鞍区CT图像重建采用软组织算法，显示层厚3 mm。

（2）除常规轴位图像外，还可根据临床和诊断需要，应用螺旋扫描方式，获取不同方位的重建图像。

（3）图像用软组织窗显示，窗宽240~320 HU、窗位35~50 HU；并可根据临床和诊断需要，用高分辨力算法（骨算法），获得骨窗图像。

（4）图像密度：本底灰雾密度值D≤0.25；诊断区域密度值D=0.25~2.0；空扫描（无结构）区密度值D＞2.4。

3. 图像能满足影像诊断的需要

（1）包括全部垂体和鞍区组织结构图像，清晰显示蝶鞍的骨性界线、视交叉、鞍上池等结构。

（2）各组织层次分明；在增强图像上，垂体、病变、强化的周围血管及鞍区骨质间能够形成良好对比。

4. 图像上的信息准确

（1）图像上的文字信息：应包括医院名称，受检者姓名、性别、年龄、检查号，扫描层厚、间隔，扫描时间，扫描视野，当前层面位置，扫描方位，管电压（kV）、管电流（mAs）值，以及左或右标识；字母、数字显示清晰；文字不超出图片，也未遮挡图片中的影像。

（2）图像上的影像信息：以垂体为中心，将其置于图像正中；若有病变，图像应包括全部病变；图像应按解剖顺序排列，无层面遗漏及错位；所有图像需调至合适的对比度，以利于显示鞍区正常解剖结构及病变；图像中无影响诊断的伪影。

5. 图像质量等级评价标准

0级：无法观察，垂体形态及结构显示不清，不能诊断。

1级：垂体形态及结构显示模糊，具有明显的头运动伪影，不能达到诊断要求。

2级：垂体形态及结构显示欠清晰，或略有头运动伪影，但基本不影响诊断。

3级：垂体及其周围结构显示清晰，无头运动伪影。

图像质量必须达到2级或3级方可允许打印图片及签发报告。

（六）鼻咽和颅底

1.图像获取符合CT检查操作规范

（1）扫描方式：常规平扫和增强检查采用非螺旋横轴面扫描（需行三维后处理时，用螺旋扫描）。

（2）具体扫描参数：同鼻咽和颅底CT检查操作规范推荐或建议的参数。

2.图像处理得当

（1）鼻咽和颅底CT图像重建采用软组织算法，显示层厚5 mm。

（2）应用螺旋扫描方式，除常规轴位图像外，还可根据临床和诊断需要，获取不同方位的重建图像。

（3）图像用鼻咽和颅底CT常规窗宽、窗位显示（根据疾病诊断的需要，还可选用不同的窗技术），必要时增加骨窗图像。

（4）图像密度：本底灰雾密度值D≤0.25；诊断区域密度值D=0.25~2.0；空扫描（无结构）区密度值D＞2.4。

3.图像能满足影像诊断的需要

（1）图像中可清晰显示整个鼻咽部和颅底的解剖结构。

（2）显示整个检查区域的鼻咽壁组织，清晰显示黏膜边界，清晰显示咽周脂肪间隙，清晰显示咽周肌肉，清晰显示局部肿大的淋巴结，无明显伪影。

（3）病变可达到最佳显示，并与周围结构有良好对比。

4.图像上的信息准确

（1）图像上的文字信息：应包括医院名称，受检者姓名、性别、年龄、检查号，扫描层厚、间隔、扫描时间，扫描视野，当前层面位置，扫描方位，管电压（kV）、管电流（mAs）值，以及左或右标识；字母、数字显示清晰；文字不超出图片，也未遮挡图片中的影像。

（2）图像上的影像信息：图像必须足够大，可用于评价正常鼻咽部组织结构及病灶；图像按解剖顺序排列，无层面遗漏及错位；图像的对比度良好，能最优化地显示组织间的不同层次；图像中无影响诊断的伪影。

5.图像质量等级评价标准

0级：图像显示不清，无法观察，正常解剖结构显示不清，不能诊断。

1级：鼻咽部解剖结构显示模糊，具有明显的运动伪影，不能达到诊断要求。

2级：鼻咽部解剖结构显示欠清晰，或略有运动伪影，但基本不影响诊断。

3级：鼻咽部及其周围解剖结构显示清晰，无运动伪影，满足诊断要求。

图像质量必须达到2级或3级方可允许打印图片及签发报告。

（七）颞下颌关节 CT

1. 图像获取符合CT检查操作规范

（1）扫描方式：常规行颞下颌关节螺旋扫描，根据临床要求还可选用张口位和（或）闭口位检查。

（2）具体扫描参数：同颞下颌关节CT检查操作规范推荐或建议的参数。

2. 图像处理得当

（1）颞下颌关节CT图像重建采用软组织算法，观察骨结构采用高分辨力算法（骨算法）；显示层厚1~3 mm。

（2）图像用软组织窗（窗宽300~400 HU、窗位30~50 HU）和骨窗图像（窗宽1000~2000 HU、窗位150~200 HU）显示。

（3）根据临床和诊断需要，获得MPR、VR图像。

（4）图像密度：本底灰雾密度值D≤0.25；诊断区域密度值D=0.25~2.0；空扫描（无结构）区密度值D＞2.4。

3. 图像能满足影像诊断的需要　颞下颌关节诸结构（包括下颌骨髁突、关节窝、关节结节）及其间关系均清晰可辨。

4. 图像上的信息准确

（1）图像上的文字信息：应包括医院名称，受检者姓名、性别、年龄、检查号，扫描层厚、间隔，扫描时间，扫描视野，当前层面位置，扫描方位，管电压（kV）、管电流（mAs）值，以及左或右标识；字母、数字显示清晰；文字不超出图片，也未遮挡图片中的影像。

（2）图像上的影像信息：图像必须足够大，可用于评价正常颞下颌关节结构及病灶；图像对比度良好，能最优化地显示组织间的不同层次；图像按解剖顺序排列，无层面遗漏及错位；图像中无影响诊断的伪影。

5. 图像质量等级评价标准

0级：颞下颌关节解剖结构显示不清，缺乏对比，伪影严重，无法诊断。

1级：颞下颌关节解剖结构及病变显示模糊，伪影较重，不能达到诊断要求。

2级：颞下颌关节解剖结构及病变可分辨，周围软组织显示较清楚，有伪影，但不影响诊断。

3级：颞下颌关节解剖结构可清楚显示，无伪影，可明确诊断。

图像质量必须达到2级或3级方可允许打印图片并签发报告。

（八）鼻骨 CT

1. 图像获取符合CT检查操作常规

（1）扫描方式：常规行螺旋横轴面扫描，以便行三维后处理，如MPR和VR图像重建。

（2）具体扫描参数：同鼻骨CT检查操作规范推荐或建议的参数。

2. 图像处理得当

（1）鼻骨CT图像重建采用高分辨力算法（骨算法），重建层厚0.5 mm。

（2）根据临床及诊断要求需要，行MPR，鼻外伤患者需重建VR图像。

（3）图像密度：本底灰雾密度值D≤0.25；诊断区域密度值D=0.25~2.0；空扫描（无结构）区密度值D＞2.4。

3. 图像能满足影像诊断的需要　能清晰显示多方位的鼻骨断面图像及完整鼻骨的VR图像，可满足评估鼻骨骨质及连续性的需要。

4. 图像上的信息准确

（1）图像上的文字信息：应包括医院名称，受检者姓名、性别、年龄、检查号，扫描层厚、间隔，扫描时间，扫描视野，当前层面位置，扫描方位，管电压（kV）、管电流（mAs）值，以及左或右标识；字母、数字显示清晰；文字不超出图片，也未遮挡图片中的影像。

（2）图像上的影像信息：图像必须足够大，并包括全部鼻骨和相邻结构的断层图像，以及MPR、VR图像；所有图像需调至合适的对比度，以较好显示鼻骨正常解剖结构及病变；图像应按解剖顺序排列，无层面遗漏及错位；图像中无影响诊断的伪影。

5. 图像质量等级评价标准

0级：鼻骨结构显示不清，伪影严重，不能诊断。

1级：鼻骨结构显示模糊，具有明显的伪影，不能达到诊断要求。

2级：略有伪影，对鼻骨结构显示稍有影响，但是基本不影响诊断。

3级：鼻骨结构显示清晰，无伪影，可明确诊断。

图像质量必须达到2级或3级方可允许打印图片及签发报告。

（九）颅骨

1. 图像获取符合CT检查操作常规

（1）扫描方式：常规行螺旋横轴面扫描，以便行三维后处理，如VR和MPR图像重组。

（2）具体扫描参数：同颅骨CT检查操作规范推荐或建议的参数。

2. 图像处理得当

（1）颅骨CT图像重建采用高分辨算力法（骨算法），重建层厚0.5~1 mm。

（2）根据临床及诊断要求需要，行MPR，颅骨外伤患者需重建VR图像。

（3）图像密度：本底灰雾密度值D≤0.25；诊断区域密度值D=0.25~2.0；空扫描（无结构）区密度值D>2.4。

3. 图像能满足影像诊断的需要　能清晰显示颅骨断面图像及完整颅骨的VR图像，可满足评估颅骨骨质及连续性的需要。

4. 图像上的信息准确

（1）图像上的文字信息：应包括医院名称，受检者姓名、性别、年龄、检查号，扫描层厚、间隔，扫描时间，扫描视野，当前层面位置，扫描方位，管电压（kV）、管电流（mAs）值和左右标识；字母、数字显示清晰；文字不超出图片，也未遮挡图片中的影像。

（2）图像上的影像信息：图像必须足够大，并包括全部颅骨的断层图像，以及MPR、VR图像；所有图像需调至合适的对比度，以利于较好显示颅骨正常解剖结构及病变；图像应按解剖顺序排列，无层面遗漏及错位；图像中无影响诊断的伪影。

5. 图像质量等级评价标准

0级：颅骨结构显示不清，伪影严重，不能诊断。

1级：颅骨结构显示模糊，具有明显的伪影，不能达到诊断要求。

2级：对颅骨结构显示稍有影响，略有伪影，但是基本不影响诊断。

3级：颅骨结构显示清晰，无伪影，可明确诊断。

图像质量必须达到2级或3级方可允许打印图片及签发报告。

（十）CTA

1. 图像获取符合CT检查操作规范

（1）扫描方式：行动脉期和静脉期双期检查，采用螺旋扫描。

（2）增强扫描的延迟时间：图像上颅内颈内动脉、椎动脉及其分支和颅内静脉、静脉窦的强化程度可在一定意义上反映扫描的延迟时间是否得当；可应用对比剂自动跟踪技术或团注试验法，多采用自动跟踪技术。

（3）对比剂注射和具体扫描参数：同颅脑CT血管造影操作规范推荐或建议的参数。

2. 图像处理得当

（1）颅脑CT血管造影图像重建时，采用软组织算法，重建层厚1.0 mm。

（2）根据临床诊断的需要，重建MIP、VR或MPR、CPR等后处理图像，并以多角度图像观察颅内颈内动脉、椎动脉及其主要分支，以及颅内静脉、静脉窦及其病变。

（3）图像密度：本底灰雾密度值D≤0.25；诊断区域密度值D=0.25~2.0；空扫描（无结构）区密度值D＞2.4。

3.图像能满足影像诊断的需要

（1）图像包括全部颅内血管，尤其是为感兴趣血管。

（2）颅内血管结构显示清楚；强化明显，与图像背景有良好的对比；可满足评估颅内颈内动脉、椎动脉及其主要分支，以及颅内静脉、静脉窦及其病变的需要。

4.图像上的信息准确

（1）图像上的文字信息：包括医院名称，受检者姓名、性别、年龄、检查号，扫描层厚、间隔、扫描时间、扫描视野，当前层面位置，扫描方位，管电压（kV）、管电流（mAs）值，以及左或右标识；字母、数字显示清晰；文字不超出图片，也未遮挡图片中的影像。

（2）图像上的影像信息：图像必须足够大，可用于评价颅内正常血管结构及其病变；后处理图像对比度好，可最优化地显示颅内大血管及其主要分支；图像中无影响诊断的伪影。

5.图像质量等级评价标准（主要观察颅脑动脉主干及分支）

0级：双侧颈内动脉、椎基底动脉，大脑前、中、后动脉及分支轮廓显示不清，不能进行诊断。

1级：大脑前、中、后动脉及分支轮廓显示较清晰，有伪影，但可区分解剖结构，基本不影响诊断。

2级：双侧颈内动脉、椎基底动脉，大脑前、中、后动脉及分支轮廓显示良好，无伪影，可进行诊断。

3级：双侧颈内动脉、椎基底动脉，大脑前、中、后动脉及分支轮廓显示清晰，血管边缘锐利，可行明确诊断。

图像质量必须达到1级或2、3级方可允许打印图片及签发报告。

（十一）CTP

1.图像获取符合CT检查操作规范

（1）扫描方式：在静脉团注对比剂后对选定层面行同层动态扫描。

（2）具体扫描参数：同颅脑CTP检查操作规范推荐或建议的参数。

2.图像处理得当

（1）数据中所有图像的扫描范围、层面、厚度、视野、矩阵尺寸和显示中心必须相同。

（2）根据临床诊断的需要，在靶动脉和靶静脉上绘制ROI，经去卷积分析获取脑血流量、脑血容量、平均通过时间和达峰时间等脑血流参数图，并获得相应的功能图来评价组织器官的灌注状态。

（3）图像密度：本底灰雾密度值D≤0.25；诊断区域密度值D=0.25~2.0；空扫描（无结构）区密度值D＞2.4。

3. 图像能满足影像诊断的需要

（1）图像包括颅内全部血管，尤其是靶血管。

（2）灌注后处理分析所获取的伪彩图对比度良好，能较直观地显示灌注情况。

4. 图像上的信息准确

（1）图像上的文字信息：包括医院名称，受检者姓名、性别、年龄、检查号，扫描层厚、间隔、扫描时间，扫描视野，当前层面位置，扫描方位，管电压（kV）、管电流（mAs）值，以及左或右标识；字母、数字显示清晰；文字不超出图片，也未遮挡图片中的影像。

（2）图像上的影像信息：图像必须足够大，以满足评价正常解剖结构及病灶的需要；后处理图像对比度好，可最优化地显示组织间的不同层次；图像中无影响诊断的伪影，如断层伪影，呼吸运动伪影。

5. 图像质量等级评价标准

0级：靶血管及其分支显示不清，不能进行诊断。

1级：靶血管及其分支显示较清晰，有伪影，但可区分解剖结构，不影响诊断。

2级：靶血管及其分支显示良好，无伪影，可进行诊断。

3级：靶血管及其分支显示清晰，血管边缘锐利，可明确诊断。

图像质量必须达到1级或2、3级方可允许打印图片及签发报告。

三、颈部

（一）口咽 CT 图像

1. 图像获取符合CT检查操作规范

（1）扫描方式：常规行非螺旋横轴面平扫检查（需行三维后处理时，用螺旋扫描），必要时行动脉期和静脉期双期增强扫描。

（2）具体扫描参数：同口咽CT检查操作规范推荐或建议的参数。

2. 图像处理得当

（1）口咽CT图像重建采用软组织算法，显示层厚3 mm。

（2）除常规轴位图像外，还可根据临床和诊断需要，应用螺旋扫描方式，获取冠状位、矢状位重组图像。

（3）图像用软组织窗显示，窗宽300~400 HU、窗位30~45 HU，并可根据临床和诊断需要，用高分辨力算法（骨算法），获得骨窗图像。

（4）图像密度：本底灰雾密度值D≤0.25；诊断区域密度值D=0.25~2.0；空扫描（无结构）区密度值D＞2.4。

3. 图像能满足影像诊断的需要

（1）图像要包括全部口咽及相邻组织结构。

（2）图像能清晰显示口咽及相邻组织结构，包括口咽部软组织、软腭、扁桃体、会厌等，以及双侧颈部大血管和淋巴结；增强扫描图像可清晰分辨口咽部大血管和评估病变的血供程度。

4. 图像上的信息准确

（1）图像上的文字信息：应包括医院名称，受检者姓名、性别、年龄、检查号，扫描层厚、间隔，扫描时间，扫描视野，当前层面位置，扫描方位，管电压（kV）、管电流（mAs）值，以及左或右标识；字母、数字显示清晰；文字不超出图片，也未遮挡图片中的影像。

（2）图像上的影像信息：图像必须足够大，可用以评价口咽部正常解剖结构及病灶；图像对比度良好，可最优化地显示组织间的不同层次；图像应按解剖顺序排列，无层面遗漏及错位；图像中无影响诊断的伪影。

5. 图像质量的等级评价标准

0级：口咽部解剖结构之间缺乏对比，显示不清，伪影严重，无法诊断。

1级：口咽部解剖结构显示模糊，伪影较重，不能达到诊断要求。

2级：口咽部解剖结构及相邻软组织可分辨，有一定伪影，但不影响诊断。

3级：口咽部解剖结构及相邻软组织显示清晰，对比明显，无伪影，可明确诊断。

图像质量必须达到2级或3级方可允许打印图片及签发报告。

（二）喉CT图像

1. 图像获取符合CT检查操作规范

（1）扫描方式：常规行非螺旋横轴面平扫检查（需行三维后处理时，用螺旋扫描），必要时行动脉期和静脉期双期增强扫描。

（2）具体扫描参数：同喉CT检查操作规范推荐或建议的参数。

2. 图像处理得当

（1）喉CT图像重建采用软组织算法，显示层厚3 mm。

（2）除常规轴位图像外，还可根据临床和诊断需要，应用螺旋扫描方式，获取冠状位、矢状位重组图像。

（3）图像用软组织窗显示，窗宽300~400 HU、窗位30~45 HU；并可根据临床和诊断需要，用高分辨力算法（骨算法），获得骨窗图像。

（4）图像密度：本底灰雾密度值D≤0.25；诊断区域密度值D=0.25~2.0；空扫描（无结构）区密度值D＞2.4。

3. 图像能满足影像诊断的需要

（1）图像要包括全部喉及相邻组织结构。

（2）图像能清晰显示喉及相邻组织结构，包括喉咽部软组织、喉软骨、声带、室带、喉室，以及双侧颈部大血管和淋巴结；增强扫描图像则可清晰分辨颈部大血管和评估病变的血供程度。

4. 图像上的信息准确

（1）图像上的文字信息：应包括医院名称，受检者姓名、性别、年龄、检查号，扫描层厚、间隔，扫描时间，扫描视野，当前层面位置，扫描方位，管电压（kV）、管电流（mAs）值，以及左或右标识；字母、数字显示清晰；文字不超出图片，也未遮挡图片中的影像。

（2）图像上的影像信息：图像必须足够大，可用以评价喉部正常解剖结构及病灶；图像对比度良好，可最优化地显示组织间的不同层次；图像应按解剖顺序排列，无层面遗漏及错位；图像中无影响诊断的伪影。

5. 图像质量等级评价标准

0级：喉部解剖结构之间缺乏对比，显示不清，伪影严重，无法诊断。

1级：喉部解剖结构显示模糊，伪影较重，不能达到诊断要求。

2级：喉部解剖结构及相邻颈旁软组织可分辨，有一定伪影，但不影响诊断。

3级：喉部解剖结构及相邻颈旁软组织显示清晰，对比明显，无伪影，可明确诊断。图像质量必须达到2级或3级方可允许打印图片及签发报告。

（三）甲状腺CT

1. 图像获取符合CT检查操作规范

（1）扫描方式：常规行非螺旋横轴面平扫检查（需行三维后处理时，用螺旋扫描）；常需行动脉期和静脉期双期增强扫描，但应无碘对比剂应用禁忌证。

（2）具体扫描参数：同甲状腺CT检查操作规范推荐或建议的参数。

2. 图像处理得当

（1）甲状腺CT图像重建采用软组织算法，显示层厚3 mm。

（2）应用螺旋扫描方式，除常规轴位图像外，还可根据临床和诊断需要，获取不同方位的重建图像。

（3）图像用软组织窗显示，窗宽300~400 HU、窗位30~50 HU。

（4）图像密度：本底灰雾密度值D≤0.25；诊断区域密度值D=0.25~2.0；空扫描（无结构）区密度值D>2.4。

3. 图像能满足影像诊断的需要

（1）图像要包括全部甲状腺组织。

（2）图像能清晰显示双侧甲状腺叶和颊部的大小、形态、密度和其邻近组织结构（肌肉、大血管和淋巴结），以及异常改变。

4. 图像上的信息准确

（1）图像上的文字信息：应包括医院名称，受检者姓名、性别、年龄、检查号，扫描层厚、间隔，扫描时间，扫描视野，当前层面位置，扫描方位，管电压（kV）、管电流（mAs）值，以及左或右标识；字母、数字显示清晰；文字不超出图片，也未遮挡图片中的影像。

（2）图像上的影像信息：图像必须足够大，可用于评价正常甲状腺结构及病灶；图像对比度良好，可最优化地显示组织间的不同层次；图像应按解剖顺序排列，无层面遗漏及错位；图像中无影响诊断的伪影。

5. 图像质量等级评价标准

0级：甲状腺形态及邻近结构显示不清，伪影严重，无法诊断。

1级：甲状腺形态及邻近结构显示模糊，伪影较重，不能达到诊断要求。

2级：甲状腺形态及邻近结构可辨，有少许伪影，但不影响诊断。

3级：甲状腺形态及邻近结构可明确分辨，无伪影，可明确诊断。

图像质量必须达到2级或3级方可允许打印图片及签发报告。

（四）颈部软组织 CT 图像

1. 图像获取符合CT检查操作规范

（1）扫描方式：常规行非螺旋横轴面扫描（需行三维后处理时，用螺旋扫描）；需要时行动脉期和静脉期双期增强扫描。

（2）具体扫描参数：同CT检查操作规范推荐或建议的参数。

2. 图像处理得当

（1）颈部软组织CT图像重建采用软组织算法，显示层厚5 mm。

（2）根据临床和诊断需要，进行不同方位的图像重建或血管重建。

（3）颈部图像常用软组织窗显示，窗宽300~400 HU、窗位30~50 HU；病变侵犯骨组织时，需增加骨算法重建并骨窗显示的图像。

（4）图像密度：本底灰雾密度值D≤0.25；诊断区密度值D=0.25~2.0；空扫描（无结构）区密度值D>2.4。

3. 图像能满足影像诊断的需要

（1）图像能清晰显示颈部软组织结构，不同组织间有良好对比，可清晰分辨。

（2）增强扫描可清晰显示颈部大血管，并可评估病变的血供程度。

4. 图像上的信息准确

（1）图像上的文字信息：应包括医院名称，受检者姓名、性别、年龄、检查号，扫描层厚、间隔，扫描时间，扫描视野，当前层面位置，扫描方位，管电压（kV）、管电流（mAs）值，以及左或右标识；字母、数字显示清晰；文字不超出图片，也未遮挡图片中的影像。

（2）图像上的影像信息：图像必须足够大，可用于评价颈部软组织的正常解剖结构及病灶；图像对比度良好，可最优化地显示组织间的不同层次；图像中无影响诊断的伪影。

5. 图像质量等级评价标准

0级：颈部软组织结构不清，难以分辨，伪影严重，无法诊断。

1级：颈部软组织结构显示模糊，伪影较重，不能达到诊断要求。

2级：颈部软组织结构可分辨，有少许伪影，但不影响诊断。

3级：颈部软组织结构可清晰分辨，对比良好，无伪影，可明确诊断。

图像质量必须达到2级或3级方可允许打印图片及签发报告。

（五）颈部 CT 血管造影

1. 图像获取符合CT检查操作规范

（1）扫描方式：行动脉期和静脉期双期检查，采用螺旋扫描。

（2）增强扫描的延迟时间：图像上颈总动脉、颈静脉及其主要分支的强化程度可在一定意义上反映扫描的延迟时间是否得当；可应用对比剂自动跟踪技术或团注试验法，多采用自动跟踪技术。

（3）对比剂注射和具体扫描参数：同颈部CT血管造影操作规范推荐或建议的参数。

2. 图像处理得当

（1）颈部CT血管造影图像重建时，采用软组织算法，重建层厚1.0 mm。

（2）根据临床诊断的需要，重建MIP、VR或MPR、CPR等后处理图像，并以多角度图像反映血管结构及其病变。

（3）图像密度：本底灰雾密度值D≤0.25；诊断区密度值D=0.25~2.0；空扫描（无结构）区密度值D>2.4。

3. 图像能满足影像诊断的需要

（1）图像要包括全部颈部血管，尤其是感兴趣血管。

（2）动脉期图像能清楚显示双侧颈总动脉、颈外动脉和颈内动脉及其主要分支的形态及其异常改变，静脉期图像可显示颈静脉及其主要属支，能满足影像诊断的需要。

4. 图像上的信息准确

（1）图像上的文字信息：应包括医院名称，受检者姓名、性别、年龄、检查号，扫描层厚、间隔，扫描时间，扫描视野，当前层面位置，扫描方位，管电压（kV）、管电流（mAs）值，以及左或右标识；字母、数字显示清晰；文字不超出图片，也未遮挡图片中的影像。

（2）图像上的影像信息：图像必须足够大，可用于评价正常颈部血管结构及病灶；图像对比度良好，可最优化地显示组织间的不同层次；图像中无影响诊断的伪影。

5. 图像质量等级评价标准

0级：双侧颈总动脉，颈外、内动脉血管轮廓显示不清，不能进行诊断。

1级：双侧颈总动脉，颈外、内动脉血管轮廓显示较清晰，有伪影，但可区分解剖结构，不影响诊断。

2级：双侧颈总动脉，颈外、内动脉及其主要分支血管轮廓显示良好，无伪影，可进行诊断。

3级：双侧颈总动脉，颈外、内动脉及其主要分支血管轮廓显示清晰，血管边缘锐利，可明确诊断。

图像质量必须达到1级或2、3级方可允许打印图片及签发报告。

四、胸部

（一）胸部平扫

1. 图像获取符合CT检查操作规范

（1）扫描方式：常规采用螺旋扫描。

（2）具体扫描参数：同肺部或纵隔平扫CT检查操作规范推荐或建议的参数。

2. 图像处理得当

（1）图像重建采用软组织算法及高分辨力算法或肺算法，重建层厚通常为5 mm；观察解剖、病变细节，重建层厚可≤1 mm。

（2）常规重建轴位图像，还可根据临床和诊断需要，重建不同方位的图像。

（3）图像的显示常规采用双窗技术，即肺窗（窗宽1600~2000 HU、窗位800~600 HU）和纵隔窗（窗宽300~500 HU、窗位30~50 HU）；对疑有骨质病变者应获取骨窗图像。

3. 图像能满足影像诊断的需要

（1）图像能清晰显示和分辨肺与纵隔的解剖结构。肺窗图像：肺纹理清晰，距胸膜1 cm以内的小血管能够显示，膈肌与肺交界面清晰。纵隔窗图像：能够显示胸壁软组织和纵隔内大血管结构，且与周围脂肪分界清晰。骨窗图像：可清晰显示胸壁诸骨的骨皮质和骨小梁。

（2）高分辨力薄层重建图像：次级肺小叶结构清晰可辨。

（3）病灶与周围结构有明确对比，可清楚识别，能够满足影像诊断的需要。

4. 图像上的信息准确

（1）图像上的文字信息：应包括医院名称，受检者姓名、性别、年龄、检查号，扫描层厚、间隔，扫描时间，扫描视野，当前层面位置，扫描方位，管电压（kV）、管电流（mAs）值，以及左或右标识；字母、数字显示清晰；图像文字不超出图片，也未遮挡图片中的影像。

（2）图像上的影像信息：图像足够大，可用于评价正常肺与纵隔解剖结构及病灶；图像对比度良好，可最优化地显示组织间的不同层次；图像应按解剖顺序排列，无层面遗漏及错位；图像中无影响诊断的伪影。

5. 图像质量等级评价标准

0级：图像内肺与纵隔影像模糊不清，结构不可辨，伪影严重，不能诊断。

1级：图像内肺与纵隔影像不清晰，结构不可辨，伪影较重，不能达到诊断要求。

2级：图像内肺与纵隔影像欠清晰，有少许伪影，但结构可辨，可以诊断。

3级：图像内肺与纵隔影像清晰，高分辨力薄层重建图像上次级肺小叶可识别，无伪影，可明确诊断。

图像质量必须达到2级或3级方可允许打印图片及签发报告。

（二）胸部增强

1. 图像获取符合CT检查操作规范　扫描方式同胸部平扫。

2. 图像处理得当

（1）图像重建采用软组织算法及高分辨力算法或肺算法，重建层厚通常为5 mm；观察解剖、病变细节，重建层厚可≤1 mm。

（2）常规重建轴位图像，还可根据临床和诊断需要，重建不同方位的图像。

（3）图像的显示常规采用双窗技术，即肺窗（窗宽1600~2000 HU、窗位800~600 HU）和纵隔窗（窗宽300~500 HU、窗位30~50 HU）；对疑有骨质病变者应获取骨窗图像。

3. 图像能满足影像诊断的需要

（1）图像能清晰显示和分辨肺与纵隔的解剖结构。肺窗图像：肺纹理清晰，距胸膜1 cm以内的小血管能够显示，膈肌与肺交界面清晰。纵隔窗图像：能够显示胸壁软组织和纵隔内大血管结构，且与周围脂肪分界清晰。骨窗图像：可清晰显示胸壁诸骨的骨皮质和骨小梁。

（2）高分辨力薄层重建图像：次级肺小叶结构清晰可辨。

（3）能够清楚显示病变的形态、边缘，与周围结构有明确对比，能够满足影像诊断的需要。

（4）能够显示病灶的强化方式，判断病变的血供情况。

4. 图像上的信息准确

（1）图像上的文字信息：应包括医院名称，受检者姓名、性别、年龄、检查号，扫描层厚、间隔，扫描时间，扫描视野，当前层面位置，扫描方位，管电压（kV）、管电流（mAs）值，以及左或右标识；字母、数字显示清晰；图像文字不超出图片，也未遮挡图片中的影像。

（2）图像上的影像信息：图像足够大，可用于评价正常肺与纵隔解剖结构及病灶；图像对比度良好，可最优化地显示组织间的不同层次；图像应按解剖顺序排列，无层面遗漏及错位；图像中无影响诊断的伪影。

5. 图像质量等级评价标准

0级：图像内肺与纵隔影像模糊不清，结构不可辨，伪影严重，不能诊断。

1级：图像内肺与纵隔影像不清晰，结构不可辨，伪影较重，不能达到诊断要求。

2级：图像内肺与纵隔影像欠清晰，有少许伪影，但结构可辨，可以诊断。

3级：图像内肺与纵隔影像清晰，高分辨力薄层重建图像上次级肺小叶可识别，无伪影，可明确诊断。

图像质量必须达到2级或3级方可允许打印图片及签发报告。

（三）低剂量肺部筛查

1. 图像获取符合CT检查操作规范

（1）扫描方式：常规采用螺旋扫描。

（2）扫描参数：符合肺部低剂量CT检查推荐的参数，即管电压≤100 kV，管电流30~50 mAs。

2. 图像处理得当

（1）图像重建采用软组织算法及高分辨力算法或肺算法；重建层厚通常为5 mm。

（2）常规重建轴位图像，还可根据临床和诊断需要，重建不同方位的图像。

（3）图像的显示常规采用双窗技术，即肺窗（窗宽1600~2000 HU、窗位800~600 HU）和纵隔窗（窗宽300~500 HU、窗位30~50 HU）。

3.图像能满足影像诊断的需要

（1）图像颗粒感较轻。

（2）图像能较为清楚地显示和分辨肺与纵隔的解剖结构。肺窗图像：肺纹理较为清晰。纵隔窗图像：纵隔内大血管能够分辨，且与周围脂肪有较为清晰的界面。

（3）病灶与周围结构有较为明确的对比、可识别，能够满足肺低剂量筛查的需要。

4.图像上的信息准确

（1）图像上的文字信息：应包括医院名称，受检者姓名、性别、年龄、检查号，扫描层厚、间隔，扫描时间，扫描视野，当前层面位置，扫描方位，管电压（kV）、管电流（mAs）值，以及左或右标识，字母、数字显示清晰；文字不超出图片，也未遮挡图片中的影像。

（2）图像上的影像信息：图像必须足够大，可用于评价正常肺部解剖结构及病灶；图像应按解剖顺序排列，无层面遗漏及错位；图像对比度较好；图像中无影响诊断的伪影。

5.图像质量等级评价标准

0级：图像内肺与纵隔影像模糊不清，结构不可辨，伪影严重，不能诊断。

1级：图像内肺与纵隔影像不清晰，结构不可辨，伪影较重，不能达到诊断要求。

2级：图像内肺与纵隔影像可辨，有一定伪影，但不影响诊断。

3级：图像内肺与纵隔影像可辨，结构较为清晰，可明确诊断。

图像质量必须达到2级或3级方可允许打印图片及签发报告。

（四）肋骨

1.图像获取符合CT检查操作规范

（1）扫描方式：常规行平扫检查，采用螺旋扫描，必要时行增强扫描。

（2）具体扫描参数：参考第六章第二节中肋骨的CT扫描参数。

2.图像处理得当

（1）图像重建采用高分辨力算法（骨算法），重建层厚≤2 mm。

（2）根据临床和诊断需要常规获取MPR、CPR、MIP、VR等后处理重组图像。

（3）图像通常用骨窗显示（窗宽1000~1500 HU、窗位300~400 HU），需要时获取软组织或标准算法图像，用软组织窗显示（窗宽200~400 HU、窗位40~50 HU）。

3.图像能满足影像诊断的需要

（1）包括全部胸壁诸骨的骨窗图像，需要时应有软组织窗图像。

（2）骨窗图像上，骨结构显示清晰，能明确分辨骨皮质与骨小梁。

（3）软组织窗图像上，软组织层次清楚，不同类型软组织间形成明显对比；骨质病变和软组织病变能够清楚分辨，可满足影像诊断的需要。

（4）VR、MPR等能够多方位地观察到肋骨的形态、走行和骨折情况。

4. 图像上的信息准确

（1）图像上的文字信息：应包括医院名称，受检者姓名、性别、年龄、检查号，扫描层厚、间隔，扫描时间，扫描视野，当前层面位置，扫描方位，管电压（kV）、管电流（mAs）值，以及左或右标识；字母、数字显示清晰；文字不超出图片，也未遮挡图片中的影像。

（2）图像上的影像信息：图像必须足够大，可用于评价正常肋骨解剖结构及病变；图像对比度良好，可最优化地显示组织间的不同层次；图像中无影响诊断的伪影。

5. 图像质量等级评价标准

0级：胸壁骨质结构显示不清或图像信噪比差，不能满足诊断需要。

1级：胸壁骨质结构显示模糊或缺乏必要的二维、三维后处理图像，具有明显的伪影，不能达到诊断要求。

2级：胸壁骨质结构显示欠清晰或略有运动伪影，或二维、三维后处理图像质量稍差，但是基本不影响诊断。

3级：胸壁骨质结构或病灶显示清晰，二维、三维后处理图像质量满意，无伪影，符合诊断要求。

图像质量必须达到2级或3级方可允许打印图片及签发报告。

（五）食管

1. 图像获取符合CT检查操作规范

（1）扫描方式：平扫和增强扫描，常规采用螺旋扫描。

（2）图像上可间接反映检查前准备适当：包括空腹、检查前适量饮水或其他阴性对比剂。

（3）增强扫描图像：包括动脉期和实质期扫描图像。

（4）具体扫描参数：参考第六章第二节中食管的CT扫描参数。

2. 图像处理得当

（1）图像采用标准或软组织模式重建，重建显示层厚≤5 mm，用软组织窗显示。

（2）除常规轴位图像外，还可根据临床和诊断需要，获取不同方位的重建图像，以及MIP、VR、最小密度投影和CT仿真内镜（VE）图像。

3. 图像能满足影像诊断的需要 图像能清晰显示食管的形态、边缘，并与邻近系膜

脂肪组织有明显对比；可清楚辨别食管与邻近结构的关系；增强期图像可清楚显示病变的强化特征。

4. 图像上的信息准确

（1）图像上的文字信息：应包括医院名称，受检者姓名、性别、年龄、检查号，扫描层厚、间隔，扫描时间，扫描视野，当前层面位置，扫描方位，管电压（kV）、管电流（mAs）值，以及左或右标识；字母、数字清晰可辨；图像文字不超出图片，也未遮挡图片中的影像。

（2）图像上的影像信息：图像必须足够大，可用来评价正常食管及病灶；图像按解剖顺序排列，无层面遗漏及错位；图像对比度良好，可最优化地显示食管与邻近组织间的不同层次；图像中无影响诊断的伪影。

5. 图像质量等级评价标准

0级：各组织结构间缺乏必要的对比，食管的形态显示不清，伪影严重，无法诊断。

1级：食管的形态显示模糊，伪影较重，不能达到诊断要求。

2级：食管的形态显示较清，有伪影，但不影响诊断。

3级：食管的形态能清楚显示，无伪影，可明确诊断。

图像质量必须达到2级或3级方可允许打印图片及签发报告。

（六）冠状动脉

1. 图像获取符合CT检查操作规范

（1）能够反映检查前准备充分：包括心率控制、呼吸训练。

（2）扫描方式：视不同设备，使用螺旋扫描或轴扫。

（3）增强扫描延迟时间：图像上冠状动脉及其主要分支的强化程度可在一定意义上反映扫描的延迟时间是否得当；可采用自动跟踪技术和团注试验法，多采用前种方法。

（4）对比剂注射及扫描参数：参考第六章第二节中冠状动脉的注射方法和CT扫描参数。

2. 图像处理得当

（1）重建横轴面原始图像：根据采用的心电门控模式和采集时间窗、管电流等技术的使用情况，选择R–R间期中横轴面最清晰图像进行重建；扫描视野应该包括整个心脏，边界一般为20~25 cm。

（2）重建图像包括：①二维重组图像，如CPR、MPR图像；②三维重组图像，如MIP、VR图像。

（3）图像上需对冠状动脉和病变血管进行测量，并标识测量值。

3. 图像能满足影像诊断的需要

（1）冠状动脉、心脏及周围解剖结构能够清晰分辨：左心室、主动脉流出道、左和右冠状动脉主干及主支内对比剂充盈满意，能与周围结构形成良好的对比。

（2）若发现冠状动脉主干及主支病变，病变应能够清楚显示，并可评估病变的形态、范围、程度、密度，以及进行准确测量。

4. 图像上的信息准确

（1）图像上的文字信息：应包括医院名称，受检者姓名、性别、年龄、检查号，扫描层厚、间隔，扫描时间，扫描视野，扫描方位，管电压（kV）、管电流（mAs）值，左或右标识，以及冠状动脉及主支的缩写标识；字母、数字显示清晰；图像文字不超出图片，也未遮挡图片中的影像。

（2）图像上的影像信息：图像必须足够大，可用于评价冠状动脉及主支的正常解剖结构及病变；图像对比度良好，可最优化地显示组织间的不同层次。

（3）图像中无影响诊断的伪影，包括断层伪影、金属异物伪影、呼吸运动伪影、主动脉搏动伪影及设备引起的伪影等。

5. 图像质量等级评价标准

3级：可诊断的冠状动脉（直径≥1.5 mm）节段中的90%（15个节段中的13个节段）没有伪影，能够诊断。

2级：可诊断的冠状动脉节段中的80%（15个节段中的12个节段）没有伪影，能够诊断。

1级：可诊断的冠状动脉节段中的70%（15个节段中的11个节段）没有伪影，能够诊断。

0级：可诊断的冠状动脉节段中的60%（15个节段中的9个节段）没有伪影，能够诊断。

伪影是指冠状动脉运动、患者呼吸、心律不齐或心律失常等导致的不具诊断意义的图像，不包括冠状动脉钙化。

6. 图像质量的客观评价

（1）确保冠状动脉和心脏扫描范围的完整性。

（2）冠状动脉CT值最佳范围为300~450 HU，特别注意冠状动脉远端是否有满意的强化。

（3）图像噪声：测量主动脉根部图像的CT值标准差（SD值）作为图像噪声，<20 HU为优秀，20~30 HU为良好，>30 HU为图像质量差，>40 HU为检查失败（图像不能评估）。推荐目标控制在20~30 HU以下，推荐使用迭代重建降低图像噪声。

7. 成人冠状动脉CTA图像质量控制

（1）图像能满足影像诊断的需要：

1）图像要包含完整的冠状动脉主干及其主要分支。

2）轴位图像上，冠状动脉主干及其主要分支显示清晰，强化明显，与图像背景有良好的对比。

3）MIP、VR或MPR、CPR等重组图像也能清晰显示冠状动脉主干及其主要分支的形态、密度和异常改变。

（2）图像上的信息准确：

1）图像上文字信息：应包括医院名称，受检者姓名、性别、年龄、检查号，扫描层厚、间隔，扫描时间，扫描视野，扫描方位，管电压（kV）、管电流（mAs）值，以及左或右标识；字母、数字显示清晰；文字不超出图片，也未遮挡图片中的影像。

2）图像上影像信息：图像必须足够大，可以用来评价冠状动脉主干及其主要分支的正常解剖结构及病变；图像对比度良好，可最优化地显示组织间的不同层次；图像中无影响诊断的伪影，包括金属异物伪影、呼吸运动伪影及设备引起的伪影。

8. 儿童心脏CTA影像质量要求

（1）根据临床检查要求和疾病诊断需要，合理选择扫描范围、扫描参数和检查序列。

（2）扫描范围必须包括整个被检查器官或部位。

（3）选择合适的窗宽、窗位。

（4）在满足诊断的前提下，尽量减少X线剂量。

（5）定位标识明确，一般信息完整。

（6）照片排列应按照一定顺序。

（七）肺动脉

1. 图像获取符合CT检查操作规范

（1）扫描方式：常规增强检查，采用螺旋扫描。

（2）增强扫描的延迟时间：图像上肺动脉的强化程度可在一定意义上反映扫描的延迟时间是否得当，延迟时间可应用对比剂自动跟踪技术或小剂量团注测试法，多采用自动跟踪技术，以气管分叉层面肺动脉作为采集层面，并选定触发阈值。

（3）对比剂注射及扫描参数：参考第六章第二节中肺动脉的注射方法及扫描参数。

2. 图像处理得当

（1）图像采用软组织算法重建，重建层厚≤1.0 mm。

（2）根据临床诊断需要，常规重建MIP、VR或MPR、CPR等后处理图像，并以多角度图像观察血管与病变情况。

3.图像能满足影像诊断的需要

（1）图像上可显示肺动脉主干直至肺动脉的4、5级分支，其内有足够浓度的对比剂，可清晰显示这些血管的形态和密度及其异常改变。

（2）MIP、VR或MPR、CPR等后处理图像能够逼真显示肺动脉主干、主支或全貌。

（3）清晰显示病变与肺动脉的关系。

4.图像上的信息准确

（1）图像上的文字信息：应包括医院名称，受检者姓名、性别、年龄、检查号，扫描层厚、间隔，扫描时间，扫描视野，扫描方位，管电压（kV）、管电流（mAs）值，以及和左或右标识；字母、数字显示清晰；文字不超出图像，也未遮挡图片中的影像。

（2）图像上的影像信息：图像必须足够大，可用于评价肺动脉及其主支的正常解剖结构及病变；图像对比度良好，可最优化地显示组织间的不同层次。

（3）图像中无影响诊断的伪影。

5.图像质量等级评价标准

主要是观察肺动脉主干至肺动脉分支。

0级：肺动脉主干及分支显示不清，不能进行诊断。

1级：肺动脉主干及分支显示较清晰、有伪影，但可区分解剖结构，不影响诊断。

2级：肺动脉主干及分支显示良好，无伪影，可进行诊断。

3级：肺动脉主干及分支显示清晰，血管边缘锐利，可明确诊断。

图像质量必须达到1级或2、3级方可允许打印图片及签发报告。

（八）左心房肺静脉

1.图像获取符合CT检查操作规范

（1）扫描方式：常规增强检查，采用螺旋扫描。

（2）增强扫描的延迟时间：图像上肺静脉和左心房的强化程度，以及肺动、静脉之间的对比可在一定意义上反映扫描的延迟时间是否得当。

（3）对比剂注射及扫描参数：参考第六章第二节中左心房肺静脉的注射方法及扫描参数。

2.图像处理得当

（1）图像采用软组织算法重建，重建层厚≤1.0 mm。

（2）根据临床诊断需要，常规重建MIP、VR或MPR、CPR等后处理图像，并以多角度图像观察血管与病变情况。

3. 图像能满足影像诊断的需要

（1）图像上可显示肺静脉、左心房和左心耳，其内有足够浓度的对比剂，可清晰显示肺静脉和左心房的形态和密度及其异常改变。

（2）MIP、VR或MPR、CPR等后处理图像能够逼真显示肺静脉和左心房。

4. 图像上的信息准确

（1）图像上的文字信息：应包括医院名称，受检者姓名、性别、年龄、检查号，扫描层厚、间隔，扫描时间，扫描视野，扫描方位，管电压（kV）、管电流（mAs）值，以及左或右标识；字母、数字显示清晰；文字不超出图片，也未遮挡图片中的影像。

（2）图像上的影像信息：图像必须足够大，可用于评价肺静脉及左心房的正常解剖结构及病变；图像对比度良好，可最优化地显示组织间的不同层次。

（3）图像中无影响诊断的伪影。

5. 图像质量等级评价标准

0级：肺静脉分支和左心房显示不清，不能进行诊断。

1级：肺静脉分支和左心房显示较清晰、有伪影，但可区分解剖结构，不影响诊断。

2级：肺静脉分支和左心房显示良好，无伪影，可进行诊断。

3级：肺静脉分支和左心房显示清晰，血管边缘锐利，可明确诊断。

图像质量必须达到1级或2、3级方可允许打印图片及签发报告。

（九）支气管动脉CTA

1. 图像获取符合CT检查操作规范

（1）扫描方式：常规血管增强检查，采用螺旋扫描。

（2）血管增强扫描时相的准确掌握：图像上支气管动脉及其主要分支的强化程度可在一定意义上反映扫描的延迟时间是否得当；可应用对比剂自动跟踪技术或小剂量测试法，多采用自动跟踪技术。

（3）对比剂注射及扫描参数：支气管动脉CTA血管造影操作常规推荐或建议的参数。

2. 图像处理得当

（1）图像采用软组织算法重建，重建层厚为 1.0 mm。

（2）根据临床诊断需要，常规重建MIP、VR或MPR、CPR等后处理图像，并以多角度图像观察血管与病变情况。

（3）图像密度： 本底灰雾密度值D≤0.25；诊断区域密度值D=0.25~2.0；空扫描（无结构）区密度值D＞2.4。

3. 图像能满足影像诊断的需要

（1）图像需包含完整的支气管动脉，支气管动脉起源、分布走行、病变组织的供血管。

（2）轴位图像上，支气管动脉解剖结构清晰，强化明显，与图像背景有良好的对比，静脉结构应尽可能少显示。

（3）MIP、VR或MPR、CPR等重组图像能清晰显示支气管动脉及其主支的形态、密度和异常改变。

4. 图像上的信息准确

（1）图像上的文字信息：应包括医院名称，受检者姓名、性别、年龄、检查号，扫描层厚、间隔，扫描时间，扫描视野，扫描方位，管电压（kV）、管电流（mAs）值，以及左或右标识；字母、数字显示清晰；文字不超出图片，也未遮挡图片中的影像。

（2）图像上的影像信息：图像必须足够大，可用于评价支气管动脉及其主支的正常解剖结构及病变；图像对比度良好，可最优化地显示组织间的不同层次；图像中无影响诊断的伪影，包括金属异物伪影、呼吸运动伪影、主动脉搏动伪影及设备引起的伪影。

5. 图像质量等级评价标准

主要是观察支气管动脉主干及其主要分支。

0级：支气管动脉显示不清，不能进行诊断。

1级：支气管动脉显示较清晰，有伪影，但可区分解剖结构，不影响诊断。

2级：支气管动脉显示良好，无伪影，可进行诊断。

3级：支气管动脉显示清晰，血管边缘锐利，能清楚显示与病变组织关系，明确诊断。

图像质量必须达到1级或2、3级方可允许打印图片及签发报告。

（十）全程主动脉 CTA

1. 图像能满足影像诊断的需要

（1）图像要包含完整的全程主动脉主干及其主要分支。

（2）轴位图像上，全程主动脉主干及其主要分支显示清晰，强化明显，与图像背景有良好的对比。

（3）MIP、VR或MPR、CPR等重组图像也能清晰显示全程主动脉主干及其主要分支的形态、密度和异常改变。

2. 图像上的信息准确

（1）图像上的文字信息：应包括医院名称，受检者姓名、性别、年龄、检查号，扫描层厚、间隔，扫描时间，扫描视野，扫描方位，管电压（kV）、管电流（mAs）值，以及左或右标识；字母、数字显示清晰；文字不超出图片，也未遮挡图片中的影像。

（2）图像上的影像信息：图像必须足够大，可以用来评价全程主动脉主干及其主要分支的正常解剖结构及病变；图像对比度良好，可最优化地显示组织间的不同层次；图像中无影响诊断的伪影，包括金属异物伪影、呼吸运动伪影、主动脉搏动伪影及设备引起的伪影。

（十一）上腔静脉 CTV

1. 图像能满足影像诊断的需要　轴位图像上上腔静脉主干显示清晰，强化明显，与图像背景有良好对比；MIP 或 MPR、VR 等重组图像也能清晰显示上腔静脉主干的形态、密度和异常改变。

2. 图像上的信息准确

（1）图像上的文字信息：应包括医院名称，受检者姓名、性别、年龄、检查号，扫描层厚、层间隔，扫描时间，扫描视野，扫描方位，管电压（kV）、管电流（mAs）值，以及左或右标识；字母、数字显示清晰；文字不超出图片，也未遮挡图片中的影像。

（2）图像上的影像信息：图像必须足够大，可以用来评价上腔静脉主干及其主要分支的正常解剖结构及病变；图像对比度良好，可最优化地显示组织间的不同层次；图像中无影响诊断的伪影，包括金属异物伪影、呼吸运动伪影、主动脉搏动伪影及设备引起的伪影。

（十二）下腔静脉 CTV

1. 图像能满足影像诊断的需要　轴位图像上下腔静脉主干显示清晰，强化明显，与图像背景有良好对比；MIP 或 MPR、VR 等重组图像也能清晰显示下腔静脉主干的形态、密度和异常改变。

2. 图像上的信息准确

（1）图像上的文字信息：应包括医院名称，受检者姓名、性别、年龄、检查号，扫描层厚、层间隔，扫描时间，扫描视野，扫描方位，管电压（kV）、管电流（mAs）值，以及左或右标识；字母、数字显示清晰；文字不超出图片，也未遮挡图片中的影像。

（2）图像上的影像信息：图像必须足够大，可以用来评价下腔静脉主干及其主要分支的正常解剖结构及病变；图像对比度良好，可最优化地显示组织间的不同层次；图像中无影响诊断的伪影，包括金属异物伪影、呼吸运动伪影、主动脉搏动伪影及设备引起的伪影。

（十三）CT 淋巴管造影

1. 图像获取符合CT检查操作规范

（1）扫描方式：常规增强检查，采用螺旋扫描。

（2）增强扫描的延迟时间：图像上各级淋巴管及淋巴结的强化程度可在一定意义上反映扫描的延迟时间是否得当；依据对比剂注射部位与目标淋巴管和淋巴结的关系，以及淋巴循环时间，判断延迟时间的长短。

（3）对比剂注射及扫描参数：穿刺淋巴管或淋巴结内滴注，速率为4~6 mL/h。

2. 图像处理得当

（1）图像采用软组织算法重建，重建层厚1.0 mm。

（2）根据临床诊断需要，常规重建MIP、VR或MPR、CPR等后处理图像，并以多角度图像观察各级淋巴管和淋巴结的病变情况。

（3）图像密度： 本底灰雾密度值D≤0.25；诊断区域密度值D=0.25~2.0；空扫描（无结构）区密度值D＞2.4。

3. 图像能满足影像诊断的需要

（1）图像需包含完整的各级淋巴管和淋巴结。

（2）轴位图像上，各级淋巴管和淋巴结解剖结构清晰，强化明显，与图像背景有良好的对比。

（3）MIP、VR或MPR、CPR等重组图像能清晰显示各级淋巴管和淋巴结的形态、密度和异常改变。

4. 图像上的信息准确

（1）图像上的文字信息：应包括医院名称，受检者姓名、性别、年龄、检查号，扫描层厚、层间隔，扫描时间，扫描视野，扫描方位，管电压（kV）、管电流（mAs）值，以及左或右标识；字母、数字显示清晰；文字不超出图片，也未遮挡图片中的影像。

（2）图像上的影像信息：图像必须足够大，可用于评价各级淋巴管和淋巴结的正常解剖结构及病变；图像对比度良好，可最优化地显示组织间的不同层次；图像中无影响诊断的伪影，包括金属异物伪影、呼吸运动伪影及设备引起的伪影。

5. 图像质量等级评价标准

主要是观察各级淋巴管和淋巴结。

0级：各级淋巴管和淋巴结显示不清，不能进行诊断。

1级：各级淋巴管和淋巴结显示较清晰，有伪影，但可区分解剖结构，不影响诊断。

2级：各级淋巴管和淋巴结显示良好，无伪影，可进行诊断。

3级：各级淋巴管和淋巴结显示清晰，边缘锐利，可明确诊断。

图像质量必须达到1级或2、3级方可允许打印图片及签发报告。

五、腹部

（一）图像质量质控标准

（1）清晰分辨肝、胆囊、脾、胰腺、肾上腺及肾脏组织与血管。

（2）清晰分辨肾盂、输尿管、小肠、结直肠及大网膜组织与血管的关系。

（3）清晰分辨小肠、乙状结肠、直肠、膀胱、子宫和卵巢等组织与血管。

（4）清晰显示脏器周围血管。

（二）诊断质控标准

（1）对于胃肠道可疑占位病变的患者，需要做好检查前准备工作，如空腹，清洁肠道，口服足够的温开水、等渗甘露醇等介质充盈胃腔、肠腔，必要时肌注山莨菪碱；重建动脉期及静脉期薄层冠状位、矢状位及曲面图像。

（2）对于胆道系统及泌尿系统可疑占位病变的患者，建议行斜面CPR重建，以更好显示病变全貌。

（3）对于可疑肝脏血管瘤患者，需要加扫延迟期；胰腺神经内分泌肿瘤需要关注动脉期，重建薄层图像。

（4）对于急性胰腺炎患者，扫描范围需要包括全腹部，注意观察炎症累及的范围，观察有无静脉栓子形成。

（5）对于静脉癌栓患者，动脉期扫描目的在于判断栓子性质，肝门静脉期扫描的优势在于明确病变累及的范围。

（6）对于可疑肾脏和膀胱病变患者，充分憋尿，除常规平扫及增强扫描外，肿瘤患者还需要加做CTU检查。

（7）对于腹盆腔肿瘤性病变患者，需要重建冠状位、矢状位，通过MIP成像将病灶滋养血管的来源显示出来，有助于判断病变来源；对于怀疑恶性肿瘤的患者，需要增加骨窗重建，排除骨转移。

（8）对于腹部外伤患者，需要增加薄层骨窗重建图像；必要时CT增强检查，排除隐匿性骨折及脏器破裂出血；调节窗宽、窗位显示腹腔是否伴有游离气体，排除空腔脏器的破裂和损伤。

（三）肝、胆囊、脾 CT

1.图像获取符合CT检查操作规范

（1）扫描方式：平扫和增强扫描，常规采用螺旋扫描；增强检查通常采用三期动态扫描。

（2）增强扫描的延迟时间：图像上肝内不同类型血管的强化可在一定意义上反映三期扫描的延迟时间是否得当，通常动脉期延迟扫描时间为25~35 s，肝门静脉期延迟扫描时间为45~60 s，实质期延迟扫描时间为90~120 s。此外，还可根据需要（如肝血管瘤、肝内胆管细胞癌等）行3~5 min或更长时间的延迟扫描。

（3）具体扫描参数：同肝、胆囊、脾CT检查操作规范推荐或建议的参数。

2. 图像处理得当

（1）肝、胆、脾图像重建采用标准或软组织算法，以软组织窗宽、窗位显示，并可适度调至感兴趣器官和组织达到最佳显示为宜；重建显示层厚视感兴趣器官而异。

（2）除常规重建轴位图像外，还可根据临床和诊断需要，获取不同方位的重建图像。

（3）图像密度：本底灰雾密度值D≤0.25；诊断区域密度值D=0.25~2.0；空扫描（无结构）区密度值D＞2.4。

3. 图像能满足影像诊断的需要

（1）能够清晰显示肝、脾和胆囊的形态和边界，并与周围脂肪组织有清晰分界。

（2）平扫图像：正常肝内血管结构（包括肝门静脉及肝静脉主干和主支）可明确分辨；增强图像：肝动脉期、肝门静脉期和实质期图像均可准确、清晰显示各时相中肝内应强化的血管和结构，以及正常脾的各时相强化特征。

4. 图像上的信息准确

（1）图像上的文字信息：应包括医院名称，受检者姓名、性别、年龄、检查号，扫描层厚、间隔，扫描时间，扫描视野，当前层面位置，扫描方位，管电压（kV）、管电流（mAs）值，以及左或右标识；字母、数字显示清晰；文字不超出图片，也未遮挡图片中的影像。

（2）图像上的影像信息：图像必须足够大，可用于评价正常肝、脾和胆囊的形态、结构及病灶；图像按解剖顺序排列，无层面遗漏及错位；图像对比度良好，可最优化地显示组织间的不同层次；图像中无影响诊断的伪影。

5. 图像质量等级评价标准

0级：各组织结构间缺乏对比，肝、脾、胆囊等感兴趣器官与周围组织结构缺乏分界，显示不清，运动伪影严重，无法诊断。

1级：各组织结构间对比较差，肝、脾、胆囊等感兴趣器官结构显示模糊，运动伪影较重，不能达到诊断要求。

2级：各组织结构间对比尚可，肝、脾、胆囊等感兴趣器官结构显示较清，有轻度运动伪影，但不影响诊断。

3级：各组织结构间对比良好，无运动伪影，可明确诊断。

图像质量必须达到2级或3级方可允许打印图片及签发报告。

（四）胰腺 CT

1. 图像获取符合CT检查操作规范

（1）扫描方式：平扫和增强扫描，常规采用螺旋扫描；胰腺增强CT通常采用动脉期和静脉期的"双期"扫描；必要时可行延迟扫描。

（2）增强扫描的延迟时间：图像上胰腺和胰周血管的强化可在一定意义上反映"双期"扫描的延迟时间是否得当。

（3）扫描参数：同胰腺CT检查操作规范推荐或建议的参数。

2. 图像处理得当

（1）胰腺图像采用标准或软组织算法重建，显示层厚为3 mm，用软组织窗显示。

（2）除常规轴位图像外，还可根据临床和诊断需要，获取胰腺不同方位的重建图像。

（3）图像密度：本底灰雾密度值D≤0.25；诊断区域密度值D= 0.25~2.0；空扫描（无结构）区密度值D>2.4。

3. 图像能满足影像诊断的需要

（1）能够清晰显示正常胰腺的形态、密度和周围脂肪界面及其异常改变。

（2）增强图像：可清楚显示各期相中胰腺实质和胰周血管的强化特征，且正常主胰管多可分辨；还可评估病变的血供程度。

4. 图像上的信息准确

（1）图像上的文字信息：应包括医院名称，受检者姓名、性别、年龄、检查号，扫描层厚、间隔，扫描时间，扫描视野，当前层面位置，扫描方位，管电压（kV）、管电流（mAs）值，以及左或右标识；字母、数字显示清晰；文字不超出图片，也未遮挡图片中的影像。

（2）图像上的影像信息：图像必须足够大，可用于评价正常胰腺和胰周结构及病灶；图像按解剖顺序排列，无层面遗漏及错位；图像对比度良好，可最优化地显示组织间的不同层次；图像中无影响诊断的伪影。

5. 图像质量等级评价标准

0级：胰腺、胰周脂肪间隙等结构无法辨认或显示不清，伪影严重，或增强图像未见胰腺及周围血管结构强化，无法诊断。

1级：胰腺、胰周脂肪间隙等结构显示模糊，伪影较重，或增强图像胰腺及周围血管结构仅略有强化，不能达到诊断要求。

2级：胰腺、胰周脂肪间隙等结构显示较清楚，有伪影，或增强图像胰腺及周围血管结构只有一定程度强化，但不影响诊断。

3级：胰腺、胰周脂肪间隙等结构显示较清楚，无伪影，增强图像胰腺及周围血管结构有显著强化，可明确诊断。

图像质量必须达到2级或3级方可允许打印图片及签发报告。

（五）肾上腺 CT

1.图像获取符合CT检查操作规范

（1）扫描方式：平扫和增强扫描，常规采用螺旋扫描。

（2）增强扫描延迟时间：常规为动脉期和静脉期的"双期"扫描；但为鉴别肾上腺腺瘤，可行不同时间点（1 min、3 min、5 min、7 min）延迟扫描。

（3）具体扫描参数：同肾上腺CT检查操作规范推荐或建议的参数。

2.图像处理得当

（1）肾上腺图像采用标准或软组织模式重建，显示层厚为3 mm，用软组织窗显示。

（2）除常规轴位图像外，还可根据临床和诊断需要，获取不同方位的重组图像。

（3）图像密度：本底灰雾密度值D≤0.25；诊断区域密度值D=0.25~2.0；空扫描（无结构）区密度值D＞2.4。

3.图像能满足影像诊断的需要

（1）图像清晰显示双侧肾上腺的形态、大部或全部边缘，并与周围脂肪组织有明显对比；可清楚辨别肾上腺与邻近结构的关系。

（2）增强图像：可清楚显示正常肾上腺早期明显强化的特征，并可评估病变的血供程度。

4.图像上的信息准确

（1）图像上的文字信息：应包括医院名称，受检者姓名、性别、年龄、检查号，扫描层厚、间隔，扫描时间，扫描视野，当前层面位置，扫描方位，管电压（kV）、管电流（mAs）值和左右标识；字母、数字显示清晰；文字不超出图片，也未遮挡图片中的影像。

（2）图像上的影像信息：图像必须足够大，可用于评价正常肾上腺解剖结构及病灶；图像按解剖顺序排列，无层面遗漏及错位；图像对比度良好，可最优化地显示组织间的不同层次；图像中无影响诊断的伪影。

5.图像质量等级评价标准

0级：各组织结构间缺乏必要的对比，肾上腺及其邻近结构显示不清或无法辨认，伪影严重，无法诊断。

1级：肾上腺及邻近组织结构显示模糊，伪影较重，不能达到诊断要求。

2级：肾上腺及邻近组织结构显示较清楚，有伪影，但不影响诊断。

3级：肾上腺及邻近组织结构显示较清楚，无伪影，可明确诊断。

图像质量必须达到2级或3级方可允许打印图片及签发报告。

（六）肾脏CT

1. 图像获取符合CT检查操作规范

（1）扫描方式：平扫和增强扫描，常规采用螺旋扫描。

（2）增强扫描延迟时间：常规包括皮质期、髓质期（实质期）和分泌期（排泄期）；其中，皮质期延迟扫描时间为20~25 s，髓质期延迟扫描时间为50~70 s，还可根据需要行5~30 min的延迟扫描。

（3）具体扫描参数：同肾脏CT检查操作规范推荐或建议的参数。

2. 图像处理得当

（1）肾脏图像采用标准或软组织模式重建，显示层厚为5 mm，用软组织窗显示。

（2）除常规轴位图像外，还可根据临床和诊断需要，获取不同方位的重建图像。

（3）图像密度：本底灰雾密度值：D≤0.25；诊断区域密度值D=0.25~2.0；空扫描（无结构）区密度值D＞2.4。

3. 图像能满足影像诊断的需要

（1）图像清晰显示双侧肾脏的形态、边缘和结构，肾脏与肾周间隙脂肪组织有明显对比；可清楚辨别肾脏与邻近结构的关系。

（2）增强图像：增强各期图像可清楚显示正常肾皮质、肾髓质、肾盏、肾盂及肾血管于不同期相的强化特征，以及肾或肾周病变于不同期相的强化改变。

4. 图像上的信息准确

（1）图像上的文字信息：应包括医院名称，受检者姓名、性别、年龄、检查号，扫描层厚、间隔，扫描时间，扫描视野，当前层面位置，扫描方位，管电压（kV）、管电流（mAs）值，以及左或右标识；字母、数字清晰可辨；文字不超出图片，也未遮挡图片中的影像。

（2）图像上的影像信息：图像必须足够大，可用于评价肾和肾周正常解剖结构及病灶；图像按解剖顺序排列，无层面遗漏及错位；图像对比度良好，可最优化地显示组织间的不同层次；图像中无影响诊断的伪影。

5. 图像质量等级评价标准

0级：各组织结构间缺乏必要的对比，双侧肾脏及其邻近结构显示不清或无法辨认，伪影严重，无法诊断。

1级：双侧肾脏及肾周结构显示模糊，伪影较重，不能达到诊断要求。

2级：双侧肾脏及肾周结构显示较清楚，有伪影，但不影响诊断。

3级：双侧肾脏及肾周结构显示较清楚，无伪影，可明确诊断。

图像质量必须达到2级或3级方可允许打印图片及签发报告。

（七）泌尿系 CTU

1. 图像获取符合CT检查操作规范

（1）扫描方式：常规采用螺旋扫描。

（2）增强扫描延迟时间：相当于或迟于肾脏增强检查的分泌期（排泄期）。

（3）具体扫描参数：同肾脏CT检查操作规范推荐或建议的参数。

（4）扫描范围：自肾上极向下至膀胱下缘。

2. 图像处理得当

（1）通常除依照肾脏CT检查采用的重建方式和显示技术获得肾脏增强三期图像外，尚需对肾上极向下至膀胱下缘的扫描信息进行CTU图像重建，重建层厚0.6~1.0 mm，其后根据临床诊断需要，获得全尿路MIP、VRT或MPR不同角度的重组图像。

（2）图像密度：本底灰雾密度值D≤0.25；诊断区域密度值D=0.25~2.0；空扫描（无结构）区密度值D＞2.4。

3. 图像能满足影像诊断的需要
CTU图像内，肾盏、肾盂、输尿管及膀胱内有足够浓度的对比剂，与周围组织结构形成鲜明对比，能够反映肾盏、肾盂、输尿管及膀胱的轮廓、边缘、大小、充盈缺损等形态学表现及异常改变。

4. 图像上的信息准确

（1）图像上的文字信息：应包括医院名称，受检者姓名、性别、年龄、检查号，扫描层厚、间隔，扫描时间，扫描视野，当前层面位置，扫描方位，管电压（kV）、管电流（mAs）值，以及左或右标识；字母、数字显示清晰；文字不超出图片，也未遮挡图片中的影像。

（2）图像上的影像信息：图像必须足够大，可用于评价正常尿路各结构及其病灶；图像按解剖顺序排列，无层面遗漏及错位；图像对比度良好，可最优化地显示组织间的不同层次；图像中无影响诊断的伪影。

5. 图像质量等级评价标准

0级：肾盂、肾盏、输尿管及膀胱显示不清，不能进行诊断。

1级：肾盂、肾盏、输尿管及膀胱显示较清晰，有一定伪影，但可区分解剖结构，不影响诊断。

2级：肾盂、肾盏、输尿管及膀胱显示良好，无伪影，可进行诊断。

3级：肾盂、肾盏、输尿管及膀胱显示清晰，无伪影，可明确诊断。

图像质量必须达到1级或2、3级方可允许打印图片及签发报告。

（八）腹膜后CT

1. 图像获取符合CT检查操作规范

（1）扫描方式：平扫和增强扫描，常规采用螺旋扫描。

（2）增强扫描图像：包括动脉期和静脉期"双期"扫描图像。

（3）具体扫描参数：同腹膜后CT检查操作规范推荐或建议的参数。

2. 图像处理得当

（1）腹膜后图像采用标准或软组织模式重建，显示层厚为5 mm，用软组织窗显示。

（2）除常规轴位图像外，还可根据临床和诊断需要，获取不同方位的重建图像。

（3）图像密度：本底灰雾密度值D≤0.25；诊断区域密度值D=0.25~2.0；空扫描（无结构）区密度值D＞2.4。

3. 图像能满足影像诊断的需要

（1）图像清晰显示腹膜后诸结构，包括腹膜后大血管的形态、边缘；腹膜后器官，包括肾与肾上腺也同时清楚显示，各结构间脂肪界面清晰可辨。

（2）增强图像：可清楚显示腹膜后诸结构的强化，包括腹膜后大血管及肾脏增强各期的强化特征。

4. 图像上的信息准确

（1）图像上的文字信息：应包括医院名称，受检者姓名、性别、年龄、检查号，扫描层厚、间隔，扫描时间，扫描视野，当前层面位置，扫描方位，管电压（kV）、管电流（mAs）值，以及左或右标识；字母、数字显示清晰；文字不超出图片，也未遮挡图片中的影像。

（2）图像上的影像信息：图像必须足够大，可用于评价正常腹膜后结构及其病灶；图像按解剖顺序排列，无层面遗漏及错位；图像对比度良好，可最优化地显示组织间的不同层次；图像中无影响诊断的伪影。

5. 图像质量等级评价标准

0级：各组织结构间缺乏必要的对比，腹膜后诸结构的形态、边缘显示不清，伪影严重，无法诊断。

1级：腹膜后诸结构显示模糊，伪影较重，不能达到诊断要求。

2级：腹膜后诸结构显示较清楚，有伪影，但不影响诊断。

3级：腹膜后诸结构显示清楚，无伪影，可明确诊断。

图像质量必须达到2级或3级方可允许打印图片及签发报告。

（九）消化道 CT

1. 图像获取符合CT检查操作规范

（1）扫描方式：平扫和增强扫描，常规采用螺旋扫描。

（2）图像上可间接反映检查前准备适当：包括空腹，必要时清洁肠道，检查前适量饮水或使用其他阴性对比剂。

（3）增强扫描图像：包括动脉期和静脉期"双期"扫描图像。

（4）具体扫描参数：同消化道（胃、小肠、结肠）CT检查操作规范推荐或建议的参数。

2. 图像处理得当

（1）胃肠道图像采用标准或软组织模式重建，重建显示层厚≤5 mm，用软组织窗显示。

（2）除常规轴位图像外，还可根据临床和诊断需要，获取不同方位胃肠道的重建图像，以及MIP、VR、最小密度投影和CT仿真内镜图像。

（3）图像密度：本底灰雾密度值D≤0.25；诊断区域密度值D=0.25~2.0；空扫描（无结构）区密度值D＞2.4。

3. 图像能满足影像诊断的需要　图像能清晰显示消化道感兴趣部位（胃、小肠或结肠）的形态、边缘和黏膜结构，并与邻近系膜脂肪组织有明显对比；可清楚辨别感兴趣胃肠道部分与邻近结构的关系；增强期图像可清楚显示胃肠道黏膜、肠系膜血管于不同期相强化的特征。

4. 图像上的信息准确

（1）图像上的文字信息：应包括医院名称，受检者姓名、性别、年龄、检查号，扫描层厚、间隔，扫描时间，扫描视野，当前层面位置，扫描方位，管电压（kV）、管电流（mAs）值，以及左或右标识；字母、数字清晰可辨；文字不超出图片，也未遮挡图片中的影像。

（2）图像上的影像信息：图像必须足够大，可用来评价正常胃肠道及病灶；图像按解剖顺序排列，无层面遗漏及错位；图像对比度良好，可最优化地显示胃肠道与邻近组织间的不同层次；图像中无影响诊断的伪影。

5. 图像质量等级评价标准

0级：各组织结构间缺乏必要的对比，胃、十二指肠、空肠、回肠、结肠及直肠等感兴趣结构的形态显示不清，肠系膜结构无法辨认，伪影严重，无法诊断。

1级：胃、十二指肠、空肠、回肠、结肠及直肠等感兴趣结构的形态显示模糊，肠系膜结构难以辨认，伪影较重，不能达到诊断要求。

2级：胃、十二指肠、空肠、回肠、结肠及直肠等感兴趣结构的形态显示较清，肠系膜结构可较清楚地分辨，有伪影，但不影响诊断。

3级：胃、十二指肠、空肠、回肠、结肠及直肠等感兴趣结构的形态能清楚显示，肠系膜结构清晰可辨，无伪影，可明确诊断。

图像质量必须达到2级或3级方可允许打印图片及签发报告。

（十）腹主动脉CT血管造影

1.图像获取符合CT检查操作规范

（1）扫描方式：常规增强检查，采用螺旋扫描。

（2）增强扫描的延迟时间：图像上，腹主动脉的强化程度可在一定意义上反映扫描的延迟时间是否得当；可应用对比剂自动跟踪技术或团注试验法，多采用自动跟踪技术。

（3）对比剂注射及扫描参数：同胸主动脉CT血管造影操作规范推荐或建议的参数。

2.图像处理得当

（1）图像采用软组织算法重建，重建层厚为1.0 mm。

（2）根据临床诊断需要，常规重建MIP、VR或MPR、CPR等后处理图像，并以多角度图像观察血管及其病变情况。

（3）图像密度：本底灰雾密度值D≤0.25；诊断区域密度值D=0.25~2.0；空扫描（无结构）区密度值D>2.4。

3.图像能满足影像诊断的需要

（1）图像要包含完整的胸主动脉，即从主动脉膈肌裂孔向下直至双侧髂内、外动脉。

（2）轴位图像上，腹主动脉及其主要分支结构显示清晰，强化明显，与图像背景有良好的对比，静脉结构应尽可能少显示。

（3）MIP、VR或MPR、CPR等重组图像也能清晰显示胸主动脉及其主支的形态、密度和异常改变。

4.图像上的信息准确

（1）图像上的文字信息：应包括医院名称，受检者姓名、性别、年龄、检查号，扫描层厚、间隔，扫描时间，扫描视野，扫描方位，管电压（kV）、管电流（mAs）值，以及左或右标识；字母、数字显示清晰；文字不超出图片，也未遮挡图片中的影像。

（2）图像上的影像信息：图像必须足够大，可用于评价腹主动脉及主支的正常解剖结构及病变；图像对比度良好，可最优化地显示组织间的不同层次；图像中无影响诊断的伪影，包括金属异物伪影、呼吸运动伪影及设备引起的伪影。

5. 图像质量等级评价标准

主要观察腹主动脉主干及其主要分支。

0级：腹主动脉及其主要分支内（如腹腔干、肾动脉）无对比剂，不能进行诊断。

1级：腹主动脉及其主要分支（如腹腔干、肾动脉）内有一定浓度的对比剂，有伪影，但可区分解剖结构，不影响诊断。

2级：腹主动脉及其主要分支内有较高浓度的对比剂，显示较好，无伪影，可进行诊断。

3级：腹主动脉及其主要分支内有高浓度的对比剂，显示清晰，血管边缘锐利，可明确诊断。

图像质量必须达到1级或2、3级方可允许打印图片及签发报告。

六、盆腔

（一）子宫及子宫附件

1. 图像获取　符合CT检查操作规范。

2. 图像处理得当　适当调整窗宽、窗位，使影像灰度、对比度适中，使子宫及附件组织结构间的对比，以及病变与正常组织结构间的对比均可达到最佳显示。

3. 图像能满足影像诊断的需要

（1）包括范围：全部子宫及附件组织结构。

（2）显示体位：各体位图像上显示体位标准。

（3）组织间对比：盆腔内各器官及淋巴结、韧带、肌肉等组织在图像的各个层面均显示清晰，特别是正常组织与异常组织的界线显示清晰（尤其是增强扫描后），能为盆腔疾病的诊断提供可靠依据。

4. 图像上的信息准确

（1）图像上的文字信息：应包括医院名称，受检者姓名、性别、年龄、检查号，检查日期和时间，设备型号，扫描视野，矩阵，当前层面的序列号、图号及位置，扫描层厚和层间隔，左或右标识，窗宽、窗位及比例尺；字母、数字显示清晰；文字未遮挡图像中感兴趣部位的影像。

（2）图像上的影像信息：图像按解剖顺序排列，无层面遗漏及错位；图像中影像的大小及灰度适中，组织结构间与病变间的对比良好，无各种原因所致的伪影，或即使有少许伪影也不影响诊断的准确性。

5. 图像质量等级评价标准

0级：图像对比不佳、层次不明、伪影大、影像模糊无法观察，不能诊断。

1级：图像显示模糊，具有明显的呼吸运动伪影或金属伪影，图像干扰严重，基本不能诊断。

2级：图像上的组织对比显示欠清晰，或略有呼吸运动伪影，图像略有干扰，但基本不影响诊断。

3级：图像上的组织对比清晰，无呼吸运动伪影和金属伪影，图像无干扰，符合诊断要求。

图像质量必须达到2级或3级方可允许打印图片及签发报告。

（二）直肠

1. 图像获取 符合CT检查操作规范。

2. 图像处理得当 各序列图像上显示窗技术应用合理，影像的灰度、对比度适中，并使生殖器各结构及其病变间的对比达到最佳显示；血管成像中血管显示清晰、完整，后处理显示方法合适、效果较好。

3. 图像能满足影像诊断的需要

（1）包括范围：髂峰至耻骨联合下缘，如有占位性病变需要适当加大扫描范围。

（2）横轴位体位标准，双侧骨性结构对称。

（3）组织间对比：横轴位图像上信噪比高，能够清楚地显示直肠。

4. 图像上的信息准确

（1）图像上的文字信息：应包括医院名称，受检者姓名、性别、年龄、检查号，检查日期和时间，设备型号，扫描视野，矩阵，当前层面的序列号、图号及位置，扫描层厚和层间隔，左或右标识，窗宽、窗位及比例尺；字母、数字显示清晰；文字未遮挡图像中感兴趣部位的影像。

（2）图像上的影像信息：图像按解剖顺序排列，无层面遗漏及错位，图像中影像的大小及灰度适中，无各种原因所致的伪影，或即使有少许伪影也不影响诊断的准确性。

5. 图像质量等级评价标准

0级：直肠及周围组织无法观察或显示不清，不能诊断。

1级：直肠及周围组织显示模糊，有明显的盆腔运动伪影或金属伪影，图像干扰严重，基本不能诊断。

2级：直肠及周围组织对比显示欠清晰，或略有运动伪影，图像略有干扰，但基本不影响诊断。

3级：直肠及周围组织对比清晰，盆腔无运动伪影和金属伪影，图像无干扰，符合诊断要求。

图像质量必须达到2级或3级方可允许打印胶片及签发报告。

（三）前列腺和精囊

1. 图像获取 符合CT检查操作规范。

2. 图像处理得当 各序列图像上显示窗技术应用合理，影像的灰度、对比度适中，并使前列腺和精囊各结构及其病变间的对比达到最佳显示，灌注成像处理符合标准，参数值获取正确。

3. 图像能满足影像诊断的需要

（1）包括范围：自髂前上棘上缘至耻骨联合下缘，病变过大时根据病变位置及范围而定。

（2）横轴位体位标准，双侧结构对称。

（3）组织间对比：横轴位图像上信噪比高，能够清楚地显示和辨别前列腺和精囊、骨性结构和异常改变。

（4）灌注范围包括前列腺或精囊异常病灶，灌注参数完整。

4. 图像上的信息准确

（1）图像上的文字信息：应包括医院名称，受检者姓名、性别、年龄、检查号，检查日期和时间，设备型号，扫描视野，矩阵，当前层面的序列号、图号及位置，扫描层厚和层间隔，左或右标识，窗宽、窗位及比例尺；字母、数字显示清晰；文字未遮挡图像中感兴趣部位的影像。

（2）图像上的影像信息：图像按解剖顺序排列，无层面遗漏及错位，图像中影像的大小及灰度适中，无各种原因所致的伪影，或即使有少许伪影也不影响诊断的准确性。

5. 图像质量等级评价标准

0级：图像上的影像无法观察或显示不清，不能诊断。

1级：图像上的影像显示模糊，具有明显的运动伪影或金属伪影，图像干扰严重，基本不能诊断。

2级：图像上的影像对比显示欠清晰，或略有运动伪影，图像略有干扰，但基本不影响诊断。

3级：图像上的影像对比清晰，无运动伪影和金属伪影，图像无干扰，符合诊断要求。

图像质量必须达到2级或3级方可允许打印图片及签发报告。

（四）睾丸

1. 图像获取 符合CT检查操作规范。

2. 图像处理得当 各序列图像上显示窗技术应用合理，影像的灰度、对比度适中，并使生殖器各结构及病变间的对比达到最佳显示；血管成像中血管显示清晰、完整，后处理显示方法合适、效果较好。

3. 图像能满足影像诊断的需要

（1）包括范围：整个生殖器，存在隐睾或占位时也能完整显示生殖器官。

（2）横轴位体位标准，双侧结构对称。

（3）组织间对比：横轴位图像上信噪比高，能够清楚地显示和辨别睾丸、附睾、阴茎等器官。

4. 图像上的信息准确

（1）图像上的文字信息：应包括医院名称，受检者姓名、性别、年龄、检查号，检查日期和时间，设备型号，扫描视野，矩阵，当前层面的序列号、图号及位置，扫描层厚和层间隔，左或右标识，窗宽、窗位及比例尺；字母、数字显示清晰；文字未遮挡图像中感兴趣部位的影像。

（2）图像上的影像信息：图像按解剖顺序排列，无层面遗漏及错位，图像中影像的大小及灰度适中，无各种原因所致的伪影，或即使有少许伪影也不影响诊断的准确性。

5. 图像质量等级评价标准

0级：图像上的影像无法观察或显示不清，不能诊断。

1级：图像上的影像显示模糊，具有明显的运动伪影或金属伪影，图像干扰严重，基本不能诊断。

2级：图像上的影像对比显示欠清晰，或略有运动伪影，图像略有干扰，但基本不影响诊断。

3级：图像上的影像对比清晰，无运动伪影和金属伪影，图像无干扰，符合诊断要求。

图像质量必须达到2级或3级方可允许打印图片及签发报告。

（五）骶髂关节

1. 图像获取符合CT检查操作规范

（1）定位像：正位定位像。

（2）成像方位和扫描方式：轴位成像、螺旋扫描。

（3）成像参数：符合剂量实时调整技术。

2. 图像处理得当
显示窗技术应用合理，影像清晰显示、对比度适中，骨盆及诸关节结构及病变间的对比达到最佳显示。

3. 图像能满足影像诊断的需要

（1）包括范围：骶髂关节上下1 cm。

（2）显示体位：各体位图像上显示体位标准，左右结构基本对称。

（3）组织间对比：图像信噪比高，能够清楚地显示和辨别两侧骶髂关节骨性结构，以及周围组织结构和异常改变。

4. 图像上的信息准确

（1）图像上的文字信息：应包括医院名称，受检者姓名、性别、年龄、检查号，检查日期和时间，设备型号，扫描视野，矩阵，当前层面的序列号、图号及位置，扫描层厚和层间隔，左或右标识，窗宽、窗位及比例尺；字母、数字显示清晰；文字未遮挡图像中感兴趣部位的影像。

（2）图像上的影像信息：图像按解剖顺序排列，无层面遗漏及错位，图像中影像的大小及灰度适中，无各种原因所致的伪影，或即使有少许伪影也不影响诊断的准确性。

5. 图像质量等级评价标准

0级：图像无法观察，骶髂关节显示不清，不能诊断。

1级：骶髂关节显示模糊，图像干扰严重，基本不能诊断。

2级：骶髂关节显示较清晰，或略有伪影，图像略有干扰，基本不影响诊断。

3级：骶髂关节显示较清晰，图像无干扰，符合诊断要求。

图像质量必须达到2级或3级方可允许打印图片及签发报告。

（六）骨盆

1. 图像获取CT符合检查操作规范

（1）定位像：正位定位像。

（2）成像方位和扫描方式：轴位成像、螺旋扫描。

（3）成像参数：符合剂量实时调整技术。

2. 图像处理得当　显示窗技术应用合理，影像清晰显示、对比度适中，骨盆及诸关节结构及病变间的对比达到最佳显示。

3. 图像能满足影像诊断的需要

（1）包括范围：骨盆及附属关节。

（2）显示体位：各体位图像上显示体位标准，左右结构基本对称。

（3）组织间对比：图像信噪比高，能够清楚地显示和辨别骨性结构，以及周围组织结构和异常改变。

4. 图像上的信息准确

（1）图像上的文字信息：应包括医院名称，受检者姓名、性别、年龄、检查号，检查日期和时间，设备型号，扫描视野，矩阵，当前层面的序列号、图号及位置，扫描层厚和层间隔，左或右标识，窗宽、窗位及比例尺；字母、数字显示清晰；图像文字未遮挡图像中感兴趣部位的影像。

（2）图像上的影像信息：图像按解剖顺序排列，无层面遗漏及错位，图像中影像的大小及灰度适中，无各种原因所致的伪影，或即使有少许伪影也不影响诊断的准确性。

5. 图像质量等级评价标准

0级：图像无法观察，骨盆结构显示不清，不能诊断。

1级：骨盆结构显示模糊，图像干扰严重，基本不能诊断。

2级：骨盆结构显示较清晰，或略有伪影，图像略有干扰，基本不影响诊断。

3级：骨盆结构显示较清晰，图像无干扰，符合诊断要求。

图像质量必须达到2级或3级方可允许打印图片及签发报告。

七、脊柱

（一）颈椎椎体、椎间盘

1. 图像获取符合CT检查操作规范

（1）扫描方式：平扫，必要时增强扫描。椎体常规采用螺旋扫描，16排及以下CT椎间盘采用轴扫，角度要合适。

（2）图像获取范围：包括全部颈椎椎体和附件。

（3）具体扫描参数：同颈椎CT检查操作规范推荐或建议的参数。

2. 图像处理得当

（1）颈椎CT图像重建时，显示层厚≤3 mm；观察骨质图像，采用高分辨力算法重建，用骨窗显示；观察软组织图像，采用软组织算法或标准算法重建，用软组织窗显示。

（2）除常规轴位图像外，还可根据临床和诊断需要，获取不同方位的重建图像，包括矢状位和冠状位的MPR及CPR重组图像，以及VR图像。

（3）图像密度：本底灰雾密度值D≤0.25；诊断区域密度值D=0.25~2.0；空扫描（无结构）区密度值D＞2.4。

3. 图像能满足影像诊断的需要
颈椎轴位、矢状位和冠状位重组图像上，能清晰显示寰椎和第2~7颈椎及附件的骨性结构，包括终板、骨皮质、骨小梁；也能准确评估椎间孔、椎间隙、钩椎关节间隙、颈椎椎管径线及颈椎曲度等；还可确切发现这些结构的异常改变和伴发的软组织异常。

4. 图像上的信息准确

（1）图像上的文字信息：应包括医院名称，受检者姓名、性别、年龄、检查号，扫描层厚、间隔，扫描时间，扫描视野，当前层面位置，扫描方位，管电压（kV）、管电流（mAs）值，以及左或右标识；字母、数字显示清晰；文字不超出图片，也未遮挡图片中的影像。

（2）图像上的影像信息：图像必须足够大，可用于评价正常颈椎各结构及病灶；图像按解剖顺序排列，无层面遗漏及错位；图像对比度良好，可最优化地显示组织间的不同层次；图像中无影响诊断的伪影。

5.图像质量等级评价标准

0级：未包括全部颈椎结构或显示不清，未应用高分辨力算法显示骨质，伪影严重，不能诊断。

1级：包括全部颈椎结构，但显示模糊，或未应用高分辨力算法显示骨质，具有明显的伪影，不能达到诊断要求。

2级：包括全部颈椎结构，应用高分辨力算法显示骨质，图像中略有伪影，但是基本不影响诊断。

3级：包括颈椎全部结构，应用高分辨力算法显示骨质，图像中无伪影，可明确诊断。图像质量必须达到2级或3级方可允许打印图片及签发报告。

（二）胸椎椎体

1.图像获取符合CT检查操作规范

（1）扫描方式：平扫，必要时增强扫描，常规采用螺旋扫描。

（2）图像获取范围：包括全部胸椎椎体和附件。

（3）具体扫描参数：同胸椎CT检查操作规范推荐或建议的参数。

2.图像处理得当

（1）胸椎CT图像重建时，显示层厚≤3 mm；观察骨质图像，采用高分辨力算法重建，用骨窗显示；观察软组织图像，采用软组织算法或标准算法重建，用软组织窗显示。

（2）除常规轴位图像外，还可根据临床和诊断需要，获取不同方位的重建图像，包括矢状位和冠状位的MPR及CPR重组图像，以及VR图像。

（3）图像密度：本底灰雾密度值D≤0.25；诊断区域密度值D=0.25~2.0；空扫描（无结构）区密度值D>2.4。

3.图像能满足影像诊断的需要
胸椎轴位、矢状位和冠状位重组图像能清晰显示胸椎各椎体和附件的骨性结构，包括终板、骨皮质、骨小梁；也能准确评估椎间孔、椎间隙、小关节间隙、胸椎椎管径线及胸椎曲度等；还可确切发现这些结构的异常改变和伴发的软组织异常。

4.图像上的信息准确

（1）图像上的文字信息：应包括医院名称，受检者姓名、性别、年龄、检查号，扫描层厚、间隔，扫描时间，扫描视野，当前层面位置，扫描方位，管电压（kV）、管电流（mAs）值，以及左或右标识；字母、数字显示清晰；文字不超出图片，也未遮挡图片中的影像。

（2）图像上的影像信息：图像必须足够大，可用于评价正常颈椎各结构及病灶；图像按解剖顺序排列，无层面遗漏及错位；图像对比度良好，可最优化地显示组织间的不同层次；图像中无影响诊断的伪影。

5. 图像质量等级评价标准

0级：未包括全部胸椎结构或显示不清，未应用高分辨力算法显示骨质，伪影严重，不能诊断。

1级：包括全部胸椎结构，但显示模糊，或未应用高分辨力算法显示骨质，具有明显的伪影，不能达到诊断要求。

2级：包括全部胸椎结构，应用高分辨力算法显示骨质，图像中略有伪影，但是基本不影响诊断。

3级：包括胸椎全部结构，应用高分辨力算法显示骨质，图像中无伪影，可明确诊断。

图像质量必须达到2级或3级方可允许打印图片及签发报告。

（三）腰椎椎体、椎间盘

1. 图像获取符合CT检查操作规范

（1）扫描方式：平扫，必要时增强扫描。椎体常规采用螺旋扫描，16排及以下CT椎间盘采用轴扫，角度要合适。

（2）图像获取范围：包括全部腰椎椎体和附件。

（3）扫描参数：同腰椎CT检查操作规范推荐或建议的参数。

2. 图像处理得当

（1）腰椎CT图像重建时，显示层厚≤3 mm；观察骨质图像，采用高分辨力算法重建，用骨窗显示；观察软组织图像，采用软组织算法或标准算法重建，用软组织窗显示。

（2）除常规轴位图像外，还可根据临床和诊断需要，获取不同方位的重组图像，包括矢状位和冠状位的MPR及CPR重组图像，以及VR图像。

（3）图像密度：本底灰雾密度值D≤0.25；诊断区域密度值D=0.25~2.0；空扫描（无结构）区密度值D＞2.4。

3. 图像能满足影像诊断的需要
腰椎轴位、矢状位和冠状位重组图像能清晰显示腰椎各椎体和附件的骨性结构，包括终板、骨皮质、骨小梁；也能准确评估椎间孔、椎间隙、小关节间隙、腰椎椎管径线、腰椎曲度、腰脊神经根及神经节等；还可确切发现这些结构的异常改变和伴发的软组织异常。

4. 图像上的信息准确

（1）图像上的文字信息：应包括医院名称，受检者姓名、性别、年龄、检查号，扫描层厚、间隔，扫描时间，扫描视野，当前层面位置，扫描方位，管电压（kV）、管电流（mAs）值，以及左或右标识；字母、数字显示清晰；文字不超出图片，也未遮挡图片中的影像。

（2）图像上的影像信息：图像必须足够大，可用于评价正常颈椎各结构及病灶；图像按解剖顺序排列，无层面遗漏及错位；图像对比度良好，可最优化地显示组织间的不同层次；图像中无影响诊断的伪影。

5. 图像质量等级评价标准

0级：未包括全部腰椎结构或显示不清，未应用高分辨力算法显示骨质，伪影严重，不能诊断。

1级：包括全部腰椎结构，但显示模糊，或未应用高分辨力算法显示骨质，具有明显的伪影，不能达到诊断要求。

2级：包括全部腰椎结构，应用高分辨力算法显示骨质，图像中略有伪影，但是基本不影响诊断。

3级：包括全部颈椎结构，应用高分辨力算法显示骨质，图像中无伪影，可明确诊断。

图像质量必须达到2级或3级方可允许打印图片及签发报告。

（四）骶尾椎

1. 图像获取符合CT检查操作规范

（1）扫描方式：平扫，常规采用螺旋扫描。

（2）图像获取范围：包括全部骶尾椎。

（3）扫描参数：同骶尾椎CT检查操作常规推荐或建议的参数。

2. 图像处理得当

（1）骶尾椎CT图像重建时，显示层厚≤3 mm；观察骨质图像，采用高分辨力算法重建，用骨窗显示；观察软组织图像，采用软组织算法或标准算法重建，用软组织窗显示。

（2）除常规轴位图像外，还可根据临床和诊断需要，获取不同方位的重组图像，包括矢状位和冠状位的MPR及CPR重组图像，以及VR图像。

（3）图像密度：本底灰雾密度值D≤0.25；诊断区域密度值D=0.25~2.0；空扫描（无

结构）区密度值D>2.4。

3.图像能满足影像诊断的需要 骶尾椎轴位、矢状位和冠状位重组图像能清晰显示骶尾椎的骨皮质、骨小梁；也能准确评估骶髂关节、骶前孔和骶后孔、骶管径线及骶尾椎曲度等；还可确切发现这些结构的异常改变和伴发的软组织异常。

4.图像上的信息准确

（1）图像上的文字信息：应包括医院名称，受检者姓名、性别、年龄、检查号，扫描层厚、间隔，扫描时间，扫描视野，当前层面位置，扫描方位，管电压（kV）、管电流（mAs）值，以及左或右标识；字母、数字显示清晰；文字不超出图片，也未遮挡图片中的影像。

（2）图像上的影像信息：图像必须足够大，可用于评价正常颈椎各结构及病灶；图像按解剖顺序排列，无层面遗漏及错位；图像对比度良好，可最优化地显示组织间的不同层次；图像中无影响诊断的伪影。

5.图像质量等级评价标准

0级：骶尾椎结构包括骨质、椎间孔、椎管等无法观察，运动伪影或金属伪影较重，不能诊断。

1级：骶尾椎结构包括骨质、椎间孔、椎管等显示模糊，有明显的运动伪影，不能达到诊断要求。

2级：骶尾椎结构包括骨质、椎间孔、椎管等显示欠清晰，或略有运动伪影，基本不影响结果的诊断。

3级：骶尾椎结构包括骨质、椎间孔、椎管等显示清晰，无运动伪影。

图像质量必须达到2级或3级方可允许打印图片及签发报告。

八、四肢及关节

（一）四肢及小关节

1.图像获取符合CT检查操作规范

（1）扫描方式：平扫，必要时增强扫描，常规采用螺旋扫描。

（2）图像获取范围：包括全部感兴趣部位的骨及相邻关节，必要时获取双侧对称部位图像。

（3）扫描参数：同四肢CT检查操作常规推荐或建议的参数。

2.图像处理得当

（1）四肢及小关节CT图像重建时，重建显示层厚≤3 mm；观察骨质图像，采用高分辨力算法重建，用骨窗显示；观察软组织图像，采用软组织算法或标准算法重建，用软组织窗显示。

（2）除常规轴位图像外，还可根据临床和诊断需要，获取不同方位的重组图像，包括矢状位和冠状位的MPR及CPR重组图像，以及VR重组图像。

（3）图像密度：本底灰雾密度值D≤0.25；诊断区域密度值D=0.25~2.0；空扫描（无结构）区密度值D＞2.4。

3. 图像能满足影像诊断的需要　在不同算法、不同窗技术显示和不同后处理的四肢及小关节的重建图像上，可明确分辨骨质（骨皮质、骨小梁）、关节间隙、邻近的肌群、韧带和脂肪组织，以及异常改变。

4. 图像上的信息准确

（1）图像上的文字信息：应包括医院名称，受检者姓名、性别、年龄、检查号，扫描层厚、间隔，扫描时间，扫描视野，当前层面位置，扫描方位，管电压（kV）、管电流（mAs）值，以及左或右标识；字母、数字显示清晰；文字不超出图片，也未遮挡图片中的影像。

（2）图像上的影像信息：图像必须足够大，可用于评价正常四肢及小关节感兴趣部位各结构及病灶；图像按解剖顺序排列，无层面遗漏及错位；图像对比度良好，可最优化地显示组织间的不同层次；图像中无影响诊断的伪影。

5. 图像质量等级评价标准

0级：感兴趣的肢体结构未全包括或显示不清；或图像信噪比差，不能诊断。

1级：感兴趣的肢体结构虽全部包括，但显示模糊，具有明显的伪影，不能达到诊断要求。

2级：感兴趣的肢体结构全部包括，各结构及其病变显示欠清晰，或略有运动伪影，但是基本不影响诊断。

3级：感兴趣的肢体结构全部包括，且各结构及其病变显示清晰，无伪影，完全符合诊断要求。

图像质量必须达到2级或3级方可允许打印图片及签发报告。

（二）上、下肢CTA血管造影

1. 图像获取符合CT检查操作规范

（1）增强扫描，常规采用螺旋扫描。

（2）扫描延迟时间：图像中上肢或下肢动脉的强化程度可在一定意义上反映扫描的延迟时间是否得当；扫描的延迟时间应用对比剂自动跟踪技术，多采用自动跟踪技术（上、下肢选用主动脉不同部位进行触发）。

（3）对比剂注射和扫描参数：同上、下肢CT血管造影操作规范推荐或建议的参数。

2. 图像处理得当

（1）图像采用软组织算法重建，重建层厚≤1.0 mm。

（2）根据临床诊断需要，常规重建MIP、VR或MPR、CPR等后处理图像，并以多角度图像观察上肢或下肢动脉主干及其主要分支和其病变情况。

（3）图像密度：本底灰雾密度值D≤0.25；诊断区域密度值D=0.25~2.0；空扫描（无结构）区密度值D＞2.4。

3. 图像能满足影像诊断的需要

（1）图像要包含完整的上肢或下肢动脉主干及其主要分支。

（2）轴位图像上肢或下肢动脉主干及其主要分支显示清晰，强化明显，与图像背景有良好的对比。

（3）MIP、VR或MPR、CPR等重组图像也能清晰显示上肢或下肢动脉主干及其主要分支的形态、密度和异常改变。

4. 图像上的信息准确

（1）图像上的文字信息：应包括医院名称，受检者姓名、性别、年龄、检查号，扫描层厚、间隔，扫描时间，扫描视野，扫描方位，管电压（kV）、管电流（mAs）值，以及左或右标识；字母、数字显示清晰；文字不超出图片，也未遮挡图片中的影像。

（2）图像上的影像信息：图像必须足够大，可用于评价上肢或下肢动脉主干及其主要分支的正常解剖结构及病变；图像对比度良好，可最优化地显示组织间的不同层次；图像中无影响诊断的伪影，包括金属异物伪影、呼吸运动伪影、主动脉搏动伪影及设备引起的伪影。

5. 图像质量等级评价标准

0级：上肢（下肢）动脉及其主要分支的轮廓显示不清，不能进行诊断。

1级：上肢（下肢）动脉及其主要分支轮廓显示较清晰，有伪影，但可区分解剖结构，不影响诊断。

2级：上肢（下肢）动脉及其主要分支轮廓显示良好，无伪影，可进行诊断。

3级：上肢（下肢）动脉及其主要分支轮廓显示清晰，血管边缘锐利，可明确诊断。

图像质量必须达到1级或2、3级方可允许打印图片及签发报告。

九、CTA、CTV 和 CT 淋巴管造影

（一）头颈血管 CTA 质量控制

1. 图像能满足影像诊断的需要

（1）图像要包含完整的头颈动脉主干及其主要分支。

（2）轴位图像上，头颈动脉主干及其主要分支显示清晰，强化明显，与图像背景有良好的对比。

（3）MIP、VR或MPR、CPR等重组图像也能清晰显示头颈动脉主干及其主要分支的形态、密度和异常改变。

2. 图像上的信息准确

（1）图像上的文字信息：应包括医院名称，受检者姓名、性别、年龄、检查号，扫描层厚、间隔，扫描时间，扫描视野，扫描方位，管电压（kV）、管电流（mAs）值，以及左或右标识；字母、数字显示清晰；文字不超出图片，也未遮挡图片中的影像。

（2）图像上的影像信息：图像必须足够大，可以用来评价头颈动脉主干及其主要分支的正常解剖结构及病变；图像对比度良好，可最优化地显示组织间的不同层次；图像中无影响诊断的伪影，包括金属异物伪影、呼吸运动伪影及设备引起的伪影。

（二）冠状动脉CTA

1. 图像能满足影像诊断的需要

（1）图像要包含完整的冠状动脉主干及其主要分支。

（2）轴位图像上，冠状动脉主干及其主要分支显示清晰，强化明显，与图像背景有良好的对比。

（3）MIP、VR或MPR、CPR等重组图像也能清晰显示冠状动脉主干及其主要分支的形态、密度和异常改变。

2. 图像上的信息准确

（1）图像上的文字信息：应包括医院名称，受检者姓名、性别、年龄、检查号，扫描层厚、间隔，扫描时间，扫描视野，扫描方位，管电压（kV）、管电流（mAs）值，以及左或右标识；字母、数字显示清晰；文字不超出图片，也未遮挡图片中的影像。

（2）图像上的影像信息：图像必须足够大，可以用来评价冠状动脉主干及其主要分支的正常解剖结构及病变；图像对比度良好，可最优化地显示组织间的不同层次；图像中无影响诊断的伪影，包括金属异物伪影、呼吸运动伪影及设备引起的伪影。

（三）成人心脏CTA

1. 图像能满足影像诊断的需要

（1）图像要完整包含心房、心室及大血管结构。

（2）轴位图像上，心房、心室及大血管结构显示清晰，强化明显，与图像背景有良好的对比。

（3）MIP、VR或MPR、CPR等重组图像也能清晰显示心房、心室及大血管结构的形态、密度和异常改变。

2.图像上的信息准确

（1）图像上的文字信息：应包括医院名称，受检者姓名、性别、年龄、检查号，扫描层厚、间隔，扫描时间，扫描视野，扫描方位，管电压（kV）、管电流（mAs）值，以及左或右标识；字母、数字显示清晰；文字不超出图片，也未遮挡图片中的影像。

（2）图像上的影像信息：图像必须足够大，可以用来评价心脏及大血管的正常解剖结构及病变；图像对比度良好，可最优化地显示组织间的不同层次；图像中无影响诊断的伪影，包括金属异物伪影、呼吸运动伪影、主动脉搏动伪影及设备引起的伪影。

（四）儿童心脏 CTA

（1）根据临床检查要求和疾病诊断需要，合理选择扫描范围、扫描参数和检查序列。

（2）扫描范围必须包括整个被检查器官或部位。

（3）选择合适的窗宽、窗位。

（4）在满足诊断的前提下，尽量减少X线剂量。

（5）定位标识明确，一般信息完整。

（6）照片排列应按照一定顺序。

（五）肺动脉 CTA

1.图像能满足影像诊断的需要

（1）图像要完整包含肺动脉主干及其主要分支。

（2）轴位图像上，肺动脉主干及其主要分支结构显示清晰，强化明显，与图像背景有良好的对比。

（3）MIP、VR或MPR、CPR等重组图像也能清晰显示肺动脉主干及其主要分支结构的形态、密度和异常改变。

2.图像上的信息准确

（1）图像上的文字信息：应包括医院名称，受检者姓名、性别、年龄、检查号，扫描层厚、间隔，扫描时间，扫描视野，扫描方位，管电压（kV）、管电流（mAs）值，以及左或右标识；字母、数字显示清晰；文字不超出图片，也未遮挡图片中的影像。

（2）图像上的影像信息：图像必须足够大，可以用来评价肺动脉主干及其主要分支的正常解剖结构及病变；图像对比度良好，可最优化地显示组织间的不同层次；图像中无影响诊断的伪影，包括金属异物伪影、呼吸运动伪影、主动脉搏动伪影及设备引起的伪影。

（六）肺静脉 CTV

1.图像能满足影像诊断的需要

（1）图像要完整包含肺静脉主干及其主要分支。

（2）轴位图像上，肺静脉主干及其主要分支结构显示清晰，强化明显，与图像背景有良好的对比。

（3）MIP、VR或MPR、CPR等重组图像也能清晰显示肺静脉主干及其主要分支结构的形态、密度和异常改变。

2.图像上的信息准确

（1）图像上的文字信息：应包括医院名称，受检者姓名、性别、年龄、检查号，扫描层厚、间隔，扫描时间，扫描视野，扫描方位，管电压（kV）、管电流（mAs）值，以及左或右标识；字母、数字显示清晰；文字不超出图片，也未遮挡图片中的影像。

（2）图像上的影像信息：图像必须足够大，可以用来评价肺静脉主干及其主要分支的正常解剖结构及病变；图像对比度良好，可最优化地显示组织间的不同层次；图像中无影响诊断的伪影，包括金属异物伪影、呼吸运动伪影、主动脉搏动伪影及设备引起的伪影。

（七）支气管动脉 CTA

1.图像获取符合CT检查操作规范

（1）扫描方式：常规血管增强检查，采用螺旋扫描。

（2）血管增强扫描时相的准确掌握：图像上支气管动脉及其主要分支的强化程度可在一定意义上反映扫描的延迟时间是否得当；可应用对比剂自动跟踪技术或小剂量测试法，多采用自动跟踪技术。

（3）对比剂注射及扫描参数：同支气管动脉CTA操作常规推荐或建议的参数。

2.图像处理得当

（1）图像采用软组织算法重建，重建层厚1.0 mm。

（2）根据临床诊断需要，常规重建MIP、VR或MPR、CPR等后处理图像，并以多角度图像观察血管与病变情况。

（3）图像密度： 本底灰雾密度值D≤0.25；诊断区域密度值D=0.25~2.0；空扫描（无结构）区密度值D＞2.4。

3.图像能满足影像诊断的需要

（1）图像需包含完整的支气管动脉，从支气管动脉起源、分布、走行，到病变组织的供血血管。

（2）轴位图像上，支气管动脉解剖结构清晰，强化明显，与图像背景有良好的对比，静脉结构应尽可能少显示。

（3）MIP、VR或MPR、CPR等重组图像能清晰显示支气管动脉及其主支的形态、密度和异常改变。

4. 图像上的信息准确

（1）图像上的文字信息：应包括医院名称，受检者姓名、性别、年龄、检查号，扫描层厚、间隔，扫描时间，扫描视野，扫描方位，管电压（kV）、管电流（mAs）值，以及左或右标识；字母、数字显示清晰；文字不超出图片，也未遮挡图片中的影像。

（2）图像上的影像信息：图像必须足够大，可用于评价支气管动脉及其主支的正常解剖结构及病变；图像对比度良好，可最优化地显示组织间的不同层次；图像中无影响诊断的伪影，包括金属异物伪影、呼吸运动伪影、主动脉搏动伪影及设备引起的伪影。

5. 图像质量等级评价标准

主要观察支气管动脉主干及其主要分支。

0级：支气管动脉显示不清，不能进行诊断。

1级：支气管动脉显示较清晰，有伪影，但可区分解剖结构，不影响诊断。

2级：支气管动脉显示良好，无伪影，可进行诊断。

3级：支气管动脉显示清晰，血管边缘锐利，能清楚显示与病变组织的关系，可明确诊断。

图像质量必须达到2级或3级方可允许打印图片及签发报告。

（八）全程主动脉CTA

1. 图像能满足影像诊断的需要

（1）图像要包含完整的全程主动脉主干及其主要分支。

（2）轴位图像上，全程主动脉主干及其主要分支显示清晰，强化明显，与图像背景有良好的对比。

（3）MIP、VR或MPR、CPR等重组图像也能清晰显示全程主动脉主干及其主要分支的形态、密度和异常改变。

2. 图像上的信息准确

（1）图像上的文字信息：应包括医院名称，受检者姓名、性别、年龄、检查号，扫描层厚、间隔，扫描时间，扫描视野，扫描方位，管电压（kV）、管电流（mAs）值，以及左或右标识；字母、数字显示清晰；文字不超出图片，也未遮挡图片中的影像。

（2）图像上的影像信息：图像必须足够大，可以用来评价全程主动脉主干及其主要分支的正常解剖结构及病变；图像对比度良好，可最优化地显示组织间的不同层次；图像中无影响诊断的伪影，包括金属异物伪影、呼吸运动伪影、主动脉搏动伪影及设备引起的伪影。

（九）上肢动脉 CTA

1.图像获取符合CT检查操作规范

（1）增强扫描，常规采用螺旋扫描。

（2）扫描延迟时间：图像中上肢动脉的强化程度可在一定意义上反映扫描的延迟时间是否得当；扫描的延迟时间可应用对比剂自动跟踪技术或团注试验法，多采用自动跟踪技术。

（3）对比剂注射和扫描参数：同下肢CT血管造影操作规范推荐或建议的参数。

2. 图像处理得当

（1）图像采用软组织算法重建，重建层厚为1.0 mm。

（2）根据临床诊断需要，常规重建MIP、VR或MPR、CPR等后处理图像，并以多角度图像观察上肢或下肢动脉主干及其主要分支和其病变情况。

（3）图像密度：本底灰雾密度值D≤0.25；诊断区域密度值D=0.25~2.0；空扫描（无结构）区密度值D＞2.4。

3.图像能满足影像诊断的需要

（1）图像要包含完整的上肢或下肢动脉主干及其主要分支。

（2）轴位图像上，上肢或下肢动脉主干及其主要分支显示清晰，强化明显，与图像背景有良好的对比。

（3）MIP、 VR或MPR、CPR等重组图像也能清晰显示上肢或下肢动脉主干及其主要分支的形态、密度和异常改变。

4.图像上的信息准确

（1）图像上的文字信息：应包括医院名称，受检者姓名、性别、年龄、检查号，扫描层厚、间隔，扫描时间，扫描视野，扫描方位，管电压（kV）、管电流（mAs）值，以及左或右标识；字母、数字显示清晰；文字不超出图片，也未遮挡图片中的影像。

（2）图像上的影像信息：图像必须足够大，可用于评价上肢或下肢动脉主干及其主要分支的正常解剖结构及病变；图像对比度良好，可最优化地显示组织间的不同层次；图像中无影响诊断的伪影，包括金属异物伪影、呼吸运动伪影、主动脉搏动伪影及设备引起的伪影。

（十）下肢动脉 CTA

1.图像能满足影像诊断的需要

（1）图像要包含完整的下肢动脉主干及其主要分支。

（2）轴位图像上，下肢动脉主干及其主要分支显示清晰，强化明显，与图像背景有良好的对比。

（3）MIP、VR或MPR、CPR等重组图像也能清晰显示下肢动脉主干及其主要分支的形态、密度和异常改变。

2.图像上的信息准确

（1）图像上的文字信息：应包括医院名称，受检者姓名、性别、年龄、检查号，扫描层厚、间隔，扫描时间，扫描视野，扫描方位，管电压（kV）、管电流（mAs）值，以及左或右标识；字母、数字显示清晰；文字不超出图片，也未遮挡图片中的影像。

（2）图像上的影像信息：图像必须足够大，可以用来评价下肢动脉主干及其主要分支的正常解剖结构及病变；图像对比度良好，可最优化地显示组织间的不同层次；图像中无影响诊断的伪影，包括金属异物伪影、呼吸运动伪影、主动脉搏动伪影及设备引起的伪影。

（十一）上腔静脉 CTV

1. 轴位图像 上腔静脉主干显示清晰，强化明显，与图像背景有良好对比；MIP或MPR、VR等重组图像也能清晰显示上腔静脉主干的形态、密度和异常改变。

2. 图像上的信息准确

（1）图像上的文字信息：应包括医院名称，受检者姓名、性别、年龄、检查号，扫描层厚、层间隔，扫描时间，扫描视野，扫描方位，管电压（kV）、管电流（mAs）值，以及左或右标识；字母、数字显示清晰；文字不超出图片，也未遮挡图片中的影像。

（2）图像上的影像信息：图像必须足够大，可以用来评价上腔静脉主干及其主要分支的正常解剖结构及病变；图像对比度良好，可最优化地显示组织间的不同层次；图像中无影响诊断的伪影，包括金属异物伪影、呼吸运动伪影、主动脉搏动伪影及设备引起的伪影。

（十二）下腔静脉 CTV

1. 轴位图像 下腔静脉主干显示清晰，强化明显，与图像背景有良好对比；MIP或MPR、VR等重组图像也能清晰显示下腔静脉主干的形态、密度和异常改变。

2. 图像上的信息准确

（1）图像上的文字信息：应包括医院名称，受检者姓名、性别、年龄、检查号，扫描层厚、层间隔，扫描时间，扫描视野，扫描方位，管电压（kV）、管电流（mAs）值，以及左或右标识；字母、数字显示清晰；文字不超出图片，也未遮挡图片中的影像。

（2）图像上的影像信息：图像必须足够大，可以用来评价下腔静脉主干及其主要分支的正常解剖结构及病变；图像对比度良好，可最优化地显示组织间的不同层次；图像中无影响诊断的伪影，包括金属异物伪影、呼吸运动伪影、主动脉搏动伪影及设备引起的伪影。

（十三）下肢静脉 CTV

1. 轴位图像　下肢静脉主干显示清晰，强化明显，与图像背景有良好对比；MIP或MPR、VR等重组图像也能清晰显示下肢静脉主干的形态、密度和异常改变。

2. 图像上的信息准确

（1）图像上的文字信息：应包括医院名称，受检者姓名、性别、年龄、检查号，扫描层厚、层间隔、扫描时间，扫描视野，扫描方位，管电压（kV）、管电流（mAs）值，以及左或右标识；字母、数字显示清晰；文字不超出图片，也未遮挡图片中的影像。

（2）图像上的影像信息：图像必须足够大，可以用来评价下肢静脉主干及其主要分支的正常解剖结构及病变；图像对比度良好，可最优化地显示组织间的不同层次；图像中无影响诊断的伪影，包括金属异物伪影、呼吸运动伪影、主动脉搏动伪影及设备引起的伪影。

十、CT 灌注成像

CT灌注成像是一种用于评估组织灌注和血流的影像学技术，为确保其准确性和可重复性，需要进行定期的质控。以下是一些CT灌注成像的质控标准。

1. 对比剂注射器性能　定期检查对比剂注射器的性能，确保注射剂量的准确性和流速的一致性。检查注射器的管道、阀门、注射器头等部分，以防漏药或其他问题。

2. 注射流量的准确性　确保对比剂注射流量的准确性，以保证CT灌注成像的定量测量可靠。使用标准流速试剂进行定期校准，并检查注射流量曲线的一致性。

3. 扫描协议一致性　确保在不同患者和不同扫描时间点使用相同的扫描协议。保持注射流量、扫描延迟等参数的一致性，以确保比较性和可重复性。

4. 动脉输入函数（AIF）的选择和测量　确保正确选择AIF，以提供准确的对比剂浓度-时间曲线。定期检查AIF的测量方法，以确保其可靠性和一致性。

5. CT值的标定　对CT设备定期进行灵敏度校准，以确保CT值的准确性。使用标准参考物质进行校准，保持CT值的一致性。

6. 注射延迟的控制　确保正确测量并控制对比剂的注射延迟时间。使用标准方法或自动测量工具进行注射延迟的确定，并保持一致性。

7. 图像质量评估　定期评估CT灌注成像的图像质量，包括对比度、空间分辨力等。确保图像质量符合临床要求，并进行必要的调整和优化。

8. 剂量监测　定期监测患者接受的辐射剂量，确保在合理范围内。使用剂量指数（如CTDIvol）进行测量，并与国际和国家标准进行比较。这些质控标准有助于确保CT灌注成像的准确性、可靠性和临床可比性，提高对组织灌注和血流的准确评估。

十一、能谱 CT

能谱CT（spectral CT）是一种通过测量X线在物质中不同能量水平的吸收特性来获取更多信息的CT技术。质控标准对于保证能谱CT图像的准确性和临床可用性非常重要。以下是一些可能适用于能谱CT的质控标准。

1. **能谱校准和准确性**　确保系统能够准确校准不同能量水平的X线，以便获取准确的能谱信息。定期进行能谱校准测试，以验证不同能量通道的准确性。

2. **对比度和分辨率**　测量能谱CT图像中不同物质的对比度，以确保系统能够有效地区分不同组织和物质。进行分辨率测试，以评估系统在图像中显示小结构的能力。

3. **能谱图像的空间和对比度分辨率**　评估图像的空间分辨率，以确保能够清晰地显示解剖结构。测试对比度分辨率，以确保系统在图像中的对比度表现。

4. **伪彩校准**　对于使用伪彩图像的系统，确保伪彩图像的颜色映射与物质的实际组成相匹配。定期检查伪彩图像的准确性和一致性。

5. **能谱准确性**　测试系统在不同能量水平上的能谱分辨率，以确保在整个能谱范围内获得准确的能谱信息。使用标准化测试物体模拟不同组织的能谱特性进行测试。

6. **辐射剂量和优化**　确保能谱CT扫描的辐射剂量在合适范围内，以最小化对患者的辐射暴露。定期进行辐射剂量测量和优化，以确保合理的辐射剂量水平。

7. **能谱伪影**　检查能谱CT图像中可能出现的伪影，如能谱溢出或混叠，确保其最小化。优化系统参数以减少伪影的发生。

8. **系统稳定性**　定期监测能谱CT系统的稳定性，确保图像质量的一致性。检查系统在时间和温度变化下的性能表现。

9. **校准物体**　使用标准化的校准物体进行定期测试，以验证系统测量的准确性和一致性。

这些标准可能需要根据具体的能谱CT成像系统和制造商提供的建议进行调整。医疗机构应根据其具体设备和应用需求，制订并执行适合的能谱CT成像质控计划。

第四节　MRI图像质控标准

一、头部

（一）颅脑 MRI

1.图像获取符合MRI检查操作规范

（1）线圈：应用头颅正交线圈、头颅相控阵线圈或头颈联合线圈。

（2）成像方位和序列：

1）横轴位图像：T1WI、T2WI、T2FLAIR、DWI序列；T1WI有高信号时应加扫T1WI脂肪抑制（fs-T1WI）序列。

2）冠状位图像：T1WI或T2WI。

3）矢状位图像：T1WI或T2WI（注：常规至少包括冠状或矢状位T1WI或T2WI图像中的一种图像）。

4）增强检查图像：常规包括横轴位、冠状位和矢状位T1WI图像（可选用脂肪抑制技术）；病灶较小或颅后窝血管搏动伪影明显者，可加扫3D梯度T1WI序列。

（3）成像参数：同颅脑MRI检查操作规范推荐的参数，包括层厚5~6 mm；层间隔1~1.5 mm；DWI图像，b=1000 s/mm^2。

2.图像处理得当 适当调整窗宽、窗位，使影像灰度、对比度适中，使不同脑组织结构间的对比及病变与正常脑组织结构间的对比均可达到最佳显示。

3.图像能满足影像诊断的需要

（1）包括范围：全部脑组织结构。

（2）显示体位：各体位图像上显示体位标准，其中横轴位和冠状位图像上，多可显示颅脑两侧结构基本对称。

（3）组织间对比：在相应序列图像上，不同脑组织结构的信号强度对比可反映各自的权重特征；图像上信噪比高，脑组织结构间对比良好，可清楚地分辨大脑的灰、白质及异常信号病灶。

4.图像上的信息准确

（1）图像上的文字信息：应包括医院名称，受检者姓名、性别、年龄、检查号，检查日期和时间，设备型号，线圈，扫描视野，矩阵，当前层面的序列号、图号及位置，TR和TE时间，层厚和层间隔，激励次数，左或右标识，窗宽、窗位及比例尺；字母、数字显示清晰；文字未遮挡图像中感兴趣部位影像。

（2）图像上的影像信息：图像按解剖顺序排列，无层面遗漏及错位；图像中影像的大小及灰度适中；脑组织结构间及与病变间的对比良好，无各种原因所致的伪影，或即使有少许伪影也不影响诊断的准确性。

5.图像质量等级评价标准

0级：图像对比不佳、层次不明、伪影大、影像模糊，无法观察，不能诊断。

1级：图像显示模糊，具有明显的头部运动伪影或金属伪影，图像干扰严重，基本不能诊断。

2级：图像上的脑灰、白质对比显示欠清晰，或略有头部运动伪影，图像略有干扰，但基本不影响诊断。

3级：图像上的脑灰、白质对比清晰，无头部运动伪影和金属伪影，图像无干扰，符合诊断要求。

图像质量必须达到2级或3级方可允许打印图片及签发报告。

附：颅脑 MRI 非常规序列（功能）图像

1. MRS图像

（1）图像获取符合MRI检查操作规范：显示多采用PRESS序列。

（2）图像处理得当：单体素序列ROI位于ROI中心，图像包括定位相和谱线；多体素序列的ROI尽可能多包含ROI、周围水肿区及对侧正常区域，每个体素均应对应一幅谱线图。

（3）图像能满足影像诊断的需要：NAA、Cho、Cr峰清晰可见，基线平稳。

（4）图像上的信息准确：图像文字信息完整、无遗漏；图像上的影像信息伪影少、基线稳定。

2. SWI图像

（1）图像获取符合MRI检查操作规范：应用三维完全流动补偿梯度回波序列。

（2）图像处理得当：图像包括幅度图、相位图和SWI图；在相位图上，可测得相位值。

（3）图像能满足影像诊断的需要：图像可清晰显示脑内细小静脉及其发育畸形和各种原因导致的铁沉积灶。

（4）图像上的信息准确：图像文字信息完整，无遗漏；图像影像信息伪影少，脑内细小静脉显示清晰，并与背景脑组织有明显对比。

（二）颅脑 MRA 和 MRV

1. 图像获取符合MRI检查操作规范

（1）线圈：应用头颅正交线圈、头颅相控阵线圈或头颈联合线圈。

（2）成像方位和序列：MRA采用横轴位3D-TOF，有条件者可用ASL-MRA；MRV采用斜矢状位2D-TOF或3D-PC。

（3）成像参数：同颅脑MRA和MRV检查操作规范推荐或建议的参数，层厚1.2 mm，3D无层间隔采集。

2. 图像处理得当

（1）MRA图像应包括：横轴位3D薄层图像及3D-MIP重建图像，其中3D-MIP图像包含多方向旋转360°的多角度图像。

（2）MRV图像应包括：冠状位3D薄层图像及3D-MIP重建图像，其中3D-MIP图像包含多方向旋转360°的多角度图像。

3. 图像能满足影像诊断的需要

（1）图像上包括的血管范围：MRA包括颈内动脉颅内段、大脑前动脉、大脑中动脉、椎-基底动脉、大脑后动脉及其主要分支；MRV包括上下矢状窦及其重要属支、直窦、窦汇、横窦、乙状窦及颈内静脉颅内段。

（2）血管结构显示：血管结构显示清晰，边缘光滑、连续，主要分支或属支清晰可辨，与背景结构有良好的对比，能确切显示其管径和走行。

4. 图像上的信息准确

（1）图像上的文字信息：应包括医院名称，受检者姓名、性别、年龄、检查号，检查日期和时间，设备型号，线圈，成像序列参数，左或右标识，窗宽、窗位及比例尺；字母、数字显示清晰；文字未遮挡图像中感兴趣部位影像。

（2）图像上的影像信息：图像中影像的大小及灰度适中；脑血管结构与背景对比良好，无明显阶梯伪影、卷褶伪影、运动伪影及设备或异物引起的伪影，或即使有少许伪影也不影响诊断的准确性。

5. 图像质量等级评价标准

0级：脑血管结构显示不清，不能进行诊断。

1级：脑血管结构显示较清晰，但有伪影，不易做出准确诊断。

2级：脑血管结构显示良好，有少许伪影，但不影响诊断。

3级：脑血管结构显示清晰，血管边缘清楚、锐利、连续，可明确诊断。

图像质量必须达到2级或3级方可允许打印图片及签发报告。

（三）垂体和鞍区MRI

1. 图像获取符合MRI检查操作规范

（1）线圈：应用头颅正交线圈、头颅相控阵线圈或头颈联合线圈。

（2）成像方位和序列：矢状位图像T1WI；冠状位图像T1WI、T2WI，不加脂肪抑制。增强检查图像：①非垂体微腺瘤的鞍区病变，可行常规冠状位和矢状位fs-T1WI图像，辅以横轴位；②垂体微腺瘤，行冠状面动态增强扫描，不加脂肪抑制，时间分辨率10~30 s/期或更短（根据设备性能条件设置，应保证图像分辨率满足诊断需要），时相＞6期，总扫描时间＞2 min。

（3）成像参数：同垂体和鞍区MRI检查操作规范推荐或建议的参数，层厚3 mm，层间隔0.3 mm和局部放大的扫描视野。

2. 图像处理得当　各序列图像上显示窗技术应用合理，影像的灰度、对比度适中，

垂体与周围结构及其病变间的对比达到最佳显示。

3. 图像能满足影像诊断的需要

（1）包括范围：全部垂体组织和蝶鞍结构。

（2）显示体位：各体位图像上显示体位标准，其中冠状位上显示垂体及鞍区结构基本对称。

（3）组织间对比：在相应序列图像上，垂体结构和相邻脑组织的信号强度可反映出各自的权重特征，且图像信噪比高，能够清楚地显示和辨别垂体、垂体柄、视交叉及其周围组织结构和异常改变。

4. 图像上的信息准确

（1）图像上的文字信息：应包括医院名称，受检者姓名、性别、年龄、检查号，检查日期和时间，设备型号，线圈，扫描视野，矩阵，当前层面的序列号、图号及位置，TR和TE时间，层厚和层间隔，激励次数，左或右标识，窗宽、窗位及比例尺；字母、数字显示清晰；文字未遮挡图像中感兴趣部位影像。

（2）图像上的影像信息：图像按解剖顺序排列，无层面遗漏及错位；图像中影像的大小及灰度适中；无各种原因所致的伪影，或即使有少许伪影也不影响诊断的准确性。

5. 图像质量等级评价标准

0级：图像无法观察，垂体和鞍区形态及结构显示不清，不能诊断。

1级：垂体和鞍区形态及结构显示模糊，具有明显的头动伪影或血管搏动伪影，基本不能诊断。

2级：垂体和鞍区形态及结构显示欠清晰，或略有头动伪影或血管搏动伪影，但基本不影响诊断。

3级：垂体和鞍区及其周围结构显示清晰，无头动伪影或血管搏动伪影，符合诊断要求。

图像质量必须达到2级或3级方可允许打印图片及签发报告。

（四）海马MRI

1. 图像获取符合MRI检查操作规范

（1）线圈：应用头颅正交线圈、头颅相控阵线圈或头颈联合线圈。

（2）成像方位和序列：

1）横轴位图像：3D T2WI或T2FLAIR；斜横轴位T2WI、T1WI、T2FLAIR。

2）斜冠状位图像：3D薄层T1WI或T2FLAIR。

3）矢状位图像：T2WI。

4）增强检查图像：常规包括横轴位、斜横轴位、斜冠状位和矢状位T1WI图像（可选用脂肪抑制技术）。

（3）成像参数：同海马MRI检查操作常规推荐或建议的参数，层厚3 mm；层间隔0.5 mm；DWI图像，b=1000 s/mm^2。

2. 图像处理得当　适当调整窗宽、窗位，使影像灰度、对比度适中，海马各结构间的对比及与病变间的对比均达到最佳显示。

3.图像能满足影像诊断的需要

（1）包括范围：两侧颞叶及全部海马结构。

（2）显示体位：各方位图像上显示体位标准，其中斜冠状位图像多可显示两侧海马结构，且两侧海马结构基本对称。

（3）组织间对比：在相应序列图像上，不同脑组织结构的信号强度对比可反映出各自的权重特征；且图像上信噪比高，能清楚地分辨出海马、颞下回、颞中回及颞上回结构，海马与周围组织对比明显，边缘清晰锐利，可满足体积和信号强度测量。

4. 图像上的信息准确

（1）图像上的文字信息：应包括医院名称，受检者姓名、性别、年龄、检查号，检查日期和时间，设备型号，线圈，扫描视野，矩阵，当前层面的序列号、图号及位置，TR和TE时间，层厚和层间隔，激励次数，左或右标识，窗宽、窗位及比例尺；字母、数字显示清晰；文字未遮挡图像中感兴趣部位影像。

（2）图像上的影像信息：图像按解剖顺序排列，无层面遗漏及错位；图像中影像的大小及灰度适中；对比良好，无运动伪影、磁敏感伪影、脑脊液流动等各种原因所致的伪影。

5. 图像质量等级评价标准

0级：图像无法观察，海马形态及结构显示不清，不能诊断。

1级：海马形态及结构显示模糊，具有明显的头动伪影或血管搏动伪影，基本不能诊断。

2级：海马形态及其周围结构显示欠清晰，或略有头动伪影或血管搏动伪影，但基本不影响诊断。

3级：海马及其周围结构显示清晰，无头动伪影或血管搏动伪影，符合诊断要求。

图像质量必须达到2级或3级方可允许打印图片及签发报告。

（五）桥小脑三角区 MRI

1.图像获取符合MRI检查操作规范

（1）线圈：应用头颅正交线圈、头颅相控阵线圈或头颈联合线圈。

（2）成像方位和序列：

1）横轴位图像：T1WI、2D薄层T2WI、T2FLAIR、DWI，推荐辅以伪影消除技术（如BLADE或PROPELLER）。

2）冠状位图像：T1WI、T2WI。

3）矢状位图像：T1WI、T2WI。

4）增强检查图像：常规包括横轴位、冠状位和矢状位T1WI图像（可选用脂肪抑制技术）。

（3）成像参数：同桥小脑三角区MRI检查操作常规推荐或建议的参数，层厚2~5 mm，层间隔0.2~0.3 mm。

2. 图像处理得当　适当调整窗宽、窗位，使影像灰度、对比度适中，桥小脑三角区各结构间的对比及与病变间的对比均达到最佳显示。

3.图像能满足影像诊断的需要

（1）包括范围：枕骨大孔至脑桥上缘。

（2）显示体位：各体位图像上显示体位标准，轴位及冠状位图像多可显示两侧桥小脑三角区结构，且两侧桥小脑三角区结构基本对称。

（3）组织间对比：在相应序列图像上，不同组织结构的信号强度对比可反映出各自的权重特征；且图像上信噪比高，能够清晰地显示和辨别延髓、脑桥、面神经和前庭蜗神经及三叉神经颅内段、细小血管等结构及异常病变。

4. 图像上的信息准确

（1）图像上的文字信息：应包括医院名称，受检者姓名、性别、年龄、检查号，检查日期和时间，设备型号，线圈，扫描视野，矩阵，当前层面的序列号、图号及位置，TR和TE时间，层厚和层间隔，激励次数，左或右标识，窗宽、窗位及比例尺；字母、数字显示清晰；文字未遮挡图像中感兴趣部位影像。

（2）图像上的影像信息：图像按解剖顺序排列，无层面遗漏及错位；图像中影像的大小及灰度适中；对比良好，无卷褶伪影、运动伪影、磁敏感伪影、血管搏动等各种原因所致的伪影。

5.图像质量等级评价标准

0级：图像上的影像无法观察或显示不清，不能诊断。

1级：桥小脑三角区组织形态及结构显示模糊，具有明显的头部运动伪影或金属伪影，图像干扰严重，基本不能诊断。

2级：桥小脑三角区组织形态及结构对比显示欠清晰，或略有头部运动伪影，图像略有干扰，但基本不影响诊断。

3级：桥小脑三角区组织形态及结构对比清晰，无头部运动伪影和金属伪影，图像无干扰，符合诊断要求。

图像质量必须达到2级或3级方可允许打印图片及签发报告。

（六）三叉神经、面神经和前庭蜗神经 MRI

1. 图像获取符合MRI检查操作规范

（1）线圈：应用头颅正交线圈、头颅相控阵线圈或头颈联合线圈。

（2）成像方位和序列：横轴位T2WI，3D-TOF，3D-FIESTA。

（3）成像参数：同三叉神经及面神经MRI检查操作规范推荐或建议的参数，层厚1.0 mm，3D无层间隔采集。

2. 图像处理得当

（1）3D-TOF序列：必要时重建3D-MIP图像；3D-FIESTA序列：重建平行于三叉神经和面神经的MPR图像；为显示神经与病灶或血管关系可重建其他各方位后处理图像。

（2）各序列图像上显示窗技术应用合理：三叉神经、面神经和前庭蜗神经与脑脊液及血管对比良好。

3. 图像能满足影像诊断的需要

（1）图像上包括的脑神经范围：三叉神经及面神经和前庭蜗神经颅内段。

（2）三叉神经、面神经和前庭蜗神经与背景结构有良好的对比，能确切显示其形态和走行，并与相邻血管（椎-基底动脉、小脑动脉主干或分支）关系显示清晰（有无接触、压迫）。

4. 图像上的信息准确

（1）图像上的文字信息：应包括医院名称，受检者姓名、性别、年龄、检查号，检查日期和时间，设备型号，线圈，成像序列参数，左或右标识，窗宽、窗位及比例尺；字母、数字显示清晰；文字未遮挡图像中感兴趣部位影像。

（2）图像上的影像信息：图像中影像的大小及灰度适中；脑神经与背景对比良好，无明显阶梯伪影、卷褶伪影、运动伪影及设备或异物引起的伪影，或即使有少许伪影也不影响诊断的准确性。

5. 图像质量等级评价标准

0级：双侧三叉神经及面神经和前庭蜗神经无法观察，伪影严重，不能诊断。

1级：双侧三叉神经及面神经和前庭蜗神经显示模糊，有明显伪影，基本不能诊断。

2级：双侧三叉神经及面神经和前庭蜗神经显示较清晰，可基本明确与周围血管的毗邻关系，或有少许伪影，但不影响诊断。

3级：双侧三叉神经及面神经和前庭蜗神经显示清晰，可明确与周围血管的毗邻关系，无各种伪影，可明确诊断。

图像质量必须达到2级或3级方可允许打印图片及签发报告。

（七）眼和眼眶 MRI

1. 图像获取符合MRI检查操作规范

（1）线圈：应用头颅正交线圈、头颅相控阵线圈或头颈联合线圈。

（2）成像方位和序列：

1）横轴位图像：T1WI、T2WI、fs-T2WI；冠状位图像T1WI、T2WI。

2）斜矢状位图像：fs-T2WI。

3）增强检查图像：常规包括横轴位、冠状位和斜矢状位脂肪抑制T1WI图像（可应用多期增强检查）。

（3）成像参数：同眼和眼眶MRI检查操作规范推荐或建议的参数，层厚3 mm，层间隔0.3 mm和局部放大的扫描视野。

2. 图像处理得当　各序列图像上显示窗技术应用合理，影像的灰度、对比度适中，眼和眼眶各结构及其病变间的对比达到最佳显示。

3. 图像能满足影像诊断的需要

（1）范围：全部眼及眼眶结构。

（2）显示体位：各体位图像上显示体位标准，其中轴位和冠状位上显示两侧眼眶结构基本对称。

（3）组织间对比：在相应序列图像上，眼及眼眶各组织的信号强度可反映出各自的权重特征，且图像上信噪比高，能够清楚地显示和辨别两侧眼眶、视神经、眼球、眼外肌、眶周结构等，以及周围组织结构和异常改变。

4. 图像上的信息准确

（1）图像上的文字信息：应包括医院名称，受检者姓名、性别、年龄、检查号，检查日期和时间，设备型号，线圈，扫描视野，矩阵，当前层面的序列号、图号及位置，TR和TE时间，层厚和层间隔，激励次数，左或右标识，窗宽、窗位及比例尺；字母、数字显示清晰；文字未遮挡图像中感兴趣部位影像。

（2）图像上的影像信息：图像按解剖顺序排列，无层面遗漏及错位；图像中影像的大小及灰度适中；无各种原因所致的伪影，或即使有少许伪影也不影响诊断的准确性。

5. 图像质量等级评价标准

0级：图像无法观察，眼及眼眶结构显示不清，伪影严重，不能诊断。

1级：图像上的影像显示不清晰，眼及眼眶各结构较难辨认，伪影较重，基本不能诊断。

2级：图像上的影像显示较清晰，眼及眼眶各结构可辨，或略有伪影，图像略有干扰，但基本不影响诊断。

3级：图像上的影像显示清晰，眼及眼眶各结构易于分辨，无各种伪影，图像无干扰，符合诊断要求。

图像质量必须达到2级或3级方可允许打印图片及签发报告。

（八）耳与颞骨部 MRI

1. 图像获取符合MRI检查操作规范

（1）线圈：应用头颅正交线圈、头颅相控阵线圈或头颈联合线圈。

（2）成像方位和序列：

1）横轴位图像：T1WI，T2WI，3D-FIESTA。

2）冠状位图像：fs-T2WI。

3）斜矢状位图像：高分辨率T2WI。

4）增强检查图像：常规包括横轴位、冠状位和矢状位脂肪抑制T1WI图像（可应用多期增强检查）。

（3）成像参数：同耳与颞骨部MRI检查操作规范推荐或建议的参数。2D：层厚3.0 mm，层间隔0.3 mm；3D：层厚1.0 mm，无间隔采集和局部放大的扫描视野。

2. 图像处理得当

（1）各序列图像上显示窗技术应用合理，影像的灰度、对比度适中，耳与颞骨部各结构及其病变间的对比达到最佳显示。

（2）内耳迷路成像图像应包括横轴位薄层3D-FIESTA图像，以及MIP、VR重建图像，其中MIP、VR重建图像包含多方向旋转360°的多角度图像。

3. 图像能满足影像诊断的需要

（1）包括范围：双耳乳突及颞骨。

（2）显示体位：各体位图像上显示体位标准，其中轴位和冠状位上双侧内耳道结构基本对称。

（3）组织间对比：在相应序列图像上，双耳及颞骨部各组织的信号强度可反映出各自的权重特征，且图像上信噪比高，能够清楚地显示和辨别双侧乳突、面神经和前庭蜗神经、内耳迷路等结构，以及周围组织结构和异常改变。

4. 图像上的信息准确

（1）图像上的文字信息：应包括医院名称，受检者姓名、性别、年龄、检查号，检查日期和时间，设备型号，线圈，扫描视野，矩阵，当前层面的序列号、图号及位置，TR和TE时间，层厚和层间隔，激励次数，左或右标识，窗宽、窗位及比例尺；字母、数字显示清晰；文字未遮挡图像中感兴趣部位的影像。

（2）图像上的影像信息：图像按解剖顺序排列，无层面遗漏及错位；图像中影像的大小及灰度适中；无各种原因所致的伪影，或即使有少许伪影也不影响诊断的准确性。

5.图像质量等级评价标准

0级：影像无法观察或显示不清，不能诊断。

1级：中耳、内耳各结构，以及面神经和前庭蜗神经显示不清晰，具有明显的头部运动伪影或金属伪影，图像干扰严重，基本不能诊断。

2级：中耳、内耳各结构，以及面神经和前庭蜗神经显示较清晰，或有少许伪影，图像略有干扰，但基本不影响诊断。

3级：中耳、内耳各结构，以及面神经和前庭蜗神经显示清晰，无伪影，图像无干扰，符合诊断要求。

图像质量必须达到2级或3级方可允许打印图片及签发报告。

（九）鼻和鼻窦 MRI

1.图像获取符合MRI检查操作规范

（1）线圈：应用头颅正交线圈、头颅相控阵线圈或头颈联合线圈。

（2）成像方位和序列：

1）横轴位图像：T1WI、T2WI、fs-T2WI。

2）冠状位图像：T2WI。

3）矢状位图像：T1WI。

4）增强检查图像：常规包括横轴位、冠状位和矢状位脂肪抑制T1WI图像（可应用多期增强检查）。

（3）成像参数：同鼻和鼻窦MRI检查操作规范推荐或建议的参数，层厚4.0 mm，层间隔0.5 mm。

2.图像处理得当　各序列图像上显示窗技术应用合理，影像的灰度、对比度适中，鼻和鼻窦各结构及其病变间的对比达到最佳显示。

3.图像能满足影像诊断的需要

（1）包括范围：口底至额窦上界。

（2）显示体位：各体位图像上显示体位标准，其中轴位和冠状位上显示两侧鼻部结构基本对称。

（3）组织间对比：在相应序列图像上，鼻部及鼻窦各组织的信号强度可反映出各自的权重特征，且图像上信噪比高，能够清楚地显示和辨别鼻腔、鼻窦骨性和软组织结构，以及周围组织结构和异常改变。

4. 图像上的信息准确

（1）图像上的文字信息：应包括医院名称，受检者姓名、性别、年龄、检查号，检查日期和时间，设备型号，线圈，扫描视野，矩阵，当前层面的序列号、图号及位置，TR和TE时间，层厚和层间隔，激励次数，左或右标识，窗宽、窗位及比例尺；字母、数字显示清晰；文字未遮挡图像中感兴趣部位影像。

（2）图像上的影像信息：图像按解剖顺序排列，无层面遗漏及错位；图像中影像的大小及灰度适中；无各种原因所致的伪影，或即使有少许伪影也不影响诊断的准确性。

5. 图像质量等级评价标准

0级：影像无法观察或显示不清，不能诊断。

1级：影像模糊，鼻腔和鼻窦结构难以分辨，图像干扰严重，基本不能诊断。

2级：影像较清晰，鼻腔和鼻窦结构可辨，或有少许伪影，图像略有干扰，但基本不影响诊断。

3级：影像清晰，鼻腔和鼻窦结构易辨，无伪影，图像无干扰，符合诊断要求。

图像质量必须达到2级或3级方可允许打印图片及签发报告。

（十）鼻咽和口咽 MRI

1. 图像获取符合MRI检查操作规范

（1）线圈：应用头颅正交线圈、头颅相控阵线圈或头颈联合线圈。

（2）成像方位和序列：

1）横轴位图像：T1WI、T2WI、fs-T2WI。

2）冠状位和（或）矢状位图像：T1WI、T2WI。

3）增强检查图像：常规包括横轴位、冠状位和矢状位脂肪抑制T1WI图像（可应用多期增强检查）。

（3）成像参数：同鼻咽和口咽MRI检查操作规范推荐或建议的参数，层厚5.0 mm，层间隔1.0 mm。

2. 图像处理得当 各序列图像上显示窗技术应用合理，影像的灰度、对比度适中，鼻和鼻窦各结构及其病变间的对比达到最佳显示。

3. 图像能满足影像诊断的需要

（1）范围：蝶窦上缘至会厌软骨下缘。

（2）显示体位：各体位图像上显示体位标准，其中轴位和冠状位图像上显示鼻咽腔两侧结构基本对称。

（3）组织间对比：在相应序列图像上，鼻咽及口咽部各组织的信号强度可反映出各自的权重特征，且图像上信噪比高，能够清楚地显示和辨别鼻咽、口咽腔、喉腔上部、部分鼻窦、颈部两侧淋巴结等结构和异常改变。

4. 图像上的信息准确

（1）图像上的文字信息：应包括医院名称，受检者姓名、性别、年龄、检查号，检查日期和时间，设备型号，线圈，扫描视野，矩阵，当前层面的序列号、图号及位置，TR和TE时间，层厚和层间隔，激励次数，左或右标识，窗宽、窗位及比例尺；字母、数字显示清晰；文字未遮挡图像中感兴趣部位影像。

（2）图像上的影像信息：图像按解剖顺序排列，无层面遗漏及错位；图像中影像的大小及灰度适中；无各种原因所致的伪影，或即使有少许伪影也不影响诊断的准确性。

5. 图像质量等级评价标准

0级：影像无法观察或显示不清，不能诊断。

1级：咽壁各层结构、筋膜间隙等显示模糊，伪影较重，基本不能诊断。

2级：咽部解剖结构显示较清楚，咽壁各层结构、筋膜间隙可见，周围脂肪组织显示较清楚，有伪影影响，但基本不影响诊断。

3级：咽部各结构显示清楚，咽壁厚度及横径可以测量，黏膜下脂肪层可见，咽部各区周围毗邻脂肪组织显示清晰，符合诊断要求。

图像质量必须达到2级或3级方可允许打印图片及签发报告。

（十一）颞下颌关节 MRI

1. 图像获取符合MRI检查操作规范

（1）线圈：应用头颅正交线圈、头颅相控阵线圈或头颈联合线圈。

（2）成像方位和序列：包括张口位和闭口位。

1）横轴位图像：T1WI、T2WI。

2）斜冠状位图像：T1WI。

3）斜矢状位图像：PDWI脂肪抑制、T2WI脂肪抑制。

（3）成像参数：同颞下颌关节MRI检查操作规范推荐或建议的参数，层厚2.0 mm，层间隔0.2 mm和局部放大的扫描视野。

2. 图像处理得当　各序列图像上显示窗技术应用合理，影像的灰度、对比度适中，颞下颌关节结构及病变间的对比达到最佳显示。

3. 图像能满足影像诊断的需要

（1）范围：双侧颞下颌关节。

（2）显示体位：各体位图像上显示体位标准，其中轴位和冠状位图像上显示双侧颞下颌关节结构基本对称。

（3）组织间对比：在相应序列图像上，颞下颌关节各组织的信号强度可反映出各自的权重特征，且图像上信噪比高，能够清楚地显示和辨别两侧颞下颌关节关节盘、骨性结构，以及周围组织结构和异常改变。

4. 图像上的信息准确

（1）图像上的文字信息：应包括医院名称，受检者姓名、性别、年龄、检查号，检查日期和时间，设备型号，线圈，扫描视野，矩阵，当前层面的序列号、图号及位置，TR和TE时间，层厚和层间隔，激励次数，左或右标识，窗宽、窗位及比例尺；字母、数字显示清晰；文字未遮挡图像中感兴趣部位影像。

（2）图像上的影像信息：图像按解剖顺序排列，无层面遗漏及错位；图像中影像的大小及灰度适中；无各种原因所致的伪影，或即使有少许伪影也不影响诊断的准确性。

5. 图像质量等级评价标准

0级：图像无法观察，颞下颌关节结构显示不清，不能诊断。

1级：颞下颌关节结构显示模糊，图像干扰严重，基本不能诊断。

2级：颞下颌关节结构显示较清晰，或略有伪影，图像略有干扰，基本不影响诊断。

3级：颞下颌关节结构显示较清晰，图像无干扰，符合诊断要求。

图像质量必须达到2级或3级方可允许打印图片及签发报告。

（十二）面部MRI

1. 图像获取符合MRI检查操作规范

（1）线圈：应用头颅正交线圈、头颅相控阵线圈或头颈联合线圈。

（2）成像体位和序列：

1）横轴位图像：T1WI、T2WI、fs-T2WI。

2）冠状位和（或）矢状位图像：T1WI、fs-T2WI。

3）增强检查图像：常规包括横轴位、冠状位和矢状位脂肪抑制T1WI图像（可应用多期增强检查）。

（3）成像参数：同面部MRI检查操作规范推荐或建议的参数，层厚5.0 mm，层间隔0.5 mm。

2. 图像处理得当　各序列图像上显示窗技术应用合理，影像的灰度、对比度适中，鼻和鼻窦各结构及病变间的对比达到最佳显示。

3. 图像能满足影像诊断的需要

（1）包括范围：根据病变位置及范围而定。

（2）显示体位：各体位图像上显示体位标准，其中轴位和冠状位图像上显示两侧面部结构基本对称。

（3）组织间对比：在相应序列图像上，面部各组织的信号强度可反映出各自的权重特征，且图像上信噪比高，能够清楚地显示和辨别面部软组织、骨性结构和异常改变。

4. 图像上的信息准确

（1）图像上的文字信息：应包括医院名称，受检者姓名、性别、年龄、检查号，检查日期和时间，设备型号，表面线圈，扫描视野，矩阵，当前层面的序列号、图号及位置，TR和TE时间，层厚和层间隔，激励次数，左或右标识，窗宽、窗位及比例尺；字母、数字显示清晰；文字未遮挡图像中感兴趣部位的影像。

（2）图像上的影像信息：图像按解剖顺序排列，无层面遗漏及错位；图像中影像的大小及灰度适中；无各种原因所致的伪影，或即使有少许伪影也不影响诊断的准确性。

5. 图像质量等级评价标准

0级：图像上的影像无法观察或显示不清，不能诊断。

1级：图像上的影像显示模糊，具有明显的头部运动伪影或金属伪影，图像干扰严重，基本不能诊断。

2级：图像上的影像对比显示欠清晰，或略有头部运动伪影，图像略有干扰，但基本不影响诊断。

3级：图像上的影像对比清晰，无头部运动伪影和金属伪影，图像无干扰，符合诊断要求。

图像质量必须达到2级或3级方可允许打印图片及签发报告。

二、颈部

（一）口咽 MRI

1. 图像获取符合MRI检查操作规范

（1）表面线圈：应用头线圈或头颈联合线圈。

（2）成像体位和序列：

1）横轴位图像：包括T1WI、T2WI、T2WI脂肪抑制、DWI图像。

2）冠状位图像：T2WI脂肪抑制图像。

3）增强检查图像：常规包括横轴位、冠状位和矢状位脂肪抑制图像。

（3）成像参数：扫描层厚≤5 mm，扫描间隔≤1 mm，DWI图像b=800 s/mm^2。

2. 图像处理得当

（1）各序列图像窗技术应用合理。

（2）适当调整窗宽、窗位，使影像灰度、对比度适中，口咽部解剖结构清晰显示，各组织结构间的对比、与病变间的对比均可达到最佳显示。

3. 图像能满足影像诊断的需要

（1）范围：轴位图像上，口咽部应自口咽下1 cm向上至颅底；矢状位图像上，需平行于颌面部正中线，范围包含两侧乳突外缘；冠状位图像上，需平行于口咽部后壁，范围包括从鼻尖后到第2颈椎椎体后缘。

（2）显示体位：各体位图像上显示体位标准，其中横轴位和冠状位图像上显示口咽两侧结构基本对称。

（3）组织间对比：各序列图像均有较高的信噪比，能清楚地显示口咽结构，明确分辨不同类型的组织及其异常改变。

4. 图像上的信息准确

（1）图像上的文字信息：应包括医院名称，受检者姓名、性别、年龄、检查号，检查日期和时间，设备型号，表面线圈，扫描视野，矩阵数，当前层面的序列号、图号及位置，TR和TE时间，层厚和层间隔，激励次数，左或右标识，窗宽、窗位及比例尺；字母、数字显示清晰；文字未遮挡图像中感兴趣部位的影像。

（2）图像上的影像信息：图像按解剖顺序排列，无层面遗漏及错位；图像中影像的大小及灰度适中；口咽软组织结构对比良好，无各种原因所致的伪影。

5. 图像质量等级评价标准

0级：咽部解剖结构之间无对比，咽壁各层结构、筋膜间隙显示不清楚，伪影严重，无法诊断。

1级：咽壁各层结构、筋膜间隙等显示模糊，伪影较重，基本不能诊断。

2级：咽部解剖结构显示较清楚，咽壁各层、筋膜间隙可见，周围脂肪组织显示较清楚，有伪影但不影响诊断。

3级：咽部各结构显示清楚，咽壁厚度及横径可以测量，黏膜下脂肪层可见，咽部各区周围毗邻脂肪组织显示清晰，可明确诊断。

图像质量必须达到2级或3级方可允许打印图片及签发报告。

（二）喉、甲状腺、颈部软组织 MRI

1. 图像获取符合MRI检查操作规范

（1）表面线圈：应用头颈联合线圈。

（2）成像体位和序列：

1）横轴位图像：包括T1WI、T2WI、DWI图像。

2）冠状位图像：T1WI、T2WI脂肪抑制图像。

3）矢状位图像：T1WI脂肪抑制图像（喉部）。

4）增强检查图像：常规包括横轴位、冠状位和矢状位T1WI脂肪抑制图像。

（3）成像参数：同喉、甲状腺、颈部软组织MRI检查操作规范推荐或建议的参数，层厚5 mm，层间隔1 mm，DWI图像b=1000 s/mm^2。

2. 图像处理得当　适当调整窗宽、窗位，使影像灰度、对比度适中，并使喉部、甲状腺等颈部结构间的对比，以及与病变间的对比均达到最佳显示。

3. 图像能满足影像诊断的需要

（1）范围：轴位图像至少包括上至硬腭，下至胸骨切迹或覆盖病变感兴趣区组织结构；矢状位图像范围包含颈部两侧软组织或病变ROI；冠状位图像范围覆盖喉结至乳突后。

（2）显示体位：各体位图像上显示体位标准，其中横轴位和冠状位图像上多可显示颈部两侧结构基本对称。

（3）组织间对比：在相应序列图像上，颈部不同组织结构间的信号强度对比可反映出各自的权重特征；且图像上信噪比高，可清楚地分辨颈部不同的组织结构，包括喉、甲状腺及颈部各间隙和大血管等，并与异常信号病灶形成良好的对比。

4. 图像上的信息准确

（1）图像上的文字信息：应包括医院名称，受检者姓名、性别、年龄、检查号，检查日期和时间，设备型号，表面线圈，扫描视野，矩阵，当前层面的序列号、图号及位置，TR和TE时间，层厚和层间隔，激励次数，左或右标识，窗宽、窗位及比例尺；字母、数字显示清晰；文字未遮挡图像中感兴趣部位的影像。

（2）图像上的影像信息：图像按解剖顺序排列，无层面遗漏及错位；图像中影像的大小及灰度适中；颈部不同组织结构间，以及与病变间的对比良好，无各种原因所致的伪影。

5. 图像质量等级评价标准

0级：颈部解剖结构之间缺乏对比，鼻咽、咽喉结构、甲状腺结构及颈旁淋巴结无法显示或显示不清楚，伪影严重，无法诊断。

1级：咽喉结构、甲状腺结构及颈旁淋巴结显示模糊，伪影较重，基本不能诊断。

2级：咽喉结构、甲状腺结构及颈旁淋巴结可见，周围脂肪组织显示较清楚，有伪影，但不影响诊断。

3级：咽喉结构、甲状腺结构及颈旁淋巴结可见，周围脂肪组织显示较清楚，无伪影，可明确诊断。

图像质量必须达到2级或3级方可允许打印图片及签发报告。

（三）颈部 MRA 和 MRV

1. 图像获取符合MRI检查操作规范

（1）表面线圈：应用头颈联合线圈。

（2）成像体位和序列：MRA采用横轴位3D-TOF，或冠状面3D PC-MRA；MRA和

MRV也可采用冠状面3D对比增强检查。

（3）成像参数：同颅脑MRA和MRV检查操作规范推荐或建议的参数，层厚2.0 mm，层间隔1.0 mm。

2.图像处理得当

（1）图像包括：重建血管源图像，以及经后处理获得的MIP和VR三维重组血管像，并包括多角度血管图像。动脉像尽量减少静脉影像。

（2）图像上显示窗技术应用合理：颈部血管与背景组织有良好对比，能够清晰地显示颈部血管的边缘和走行。

3.图像能满足影像诊断的需要

（1）图像上包括的血管范围：全部颈部血管，上至基底动脉，下至主动脉弓。

（2）血管结构的显示：双侧颈总动脉，颈外、颈内动脉及椎-基底动脉血管轮廓清晰，边缘光滑、连续，血管分叉和主要分支清晰可辨，能确切显示血管的管径、走行及异常改变。

4.图像上的信息准确

（1）图像上的文字信息：应包括医院名称，受检者姓名、性别、年龄、检查号，检查日期和时间，设备型号，表面线圈，成像序列，左或右标识，窗宽、窗位及比例尺；字母、数字显示清晰；文字未遮挡图像中感兴趣部位的影像。

（2）图像上的影像信息：图像中影像的大小及灰度适中；颈部血管结构与背景对比良好，无明显阶梯伪影、卷褶伪影、运动伪影及设备或异物引起的伪影。

5.图像质量等级评价标准

0级：颈动脉管腔和管壁不清，信号噪声比差，有明显的运动伪影，不能诊断。

1级：颈动脉管壁结构可辨别，管腔和血管外缘轮廓局部欠清晰，伴少量运动伪影，基本不能诊断。

2级：颈动脉管壁结构、管腔和血管外缘轮廓较清晰，少量运动伪影，但基本不影响诊断。

3级：颈动脉管壁结构、管腔和血管外缘轮廓清晰，极少或无运动伪影，符合诊断要求。

图像质量必须达到2级或3级方可允许打印图片及签发报告。

三、胸部

（一）纵隔、肺 MRI

1.图像获取符合MRI检查操作规范

（1）线圈：应用体部相控阵线圈。

（2）在腹部呼吸最大处施加呼吸门控，在患者可耐受的情况下施加腹带可以限制患者呼吸运动幅度，有效减少呼吸运动伪影并缩短采集时间。

（3）成像方位和序列：

1）T1WI：冠状位、横轴位FSE或TSE，一般T1WI序列嘱咐患者吸气后屏气，如果采集时间过长，可选取多次屏气扫描。

2）fs-T2WI（呼吸触发，需更新呼吸频率）：横轴位，对于呼吸触发序列可上下添加饱和带，降低血管搏动伪影。

3）HASTE：冠状位、矢状位。

4）DWI：横轴位DWI（b=600~800 mm^2/s），需添加局部匀场［注：常规至少包括冠状位或矢状位T1WI或 T2WI（呼吸触发，需更新呼吸频率）图像中的一种图像］。

5）增强检查图像：常规包括横轴位、冠状位和矢状位脂肪抑制T1WI图像；行多期动态增强扫描，使用三维容积内插快速GRE序列，经过工作站后处理获取MPR图像，必要时提供病灶的信号强度–时间变化曲线，方便描述正常纵隔、肺与异常组织的增强特征。

（4）成像参数：扫描视野40~50 cm，层厚6~8 mm，层间隔2~3 mm。

2.图像处理得当　适当调整窗宽、窗位，使影像灰度、对比度适中，使不同纵隔、肺组织结构间的病变与正常组织结构间的对比均可达到最佳显示。

3.图像能满足影像诊断的需要

（1）范围：全部肺尖至肺底结构。

（2）显示体位：各体位图像上显示体位标准，其中横轴位和冠状位图像上多可显示纵隔、肺两侧结构基本对称。

（3）组织间对比：在相应序列图像上，不同纵隔、肺组织结构的信号强度对比可反映各自的权重特征；且图像上信噪比高，纵隔、肺组织结构间对比良好，可清楚地分辨纵隔、肺正常组织及异常信号病灶。

4.图像上的信息准确

（1）图像上的文字信息：应包括医院名称，受检者姓名、性别、年龄、检查号，检查日期和时间，设备型号，线圈，扫描视野，矩阵，当前层面的序列号、图号及位置，TR和TE时间，层厚和层间隔，激励次数，左或右标识，窗宽、窗位及比例尺；字母、数字显示清晰；文字未遮挡图像中感兴趣部位的影像。

（2）图像上的影像信息：图像按解剖顺序排列，无层面遗漏及错位；图像中影像的大小及灰度适中；纵隔、肺组织结构间，以及与病变间的对比良好；无各种原因所致的伪影，或即使有少许伪影也不影响诊断的准确性。

5.图像质量等级评价标准

0级：图像对比不佳、层次不明、伪影大、影像模糊，无法观察，不能诊断。

1级：图像显示模糊，具有明显的呼吸运动伪影、血管搏动伪影、磁敏感伪影及并行采集伪影，图像干扰严重，基本不能诊断。

2级：图像上的纵隔、肺组织对比显示欠清晰，或略有呼吸运动伪影、血管搏动伪影、磁敏感伪影及并行采集伪影，图像略有干扰，但基本不影响诊断。

3级：图像上的纵隔、肺组织对比清晰，无呼吸运动伪影、血管搏动伪影、磁敏感伪影及并行采集伪影，图像无干扰，符合诊断要求。

图像质量必须达到2级或3级方可允许打印图片及签发报告。

（二）心脏 MRI

1.图像获取符合MRI检查操作规范

（1）线圈：体部相控阵线圈或心脏专用相控阵线圈。

（2）成像方位和序列：短轴位（SAX）、两腔心位（LAX-2ch）、三腔心位（LAX-3ch）、四腔心位（LAX-4ch）、左心室流入流出道（LVOT）、右心室流入流出道（RVOT），需要时辅助以主动脉弓面、主动脉瓣面、肺动脉瓣面等其他层面。

1）平扫序列：FIESTA-Cine、FIESTA、Double IR（双反转恢复快速自旋回波）或Triple IP（三反转恢复快速自旋回波）。

2）亮血序列：主要采用平衡稳态自由进动梯度回波序列，选用单时相成像显示心脏形态，多时相电影成像显示心脏的运动功能（为避免磁敏感伪影，建议做好局部匀场或者选择合适的中心频率）。

3）增强扫描序列：心肌灌注成像采用反转恢复（inversion recovery，IR）-回波平面成像脉冲序列T1WI进行多时相（一般为60~90个时相，患者心功能差时可适当增加）扫描，一般定位选择四腔心一层及短轴方向三层（可将左心室基底至心尖分为五层，选取中间的三层）。心肌延迟强化成像（LGE）选择相位敏感反转恢复序列或IR-梯度回波脉冲序列T1WI进行扫描。

4）亮血电影序列：FIESTA、True FISP、Balance-FFE 等序列，LGE延迟扫描时间至关重要，建议LGE成像时于注射钆对比剂10~15 min后开始扫描（定位选择同电影序列）。

（3）成像参数：扫描视野35~40 cm；扫描层厚5~10 mm，间隔0~1.5 mm，心功能分析采集短轴面电影图像，扫描范围覆盖完整左心室，从心尖到心底（即二尖瓣口），层厚8.0 mm，间隔1~2mm，每个R-R间期采集25~35 个时相。

2.图像处理得当
适当调整窗宽、窗位，使影像灰度、对比度适中，使心肌血池对比，以及病变与正常心脏结构间的对比均可达到最佳显示。

3.图像能满足影像诊断的需要

（1）范围：全部心脏相关结构。

（2）平扫：无严重呼吸运动伪影、心脏血管搏动伪影及磁敏感伪影，清晰显示心肌、心腔、瓣膜、心包、血管壁、血管腔等结构。

（3）功能电影成像：可显示心脏的全心功能和心肌局部功能。

（4）心肌灌注成像：短轴面成像方位角度标准，无呼吸运动和心脏搏动伪影。

（5）心肌延迟强化成像：以短轴面、四腔心面和二腔心面为主，成像方位角度标准，正常心肌信号显示准确（低信号），无明显呼吸运动及心脏血管搏动伪影。

4. 图像上的信息准确

（1）图像上的文字信息：应包括医院名称，受检者姓名、性别、年龄、检查号，检查日期和时间，设备型号，线圈，扫描视野，矩阵，当前层面的序列号、图号及位置，TR和TE时间，层厚和层间隔，激励次数，左或右标识，窗宽、窗位及比例尺；字母、数字显示清晰；文字未遮挡图像中感兴趣部位的影像。

（2）图像上的影像信息：图像按解剖顺序排列，无层面遗漏及错位；图像中影像的大小及灰度适中；心脏组织结构间，以及与病变间的对比良好；无各种原因所致的伪影，或即使有少许伪影也不影响诊断的准确性。

5. 图像质量等级评价标准

0级：图像对比不佳、层次不明、伪影大、影像模糊，无法观察，不能诊断。

1级：图像显示模糊，具有明显的呼吸运动伪影、磁敏感伪影或心脏血管搏动伪影，图像干扰严重，基本不能诊断。

2级：图像上的心脏各结构对比显示欠清晰，或略有呼吸运动伪影、磁敏感伪影或心脏血管搏动伪影，图像略有干扰，但基本不影响诊断。

3级：图像上的心脏各结构对比清晰，无运动伪影、磁敏感伪影或心脏血管搏动伪影，图像无干扰，符合诊断要求。

图像质量必须达到2级或3级方可允许打印图片及签发报告。

（三）大血管 MRI

1. 图像获取符合MRI检查操作规范

（1）线圈：体部相控阵线圈或心脏专用相控阵线圈。

（2）成像方位和序列：扫描冠状面，采用快速或超快速三维梯度回波序列等。

1）T1WI：屏气横轴位、冠状位FLASH/FSPGR/T1-FFE等序列。

2）T2WI：屏气横轴位FSE或TSE等，脂肪抑制FSE或TSE等序列（患者呼吸配合欠佳时，建议改为PROPELLER或BLADE T2序列）。

3）DWI：呼吸门控横轴位DWI（b=800 s/mm^2），EPI技术。

4）黑血序列：冠状位、矢状位。屏气透视触发CE-MRA：斜冠状面（动态定位四腔心，待左心室有药后嘱受检者吸气、屏气再进行扫描）。

5）屏气横轴位：VIBE、LAVA、THRIVE等三维采集序列。

2.图像处理得当　适当调整窗宽、窗位，使影像灰度、对比度适中。所得的MRA原始资料需进行图像后处理，一般以MIP重组较为常用，提供各段、各期血管 MIP 重组多角度旋转三维成像。也可根据需要进行SSD、MPR等重建，根据病变情况，提供病变区域血管局部原始图像或MPR 重组像。设备条件具备的应提供无缝拼接的血管整体像。

3.图像能满足影像诊断的需要

（1）范围：扫描范围上至肺尖，下至膈肌脚，可对不同目标血管进行调整，能显示心脏大血管动脉像及静脉像。

（2）靶血管对比剂处于峰值浓度，血管对比剂浓度饱满，图像清晰，背景组织信号抑制良好，无明显运动伪影。

（3）提供MIP重组多角度旋转三维血管图。

4.图像上的信息准确

（1）图像上的文字信息：应包括医院名称，受检者姓名、性别、年龄、检查号，检查日期和时间，设备型号、线圈，扫描视野，矩阵，当前层面的序列号、图号及位置，TR和TE时间，层厚和层间隔，激励次数，左或右标识，窗宽、窗位及比例尺；字母、数字显示清晰；文字未遮挡图像中感兴趣部位影像。

（2）图像上的影像信息：图像按解剖顺序排列，无层面遗漏及错位；图像中影像的大小及灰度适中；心脏大血管动脉像及静脉像对比良好，无各种原因所致的伪影，或即使有少许伪影也不影响诊断的准确性。

5.图像质量等级评价标准

0级：图像对比不佳、层次不明、伪影大、影像模糊，无法观察，不能诊断。

1级：图像显示模糊，具有明显的呼吸运动伪影或心律不齐导致的伪影，图像干扰严重，基本不能诊断。

2级：图像上的靶血管各结构对比显示欠清晰，或略有呼吸运动伪影或心律不齐导致的伪影，图像略有干扰，但基本不影响诊断。

3级：图像上的靶血管各结构对比清晰，无运动伪影和采集伪影，图像无干扰，符合诊断要求。

图像质量必须达到2级或3级方可允许打印图片及签发报告。

（四）冠状动脉 MRA

1.图像获取符合MRI检查操作规范

（1）在腹部呼吸幅度最大处施加腹带。

（2）正确放置膈肌导航条放置位置。

（3）需要采用膈肌运动门控跟踪技术。

（4）注意FIESTA-Cine序列观察心脏相对静止期（收缩末期或舒张末期）对应的Trigger Delay需要与扫描的时间分辨率保持一致，尽量减轻心脏周期性运动带来的运动伪影。

2.图像处理得当 适当调整窗宽、窗位，使影像灰度、对比度适中，使不同冠状动脉血管结构间与正常心脏结构间的对比均可达到最佳显示。

3.图像能满足影像诊断的需要

（1）范围：冠状动脉起始部至下缘，包含心底。

（2）显示体位：各体位图像上显示体位标准，其中左、右冠状动脉，前室间支、旋支及一些分支动脉显示清楚。

（3）组织间对比：在相应序列图像上，不同血管信号强度（心肌、心腔、瓣膜、心包、血管壁、血管腔等）对比周边器官可反映各自的权重特征；且图像上信噪比高，不同血管信号结构间对比良好，可清楚地分辨不同血管内结构，以及与周边器官的信号强度。

4. 图像上的信息准确

（1）图像上的文字信息：应包括医院名称，受检者姓名、性别、年龄、检查号，检查日期和时间，设备型号，线圈，扫描视野，矩阵，当前层面的序列号、图号及位置，TR和TE时间，层厚和层间隔，激励次数，左或右标识，窗宽、窗位及比例尺；字母、数字显示清晰；文字未遮挡图像中感兴趣部位的影像。

（2）图像上的影像信息：图像按解剖顺序排列，无层面遗漏及错位，并正确标注冠状动脉血管分支；图像中影像的大小及灰度适中；冠状动脉不同血管信号强度与周边器官信号强度对比良好，无各种原因所致的伪影，或即使有少许伪影也不影响诊断的准确性。

5.图像质量等级评价标准

0级：图像对比不佳、层次不明、伪影大、影像模糊，无法观察，无法显示冠状动脉各支血管，不能诊断。

1级：图像显示模糊，具有明显的呼吸运动伪影、心脏搏动伪影、磁敏感伪影，图像干扰严重，无法明确显示冠状动脉各支血管，基本不能诊断。

2级：图像对比显示欠清晰，或略有呼吸运动伪影、心脏搏动伪影、磁敏感伪影，图像略有干扰，可明确显示冠状动脉各支血管，基本不影响诊断。

3级：图像对比清晰，无呼吸运动伪影、心脏搏动伪影、磁敏感伪影，图像无干扰，可明确显示冠状动脉各支血管，符合诊断要求。

图像质量必须达到2级或3级方可允许打印图片及签发报告。

（五）乳腺 MRI

1.图像获取符合MRI检查操作规范

（1）线圈：需要乳腺专用线圈。

（2）成像方位和序列需要统一。

1）平扫序列：FSE或TSE T1WI序列、STIR或频率选择法脂肪抑制序列、DWI。在扫描脂肪抑制序列时，应在双侧或单侧乳腺区域放置局部匀场。所有序列均在胸廓后侧放置饱和带，同时避开腋窝，减轻心脏及大血管搏动伪影，改善图像质量。在矢状位扫描过程中，若出现中心频率偏离，脂肪抑制不均，需手动扫描调节中心频率。

2）增强扫描序列需要采用高压注射器团注对比剂，单期的时间分辨率一般要求在60~90 s之间，动态全过程应扫描至对比剂注射后的8~10 min，以保证增强峰值不会缺失，动态增强序列之后可增加一高分辨率的延迟序列，以便观察病灶细节。

2.图像处理得当
适当调整窗宽、窗位，使影像灰度、对比度适中，并使乳腺腺体与周围组织间的对比达到最佳显示。

3.图像能满足影像诊断的需要

（1）范围：全乳及双侧腋窝。

（2）平扫：乳腺腺体结构及双侧腋窝组织清晰显示，无明显运动伪影和心脏搏动伪影；压脂序列的脂肪抑制均匀、完全；DWI空间分辨率良好，图像无明显变形。必要时可加扫矢状位T2WI抑脂作为辅助方位用于观察病变位置及范围，冠状位T2WI抑脂可用于观察腋窝淋巴结。

（3）多期动态增强：层厚1.4 mm，空间分辨率高，时间分辨力要求小于2 min，以1 min为宜。后处理可提供增强减影图像（需保证每一期没有明显的错层才能取得好的减影图像）、TI灌注时间-信号强度曲线分析结果，以及MPR、MIP重组多期增强血管图像。

4. 图像上的信息准确

（1）图像上的文字信息：应包括医院名称，受检者姓名、性别、年龄、检查号，检查日期和时间，设备型号，表面线圈，扫描视野，矩阵，当前层面的序列号、图号及位置，TR和TE时间，层厚和层间隔，激励次数，左或右标识，窗宽、窗位及比例尺；字母、数字显示清晰；文字未遮挡图像中感兴趣部位的影像。

（2）图像上的影像信息：图像按解剖顺序排列，无层面遗漏及错位；图像中影像的大小及灰度适中；无各种原因所致的伪影，或即使有少许伪影也不影响诊断的准确性。

5. 图像质量等级评价标准

0级：影像无法观察或显示不清，不能诊断。

1级：影像显示模糊，具有明显的呼吸运动伪影或金属伪影，图像干扰严重，基本不能诊断。

2级：影像对比显示欠清晰，或略有呼吸运动伪影，图像略有干扰，但基本不影响诊断。

3级：影像对比清晰，无呼吸运动伪影和金属伪影，图像无干扰，符合诊断要求。

图像质量必须达到2级或3级方可允许打印图片及签发报告。

（六）食管MRI

1. 图像获取符合MRI检查操作规范

（1）线圈：采用多通道体部相控阵线圈和适合的脊柱线圈。

（2）成像体位和序列：

1）横轴位图像：T1WI、T2WI、fs-T2WI及DWI。

2）冠状位和（或）矢状位图像：T1WI、fs-T2WI。

3）增强检查图像：常规包括横轴位、冠状位和矢状位脂肪抑制T1WI图像（可应用多期增强检查）。

（3）成像参数：扫描视野24~30 cm，层厚3~5 mm。

2. 图像处理得当

各序列图像上显示窗技术应用合理，影像的灰度、对比度适中，能够显示食管壁的各层组织结构，以及病变发生的部位、大小，对病变的起源位置得以初步判断，同时使其毗邻组织及病变间的对比达到最佳显示，从而有助于判断病变是否侵袭邻近器官、气管、支气管、肺门、肺动脉、心包和主动脉等，以及外侵的程度。CT无法判断食管癌原发灶与周围气管及气管膜部、主动脉外膜邻界关系时，MRI可提供有价值的补充信息。

3. 图像能满足影像诊断的需要

（1）范围：根据病变位置及范围而定。能够清晰显示上段和下段食管，中段食管由于在左心房后方受压而常不能显示。

（2）显示体位：各体位图像上显示体位标准，其中矢状位上显示食管走行。观察食管等上下走向的病变时，选用矢状位。

（3）组织间对比：在相应序列图像上，食管及其周围各组织的信号强度可反映出各自的权重特征；图像上信噪比高，能够清楚地显示和辨别食管结构组成和异常改变。T2WI加权成像可以清晰显示食管壁和周围组织的细节，如根据密度、信号和回声改变反映食管癌的血供和血流动力学改变。选择合适的b值扩散加权成像不仅可以反映病灶的形态学改变，而且其多参数可定量分析病灶的侵袭性（包括淋巴结等）。动态增强扫描可了解病灶血供情况，对病变的侵犯范围与周围器官的关系及淋巴结的检出率均有提高，适用于食管占位性疾病治疗前的诊断、治疗中的疗效评估监测和治疗后的预后随访。

4. 图像上的信息准确

（1）图像上的文字信息：应包括医院名称，受检者姓名、性别、年龄、检查号，检查日期和时间，设备型号，表面线圈，扫描视野，矩阵，当前层面的序列号、图号及位置，TR和TE时间，层厚和层间隔，激励次数，左或右标识，窗宽、窗位及比例尺；字母、数字显示清晰；文字未遮挡图像中感兴趣部位的影像。

（2）图像上的影像信息：图像按解剖顺序排列，无层面遗漏及错位；图像中影像的大小及灰度适中；无各种原因所致的伪影，或即使有少许伪影也不影响诊断的准确性。

5. 图像质量等级评价标准

0级：影像无法观察或显示不清，不能诊断。

1级：影像显示模糊，具有明显的呼吸运动伪影、并行采集伪影，图像干扰严重，基本不能诊断。

2级：影像对比显示欠清晰，或略有呼吸运动伪影、并行采集伪影，图像略有干扰，但基本不影响诊断。

3级：影像对比清晰，无呼吸运动伪影、并行采集伪影，图像无干扰，符合诊断要求。

图像质量必须达到2级或3级方可允许打印图片及签发报告。

（七）胸壁 MRI

1. 图像获取符合MRI检查操作规范

（1）线圈：采用多通道体部相控阵线圈和适合的脊柱线圈。

（2）成像方位和序列：

1）横轴位图像：T1WI FSE、脂肪抑制的T2WI FSE、DWI。

2）冠状位和（或）矢状位图像：T1WI FLASH，脂肪抑制的T2WI FSE，在相应序列加呼吸门控、呼吸补偿、流动补偿。

3）怀疑感染性病变或肿瘤时，可采用三维动态增强扫描。

4）各序列扫描时应注意编码方向的问题，预防卷褶伪影。

2. 图像处理得当　　各序列图像上显示窗技术应用合理，影像的灰度、对比度适中，并使胸壁和其毗邻组织及病变间的对比达到最佳显示。

3. 图像能满足影像诊断的需要

（1）范围：胸廓入口至膈肌。

（2）显示体位：各体位图像上显示体位标准，其中横轴位和冠状位可显示胸壁两侧基本对称。无严重呼吸运动伪影及大血管搏动伪影，无卷褶伪影，并行采集伪影不影响影像诊断。脂肪抑制完全、均匀。

（3）组织间对比：在相应序列图像上，胸壁组织及其周围各组织的信号强度可反映出各自的权重特征；图像上信噪比高，能够清楚地显示和辨别胸壁结构组成和异常改变，进一步评估病变与血管、神经的相互关系，为手术方案提供依据。

4. 图像上的信息准确

（1）图像上的文字信息：应包括医院名称，受检者姓名、性别、年龄、检查号，检查日期和时间，设备型号，表面线圈，扫描视野，矩阵，当前层面的序列号、图号及位置，TR和TE时间，层厚和层间隔，激励次数，左或右标识，窗宽、窗位及比例尺；字母、数字显示清晰；文字未遮挡图像中感兴趣部位的影像。

（2）图像上的影像信息：图像按解剖顺序排列，无层面遗漏及错位；图像中影像的大小及灰度适中；无各种原因所致的伪影，或即使有少许伪影也不影响诊断的准确性。

5. 图像质量等级评价标准

0级：胸壁及周围组织显示不清，无法观察，不能诊断。

1级：胸壁及周围组织显示模糊，具有明显的呼吸运动伪影或金属伪影，图像干扰严重，基本不能诊断。

2级：胸壁及周围组织对比显示欠清晰，或略有呼吸运动伪影，图像略有干扰，但基本不影响诊断。

3级：胸壁及周围组织对比清晰，无呼吸运动伪影和金属伪影，图像无干扰，符合诊断要求。

图像质量必须达到2级或3级方可允许打印图片及签发报告。

（八）胸骨 MRI

1. 图像获取符合MRI检查操作规范

（1）线圈：采用多通道体部相控阵线圈和适合的脊柱线圈。

（2）成像体位和序列：需要包括横轴位图像、DWI和冠状位图像；增强建议应用多期增强检查。注意轴位扫描在胸骨后方心脏处放置一条饱和带。

（3）建议采取三维序列扫描，由于胸锁关节及胸骨本身的结构及所处的位置，所以建议选择抑脂较均匀的序列扫描，如选用对磁场均匀性不敏感的STIP序列，使图像得到明显的改善。

2. 图像处理得当　　各序列图像上显示窗技术应用合理，影像的灰度、对比度适中，能够清晰显示胸骨的各部分结构组成，并使胸骨及其病变间的对比达到最佳显示。

3. 图像能满足影像诊断的需要

（1）范围：正常情况下需覆盖整个胸骨，包括胸锁关节。特殊情况下可根据病变位置及范围而定。

（2）显示体位：各体位图像上显示体位标准，其中冠状位图像上完整显示胸骨各结构组成。

（3）组织间对比：在相应序列图像上，胸骨及其周围组织的信号强度可反映出各自的权重特征；图像上信噪比高，无明显运动、呼吸伪影和心脏搏动伪影；压脂序列的脂肪抑制均匀、完全；DWI空间分辨率良好，图像无明显变形，能够清楚地显示和辨别胸骨及其周围组织结构和异常改变。对于胸骨和胸锁关节的韧带损伤、脱位、软组织病变、退行性病变等MR扫描具有显著的意义。

4. 图像上的信息准确

（1）图像上的文字信息：应包括医院名称，受检者姓名、性别、年龄、检查号，检查日期和时间，设备型号，表面线圈，扫描视野，矩阵，当前层面的序列号、图号及位置，TR和TE时间，层厚和层间隔，激励次数，左或右标识，窗宽、窗位及比例尺；字母、数字显示清晰；文字未遮挡图像中感兴趣部位的影像。

（2）图像上的影像信息：图像按解剖顺序排列，无层面遗漏及错位；图像中影像的大小及灰度适中；无各种原因所致的伪影，或即使有少许伪影也不影响诊断的准确性。

5. 图像质量等级评价标准

0级：影像无法观察或显示不清，不能诊断。

1级：影像显示模糊，具有明显的呼吸运动伪影、并行采集伪影，图像干扰严重，基本不能诊断。

2级：影像对比显示欠清晰，或略有呼吸运动伪影、并行采集伪影，图像略有干扰，但基本不影响诊断。

3级：影像对比清晰，无呼吸运动伪影、并行采集伪影，图像无干扰，符合诊断要求。

图像质量必须达到2级或3级方可允许打印图片及签发报告。

四、腹部

（一）肝胆脾 MRI

1. 图像获取符合MRI检查操作规范

（1）表面线圈：腹部相控阵线圈。

（2）成像体位和序列：

1）横轴位图像：同反相位T1WI、T2WI、T2WI脂肪抑制、DWI。

2）冠状位图像：T2WI。

3）增强检查图像：常规为横轴位多期（动脉期、肝门静脉期及延迟期）T1WI脂肪抑制图像，需要时具备冠状位、矢状位T1WI脂肪抑制图像。

（3）成像参数：同肝、胆、胰MRI检查操作规范推荐或建议的参数，层厚7 mm，层间隔1 mm，DWI图像b=800 s/mm^2。

2.图像处理得当 适当调整窗宽、窗位，使影像灰度、对比度适中，上腹部结构包括肝、胆、胰能够清楚辨认，并与病变间对比达到最佳显示。

3.图像能满足影像诊断的需要

（1）范围：横轴位及冠状位图像必须包括整个肝脏及脾区。

（2）显示体位：各体位图像上显示体位标准，其中横轴位和冠状位图像上上腹部两侧基本对称。

（3）组织间对比：各序列图像上信噪比高，上腹部各脏器间信号对比明显，可确切评估肝、胆、脾的形态、大小、边缘、信号强度及异常改变；各期增强图像延时时间准确，能确切显示肝、脾的动态强化特征。

4.图像上的信息准确

（1）图像上的文字信息：应包括医院名称，受检者姓名、性别、年龄、检查号，检查日期和时间，设备型号，表面线圈，扫描视野，矩阵，当前层面的序列号、图号及位置，TR和TE时间，层厚和层间隔，激励次数，左或右标识，窗宽、窗位及比例尺；字母、数字显示清晰；文字未遮挡图像中感兴趣部位的影像。

（2）图像上的影像信息：图像按解剖顺序排列，无层面遗漏及错位；图像中影像的大小及灰度适中；肝、胆、脾与周围组织结构对比良好，无呼吸运动伪影、主动脉搏动伪影及设备所致伪影。

5.图像质量等级评价标准

0级：图像无法观察，肝、胆、脾显示不清，伪影严重，不能诊断。

1级：肝脏显示模糊，具有明显的呼吸运动伪影，肝脏周围及图像背景干扰严重，基本不能诊断。

2级：肝脏显示欠清晰或略有呼吸运动伪影，肝脏周围及图像背景略有干扰，但基本不影响诊断。

3级：肝脏显示清晰，无呼吸运动伪影，肝脏周围及图像背景无干扰，符合诊断要求。

图像质量必须达到2级或3级方可允许打印图片及签发报告。

（二）MRCP

1. 图像获取符合MRI检查操作规范

（1）表面线圈：腹部相控阵线圈。

（2）成像体位和序列：

1）横轴位图像：T2WI脂肪抑制。

2）MRCP图像：斜冠位二维或三维MRCP。

（3）成像参数：同MRCP检查操作规范推荐或建议的参数，横轴位图像层厚7 mm，层间隔1 mm，MRCP图像层厚1.8 mm。

2. 图像处理得当

（1）适当调整窗宽、窗位，使影像灰度、对比度适中，胆、胰管能够清楚辨认。

（2）MRCP图像后处理采用MIP技术。

3. 图像能满足影像诊断的需要

（1）范围：必须包括完整的胰、胆管走行区域。

（2）显示体位：显示体位标准，其中横轴位图像上上腹部两侧基本对称；3D MRCP具备多角度图像。

（3）组织间对比：图像上信噪比高，相应序列图像上，胆、胰管与周围结构对比明显，可确切评估胆、胰管的形态、管径、走行及异常改变。

4. 图像上的信息准确

（1）图像上的文字信息：应包括医院名称，受检者姓名、性别、年龄、检查号，检查日期和时间，设备型号，表面线圈，扫描视野，矩阵，当前层面的序列号、图号及位置，TR和TE时间，层厚和层间隔，激励次数，左或右标识，窗宽、窗位及比例尺；字母、数字显示清晰；文字未遮挡图像中感兴趣部位的影像。

（2）图像上的影像信息：图像按解剖顺序排列，无层面遗漏及错位；图像中影像的大小及灰度适中；胆、胰管与周围结构对比良好，无各种原因所致的伪影。

5. 图像质量等级评价标准

0级：胰、胆管系统无法观察，没有显示或显示不清，不能诊断。

1级：胰、胆管显示模糊，具有明显的呼吸运动伪影，胰胆管周围及图像背景干扰严重，基本不能诊断。

2级：胰、胆管显示欠光滑锐利，或略有呼吸运动伪影，胰、胆管周围及图像背景略有干扰，但基本不影响诊断。

3级：胰、胆管显示光滑锐利，无呼吸运动伪影，胰、胆管周围及图像背景无干扰，符合诊断要求。

图像质量必须达到2级或3级方可允许打印图片及签发报告。

（三）胰腺 MRI

1. 图像获取符合MRI检查操作规范

（1）表面线圈：腹部相控阵线圈。

（2）成像体位和序列：

1）横轴位图像：T1WI脂肪抑制、T2WI脂肪抑制、同反相位GRE、DWI。

2）矢状位或冠状位图像：T2WI。

3）增强检查图像：常规为多期横轴位T1WI脂肪抑制图像，必要时增加冠状位、矢状位图像。

（3）成像参数：同胰腺MRI检查操作规范推荐或建议的参数，层厚5 mm，层间隔1 mm，DWI图像b=800 s/mm^2。

2. 图像处理得当
适当调整窗宽、窗位，使影像灰度、对比度适中，胰腺与胰周结构能够清楚辨认，与病变间对比达到最佳显示。

3. 图像能满足影像诊断的需要

（1）范围：横轴位及冠状位或矢状位图像上必须包括整个胰腺和相邻的胰周组织结构。

（2）显示体位：各体位图像上显示体位标准，其中横轴位和冠状位图像上上腹部两侧基本对称。

（3）组织间对比：各序列图像上信噪比高，胰腺与胰周结构信号对比明显，可确切评估胰腺的形态、大小、边缘、信号强度及异常改变，并可清楚地分辨胰周组织结构。

4. 图像上的信息准确

（1）图像上的文字信息：应包括医院名称，受检者姓名、性别、年龄、检查号，检查日期和时间，设备型号，表面线圈，扫描视野，矩阵，当前层面的序列号、图号及位置，TR和TE时间，层厚和层间隔，激励次数，左或右标识，窗宽、窗位及比例尺；字母、数字显示清晰；文字未遮挡图像中感兴趣部位的影像。

（2）图像上的影像信息：图像按解剖顺序排列，无层面遗漏及错位；图像中影像的大小及灰度适中；胰腺与周围组织结构对比良好，无各种原因所致的伪影。

5. 图像质量等级评价标准

0级：胰腺及其周围结构无法观察，显示不清，伪影严重，不能诊断。

1级：胰腺及其周围解剖结构显示模糊，具有明显的呼吸运动伪影。

2级：胰腺及其周围解剖结构显示欠清楚，或略有呼吸运动伪影，但基本不影响诊断。

3级：胰腺及其周围解剖结构显示清晰，无呼吸运动伪影，图像质量很好，符合诊断要求。

图像质量必须达到2级或3级方可允许打印图片及签发报告。

（四）肾上腺 MRI

1. 图像获取符合MRI检查操作规范

（1）表面线圈：腹部相控阵线圈。

（2）成像体位和序列：

1）横轴位图像：T1WI、T2WI、T2WI脂肪抑制、同反相位GRE、DWI。

2）矢状位或冠状位图像：T2WI。

3）增强检查图像：常规为多期横轴位T1WI脂肪抑制图像，必要时增加冠状位、矢状位T1WI脂肪抑制图像。

（3）成像参数：同肾上腺MRI检查操作规范推荐或建议的参数，层厚4 mm，层间隔0.5 mm，DWI图像b=800 s/mm^2。

2. 图像处理得当　适当调整窗宽、窗位，使影像灰度、对比度适中，双侧肾上腺与周围结构能够清楚地分辨，与病变间对比达到最佳显示。

3. 图像能满足影像诊断的需要

（1）范围：各序列图像上必须包括双侧全部肾上腺结构及邻近的组织器官。

（2）显示体位：各体位图像上显示体位标准，其中横轴位和冠状位图像上两侧肾上腺基本在相同或相邻层面上显示。

（3）组织间对比：各序列图像上信噪比高，肾上腺与邻近组织器官的信号对比明显，可确切评估肾上腺的形态、大小、边缘、信号强度及异常改变。

4. 图像上的信息准确

（1）图像上的文字信息：应包括医院名称，受检者姓名、性别、年龄、检查号，检查日期和时间，设备型号，表面线圈，扫描视野，矩阵，当前层面的序列号、图号及位置，TR和TE时间，层厚和层间隔，激励次数，左或右标识，窗宽、窗位及比例尺；字母、数字显示清晰；文字未遮挡图像中感兴趣部位的影像。

（2）图像上的影像信息：图像按解剖顺序排列，无层面遗漏及错位；图像中影像的大小及灰度适中；双侧肾上腺与周围组织结构对比良好，无呼吸运动伪影、主动脉搏动伪影及设备所致伪影。

5. 图像质量等级评价标准

0级：双侧肾上腺无法观察，显示不清，伪影严重，不能诊断。

1级：肾上腺内、外支显示模糊，具有明显的呼吸运动伪影，周围及图像背景干扰严重，基本不能诊断。

2级：肾上腺内、外支显示欠清晰，或略有呼吸运动伪影，周围及图像背景略有干扰，但基本不影响诊断。

3级：肾上腺内、外支显示清晰，无呼吸运动伪影，周围及图像背景无干扰，符合诊断要求。

图像质量必须达到2级或3级方可允许打印图片及签发报告。

（五）肾脏 MRI

1. 图像获取符合MRI检查操作规范

（1）表面线圈：腹部相控阵线圈。

（2）成像体位和序列：

1）横轴位图像：T1WI、T2WI、T2WI脂肪抑制、同反相位GRE、DWI。

2）矢状位或冠状位图像：T2WI。

3）增强检查图像：常规为多期（皮质期、实质期、排泄期）横轴位T1WI脂肪抑制图像，必要时增加冠状位、矢状位T1WI脂肪抑制图像。

（3）成像参数：同肾脏MRI检查操作规范推荐或建议的参数，层厚6 mm，层间隔1 mm，DWI图像b=800 s/mm^2。

2. 图像处理得当
适当调整窗宽、窗位，使影像灰度、对比度适中，双肾能够清楚辨认，与肾内和（或）肾周病变间对比达到最佳显示。

3. 图像能满足影像诊断的需要

（1）范围：各序列图像上必须包括两侧全部肾脏及相邻组织结构（肾周脂肪、肾筋膜等）。

（2）显示体位：各体位图像上显示体位标准，其中横轴位和冠状位图像上两侧肾脏基本对称。

（3）组织间对比：各序列图像上信噪比高，上腹部各脏器间信号对比明显，可确切评估双侧肾脏形态、大小、边缘、信号强度及异常改变；增强各期图像上显示两侧肾脏及病变的动态强化特征。

4. 图像上的信息准确

（1）图像上的文字信息：应包括医院名称，受检者姓名、性别、年龄、检查号，检查日期和时间，设备型号，表面线圈，扫描视野，矩阵，当前层面的序列号、图号及位置，TR和TE时间，层厚和层间隔，激励次数，左或右标识，窗宽、窗位及比例尺；字母、数字显示清晰；文字未遮挡图像中感兴趣部位的影像。

（2）图像上的影像信息：图像按解剖顺序排列，无层面遗漏及错位；图像中影像的大小及灰度适中；双肾与周围组织结构对比良好，无各种原因所致的伪影。

5. 图像质量等级评价标准

0级：图像无法观察，双侧肾脏显示不清，伪影严重，不能诊断。

1级：双侧肾脏结构显示模糊，具有明显的呼吸运动伪影，肾脏周围及图像背景干扰严重，基本不能诊断。

2级：双侧肾脏轮廓显示欠清晰，或略有呼吸运动伪影，周围及图像背景略有干扰，但基本不影响诊断。

3级：双侧肾脏轮廓显示清晰，无呼吸运动伪影，周围及图像背景无干扰，符合诊断要求。

图像质量必须达到2级或3级方可允许打印图片及签发报告。

（六）胃 MRI

1. 图像获取符合MRI检查操作规范

（1）表面线圈：腹部相控阵线圈。

（2）成像体位和序列：

1）横轴位图像：T1WI、T2WI、T2WI脂肪抑制、同反相位GRE、DWI。

2）矢状位或冠状位图像：T2WI。

3）增强检查图像：常规为多期横轴位T1WI脂肪抑制图像，必要时增加冠状位、矢状位T1WI脂肪抑制图像。

（3）成像参数：同胃MRI检查操作常规推荐或建议的参数，层厚6 mm，层间隔1 mm，DWI图像b=800 s/mm^2。

2. 图像处理得当　适当调整窗宽、窗位，使影像灰度、对比度适中，胃与周围结构能够清楚地分辨，与病变间对比达到最佳显示。

3. 图像能满足影像诊断的需要

（1）范围：胃各部结构包括胃底、贲门、胃体、胃窦、幽门及周围解剖结构。

（2）显示体位：各体位图像上显示体位标准，其中横轴位和冠状位图像上上腹部两侧轮廓基本对称。

（3）组织间对比：各序列图像上信噪比高，胃的各部结构与邻近组织器官的信号对比明显，可确切评估胃的形态、大小、边缘，胃壁的厚度，信号强度及异常改变。

4. 图像上的信息准确

（1）图像上的文字信息：应包括医院名称，受检者姓名、性别、年龄、检查号，检查日期和时间，设备型号，表面线圈，扫描视野，矩阵，当前层面的序列号、图号及位置，TR和TE时间，层厚和层间隔，激励次数，左或右标识，窗宽、窗位及比例尺；字母、数字显示清晰；文字未遮挡图像中感兴趣部位的影像。

（2）图像上的影像信息：图像按解剖顺序排列，无层面遗漏及错位；图像中影像的大小及灰度适中；胃的各部结构与周围组织结构对比良好，基本无磁敏感伪影及其他原因所致的伪影。

5.图像质量等级评价标准

0级：图像无法观察，胃的各部结构显示不清，运动或磁敏感伪影严重，不能诊断。

1级：胃的各部结构显示模糊，具有明显的呼吸运动伪影或磁敏感伪影，胃周围及图像背景干扰严重，基本不能诊断。

2级：胃的各部结构显示欠清晰，或略有呼吸运动伪影或磁敏感伪影，胃周围及图像背景略有干扰，但基本不影响诊断。

3级：胃的各部结构显示清晰，无呼吸运动伪影或磁敏感伪影，胃周围及图像背景无干扰，符合诊断要求。

图像质量必须达到2级或3级方可允许打印图片及签发报告。

（七）小肠 MRI

1. 图像获取符合MRI检查操作规范

（1）表面线圈：腹部相控阵线圈。

（2）成像体位和序列：

1）横轴位图像：T1WI脂肪抑制、T2WI、T2WI脂肪抑制、DWI。

2）冠状位图像：T1WI脂肪抑制、T2WI、T2WI脂肪抑制。

3）增强检查图像：常规为多期横轴位T1WI脂肪抑制图像，必要时增加冠状位、矢状位图像。

（3）成像参数：同小肠MRI检查操作常规推荐或建议的参数，层厚6 mm，层间隔1 mm，DWI图像b=800 s/mm^2。

2. 图像处理得当　适当调整窗宽、窗位，使影像灰度、对比度适中，清楚地显示小肠壁、肠腔及小肠周围结构如肠系膜脂肪及血管，与病变间对比达到最佳显示。

3. 图像能满足影像诊断的需要

（1）范围：能够显示各组小肠和肠系膜。

（2）显示体位：体位标准，其中横轴位和冠状位图像上两侧腹壁基本对称。

（3）组织间对比：图像上反映检查前准备规范，包括禁食、肠道内有足够的液体（水），形成对比；图像信噪比高，各序列图像上小肠肠管与周围结构对比明显，可确切评估小肠肠壁的厚度、管腔大小、强化表现及异常改变。

4. 图像上的信息准确

（1）图像上的文字信息：应包括医院名称，受检者姓名、性别、年龄、检查号，检查日期和时间，设备型号，表面线圈，扫描视野，矩阵，当前层面的序列号、图号及位置，TR和TE时间，层厚和层间隔，激励次数，左或右标识，窗宽、窗位及比例尺；字母、数字显示清晰；文字未遮挡图像中感兴趣部位的影像。

（2）图像上的影像信息：图像按解剖顺序排列，无层面遗漏及错位；图像中影像的大小及灰度适中；小肠与周围结构对比良好；基本无磁敏感伪影及其他原因所致的伪影。

5. 图像质量等级评价标准

0级：小肠及肠系膜、腹腔各脏器显示模糊，肠壁及肠腔结构不清，伪影严重，不能诊断。

1级：小肠及肠系膜、腹腔各脏器显示欠清晰，肠壁及肠腔结构不清，伪影较重，基本不能诊断。

2级：小肠及肠系膜、腹腔各脏器显示较清晰，肠壁及肠腔结构较清晰，病变显示完全，有伪影但不影响诊断。

3级：小肠及肠系膜、腹腔各脏器显示清晰，肠壁及肠腔结构分界明显，病变显示完全，无伪影，可明确诊断。

图像质量必须达到2级或3级方可允许打印图片及签发报告。

（八）结肠 MRI

1. 图像获取符合MRI检查操作规范

（1）表面线圈：腹部相控阵线圈。

（2）成像体位和序列：

1）横轴位图像：T1WI、T1WI脂肪抑制、T2WI、T2WI脂肪抑制、DWI。

2）冠状位图像：T1WI脂肪抑制、T2WI脂肪抑制。

3）增强检查图像：常规为多期横轴位T1WI脂肪抑制图像，必要时增加冠状位、矢状位图像。

（3）成像参数：同结肠MRI检查操作规范推荐或建议的参数，层厚6 mm，层间隔1 mm，DWI图像b=800 s/mm^2。

2. 图像处理得当 适当调整窗宽、窗位，使影像灰度、对比度适中，清楚地显示结肠壁、肠腔及结肠周围结构如系膜脂肪及血管，与病变间对比达到最佳显示。

3. 图像能满足影像诊断的需要

（1）范围：能够显示各部结肠和系膜。

（2）显示体位：体位标准，其中横轴位和冠状位图像上两侧腹壁基本对称。

（3）组织间对比：图像上反映检查前准备规范，即清洁肠道，用水充盈结肠；图像信噪比高，各序列图像上，结肠各段肠壁结构均可清晰显示，并可确切评估结肠壁的厚度、管腔大小、强化表现及异常改变。

4. 图像上的信息准确

（1）图像上的文字信息：应包括医院名称，受检者姓名、性别、年龄、检查号，检查日期和时间，设备型号，表面线圈，扫描视野，矩阵，当前层面的序列号、图号及位置，TR和TE时间，层厚和层间隔，激励次数，左或右标识，窗宽、窗位及比例尺；字母、数字显示清晰；文字未遮挡图像中感兴趣部位的影像。

（2）图像上的影像信息：图像按解剖顺序排列，无层面遗漏及错位；图像中影像的大小及灰度适中；各部结肠与周围组织结构对比良好，基本无磁敏感伪影及其他原因所致的伪影。

5. 图像质量等级评价标准

0级：全结肠及周围筋膜、腹腔及盆腔各脏器显示模糊，结肠结构不清，伪影严重，不能诊断。

1级：结肠及周围筋膜、腹腔及盆腔各脏器显示欠清晰，直肠各层结构不清，伪影较重，基本不能诊断。

2级：结肠及周围筋膜、腹腔及盆腔各脏器显示较清晰，结肠各层结构较清晰，病变显示完全，有伪影但不影响诊断。

3级：结肠及周围筋膜、腹腔及盆腔各脏器显示清晰，直肠各层结构分界明显，病变显示完全，无伪影，可明确诊断。

图像质量必须达到2级或3级方可允许打印图片及签发报告。

（九）MRU

1. 图像获取符合MRI检查操作规范

（1）表面线圈：腹部相控阵线圈。

（2）成像体位和序列：

1）冠状位图像：T2WI脂肪抑制。

2）3D MRU：冠状位三维快速自旋回波重T2WI脂肪抑制序列。

（3）成像参数：同MRU检查操作规范推荐或建议的参数，冠状位T2WI脂肪抑制层厚4 mm，层间隔1 mm。

2. 图像处理得当

（1）适当调整窗宽、窗位，使影像灰度、对比度适中，尿路各部结构能够清楚辨认。

（2）MRU图像后处理采用MIP技术。

3. 图像能满足影像诊断的需要

（1）范围：全部尿路，包括肾盏、肾盂、输尿管和膀胱。

（2）显示体位：各体位图像上显示体位标准，包括冠状位T2WI脂肪抑制图像和全部尿路3D MRU像，需要时增加不同角度3D MRU像。

（3）组织间对比：图像上信噪比高，相应序列图像上，尿路各部结构与周围组织器官对比明显，可确切评估尿路的整体形态、管径、走行及异常改变。

4. 图像上的信息准确

（1）图像上的文字信息：应包括医院名称，受检者姓名、性别、年龄、检查号，检查日期和时间，设备型号，表面线圈，扫描视野，矩阵，当前层面的序列号、图号及位置，TR和TE时间，层厚和层间隔，激励次数，左或右标识，窗宽、窗位及比例尺；字母、数字显示清晰；文字未遮挡图像中感兴趣部位影像。

（2）图像上的影像信息：图像按解剖顺序排列，无层面遗漏及错位；图像中影像的大小及灰度适中；尿路各部结构与周围组织器官对比良好，无各种原因所致的伪影。

5. 图像质量等级评价标准

0级：肾脏集合系统、输尿管、膀胱无法观察，显示不清，伪影严重，不能诊断。

1级：肾脏集合系统、输尿管、膀胱显示模糊，具有明显的呼吸运动伪影，输尿管周围及图像背景干扰严重，基本不能诊断。

2级：肾脏集合系统、输尿管、膀胱显示欠光滑锐利，或略有呼吸运动伪影，输尿管周围及图像背景略有干扰，但基本不影响诊断。

3级：肾脏集合系统、输尿管、膀胱显示光滑锐利，无呼吸运动伪影，输尿管周围及图像背景无干扰，可明确诊断。

图像质量必须达到2级或3级方可允许打印图片及签发报告。

（十）腹膜后 MRI

1. 图像获取符合MRI检查操作规范

（1）表面线圈：腹部相控阵线圈。

（2）成像体位和序列：

1）横轴位图像：T1WI、T2WI、T2WI脂肪抑制、同反相位GRE、DWI。

2）冠状位图像：T2WI。

3）增强检查图像：常规为多期横轴位T1WI脂肪抑制图像，必要时增加冠状位、矢状位图像。

（3）成像参数：同腹膜后MRI检查操作规范推荐或建议的参数，层厚7 mm，层间隔

1 mm；DWI图像b=800 s/mm^2。

2. 图像处理得当　适当调整窗宽、窗位，使影像灰度、对比度适中，致腹膜后脂肪组织、大血管和腹膜后器官能够清楚辨认，其间对比良好，且病变能达到最佳显示。

3. 图像能满足影像诊断的需要

（1）范围：自第12胸椎水平至腹主动脉分叉。

（2）显示体位：各体位图像上显示体位标准，其中横轴位和冠状位图像上腹部两侧基本对称。

（3）组织间对比：各序列图像上信噪比高，腹膜后脂肪组织、大血管和腹膜后器官对比良好，可确切评估腹膜后结构及病变。

4. 图像上的信息准确

（1）图像上的文字信息：应包括医院名称，受检者姓名、性别、年龄、检查号，检查日期和时间，设备型号，表面线圈，扫描视野，矩阵，当前层面的序列号、图号及位置，TR和TE时间，层厚和层间隔，激励次数，左或右标识，窗宽、窗位及比例尺；字母、数字显示清晰；文字未遮挡图像中感兴趣部位影像。

（2）图像上的影像信息：图像按解剖顺序排列，无层面遗漏及错位；图像中影像的大小及灰度适中；腹膜后各组织结构对比良好，无各种原因所致的伪影。

5. 图像质量等级评价标准

0级：腹膜后结构包括各脏器显示模糊，伪影严重，不能诊断。

1级：腹膜后结构包括各脏器显示欠清，伪影较重，基本不能诊断。

2级：腹膜后结构包括各脏器显示较清，有少量伪影，但不影响诊断。

3级：腹膜后结构包括各脏器显示清晰，对比明显，无伪影，可明确诊断。

图像质量必须达到2级或3级方可允许打印图片及签发报告。

（十一）腹部血管 MRA

1. 图像获取符合MRI检查操作规范

（1）表面线圈：腹部相控阵线圈。

（2）成像体位和序列：

1）横轴位图像：T2WI脂肪抑制、VIBE、2D或3D-TOF MRA序列。

2）冠状位图像：T2WI。

3）斜冠状位图像CE-MRA。

（3）成像参数：同腹部大血管MRI检查操作规范推荐或建议的参数，层厚4 mm，层间隔1 mm。

2. 图像处理得当

（1）适当调整窗宽、窗位，使影像灰度、对比度适中，腹主动脉与图像背景有良好的对比度。

（2）血管图像处理后应减少运动伪影，与背景对比清晰，避免受邻近静脉血管重叠影响。

3. 图像能满足影像诊断的需要

（1）范围：图像包括完整的腹主动脉主干及主要分支，范围从膈肌裂孔处至部分双侧髂总动脉。

（2）显示体位：标准体位在冠状位或斜冠状位图像上可显示腹主动脉全长。

（3）组织间对比：各序列图像的信噪比高，腹主动脉和主要分支血管包括肾动脉等显示清晰，与图像背景有良好的对比，可评估管腔形态和管壁厚度及异常改变。

4. 图像上的信息准确

（1）图像上的文字信息：应包括医院名称，受检者姓名、性别、年龄、检查号，检查日期和时间，设备型号，表面线圈，扫描视野，矩阵，当前层面的序列号、图号及位置，TR和TE时间，层厚和层间隔，激励次数，左或右标识，窗宽、窗位及比例尺；字母、数字显示清晰；文字未遮挡图像中感兴趣部位的影像。

（2）图像上的影像信息：图像按解剖顺序排列，无层面遗漏及错位；图像中影像的大小及灰度适中；腹主动脉内信号均匀，管腔和管壁病变可清楚地分辨，无呼吸运动伪影、主动脉搏动伪影及设备所致伪影。

5. 图像质量等级评价标准

0级：图像无法观察，腹主动脉及其分支解剖结构显示不清，伪影严重，不能诊断。

1级：腹主动脉及其分支边缘显示模糊，具有明显的呼吸运动或动脉搏动伪影，周围及图像背景干扰严重，基本不能诊断。

2级：腹主动脉及其分支边缘显示欠清晰，或略有呼吸运动或动脉搏动伪影，周围及图像背景略有干扰，但基本不影响诊断。

3级：腹主动脉及其分支显示清晰，无呼吸运动或动脉搏动伪影，周围及图像背景无干扰，符合诊断要求。

图像质量需达到2级或3级才允许打印图片和签发报告。

五、盆腔

（一）男性盆腔及前列腺 MRI

1. 图像获取符合MRI检查操作规范

（1）表面线圈：体部相控阵线圈。

（2）成像体位和序列：

1）横轴位图像：T1WI、T2WI、T2WI脂肪抑制、DWI。

2）冠状位图像：T2WI脂肪抑制。

3）矢状位图像：T2WI脂肪抑制。

4）增强检查图像：常规为横轴位多期动态T1WI脂肪抑制图像，需要时增加冠状位、矢状位T1WI脂肪抑制图像。

（3）成像参数：同盆腔和前列腺MRI检查操作规范推荐或建议的参数，层厚4 mm，层间隔1 mm，DWI图像b=800 s/mm^2。

2. 图像处理得当　适当调整窗宽、窗位，使影像灰度、对比度适中，男性盆腔结构包括膀胱、精囊、前列腺等能够清楚辨认，与病变间对比达到最佳显示。

3. 图像能满足影像诊断的需要

（1）范围：

1）横轴位图像：上缘至耻骨联合上缘，下缘至会阴部。

2）矢状位图像：包括正中层面至两侧髂嵴。

3）冠状位图像：自前下腹壁向后至腰椎椎体。

（2）显示体位：各体位图像上显示体位标准，其中横轴位和冠状位上显示两侧盆壁基本对称。

（3）组织间对比：在相应序列图像上，盆腔结构间信号强度对比可反映出图像各自的权重特征；图像上信噪比高，能够清楚地显示膀胱、精囊、前列腺分带、直肠等结构的形态、边缘和信号强度，其中T2WI、T2WI脂肪抑制图像上可明确前列腺的分带。

4. 图像上的信息准确

（1）图像上的文字信息：应包括医院名称，受检者姓名、性别、年龄、检查号，检查日期和时间，设备型号，表面线圈，扫描视野，矩阵，当前层面的序列号、图号及位置，TR和TE时间，层厚和层间隔，激励次数，左或右标识，窗宽、窗位及比例尺；字母、数字显示清晰；文字未遮挡图像中感兴趣部位的影像。

（2）图像上的影像信息：图像按解剖顺序排列，无层面遗漏及错位；图像中影像的大小及灰度适中；男性盆腔各结构间及与病变间的对比良好，无各种原因所致的伪影。

5. 图像质量等级评价标准

0级：膀胱、前列腺及其两旁的神经血管束、精囊等组织结构显示不清，伪影严重，不能诊断。

1级：膀胱、前列腺分带及其两旁的神经血管束、精囊等组织结构显示模糊，伪影较重，基本不能诊断。

2级：膀胱、前列腺分带及其两旁的神经血管束、精囊等组织结构显示较清楚，有一定伪影，但不影响诊断。

3级：膀胱、前列腺分带及其两旁的神经血管束、精囊等组织结构显示清楚，无伪影，可明确诊断。

图像质量必须达到2级或3级方可允许打印图片及签发报告。

（二）女性盆腔 MRI

1. 图像获取符合MRI检查操作规范

（1）表面线圈：体部相控阵线圈。

（2）成像体位和序列：

1）横轴位图像：T1WI、T2WI脂肪抑制、DWI。

2）冠状位图像：T2WI脂肪抑制。

3）矢状位图像：T2WI脂肪抑制。

4）增强检查图像：常规为横轴位多期动态T1WI脂肪抑制图像，需要时增加冠状位、矢状位T1WI脂肪抑制图像。

（3）成像参数：同女性盆腔MRI检查操作规范推荐或建议的参数，层厚4 mm，层间隔1 mm，DWI图像b=1000 s/mm^2。

2. 图像处理得当　适当调整窗宽、窗位，使影像灰度、对比度适中，使女性盆腔结构包括膀胱、子宫、卵巢等能够清楚辨认，与病变间对比达到最佳显示。

3. 图像能满足影像诊断的需要

（1）范围：

1）横轴位图像：自髂嵴上缘至耻骨联合上缘。

2）矢状位图像：包括正中层面至两侧髂嵴。

3）冠状位图像：自前下腹壁向后至腰骶椎体。

（2）显示体位：各体位图像上显示体位标准，其中横轴位和冠状位上显示两侧盆壁基本对称。

（3）组织间对比：在各序列图像上，盆腔结构间信号强度对比可反映出图像各自的权重特征；图像上信噪比高，能够清楚地显示膀胱、子宫分带、卵巢、直肠等结构的形态、边缘和信号强度，其中T2WI脂肪抑制图像可明确子宫、子宫颈和阴道的分带。

4.图像上的信息准确

（1）图像上的文字信息：应包括医院名称，受检者姓名、性别、年龄、检查号，检查日期和时间，设备型号，表面线圈，扫描视野，矩阵，当前层面的序列号、图号及位置，TR和TE时间，层厚和层间隔，激励次数，左或右标识，窗宽、窗位及比例尺；字母、数字显示清晰；文字未遮挡图像中感兴趣部位的影像。

（2）图像上的影像信息：图像按解剖顺序排列，无层面遗漏及错位；图像中影像的大小及灰度适中；女性盆腔各结构间及与病变间的对比良好，无各种原因所致的伪影。

5.图像质量等级评价标准

0级：子宫分带、卵巢结构无法观察，显示不清，伪影严重，不能诊断。

1级：子宫分带、卵巢结构显示模糊，有明显的运动伪影，图像背景干扰严重，基本不能诊断。

2级：子宫分带、卵巢结构显示欠清晰，或略有运动伪影，图像背景略有干扰，但基本不影响诊断。

3级：子宫分带、卵巢结构显示清晰，无运动伪影，图像背景无干扰，符合诊断要求。

图像质量必须达到2级或3级方可允许打印图片及签发报告。

（三）直肠 MRI

1.图像获取符合MRI检查操作规范

（1）表面线圈：体部相控阵线圈。

（2）成像体位和序列：

1）横轴位图像：T1WI、T2WI脂肪抑制、高分辨率T2WI（小扫描视野）、DWI。

2）冠状位图像：高分辨率T1WI（小扫描视野）。

3）矢状位图像：高分辨率T2WI（小扫描视野）。

4）增强检查图像：常规为横轴位多期动态T1WI脂肪抑制图像，需要时增加直肠斜冠状位及矢状位T1WI脂肪抑制图像。

（3）成像参数：同直肠MRI检查操作常规推荐或建议的参数，层厚3~4 mm，层间隔0.3~1 mm，DWI图像b=1000 s/mm^2。

2.图像处理得当 适当调整窗宽、窗位，使影像灰度、对比度适中，直肠各层结构（高分辨率T2WI图像）及其与周围结构间对比、与病变间对比均可达到最佳显示。

3. 图像能满足影像诊断的需要

（1）范围：应包括全部盆腔；发现直肠肿瘤，应增加全腹部检查。

（2）显示体位：各体位图像上显示体位标准，并根据需要增加平行于直肠长轴的斜冠位图像。

（3）组织间对比：各序列图像信噪比高，直肠壁清晰显示，与直肠系膜对比良好，高分辨率T2WI可清楚地分辨直肠各层结构信号及异常改变。

4. 图像上的信息准确

（1）图像上的文字信息：应包括医院名称，受检者姓名、性别、年龄、检查号，检查日期和时间，设备型号，表面线圈，扫描视野，矩阵，当前层面的序列号、图号及位置，TR和TE时间，层厚和层间隔，激励次数，左或右标识，窗宽、窗位及比例尺；字母、数字显示清晰；文字未遮挡图像中感兴趣部位的影像。

（2）图像上的影像信息：图像按解剖顺序排列，无层面遗漏及错位；图像中影像的大小及灰度适中；无各种原因所致的伪影，尤其是气体所致的磁敏感伪影。

5. 图像质量等级评价标准

0级：直肠及周围系膜、盆腔各脏器显示模糊，病变显示不全，伪影严重，不能诊断。

1级：直肠及周围系膜、盆腔各脏器显示欠清晰，直肠各层结构不清，伪影较重，基本不能诊断。

2级：直肠及周围系膜、盆腔各脏器显示较清晰，直肠各层结构可辨，病变显示完全，有一定伪影，但不影响诊断。

3级：直肠及周围系膜、盆腔各脏器显示清晰，直肠各层结构分界明显，病变显示完全，无伪影，可明确诊断。

图像质量必须达到2级或3级方可允许打印图片及签发报告。

（四）胎盘 MRI

1. 图像获取符合MRI检查操作规范

（1）表面线圈：体部相控阵线圈。

（2）成像体位和序列：

1）横轴位图像：T2WI、GRE平衡稳态自由进动（FIESTA、Balanced-FFE或True-FISP）图像。

2）冠状位图像：GRE平衡稳态自由进动图像。

3）矢状位图像：GRE平衡稳态自由进动图像。

（3）成像参数：同胎盘MRI检查操作规范推荐或建议的参数，层厚3~6 mm，层间隔1 mm。

2. 图像处理得当　适当调整窗宽、窗位，使影像灰度、对比度适中，并使胎盘结构与周围组织间对比可达到最佳显示。

3. 图像能满足影像诊断的需要

（1）范围：各序列图像上均能显示完整的子宫。

（2）显示体位：各体位图像上显示体位标准，并可明确胎盘与子宫壁的关系。

（3）组织间对比：在T2WI和GRE平衡稳态自由进动图像上，可清楚地显示胎盘的位置、边缘及其与子宫尤其是子宫颈内口的关系。

4. 图像上的信息准确

（1）图像上的文字信息：应包括医院名称，受检者姓名、性别、年龄、检查号，检查日期和时间，设备型号，表面线圈，扫描视野，矩阵，当前层面的序列号、图号及位置，TR和TE时间，层厚和层间隔，激励次数，左或右标识，窗宽、窗位及比例尺；字母、数字显示清晰；文字未遮挡图像中感兴趣部位的影像。

（2）图像上的影像信息：图像按解剖顺序排列，无层面遗漏及错位；图像中影像的大小及灰度适中；胎盘结构易于分辨，无各种原因所致的伪影。

5. 图像质量等级评价标准

0级：胎盘结构无法观察，显示不清，伪影严重，不能诊断。

1级：胎盘结构显示模糊，有明显的运动伪影，子宫、附件周围及图像背景干扰严重，基本不能诊断。

2级：胎盘结构显示欠清晰，或略有运动伪影，子宫、附件各结构周围及图像背景略有干扰，但基本不影响诊断。

3级：胎盘结构显示清晰，无运动伪影，子宫、附件各结构周围及图像背景无干扰，符合诊断要求。

图像质量必须达到2级或3级方可允许打印图片及签发报告。

（五）阴囊及睾丸 MRI

1. 图像获取符合MRI检查操作规范

（1）表面线圈：体部相控阵线圈。

（2）成像体位和序列：

1）横轴位图像：T1WI、T2WI脂肪抑制、DWI。

2）冠状位图像：T2WI脂肪抑制。

3）矢状位图像：T2WI脂肪抑制。

4）增强检查图像：常规为横轴位多期动态T1WI脂肪抑制图像，需要时增加冠状位及矢状位T1WI脂肪抑制图像。

（3）成像参数：同阴囊及睾丸MRI检查操作规范推荐或建议的参数，层厚4 mm，层间隔1 mm，DWI图像b=1000 s/mm^2。

2. 图像处理得当　适当调整窗宽、窗位，使影像灰度、对比度适中，并使阴囊及睾丸结构及病变达到最佳显示。

3. 图像能满足影像诊断的需要

（1）范围：各序列图像上，显示的范围自耻骨联合下缘至全部阴囊。

（2）显示体位：各体位图像上显示体位标准，使睾丸长轴与身体长轴一致。

（3）组织间对比：各序列图像上信噪比高，T1WI、T2WI脂肪抑制图像可清楚地分辨阴囊和睾丸结构及病变。

4. 图像上的信息准确

（1）图像上的文字信息：应包括医院名称，受检者姓名、性别、年龄、检查号，检查日期和时间，设备型号，表面线圈，扫描视野，矩阵，当前层面的序列号、图号及位置，TR和TE时间，层厚和层间隔，激励次数，左或右标识，窗宽、窗位及比例尺；字母、数字显示清晰；文字未遮挡图像中感兴趣部位影像。

（2）图像上的影像信息：图像按解剖顺序排列，无层面遗漏及错位；图像中影像的大小及灰度适中；阴囊和睾丸结构的对比良好，无各种原因所致的伪影。

5. 图像质量等级评价标准

0级：阴囊和睾丸结构显示不清，伪影严重，不能诊断。

1级：阴囊和睾丸结构显示模糊，有明显的运动伪影，周围及图像背景干扰严重，基本不能诊断。

2级：阴囊和睾丸结构显示欠清晰，或略有运动伪影，周围及图像背景略有干扰，但基本不影响诊断。

3级：阴囊和睾丸结构显示清晰，无运动伪影，周围及图像背景无干扰，符合诊断要求。

图像质量必须达到2级或3级方可允许打印图片及签发报告。

（六）胎儿

（1）清晰显示胎儿各部位及组织结构，对比明显。

（2）根据检查目的加扫DWI序列。

（3）无卷积伪影，无明显运动伪影、磁敏感伪影及并行采集伪影。

（七）盆底功能

（1）包括盆腔范围扫描图像。

（2）显示盆腔各脏器结构，清晰显示各肌肉结构及其与周围组织的比邻关系。

（3）无卷积伪影，无明显呼吸运动伪影、磁敏感伪影及并行采集伪影。

六、脊柱

（一）颈椎 MRI

1. 图像获取符合MRI检查操作规范

（1）表面线圈：颈线圈、头颈联合线圈或全脊柱阵列线圈。

（2）成像体位和序列。

1）横轴位图像：T1WI图像。

2）冠状位图像：T1WI或T2WI图像（非常规，用于椎管内病变定位）。

3）矢状位图像：T1WI、T2WI脂肪抑制图像。

4）增强检查图像：常规为矢状位横轴位脂肪抑制T1WI图像，需要时增加冠状位脂肪抑制T2WI图像（均需有非增强矢状位、横轴位或冠状位脂肪抑制T1WI图像作为对照）。

（3）成像参数：同颈椎MRI检查操作规范推荐或建议的参数，层厚3~4 mm，层间隔1 mm。

2. 图像处理得当
适当调整窗宽、窗位，使影像灰度、对比度适中，使颈椎的各组织结构间、椎管内各组织结构间、椎旁不同软组织间的对比，以及与病变间的对比均可达到最佳显示。

3. 图像能满足影像诊断的需要

（1）范围：上至斜坡，下至第2胸椎，包括全部颈椎结构。

（2）显示体位：各体位图像上显示体位标准；其中横轴位和冠状位图像上显示颈椎两侧结构基本对称；矢状位图像上均显示与颈椎正中矢状面平行。

（3）组织间对比：在各序列图像上，颈椎椎体、附件、椎间盘、颈髓、硬膜囊等结构对比良好，可清楚地分辨，与病变间有良好的对比。

4. 图像上的信息准确

（1）图像上的文字信息：应包括医院名称，受检者姓名、性别、年龄、检查号，检查日期和时间，设备型号，表面线圈，扫描视野，矩阵，当前层面的序列号、图号及位置，TR和TE时间，层厚和层间隔，激励次数，左或右标识，窗宽、窗位及比例尺；字母、数字显示清晰；文字未遮挡图像中感兴趣部位的影像。

（2）图像上的影像信息：图像按解剖顺序排列，无层面遗漏及错位；图像中影像的大小及灰度适中；颈椎各组织结构间及与病变间的对比良好，无各种原因所致的伪影，或即使有少许伪影也不影响诊断的准确性。

5. 图像质量等级评价标准

0级：正常颈椎解剖结构显示不清，伪影严重，不能诊断。

1级：颈髓及椎体显示模糊，具有明显的伪影，基本不能诊断。

2级：略有伪影，对颈髓及椎体稍有影响，但基本不影响诊断。

3级：颈髓及椎体显示清晰，无伪影，可明确诊断。

图像质量必须达到2级或3级方可允许打印图片及签发报告。

（二）胸椎 MRI

1. 图像获取符合MRI检查操作规范

（1）表面线圈：脊柱相控阵线圈。

（2）成像体位和序列：

1）横轴位图像：T2WI图像。

2）矢状位图像：T1WI、T2WI、T2WI脂肪抑制图像。

3）冠状位图像：T1WI或T2WI图像（非常规，用于椎管内病变定位）。

4）增强检查图像：常规为矢状位和横轴位脂肪抑制T1WI图像，需要时增加冠状位脂肪抑制T2WI图像（均需有非增强矢状位、横轴位或冠状位脂肪抑制T1WI图像作为对照）。

（3）成像参数：同胸椎MRI检查操作规范推荐或建议的参数，层厚4 mm，层间隔1 mm。

2. 图像处理得当
适当调整窗宽、窗位，使影像灰度、对比度适中，使胸椎的各组织结构间、椎管内各组织结构间、椎旁不同软组织间的对比，以及与病变间的对比均可达到最佳显示。

3. 图像能满足影像诊断的需要

（1）范围：上至第7颈椎，下至第1腰椎，包括全部胸椎结构。

（2）显示体位：各体位图像上显示体位标准；其中横轴位和冠状位图像上显示胸椎两侧结构基本对称；矢状位图像上均显示与胸椎正中矢状面平行。

（3）组织间对比：在各序列图像上，胸椎椎体、附件、椎间盘、胸髓、硬膜囊等结构对比良好，可清楚地分辨，并与病变间有良好的对比。

4. 图像上的信息准确

（1）图像上的文字信息：包括医院名称，受检者姓名、性别、年龄、检查号，检查日期和时间，设备型号，表面线圈，扫描视野，矩阵，当前层面的序列号、图号及位置，TR和TE时间，层厚和层间隔，激励次数，左或右标识，窗宽、窗位及比例尺；字母、数字显示清晰；文字未遮挡图像中感兴趣部位的影像。

（2）图像上的影像信息：图像按解剖顺序排列，无层面遗漏及错位；图像中影像的大小及灰度适中；胸椎各组织结构间及与病变间的对比良好，无各种原因所致的伪影。

5. 图像质量等级评价标准

0级：正常胸椎解剖结构显示不清，伪影严重，不能诊断。

1级：胸髓及椎体显示模糊，具有明显的伪影，基本不能诊断。

2级：略有伪影，对胸髓及椎体稍有影响，但基本不影响诊断。

3级：胸髓及椎体显示清晰，无伪影，可明确诊断。

图像质量必须达到2级或3级方可允许打印图片及签发报告。

（三）腰椎 MRI

1. 图像获取符合MRI检查操作规范

（1）表面线圈：脊柱相控阵线圈。

（2）成像体位和序列：

1）横轴位图像：T1WI图像。

2）矢状位图像：T1WI、T2WI、T2WI脂肪抑制图像。

3）冠状位图像：T1WI或T2WI图像（非常规，用于椎管内病变定位）。

4）增强检查图像：常规为矢状位和横轴位脂肪抑制T1WI图像，需要时增加冠状位脂肪抑制T2WI图像（均需有非增强矢状位、横轴位或冠状位脂肪抑制T1WI图像作为对照）。

（3）成像参数：同腰椎MRI检查操作常规推荐或建议的参数，层厚4 mm，层间隔1 mm。

2. 图像处理得当 各序列图像上显示窗技术应用合理，适当调整窗宽、窗位，使影像灰度、对比度适中，使腰椎的各组织结构间、椎管内各组织结构间、椎旁不同软组织间的对比，以及与病变间的对比均可达到最佳显示。

3. 图像能满足影像诊断的需要

（1）范围：上至第12胸椎，下至第1骶椎，包括全部腰椎结构。

（2）显示体位：各体位图像上显示体位标准；其中横轴位和冠状位图像上显示腰椎两侧结构基本对称；矢状位图像上均显示与腰椎正中矢状面平行。

（3）组织间对比：在各序列图像上，胸椎椎体、附件、椎间盘、硬膜囊、脊髓圆锥、马尾等结构对比良好，可清楚地分辨，与病变间有良好的对比。

4. 图像上的信息准确

（1）图像上的文字信息：包括医院名称，受检者姓名、性别、年龄、检查号，检查日期和时间，设备型号，表面线圈，扫描视野，矩阵，当前层面的序列号、图号及位置，TR和TE时间，层厚和层间隔，激励次数，左或右标识，窗宽、窗位及比例尺；字母、数字显示清晰；文字未遮挡图像中感兴趣部位的影像。

（2）图像上的影像信息：图像按解剖顺序排列，无层面遗漏及错位；图像中影像的大小及灰度适中；腰椎各组织结构间及与病变间的对比良好，无各种原因所致的伪影。

5. 图像质量等级评价标准

0级：正常腰椎解剖结构显示不清，伪影严重，不能诊断。

1级：脊髓圆锥及椎体显示模糊，具有明显的伪影，基本不能诊断。

2级：略有伪影，对脊髓圆锥及椎体稍有影响，但基本不影响诊断。

3级：脊髓圆锥及椎体显示清晰，无伪影，可明确诊断。

图像质量必须达到2级或3级方可允许打印图片及签发报告。

（四）骶尾椎 MRI

1. 图像获取符合MRI检查操作规范

（1）表面线圈：脊柱相控阵线圈。

（2）成像体位和序列：

1）横轴位图像：T2WI图像。

2）矢状位图像：T1WI、T2WI、T2WI脂肪抑制图像。

3）冠状位图像：T1WI或T2WI图像（非常规，用于椎管内、外病变定位）。

4）增强检查图像：常规为矢状位和横轴位脂肪抑制T1WI图像，需要时增加冠状位脂肪抑制T2WI图像（均需有非增强矢状位、横轴位或冠状位脂肪抑制T1WI图像作为对照）。

（3）成像参数：同骶椎MRI检查操作常规推荐或建议的参数，层厚≤4 mm，层间隔≤1 mm。

2. 图像处理得当　适当调整窗宽、窗位，使影像灰度、对比度适中，使骶椎的各组织结构间、骶管内各组织结构间、椎旁不同软组织间的对比，以及与病变间的对比均可达到最佳显示。

3. 图像能满足影像诊断的需要

（1）范围：上至第5腰椎，下至尾椎下端，包括全部骶椎结构。

（2）显示体位：各体位图像上显示体位标准；其中横轴位和冠状位图像上显示颈椎两侧结构基本对称；矢状位图像上均显示与骶椎正中矢状面平行。

（3）组织间对比：各序列图像上信噪比高，相应序列图像可清楚地分辨骶椎各部结构，前孔、后孔、骶神经等结构，与病变间有良好的对比。

4. 图像上的信息准确

（1）图像上的文字信息：包括医院名称，受检者姓名、性别、年龄、检查号，检查日期和时间，设备型号，表面线圈，扫描视野，矩阵，当前层面的序列号、图号及位置，TR和TE时间，层厚和层间隔，激励次数，左或右标识，窗宽、窗位及比例尺；字母、数字显示清晰；文字未遮挡图像中感兴趣部位的影像。

（2）图像上的影像信息：图像按解剖顺序排列，无层面遗漏及错位；图像中影像的大小及灰度适中；骶椎各组织结构间及与病变间的对比良好，无各种原因所致的伪影。

5. 图像质量等级评价标准

0级：正常骶椎解剖结构没有显示或显示不清，伪影严重，不能诊断。

1级：骶椎和骶神经显示模糊，具有明显的伪影，基本不能诊断。

2级：略有伪影，对骶椎和骶神经分辨稍有影响，但基本不影响诊断。

3级：骶椎、骶管、骶前孔、骶后孔和骶神经显示清晰，无伪影，可明确诊断。

图像质量必须达到2级或3级方可允许打印图片及签发报告。

（五）臂丛神经 MRI

1. 图像获取符合MRI检查操作规范

（1）表面线圈：脊柱相控阵线圈和颈前线圈。

（2）成像体位和序列：

1）横轴位图像：T1WI、T2WI图像。

2）矢状位图像：T1WI、T2WI图像。

3）冠状位图像：3D-FIESTA图像、STIR图像。

（3）成像参数：层厚4 mm，层间隔1 mm；3D层厚0.5~1.5 mm，无间隔。

2. 图像处理得当

（1）适当调整窗宽、窗位，使影像灰度、对比度适中，使臂丛神经显示良好，双侧颈神经的前根、后根可清楚地分辨，并与病变间有良好的对比。

（2）获取3D-FIESTA和STIR序列MIP、MPR后处理图像。

3. 图像能满足影像诊断的需要

（1）范围：颈椎至上胸段。

（2）显示体位：各体位图像上显示体位标准；其中横轴位和冠状位图像上显示颈椎两侧结构基本对称；矢状位图像上均显示与颈椎正中矢状面平行。

（3）组织间对比：信噪比高；在常规T1WI和T2WI横轴位图像上可显示两侧颈神经自椎间孔穿出；T1WI矢状位图像可清楚走行于椎间孔内的神经根；3D-FIESTA/SPACE/B-FFE和STIR序列后处理冠状图像则可确切显示节后段臂丛神经的全貌。

4. 图像上的信息准确

（1）图像上的文字信息：包括医院名称，受检者姓名、性别、年龄、检查号，检查日期和时间，设备型号，表面线圈，扫描视野，矩阵，当前层面的序列号、图号及位置，TR和TE时间，层厚和层间隔，激励次数，左或右标识，窗宽、窗位及比例尺；字母、数字显示清晰；文字未遮挡图像中感兴趣部位的影像。

（2）图像上的影像信息：图像按解剖顺序排列，无层面遗漏及错位；图像中影像的大小及灰度适中；臂丛与周围组织结构间及与病变间的对比良好，无各种原因所致的伪影。

5. 图像质量等级评价标准

0级：正常臂丛及所属神经根没有显示或显示不清，伪影严重，不能诊断。

1级：臂丛及所属神经根显示模糊，具有明显的伪影，基本不能诊断。

2级：略有伪影，对臂丛及所属神经根稍有影响，但基本不影响诊断。

3级：臂丛及所属神经根显示清晰，无伪影，可明确诊断。

图像质量必须达到2级或3级方可允许打印图片及签发报告。

（六）腰骶丛神经 MRI

1. 图像获取符合MRI检查操作规范

（1）表面线圈：脊柱相控阵线圈。

（2）成像体位和序列：

1）横轴位图像：T2WI图像。

2）矢状位图像：T1WI、T2WI、DIXON图像。

3）冠状位图像：3D-VIBE序列图像、T2WI、3D-FIESTA序列图像。

（3）成像参数：层厚4 mm，层间隔1 mm；3D层厚0.5~1.5 mm，无间隔。

2. 图像处理得当

（1）适当调整窗宽、窗位，使影像灰度、对比度适中，腰骶丛神经显示良好，双侧腰骶神经的前根、后根可清楚地分辨，与病变间有良好的对比。

（2）获取三维序列MIP、MPR后处理图像。

3. 图像能满足影像诊断的需要

（1）范围：腰丛神经范围前边界包含腰椎椎体前缘，后边界包含第2腰椎椎骨后缘，上界至第12胸椎上缘，下界至第2骶椎；骶丛神经范围前边界包含腰椎椎体前缘，后边界包含骶骨后缘，上界至第4腰椎椎体上缘，下界至耻骨联合。

（2）显示体位：各体位图像上显示体位标准；其中冠状位图像上显示双侧神经根基本对称。

（3）组织间对比：信噪比高；在常规MRI图像上，可显示腰骶神经自椎间孔、骶孔穿出；3DMIP、MPR后处理图像可确切显示腰骶丛神经的全貌。

4.图像上的信息准确

（1）图像上的文字信息：包括医院名称，受检者姓名、性别、年龄、检查号，检查日期和时间，设备型号，表面线圈，扫描视野，矩阵，当前层面的序列号、图号及位置，TR和TE时间，层厚和层间隔，激励次数，左或右标识，窗宽、窗位及比例尺；字母、数字显示清晰；文字未遮挡图像中感兴趣部位的影像。

（2）图像上的影像信息：图像按解剖顺序排列，无层面遗漏及错位；图像中影像的大小及灰度适中；腰骶丛神经与周围组织结构间，以及与病变间的对比良好，无各种原因所致的伪影。

5.图像质量等级评价标准

0级：正常腰骶丛神经根没有显示或显示不清，伪影严重，不能诊断。

1级：腰骶丛神经根显示模糊，具有明显的伪影，基本不能诊断。

2级：略有伪影，对腰骶丛神经根稍有影响，但基本不影响诊断。

3级：腰骶丛神经根显示清晰，无伪影，可明确诊断。

图像质量必须达到2级或3级方可允许打印图片及签发报告。

七、四肢及关节

（一）肩关节MRI

1.图像获取符合MRI检查操作规范

（1）表面线圈：肩关节专用线圈或包绕式柔性线圈。

（2）成像体位和序列：

1）横轴位图像：T2WI脂肪抑制或PDWI脂肪抑制图像。

2）斜冠状位图像：T1WI、T2WI脂肪抑制或PDWI脂肪抑制图像。

3）斜矢状位图像：T2WI脂肪抑制或PDWI脂肪抑制图像。

4）增强检查图像：横轴位、斜冠状位和斜矢状位T1WI脂肪抑制图像（均需有增强前相同体位T1WI脂肪抑制图像）。

（3）成像参数：同肩关节MRI检查操作规范推荐或建议的参数，层厚4 mm，层间隔0.4 mm。

2.图像处理得当　适当调整窗宽、窗位，使影像灰度、对比度适中，组成肩关节的骨端、关节软骨及肩袖等结构形成良好的对比。

3.图像能满足影像诊断的需要

（1）范围：由肩锁关节上方向下至肱骨外科颈下方，包括全部肩关节结构。

（2）显示体位：各体位图像上显示体位标准；其中斜冠状位图像的成像方位与冈上肌走行方向一致；斜矢状位图像的成像方位垂直于冈上肌走行方向。

（3）组织间对比：图像的信噪比高，在相应序列图像上，肩关节诸骨骨端、关节软骨、关节囊及邻近肌腱（肩袖）等结构间，以及与病变间均有良好的对比，可清楚地分辨。

4. 图像上的信息准确

（1）图像上的文字信息：应包括医院名称，受检者姓名、性别、年龄、检查号，检查日期和时间，设备型号，表面线圈，扫描视野，矩阵，当前层面的序列号、图号及位置，TR和TE时间，层厚和层间隔，激励次数，左或右标识，窗宽、窗位及比例尺；字母、数字显示清晰；文字未遮挡图像中感兴趣部位的影像。

（2）图像上的影像信息：图像按解剖顺序排列，无层面遗漏及错位；图像中影像的大小及灰度适中；肩关节各结构间及与病变间的对比良好，无各种原因所致的伪影。

5. 图像质量等级评价标准

0级：肩关节各结构显示不清，伪影严重，不能诊断。

1级：肩关节各结构显示模糊，有明显的肩关节运动伪影，图像干扰严重，基本不能诊断。

2级：肩关节各结构对比显示欠清晰，或略有运动伪影，图像略有干扰，但基本不影响诊断。

3级：肩关节各结构对比清晰，无运动伪影，图像无干扰，符合诊断要求。

图像质量必须达到2级或3级方可允许打印胶片及签发报告。

（二）上臂或前臂 MRI

1. 图像获取符合MRI检查操作规范

（1）表面线圈：包绕式柔性线圈。

（2）成像体位和序列：

1）横轴位图像：T2WI脂肪抑制或PDWI脂肪抑制图像。

2）斜冠状位图像：T1WI、T2WI脂肪抑制或PDWI脂肪抑制图像。

3）斜矢状位图像：T2WI脂肪抑制或PDWI脂肪抑制图像。

4）增强检查图像：横轴位、斜冠状位和斜矢状位PDWI脂肪抑制图像（均需有增强前相同体位T1WI脂肪抑制图像）。

（3）成像参数：同上肢MRI检查操作规范推荐或建议的参数，层厚4 mm，层间隔1 mm。

2. 图像处理得当
各序列图像上显示窗技术应用合理，适当调整窗宽、窗位，使影像灰度、对比度适中，使上臂或前臂的骨质、周围不同的软组织和相邻的关节结构形成良好的对比。

3. 图像能满足影像诊断的需要

（1）范围：上臂或前臂检查至少要包括一个相邻的关节，如上臂检查至少包括肩关节或肘关节，前臂检查至少包括肘关节或腕关节。

（2）显示体位：各体位图像上显示体位标准；其中斜冠状位图像上，成像方位应平行于肱骨或尺、桡骨冠状面；斜矢状位图像的成像方位应垂直于斜冠状位。

（3）组织间对比：图像的信噪比高，在相应序列图像上，上臂或前臂的骨质、肌群、肌腱、血管、脂肪等结构间，以及与病变间均有良好的对比，可清楚地分辨。

4. 图像上的信息准确

（1）图像上的文字信息：应包括医院名称，受检者姓名、性别、年龄、检查号，检查日期和时间，设备型号，表面线圈，扫描视野，矩阵，当前层面的序列号、图号及位置，TR和TE时间，层厚和层间隔，激励次数，左或右标识，窗宽、窗位及比例尺；字母、数字显示清晰；文字未遮挡图像中感兴趣部位的影像。

（2）图像上的影像信息：图像按解剖顺序排列，无层面遗漏及错位；图像中影像的大小及灰度适中；上臂或前臂各结构间及与病变间的对比良好，无各种原因所致的伪影。

5. 图像质量等级评价标准

0级：图像无法观察，上臂或前臂各结构显示不清，伪影严重，不能诊断。

1级：上臂或前臂各结构显示模糊，具有明显的运动伪影，图像干扰严重，基本不能诊断。

2级：上臂或前臂各结构对比显示欠清晰，或略有运动伪影，图像略有干扰，但基本不影响诊断。

3级：上臂或前臂各结构对比清晰，无运动伪影，图像无干扰，符合诊断要求。

图像质量必须达到2级或3级方可允许打印图片及签发报告。

（三）肘关节 MRI

1. 图像获取符合MRI检查操作规范

（1）表面线圈：包绕式柔性线圈。

（2）成像体位和序列：

1）横轴位图像：T2WI脂肪抑制或PDWI脂肪抑制图像。

2）斜冠状位图像：T1WI、T2WI脂肪抑制或PDWI脂肪抑制图像。

3）斜矢状位图像：T2WI脂肪抑制或PDWI脂肪抑制图像。

4）增强检查图像：横轴位、斜冠状位和斜矢状位T1WI脂肪抑制图像（均需有增强前相同体位T1WI脂肪抑制图像）。

（3）成像参数：同肘关节MRI检查操作规范推荐或建议的参数，层厚4 mm，层间隔1 mm。

2. 图像处理得当　适当调整窗宽、窗位，使影像灰度、对比度适中，组成肘关节诸骨的骨质、关节软骨、周围不同的软组织结构形成良好的对比。

3. 图像能满足影像诊断的需要

（1）范围：自肱骨下段至尺、桡骨上段，包括全部肘关节结构。

（2）显示体位：各体位图像上显示体位标准；其中斜冠状位图像上，成像方位应平行于肱骨干冠状面；斜矢状位图像的成像方位应垂直于肱骨干冠状面。

（3）组织间对比：图像的信噪比高，在相应序列图像上，肘关节诸骨的骨质、关节软骨，邻近的肌腱、韧带等结构间及与病变间均有良好的对比，可清楚地分辨。

4. 图像上的信息准确

（1）图像上的文字信息：应包括医院名称，受检者姓名、性别、年龄、检查号，检查日期和时间，设备型号，表面线圈，扫描视野，矩阵，当前层面的序列号、图号及位置，TR和TE时间，层厚和层间隔，激励次数，左或右标识，窗宽、窗位及比例尺；字母、数字显示清晰；文字未遮挡图像中感兴趣部位的影像。

（2）图像上的影像信息：图像按解剖顺序排列，无层面遗漏及错位；图像中影像的大小及灰度适中；肘关节各结构间及与病变间的对比良好，无各种原因所致的伪影。

5. 图像质量等级评价标准

0级：图像无法观察，肘关节各结构显示不清，伪影严重，不能诊断。

1级：肘关节各结构显示模糊，具有明显运动伪影，图像干扰严重，基本不能诊断。

2级：肘关节各结构对比显示欠清晰，或略有运动伪影，图像略有干扰，但基本不影响诊断。

3级：肘关节各结构对比清晰，无运动伪影，图像无干扰，符合诊断要求。

图像质量必须达到2级或3级方可允许打印图片及签发报告。

（四）腕关节 MRI

1. 图像获取符合MRI检查操作规范

（1）表面线圈：包绕式柔性线圈或手掌专用线圈。

（2）成像体位和序列：

1）横轴位图像：T2WI脂肪抑制或PDWI脂肪抑制图像。

2）斜冠状位图像：T1WI、T2WI脂肪抑制或PDWI脂肪抑制图像。

3）斜矢状位图像：T1WI脂肪抑制或PDWI脂肪抑制图像。

4）增强检查图像：横轴位、斜冠状位和斜矢状位T1WI脂肪抑制图像（均需有增强前相同体位T1WI脂肪抑制图像）。

（3）成像参数：同腕关节及手MRI检查操作规范推荐或建议的参数，层厚3 mm，层间隔0.5 mm。

2. 图像处理得当 适当调整窗宽、窗位，使影像灰度、对比度适中，腕关节诸骨的骨质、关节软骨和周围软组织间，以及与病变间形成良好的对比。

3. 图像能满足影像诊断的需要

（1）范围：自尺、桡骨下端至诸掌骨近段。

（2）显示体位：各体位图像上显示体位标准；其中斜冠状位图像上，成像方位应平行于尺、桡骨和第2~4掌骨的冠状面；斜矢状位图像的成像方位应垂直于斜冠状位。

（3）组织间对比：图像的信噪比高，在相应序列图像上，组成腕关节诸骨的骨质、关节软骨、关节内外韧带、相邻肌腱等结构间及与病变间均有良好的对比，可清楚地分辨。

4. 图像上的信息准确

（1）图像上的文字信息：应包括医院名称，受检者姓名、性别、年龄、检查号，检查日期和时间，设备型号，表面线圈，扫描视野，矩阵，当前层面的序列号、图号及位置，TR和TE时间，层厚和层间隔，激励次数，左或右标识，窗宽、窗位及比例尺；字母、数字显示清晰；文字未遮挡图像中感兴趣部位的影像。

（2）图像上的影像信息：图像按解剖顺序排列，无层面遗漏及错位；图像中影像的大小及灰度适中；腕关节各结构间及与病变间的对比良好，无各种原因所致的伪影。

5. 图像质量等级评价标准

0级：图像无法观察，腕关节各结构显示不清，伪影严重，不能诊断。

1级：腕关节各结构显示模糊，具有明显的运动伪影，图像干扰严重，基本不能诊断。

2级：腕关节各结构对比显示欠清晰，或略有运动伪影，图像略有干扰，但基本不影响诊断。

3级：腕关节各结构对比清晰，无运动伪影，图像无干扰，符合诊断要求。

图像质量必须达到2级或3级方可允许打印图片及签发报告。

（五）手MRI

1. 图像获取符合MRI检查操作规范

（1）表面线圈：包绕式柔性线圈或手掌专用线圈。

（2）成像体位和序列：

1）横轴位图像：T2WI脂肪抑制或PDWI脂肪抑制图像。

2）斜冠状位图像：T1WI、T2WI脂肪抑制或PDWI脂肪抑制图像。

3）斜矢状位图像：T2WI脂肪抑制或PDWI脂肪抑制图像。

4）增强检查图像：横轴位、斜冠状位和斜矢状位T1WI脂肪抑制图像（均需有增强前相同体位T1WI脂肪抑制图像）。

（3）成像参数：同腕关节及手MRI检查操作规范推荐或建议的参数，层厚3 mm，层间隔0.5 mm。

2. 图像处理得当　各序列图像上显示窗技术应用合理，适当调整窗宽、窗位，使影像灰度、对比度适中，手诸骨的骨质、关节软骨和周围软组织间及与病变间形成良好的对比。

3. 图像能满足影像诊断的需要

（1）范围：自尺、桡骨下端至诸掌骨近段。

（2）显示体位：各体位图像上显示体位标准；其中斜冠状位图像上，成像方位应和第2~5掌骨、指骨冠状面平行；斜矢状位图像的成像方位应垂直于斜冠状位。

（3）组织间对比：图像的信噪比高，在相应序列图像上，各掌指骨的骨质、掌指和指骨间关节软骨、关节韧带、相邻肌腱等结构间及与病变间均有良好的对比，可清楚地分辨。

4. 图像上的信息准确

（1）图像上的文字信息：应包括医院名称，受检者姓名、性别、年龄、检查号，检查日期和时间，设备型号，表面线圈，扫描视野，矩阵，当前层面的序列号、图号及位置，TR和TE时间，层厚和层间隔，激励次数，左或右标识，窗宽、窗位及比例尺；字母、数字显示清晰；文字未遮挡图像中感兴趣部位的影像。

（2）图像上的影像信息：图像按解剖顺序排列，无层面遗漏及错位；图像中影像的大小及灰度适中；各掌指骨和软组织结构间及与病变间的对比良好，无各种原因所致的伪影。

5. 图像质量等级评价标准

0级：图像无法观察，各掌指骨和软组织结构显示不清，伪影严重，不能诊断。

1级：各掌指骨和软组织结构显示模糊，具有明显的手部运动伪影，图像干扰严重，基本不能诊断。

2级：各掌指骨和软组织结构对比显示欠清晰，或略有运动伪影，图像略有干扰，但基本不影响诊断。

3级：各掌指骨和软组织结构对比清晰，无运动伪影，图像无干扰，符合诊断要求。

图像质量必须达到2级或3级方可允许打印图片及签发报告。

（六）骶髂关节MRI

1. 图像获取符合MRI检查操作规范

（1）表面线圈：体部相控阵线圈。

（2）成像体位和序列：

1）斜横轴位（垂直于骶骨中轴线）图像：T1WI、T2WI脂肪抑制或PDWI脂肪抑制图像。

2）斜冠状位（平行于骶骨中轴线）图像：T1WI、T2WI脂肪抑制或PDWI脂肪抑制图像。

3）增强检查图像：包括斜横轴位及斜冠状位T1WI脂肪抑制图像。

（3）成像参数：层厚≤4mm，层间隔≤1mm。

2. 图像处理得当　适当调整窗宽、窗位，使影像灰度、对比度适中，骶髂骨骨质、耳状关节、关节软骨和周围软组织间，以及与病变间形成良好的对比。

3. 图像能满足影像诊断的需要

（1）范围：各体位图像上显示体位标准，两侧骶髂关节基本对称；斜冠状位需包含骶骨前后缘；斜横轴位需覆盖骶髂关节上下界。

（2）组织间对比：在各序列图像上，组成骶髂关节的骨质、关节软骨、邻近肌群、肌腱、韧带及与病变间均有良好的对比，可清楚地分辨。

4. 图像上的信息准确

（1）图像上的文字信息：应包括医院名称，受检者姓名、性别、年龄、检查号，检查日期和时间，设备型号，表面线圈，扫描视野，矩阵，当前层面的序列号、图号及位置，TR和TE时间，层厚和层间隔，激励次数，左或右标识，窗宽、窗位及比例尺；字母、数字显示清晰；文字未遮挡图像中感兴趣部位的影像。

（2）图像上的影像信息：图像按解剖顺序排列，无层面遗漏及错位；图像中影像的大小及灰度适中；骶髂关节和周围各结构间及与病变间的对比良好，无各种原因所致的伪影。

5. 图像质量等级评价标准

0级：图像上骶髂关节和周围结构显示不清，伪影严重，不能诊断。

1级：骶髂关节和周围结构显示模糊，具有明显的运动伪影，图像干扰严重，基本不能诊断。

2级：骶髂关节和周围结构显示欠清晰，或略有运动伪影，图像略有干扰，但基本不影响诊断。

3级：骶髂关节和周围结构对比清晰，无运动伪影，图像无干扰，符合诊断要求。

图像质量必须达到2级或3级方可允许打印图片及签发报告。

（七）髋关节 MRI

1.图像获取符合MRI检查操作规范

（1）表面线圈：体部相控阵线圈或体部正交线圈。

（2）成像体位和序列：

1）横轴位图像：T1WI、T2WI或PDWI脂肪抑制图像。

2）冠状位图像：T1WI、T2WI或PDWI脂肪抑制图像。

3）增强检查图像：常规为横轴位和冠状位T1WI脂肪抑制图像。

（3）成像参数：同髋关节MRI检查操作常规推荐或建议的参数，层厚4 mm，层间隔1 mm。

2.图像处理得当 适当调整窗宽、窗位，使影像灰度、对比度适中，髋关节诸骨的骨质、关节软骨和周围软组织间及与病变间形成良好的对比。

3.图像能满足影像诊断的需要

（1）范围：全部髋关节结构；横轴位图像覆盖髋臼上缘至股骨大转子；冠状位图像覆盖髋臼前缘至股骨大转子后缘。

（2）显示体位：各体位图像显示体位标准；横轴位和冠状位图像显示两侧髋关节结构基本对称。

（3）组织间对比：图像的信噪比高，在相应序列图像上，组成髋关节诸骨的骨质、关节软骨、关节内外韧带、相邻肌腱等结构间及与病变间均有良好的对比，可清楚地分辨。

4.图像上的信息准确

（1）图像上的文字信息：应包括医院名称，受检者姓名、性别、年龄、检查号，检查日期和时间，设备型号，表面线圈，扫描视野，矩阵，当前层面的序列号、图号及位置，TR和TE时间，层厚和层间隔，激励次数，左或右标识，窗宽、窗位及比例尺；字母、数字显示清晰；文字未遮挡图像中感兴趣部位的影像。

（2）图像上的影像信息：图像按解剖顺序排列，无层面遗漏及错位；图像中影像的大小及灰度适中；髋关节各结构间及与病变间的对比良好，无各种原因所致的伪影。

5.图像质量等级评价标准

0级：图像无法观察，髋关节各结构显示不清，伪影严重，不能诊断。

1级：髋关节各结构显示模糊，具有明显的运动伪影或其他伪影，图像干扰严重，基本不能诊断。

2级：髋关节各结构对比显示欠清晰，或略有运动伪影或其他伪影，图像略有干扰，但基本不影响诊断。

3级：髋关节各结构对比清晰，无运动伪影或其他伪影，图像无干扰，符合诊断要求。

图像质量必须达到2级或3级方可允许打印图片及签发报告。

（八）大腿或小腿 MRI

1. 图像获取符合MRI检查操作规范

（1）表面线圈：体部相控阵线圈、体部正交线圈或包绕式柔性线圈。

（2）成像体位和序列：

1）横轴位图像：T2WI或PDWI脂肪抑制图像。

2）冠状位图像：T1WI、T2WI或PDWI脂肪抑制图像。

3）矢状位图像：T2WI或PDWI脂肪抑制图像。

4）增强检查图像：横轴位、冠状位和矢状位T1WI脂肪抑制图像（均需有增强前相同体位T1WI脂肪抑制图像）。

（3）成像参数：同下肢MRI检查操作规范推荐或建议的参数，层厚4 mm，层间隔1 mm。

2. 图像处理得当
适当调整窗宽、窗位，使影像灰度、对比度适中，下肢股部或胫腓部的骨质、周围不同的软组织和相邻的关节结构间，以及与病变间形成良好的对比。

3. 图像能满足影像诊断的需要

（1）范围：大腿或小腿检查至少要包括一个相邻的关节，如大腿检查至少包括髋关节或膝关节，小腿检查至少包括膝关节或踝关节。

（2）显示体位：各体位图像上显示体位标准；其中冠状位图像上，成像方位应平行于股骨冠状面；矢状位图像的成像方位应垂直于冠状位。

（3）组织间对比：在各序列图像上，大腿或小腿的骨质、肌群、肌腱、韧带、血管、脂肪等结构间，以及与病变间均有良好的对比，可清楚地分辨。

4. 图像上的信息准确

（1）图像上的文字信息：应包括医院名称，受检者姓名、性别、年龄、检查号，检查日期和时间，设备型号，表面线圈，扫描视野，矩阵，当前层面的序列号、图号及位置，TR和TE时间，层厚和层间隔，激励次数，左或右标识，窗宽、窗位及比例尺；字母、数字显示清晰；文字未遮挡图像中感兴趣部位的影像。

（2）图像上的影像信息：图像按解剖顺序排列，无层面遗漏及错位；图像中影像的大小及灰度适中；大腿或小腿各结构间及与病变间的对比良好，无各种原因所致的伪影。

5. 图像质量等级评价标准

0级：图像无法观察，信噪比差，大腿或小腿结构显示不清，伪影严重，图像不能诊断。

1级：大腿或小腿骨骼、软组织解剖结构显示模糊，具有明显的伪影，基本不能诊断。

2级：大腿或小腿骨骼、软组织解剖结构显示欠光滑锐利，或略有运动伪影，但基本不影响诊断。

3级：大腿或小腿骨骼、软组织显示完整清晰，无伪影，符合诊断要求。

图像质量必须达到2级或3级方可允许打印图片及签发报告。

（九）膝关节MRI

1. 图像获取符合MRI检查操作规范

（1）表面线圈：相控阵膝关节线圈或包绕式柔性线圈。

（2）成像体位和序列：

1）横轴位图像：T2WI或PDWI脂肪抑制图像。

2）冠状位图像：T1WI、T2WI或PDWI脂肪抑制图像。

3）矢状位图像：T2WI或PDWI脂肪抑制图像。

4）增强检查图像：横轴位、冠状位和矢状位T1WI脂肪抑制图像（均需有增强前相同体位T1WI脂肪抑制图像）。

（3）成像参数：同膝关节MRI检查操作常规推荐或建议的参数，层厚4 mm，层间隔1 mm。

2. 图像处理得当　适当调整窗宽、窗位，使影像灰度、对比度适中，组成膝关节诸骨的骨质、关节软骨、半月板、关节内外韧带、周围软组织结构等均能形成良好的对比。

3. 图像能满足影像诊断的需要

（1）范围：各序列图像均包括完整的膝关节结构。

（2）显示体位：各体位图像显示体位标准；其中矢状面需外旋10°~15°，可清楚地显示前交叉韧带；冠状位图像上胫侧和腓侧副韧带清晰可见。

（3）组织间对比：在相应序列图像上，组成膝关节诸骨的骨质、关节软骨、交叉韧带、半月板、胫侧和腓侧副韧带及髌韧带等其他软组织结构均可清晰地显示，并与病变间有良好的对比。

4. 图像上的信息准确

（1）图像上的文字信息：应包括医院名称，受检者姓名、性别、年龄、检查号，检查日期和时间，设备型号，表面线圈，扫描视野，矩阵，当前层面的序列号、图号及位置，TR和TE时间，层厚和层间隔，激励次数，左或右标识，窗宽、窗位及比例尺；字母、数字显示清晰；文字未遮挡图像中感兴趣部位的影像。

（2）图像上的影像信息：图像按解剖顺序排列，无层面遗漏及错位；图像中影像的大小及灰度适中；膝关节各结构间及与病变间的对比良好，无各种原因所致的伪影。

5. 图像质量等级评价标准

0级：图像无法观察，信噪比差，膝关节结构显示不清，伪影严重，不能诊断。

1级：膝关节结构显示模糊，具有明显的伪影，基本不能诊断。

2级：膝关节结构显示欠光滑锐利，或略有运动伪影，但基本不影响诊断。

3级：膝关节结构或病灶显示完整清晰，无伪影，符合诊断要求。

图像质量必须达到2级或3级方可允许打印图片及签发报告。

（十）踝关节和跟腱 MRI

1. 图像获取符合MRI检查操作规范

（1）表面线圈：包绕式柔性线圈。

（2）成像体位和序列：

1）横轴位图像：T2WI或PDWI脂肪抑制图像。

2）冠状位图像：T2WI或PDWI脂肪抑制图像。

3）矢状位图像：T1WI、T2WI或PDWI脂肪抑制图像。

4）增强检查图像：横轴位、冠状位和矢状位T1WI脂肪抑制图像（均需有增强前相同体位T1WI脂肪抑制图像）。

（3）成像参数：同踝关节MRI检查操作规范推荐或建议的参数，层厚4 mm，层间隔1 mm。

2. 图像处理得当
适当调整窗宽、窗位，使影像灰度、对比度适中，踝关节诸骨的骨质、关节软骨和周围韧带、肌腱间及与病变间均能达到良好的显示。

3. 图像能满足影像诊断的需要

（1）范围：横轴位图像要覆盖跟腱至跟骨；冠状位图像须覆盖踝关节的内、外侧缘；矢状位须覆盖跟腱，内、外踝所属骨质及相连韧带。

（2）显示体位：各体位图像显示体位标准；其中冠状位、矢状位图像需与下肢冠状面、矢状面一致。

（3）组织间对比：在相应序列图像上，组成踝关节诸骨的骨质、关节软骨、诸关节内外韧带、相邻肌腱等结构间及与病变间均有良好的对比，可清楚地分辨。

4. 图像上的信息准确

（1）图像上的文字信息：应包括医院名称，受检者姓名、性别、年龄、检查号，检查日期和时间，设备型号，表面线圈，扫描视野，矩阵，当前层面的序列号、图号及位置，TR和TE时间，层厚和层间隔，激励次数，左或右标识，窗宽、窗位及比例尺；字母、数字显示清晰；文字未遮挡图像中感兴趣部位的影像。

（2）图像上的影像信息：图像按解剖顺序排列，无层面遗漏及错位；图像中影像的大小及灰度适中；踝关节各结构间及与病变间的对比良好，无各种原因所致的伪影。

5. 图像质量等级评价标准

0级：踝关节各结构无法观察，显示不清，伪影严重，不能诊断。

1级：踝关节各结构显示模糊，具有明显的运动伪影，图像背景干扰严重，基本不能诊断。

2级：踝关节各结构显示欠光滑锐利，或略有运动伪影，但基本不影响诊断。

3级：踝关节各结构清晰可辨，无运动伪影，图像背景无干扰，符合诊断要求。

图像质量必须达到2级或3级方可允许打印图片及签发报告。

（十一）足MRI

1. 图像获取符合MRI检查操作规范

（1）表面线圈：包绕式柔性线圈。

（2）成像体位和序列：

1）横轴位图像：T1WI脂肪抑制或PDWI脂肪抑制图像。

2）冠状位图像：T1WI、T2WI脂肪抑制或PDWI脂肪抑制图像。

3）矢状位图像：T2WI脂肪抑制或PDWI脂肪抑制图像。

4）增强检查图像：横轴位、冠状位和矢状位T1WI脂肪抑制图像（均需有增强前相同体位T1WI脂肪抑制图像）。

（3）成像参数：同足MRI检查操作规范推荐或建议的参数，层厚4 mm，层间隔1 mm。

2. 图像处理得当　适当调整窗宽、窗位，使影像灰度、对比度适中，足部诸骨的骨质、关节软骨和周围软组织间及与病变间形成良好的对比。

3. 图像能满足影像诊断的需要

（1）范围：矢状位图像需覆盖足内、外侧缘；轴位图像需覆盖足尖至足跟部区域；冠状位图像需包括从足背部至足底部的软组织。

（2）显示体位：各体位图像上显示体位标准；其中冠状位图像上，成像方位应和第

1~5跖骨、趾骨冠状面平行；矢状位图像的成像方位应垂直于斜冠状位。

（3）组织间对比：图像的信噪比高，在相应序列图像上，各跗骨、跖骨和趾骨骨质，跖趾关节和趾骨间关节软骨、关节韧带、相邻肌腱等结构间，以及与病变间均有良好的对比，可清楚地分辨。

4. 图像上的信息准确

（1）图像上的文字信息：应包括医院名称，受检者姓名、性别、年龄、检查号，检查日期和时间，设备型号，表面线圈，扫描视野，矩阵，当前层面的序列号、图号及位置，TR和TE时间，层厚和层间隔，激励次数，左或右标识，窗宽、窗位及比例尺；字母、数字显示清晰；文字未遮挡图像中感兴趣部位的影像。

（2）图像上的影像信息：图像按解剖顺序排列，无层面遗漏及错位；图像中影像的大小及灰度适中；各跗骨、跖骨、趾骨和软组织结构间及与病变间的对比良好，无各种原因所致的伪影。

5. 图像质量等级评价标准

0级：足所属骨和软组织结构无法观察，显示不清，伪影严重，不能诊断。

1级：足所属骨和软组织结构显示模糊，具有明显的运动伪影，图像背景干扰严重，基本不能诊断。

2级：足所属骨和软组织结构显示欠光滑锐利，或略有运动伪影，图像背景略有干扰，但基本不影响诊断。

3级：足所属骨和软组织结构显示清晰，无运动伪影，图像背景无干扰，符合诊断要求。

图像质量必须达到2级或3级方可允许打印图片及签发报告。

（十二）上肢血管 MRA

1. 图像获取符合MRI检查操作规范

（1）表面线圈：体部相控阵线圈、体部正交线圈或包绕式柔性线圈。

（2）成像体位和序列：冠状位图像，3D扰相梯度回波序列。

（3）成像参数：同上肢血管MRA检查操作规范推荐或建议的参数，层厚2 mm，层间隔0 mm。

2. 图像处理得当

（1）上肢血管MRA后处理：采用MIP重组三维像；也可行MPR、VR、SSD等后处理。

（2）各序列图像上窗技术应用合理：适当调整窗宽、窗位，使影像灰度、对比度适中，上肢动脉主干及主支与背景有良好的对比。

3. 图像能满足影像诊断的需要

（1）范围：自锁骨下动脉至指端动脉分支，包括锁骨下动脉、腋动脉、肱动脉、尺动脉、桡动脉、掌浅弓和掌深弓等动脉血管。

（2）显示体位：各体位图像显示体位标准；可从不同角度观察上肢动脉血管。

（3）组织间对比：图像的信噪比高，上肢动脉主干及主支与背景间，以及与病变间有良好的对比。

4. 图像上的信息准确

（1）图像上的文字信息：应包括医院名称，受检者姓名、性别、年龄、检查号，检查日期和时间，设备型号，表面线圈，扫描视野，矩阵，TR和TE时间，层厚和层间隔，激励次数，左或右标识，窗宽、窗位及比例尺；字母、数字显示清晰；文字未遮挡图像中感兴趣部位的影像。

（2）图像上的影像信息：图像中影像的大小及灰度适中；上肢动脉与背景结构间及与病变间的对比良好，无各种原因所致的伪影。

5. 图像质量等级评价标准

0级：上肢动脉及其主支无法观察，显示不清，伪影严重，不能诊断。

1级：上肢动脉及其主支轮廓显示模糊，图像背景干扰严重，存在静脉影像污染，有明显的运动伪影，基本不能诊断。

2级：上肢动脉及其主支管腔、管壁显示欠光滑锐利，图像背景略有干扰，有少量运动伪影，但基本不影响诊断。

3级：上肢动脉及其主支管腔、管壁显示光滑锐利，血管时相准确，无静脉影像污染及运动伪影，血管对比良好，符合诊断要求。

图像质量必须达到2级或3级方可允许打印图片及签发报告。

（十三）下肢血管 MRA

1. 图像获取符合MRI检查操作规范

（1）表面线圈：下肢相控阵线圈、体部相控阵线圈、体部正交线圈或包绕式柔性线圈。

（2）成像体位和序列：冠状位图像，3D扰相梯度回波序列。

（3）成像参数：同下肢血管MRA检查操作规范推荐或建议的参数，层厚2 mm，层间隔0 mm。

2. 图像处理得当

（1）下肢血管增强MRA后处理：采用MIP重组三维像；也可行MPR、VR、SSD等后处理。

（2）各序列图像显示窗技术应用合理：适当调整窗宽、窗位，使影像灰度、对比度适中，下肢动脉主干及主支与背景有良好的对比。

3. 图像能满足影像诊断的需要

（1）范围：自髂动脉至趾端动脉分支，包括髂总动脉，髂内、外动脉，股动脉，股深动脉，腘动脉，胫前、后动脉，腓动脉，足背动脉等血管。

（2）显示体位：各体位图像显示体位标准；可从不同角度观察下肢动脉血管。

（3）组织间对比：图像的信噪比高，下肢动脉主干及主支与背景间，以及与病变间有良好的对比。

4. 图像上的信息准确

（1）图像上的文字信息：应包括医院名称，受检者姓名、性别、年龄、检查号，检查日期和时间，设备型号，表面线圈，扫描视野，矩阵，TR和TE时间，层厚和层间隔，激励次数，左或右标识，窗宽、窗位及比例尺；字母、数字显示清晰；文字未遮挡图像中感兴趣部位的影像。

（2）图像上的影像信息：图像中影像的大小及灰度适中；下肢动脉与背景结构间及与病变间的对比良好，无各种原因所致的伪影。

5. 图像质量等级评价标准

0级：下肢动脉主干及主支无法观察，显示不清，伪影严重，不能诊断。

1级：下肢动脉主干及主支轮廓显示模糊，图像背景干扰严重，存在静脉像污染，有明显的运动伪影，基本不能诊断。

2级：下肢动脉主干及主支管腔、管壁显示欠光滑锐利，图像背景略有干扰及运动伪影，但基本不影响诊断。

3级：下肢动脉主干及主支管腔、管壁显示光滑锐利，血管时相准确，无静脉像污染及运动伪影，血管对比良好，符合诊断要求。

图像质量必须达到2级或3级方可允许打印图片及签发报告。

参考文献

［1］中华医学会放射学分会.放射科管理规范与质控标准（2017版）［M］.北京：人民卫生出版社，2017.

［2］袁建华.放射科管理与技术规范［M］.2版.杭州：浙江大学出版社，2016.

［3］袁士正，袁建华，许顺良.放射科管理与技术规范［M］.杭州：浙江大学出版社，2004.

［4］LEE K, PARK H Y, KIM K W, et al. Advances in whole body MRI for musculoskeletal imaging:Diffusion-weighted imaging［J］. J Clin Orthop Trauma, 2019, 10(4):680-686.

［5］YOON J H, LEE J M, LEE K B, et al. Comparison of monoexponential, intravoxel incoherent motion diffusion-weighted imaging and diffusion kurtosis imaging for assessment of hepatic fibrosis［J］.Acta Radiol, 2019, 60(12):1593-1601.

［6］CINDIL E, ONER Y, SENDUR H N, et al. The Utility of Diffusion-Weighted Imaging and Perfusion Magnetic Resonance Imaging Parameters for Detecting Clinically Significant Prostate Cancer［J］. Can Assoc RadiolJ, 2019, 70(4):441-451.

［7］PARK K J, KIM H S, PARK J E, et al. Added value of amide proton transfer imaging to conventional and perfusion MR imaging for evaluating the treatment response of newly diagnosed glioblastoma［J］. Eur Radiol, 2016, 26(12):4390-4403.

［8］SEYEDMIRZAEI H, NABIZADEH F, AARABI M H, et al. Neurite Orientation Dispersion and density imaging in Multiple Sclerosis: A Systematic Review［J］. J Magn Reson Imagig, 2023, 58(4):11 1029.

［9］TRUILLO P, AUMANN M A, CAASSEN D O. Neuromelanin-sensitive MRI as a promising biomarker of catecholamine function［J］. Brain, 2024, 147(2):337-351.

［10］ZHOU J, PAYEN J F, WILSON D A, et al.Using the amide proton signals of intracellular proteins and peptides to detectpH effects in MRI［J］. Nat Med, 2003, 9(8): 1085–1090.

［11］SASAKI M,SHIBATA E,TOHYAMA K, et al.Neuromelanin magnetic resonance imaging of locus ceruleus and substantia nigra in Parkinson's disease［J］.Neuroreport, 2006,17(11):1215–1218.